SpringerWienNewYork

Miroslav Ferencik
Jozef Rovensky
Vladimir Matha
Erika Jensen-Jarolim

Wörterbuch Allergologie
und Immunologie

Fachbegriffe, Personen
und klinische Daten von A–Z

SpringerWienNewYork

Prof. Ing. Miroslav Ferencik
Faculty of Medicine, University of Bratislava, Bratislava, Slovak Republic

Prof. Dr. Jozef Rovensky
Institute of Rheumatic Diseases, Piestany, Slovak Republic

Ass. Prof. Ing. Dr. Vladimir Matha
IVAX Corporation, Opava, Czech Republic

Univ.-Prof. Dr. Erika Jensen-Jarolim
Institut für Pathophysiologie, Zentrum für Physiologie und Pathophysiologie,
Medizinische Universität Wien, Wien, Austria

Gedruckt mit Unterstützung des
Bundesministeriums für Bildung, Wissenschaft und Kultur, Wien, Österreich.
Die Produktion der CD-ROM wurde außerdem durch das Projekt SFB F018-8 des
Fonds zur Förderung der wissenschaftlichen Forschung, Wien, Österreich,
sowie durch die *Slovakische Akademische Presse, Bratislava, Slovakei,* unterstützt.

Das Werk (mit beigepackter CD-ROM) ist urheberrechtlich geschützt.
Die dadurch begründeten Rechte, insbesondere die der Übersetzung, des Nachdruckes, der Entnahme von Abbildungen, der Funksendung, der Wiedergabe auf photomechanischem oder ähnlichem Wege und der Speicherung in Datenverarbeitungsanlagen, bleiben, auch bei nur auszugsweiser Verwertung, vorbehalten.

© 2005 Springer-Verlag/Wien • Printed in Austria
SpringerWienNewYork ist ein Unternehmen
von Springer Science + Business Media
springer.at

Die Wiedergabe von Gebrauchsnamen, Handelsnamen, Warenbezeichnungen usw. in diesem Buch berechtigt auch ohne besondere Kennzeichnung nicht zu der Annahme, dass solche Namen im Sinne der Warenzeichen- und Markenschutz-Gesetzgebung als frei zu betrachten wären und daher von jedermann benutzt werden dürfen. Produkthaftung: Sämtliche Angaben in diesem Fachbuch/wissenschaftlichen Werk erfolgen trotz sorgfältiger Bearbeitung und Kontrolle ohne Gewähr. Eine Haftung des Autors oder des Verlages aus dem Inhalt dieses Werkes ist ausgeschlossen.

Satz: Grafik Rödl, 2486 Pottendorf, Österreich
Druck und Bindearbeiten: G. Grasl Ges.m.b.H., 2540 Bad Vöslau, Österreich
Gedruckt auf säurefreiem, chlorfrei gebleichtem Papier – TCF
SPIN: 10961643

Mit 77 Abbildungen

Bibliografische Information der Deutschen Bibliothek
Die Deutsche Bibliothek verzeichnet diese Publikation in der Deutschen Nationalbibliografie; detaillierte bibliografische Daten sind im Internet über http://dnb.ddb.de abrufbar.

ISBN 3-211-20151-3 SpringerWienNewYork

GELEITWORT

Im Kampf um den Primat zwischen den pädagogischen Zielen Bildung und Ausbildung einerseits und Lernen und Erlernen andererseits, hat das enzyklopädische Wissen immer ein wenig ein unverdientes Schattendasein geführt, und zwar auf Schulen aller Stufen. Ich persönlich halte das für ungerecht. Ein gut gemachtes Wörterbuch und Stichwortverzeichnis ist für Interessierte, seien es Studierende, bereits fertig Ausgebildete, Fachleute verwandter Disziplinen, oder auch „nur" interessierte Laien von unschätzbarem Wert. Voraussetzung dafür ist selbstverständlich eine gewisse (in der Praxis nie wirklich erreichbare) Vollständigkeit, vor allem aber die Fähigkeit der Autoren in minimaler Ausführlichkeit und maximaler Prägnanz möglichst viel Information zu vermitteln. Gelingt dies, wird ein derartiges Bemühen Interesse wecken, ja den Leser unter Umständen gefangen nehmen können: Wem ist noch nicht passiert, dass er oder sie in einem Lexikon ein Stichwort beginnend mit „L" gesucht hat, beim „K" hängen geblieben ist und schließlich vergessen hat, wonach primär gesucht wurde. Ein Triumph der Autoren. Ich denke, dass dieses Ziel von den Verfassern des vorliegenden Werkes erkannt, angestrebt und letztlich auch erreicht wurde; dies war jedenfalls mein persönlicher Eindruck. Im weiteren scheint die mit dem vorliegenden Buch in Angriff genommene Aufgabe deshalb von einiger Wichtigkeit, weil es, soweit mir bekannt, eine ähnliche Zusammenstellung für das – von den Autoren großzügig breit definierte – Wissensgebiet „Immunologie" nicht gibt. Es ist noch nicht so lange her, dass die Immunologie nicht nur für den Laien eine gewisse *terra incognita* dargestellt hat. Ich wünsche jedenfalls dem Werk hohe Akzeptanz beim Publikum und den Lesern – neben einer Erweiterung ihres immunologischen Horizontes – viel Vergnügen beim Lesen.

Wien, im Oktober 2004

Univ.-Prof. Dr. Otto Scheiner
Leiter des Zentrums für
Physiologie und Pathophysiologie
der Medizinischen Universität Wien

VORWORT

Mit ihrem „Dictionary of Immunology", das erstmals 1999 in slowakischer Sprache publiziert wurde, haben die Herausgeber M. Ferencik (Pressburg), J. Rovensky (Pistyan) und V. Matha (Prag) den Versuch unternommen, in einer umfassenden Zusammenstellung konzise Erklärungen der in der Immunologie gängigen Begriffe zu geben. In rascher Folge wurden englische und spanische Übersetzungen publiziert. An der Konzeption des vorliegenden deutschen „Wörterbuch Allergologie und Immunologie" hatte E. Jensen-Jarolim (Wien) wesentlichen Anteil, es stellt eine erweiterte und aktualisierte Fassung dieses nützlichen Nachschlagewerkes vor. Die zahlreichen Querverweise machen das Buch zu einem Kompendium des immunologischen Basiswissens in lexikalischer Form. Es entstand dadurch eine „Textsorte", die es gerade im Zeitalter des unüberschaubaren Informationsangebotes durch das Internet erlaubt, sich rasch einen verlässlichen Überblick auf einem der vielen Teilgebiete der Immunologie zu verschaffen. Das „Wörterbuch Allergologie und Immunologie" wird daher nicht nur für Medizinstudenten und Ärzte in Ausbildung gute Dienste leisten, sondern auch für alle diejenigen, die in ihrem jeweiligen Fachgebiet über entsprechende Kenntnisse auf dem Gebiet der Immunologie und Allergologie verfügen müssen. Es sollte daher die Aussicht bestehen, dass das „Wörterbuch Allergologie und Immunologie" seinen Weg in die Reihe der klassischen medizinischen Nachschlagewerke finden wird. Somit ist allen zu danken, die das Zustandekommen des Wörterbuches ermöglicht haben. Wesentlich für das Gelingen war auch die Zusammenarbeit von Wissenschaftlern an verschiedenen Forschungsinstituten und Kliniken in einer neuen Gemeinsamkeit von drei Ländern in der Mitte Europas.

Wien, im Oktober 2004
Univ.-Prof. DDr. Meinrad Peterlik
Leiter des Institutes für Pathophysiologie
am Zentrum für Physiologie
und Pathophysiologie der
Medizinischen Universität Wien

DANKSAGUNG

Die Autoren bedanken sich bei Frau cand. med. Eva Rovenska für ihr besonderes persönliches und fachliches Engagement, das ganz wesentlich zum Gelingen des Buches beigetragen hat.
Weiters gebührt besonderer Dank Frau Dr. Isabella Schöll für die Präparation von murinen Mastzellen und Herrn Univ.-Prof. Dr. Jürg Graf und Herrn DI. Leszek Gajdzik, am Institut für Pathophysiologie, Zentrum für Physiologie und Pathophysiologie, Medizinische Universität Wien, für die Erstellung der Mastzell-Videoaufnahme in der dem Buch beigelegten CD-Rom.

A

AAAAI. Amerikanische Akademie für Allergie, Asthma und Immunologie (*www.aaaai.org*).

AAI. Amerikanische Vereinigung für Immunologen (*www.aai.org*).

A-B-Typ Toxine → Exotoxine.

α-Helix. Eine dreidimensional gestaltete Spiralstruktur, die von Aminosäurenketten vieler Proteine und Polypeptide eingenommen wird.

$α_1$-Mikroglobulin ($α_1$M). Ein in der Leber synthetisiertes, im Serum und Urin befindliches Protein. Es gehört zur Lipocalin Superfamilie und kann Komplexe mit monomerischem → IgA bilden, die besonders bei renaler → IgA-Nephropathie vorkommen, wo es in der Regel auch zur Erhöhung der Serumspiegel von $α_1$M kommt. Seine physiologische Funktion ist heute weitgehend unbekannt, es inhibiert aber die Funktion einiger Leukozyten.

$α_1$-Antichymotrypsin. Ist ein Proteaseinhibitor und Merkmal der Histiozyten, Monozyten und Makrophagen. Marker bei Tumoren von histiozytärer, leukämischer oder hepatischer Herkunft.

α1-Antitrypsin. Ein Leberprodukt und Serumglykoprotein, das proteolytische Enzyme, wie Trypsin, Chymotrypsin, Elastase, z.B. aus neutrophilen Granulozyten stammend, hemmt. Es gilt auch als → Akute-Phase-Protein. Das Gen befindet sich am Chromosom 14, in Form von mindestens 25 verschiedenen Allelen. Einige von ihnen kodieren physiologische Produkte (der Phänotyp PiMM; Pi = Proteaseinhibitor), andere werden mit pathologischen Zuständen in Zusammenhang gebracht, wie z.B. der Phänotyp PiZZ. Dieser verursacht den primären α1-Antitrypsinmangel, einhergehend mit kindlichem Emphysem, Zirrhose, Leberschädigungen und Cholelithiasis (Gallensteinleiden). Sekundärer (oder relativer) α1-Antitrypsinmangel ist oft eine Folge einer Überaktivität der neutrophilen Granulozyten, z.B. durch Rauchen, und unterstützt die Entwicklung eines → Emphysems im frühen Erwachsenenalter.

$α_2$-Makroglobulin ($α_2$M). Ein tetramerisches Serumglykoprotein, das viele Proteasen, einschließlich Thrombin, Plasmin, → Kallikrein, Trypsin, → Elastase, → Kollagenase, → Kathepsin B und G inhibiert, indem es diese in einer zentralen Höhle im Molekül bindet und damit jeden weiteren Kontakt zu deren Substrate verhindert. Es wird hauptsächlich von → Makrophagen, aber auch von → neutrophilen Granulozyten gebildet. Es reguliert das proteolytische Gleichgewicht vieler extrazellulärer Prozesse, die vor allem bei Blutgerinnung, Fibrinolyse und Entzündung stattfinden. Komplexe aus $α_2$M und Proteasen sind daher proteolytisch nicht wirksam und werden sehr schnell (binnen Minuten) über spezifische Rezeptoren an Makrophagen und Leberzellen aus dem Kreislauf beseitigt. Die Serumspiegel sind vor allem beim nephrotischen Syndrom, bei → atopischer Dermatitis, beim → Diabetes mellitus und → Ataxia teleangiectasia erhöht, wie auch bei → MGUS und → Waldenström-Makroglobulinämie.

α₁-Fetoprotein → alpha-1 Fetoprotein.

AB0 (H)-System. Das wichtigste genetische System der Antigene der roten Blutkörperchen. Es wurde 1900 von *Karl Landsteiner* entdeckt. Es setzt sich aus vier Hauptphänotypengruppen A, B, AB und 0 zusammen. Diese werden von drei Allelen – H, A und B bestimmt, die noch mehr Varianten bilden können (z.B. A1, A2 usw.). Dem System liegt das Polysacharidantigen H zugrunde. Personen, die Träger dieses Antigens sind, weisen die Blutgruppe 0 aus. Wenn ein weiteres Monosaccharid, N-Azetylgalaktosamin, zum H-Antigen hinzukommt, entsteht das A Antigen, das die Blutgruppe A charakterisiert. Ähnlich bildet die an das H-Antigen gebundene D-Galaktose den Hintergrund für die Blutgruppe B. Personen mit der Blutgruppe AB besitzen beide Antigene, A und B. Es gibt Personen die das H Antigen nicht ausbilden können, diese erscheinen als der Blutgruppe 0 zugehörig (Bombay Phänotyp). Die Vererbung erfolgt nach den Mendel'schen Gesetzen. Gruppen A und B sind im Erbgang kodominant, während 0 stumm ist. Hat jemand Blutgruppe A, kann er genetisch A0 oder AA sein. Hat jemand Blutgruppe B, kann er genetisch B0 oder BB sein. Bei Blutgruppe AB ist auch der Genotyp AB. In Mitteleuropa haben etwa 45% aller Menschen Blutgruppe A, 40% Blutgruppe 0, 10% Blutgruppe B und 5% Blutgruppe AB. Zusätzlich haben etwa 85% das → Rhesusantigen an den Erythrozyten, weiters gibt es auch z.B. das → K(Kell)-Antigen. Träger einer jeweiligen Blutgruppen besitzen präformierte Antikörper der Klasse IgM (→ Isoagglutinine) gegen die entgegengesetzte Blutgruppe in ihrem Plasma. Diese Isoagglutinine sind IgM und komplette Antikörper, denn durch ihre hohe Valenz können sie mehrere Erythrozyten binden und agglutinieren. Nur Plasmen der Blutgruppe AB enthalten weder anti-A noch anti-B Antikörper *(Tabelle 1)*. Daraus ergibt sich, dass die Blutgruppe AB einen Universalempfänger darstellt, während die Gruppe 0 als Universalspender gilt. Das AB0-System spielt daher bei → Transfusionen und bei der Organtransplantation eine wichtige Rolle. Bei Nicht-Übereinstimmung im AB0 System kann es zur direkten → Agglutination der Spender- und/oder Empfänger-Erythrozyten kommen und zu → Transfusionszwischenfällen, die kaum überlebt werden können, sowie bei Transplantationen zu Transplantatabstoßung. Bei Bluttransfusionen werden nicht nur Erythrozyten mit ihren Blutgruppenantigenen übertragen, sondern auch im Serum befindliche Antikörper. Zumeist ist aber die Agglutination der Spendererythrozyten durch vorhandene Isoagglutinine des Empfängers das dominante Ereignis bei → Transfusionszwischenfällen.

Abrin. Ein extrem toxisches Lektin, das die Proteinsynthese inhibiert und Erythrozyten

Tabelle 1. Das menschliche AB0-System der Blutgruppen

Blutgruppe	Blutgruppenantigen	Serum enthält Antikörper
A	A	anti-B
B	B	anti-A
AB	A und B	keine
0	keine	anti-A und anti-B

agglutiniert. Zytotoxischer Kandidat für Antikörper-Toxin-Konjugate für die Tumortherapie. Ursprung in tropischem *Abrus precatorius* (Paternostererbse).

Abzyme. Antikörper und Enzym. Meistens künstlich geschaffener → monoklonaler Antikörper, der die katalytische Fähigkeit natürlicher Enzyme nachahmt. Er bindet spezifisch eine niedermolekulare Substanz (→ Hapten), die ein Substrat oder Zwischenprodukt der jeweiligen katalysierten Reaktion darstellt. Auf diese Weise wird diese Reaktion beschleunigt und der Antikörper wirkt dabei ähnlich wie ein Enzym. Kandidaten für kontrollierte Chemotherapie, die Wirksubstanz wird am Tumor enzymatisch aktiviert. Abzyme natürlichen Ursprungs wurden zum ersten Mal 1989 von *Paul* im Serum Asthmakranker beschrieben. Sie sind → Anti-idiotypische Antikörper gegen anti-Enzym Antikörper und nehmen daher wie ein „internal image" nach der Netzwerktheorie Enzymfunktion an.

Acetylcholinrezeptor (AChR). Es gibt zwei Arten, den nikotinischen und muskarinischen AChR. Ein entlang einer Nervenfaser (Neuron) ankommendes Aktionspotential setzt den Neurotransmitter Acetylcholin frei, der über die → Synapse diffundiert und dort mit dem postsynaptischen AChR reagiert (ionotroper Rezeptor), welcher einen integralen Ionenkanal besitzt. Nach der Acetylcholinbindung öffnet der Kanal, es kommt zu einem gegenläufigen Ionenstrom: Na^+-Ionen strömen in das postsynaptische Zytoplasma ein, im Gegenzug strömen K^+-Ionen aus dem postsynaptischen Zytoplasma in den synaptischen Spalt, es entsteht eine Depolarisation und ein postsynaptisches Potential. Die Erregungsübertragung ist geglückt. Im Unterschied zum Nikotinrezeptor ist der Muskarinrezeptor ein G-Protein gekoppelter Rezeptor. Die Bindung von Acetylcholin an AChR der neuromuskulären Endplatte initiiert Muskelkontraktion. Anti-AChR-Antikörper hemmen die Signalübertragung an den Nerven-Muskel-Verbindungen. Sie sind im Serum von fast 85% der Patienten mit → Myasthenia gravis zu finden.

Acetylsalicylsäure. Wird als ein entzündungshemmendes, analgetisches und antipyretisches Arzneimittel verwendet. Es hemmt die Produktion von Prostaglandinen aus → Arachidonsäure durch irreversible Hemmung der Cyclooxygenase-1 (COX-Hemmer). Dabei wird die Reaktion in Richtung der Leukotriene verschoben, die als → SRS-A Bronchospasmen und einen Asthmaanfall auslösen können (→ Asthma bronchiale). Acetylsalicylsäure gehört zu den am meisten verbreiteten Arzneimitteln, bei einer langfristigen oder höher dosierter Einnahme können aber auch unerwünschte Wirkungen in Erscheinung treten, z.B. Gastropathien (Ulkus mit Gefahr von Blutung und Perforation), Nephropathien oder → pseudoallergische Reaktionen.

Aciclovir. Ein chemisches Analogon von Guanosin mit antiviraler Wirkung. Es hemmt die Replikation der viralen DNS in den körpereigenen Zellen. Therapeutisch angewandt wird es in der Behandlung von Infektionen die durch Herpes simplex und Varicella zoster Viren verursacht werden, aber auch in der Infektionsprophylaxe von AIDS.

ACLA. Anti-Kardiolipin-Antikörper (→ Kardiolipin) der Klassen IgG, weniger IgM, selten IgA. Sie sind im Serum der Patienten mit primärem und sekundärem → Antiphospholipid-Syndrom zu finden.

ADA. Adenosindeaminase (EC 3.5.4.4.), ein Enzym, das die Deaminierung des Adenosin und Deoxyadenosin zu Inosin bzw. Deoxyinosin katalysiert. Bei Defizienz wird der DNS-Stoffwechsel defekt, was sich vor allem

Adaptive Immunität

durch schwerwiegende Funktionsstörungen der → T-Lymphozyten äußert (→ Adenosindeaminase-Defizienz).

Adaptive Immunität → spezifische Abwehr.

ADCC (antikörperabhängige Zytotoxizität). Eine Reaktion, bei der Killerzellen mit Hilfe von → Antikörpern (IgG, IgA) die Zielzellen (z.B. virusinfizierte Zellen, Tumorzellen oder andere mit Antikörpern opsonisierte Zellen) durch → Zytotoxizität töten (→ Überempfindlichkeit Typ II). Die Antikörper erkennen über ihre variable Domäne die Zielstruktur und binden über ihre Fc-Domäne an → Fc-Rezeptoren an der Oberfläche der zytotoxischen Killer-Zellen wie → NK-Zellen *(Abb. 1)*. Dadurch wird ein gezielter Kontakt und die Tötung der Zielzellen durch aus den zytotoxischen Zellen freigesetzte Substanzen (→ Perforine, → Granzyme) über → Apoptose ermöglicht (→ Zytotoxizität).

Addison-Anämie → perniziöse Anämie.

Addison-Krankheit → Morbus Addison.

Addressine. → Adhäsionsmoleküle, vor allem an Endothelzellen, die an der Regulation der Auswanderung von Zellen, besonders Lymphozyten, ins Gewebe beteiligt sind. Aus diesem Grund werden sie auch als Gefäßaddressine bezeichnet. Alle gehören zu den → Mucin-Glykoproteinen. Zu ihnen zählen die Moleküle → CD34, → CD162, GlyCAM-1 (*glycosylation-dependent cell adhesion molecule 1*) und MAdCAM-1 (*mucosal addressin cell adhesion molecule-1*), die bei der Interaktion mit Selektinen L zur Geltung kommen. Addressine spielen eine Rolle beim → homing von Lymphozyten in Geweben oder entzündlichen Arealen, sowie als Organ-spezifische Erkennungsstellen, wie die HEV (high endothelial venules) in → Lymphknoten.

Adenosindesaminase-Defizienz (ADA-Defizienz). Autosomal bedingter Mangel am Enzym → ADA, das die Umwandlung von Adenosin zu Inosin katalysiert und für den normalen Stoffwechsel der Desoxynukleo-

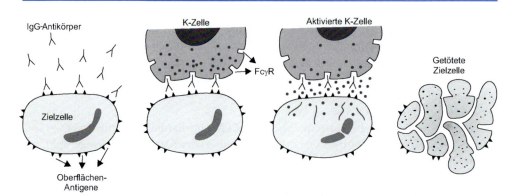

Abb. 1. Die Antikörper-abhängige zelluläre zytotoxische (ADCC-) Reaktion. Antikörper erkennen Oberflächenantigene und interagieren dann über ihre konstanten Domänen mit Fc-Rezeptoren an Killer-Zellen (K-Zellen), z.B. NK-Zellen. Nach erfolgter K-Zell-Aktivierung werden die Zielzellen durch Granzym B- und Perforin-mediierte Mechanismen in die Apoptose getrieben und getötet. Protein und DNS der Zielzelle wird desintegriert und die Zellmembran schnürt apoptotische Körperchen ab, die von Phagozyten ohne entzündliche Reaktion abgeräumt werden.

tide, aus denen sich das DNS-Molekül zusammensetzt, notwendig ist. Infolgedessen werden Purinmetabolite (Desoxyadenosin und dATP – Desoxyadenosintriphosphat) in B- und hauptsächlich → T-Lymphozyten angehäuft, was eine der Ursachen für schwere kombinierte Immundefizienz – SCID (→ Immunschwäche, schwere kombinierte) darstellt. Die eigentlichen Ursachen für die Immunschwäche kann man sich folgendermaßen erklären: Der primäre Anstieg von AMP führt auch zur Anhäufung von ATP, und dies hemmt die Ribonukleotid-Reduktase. Dieses Enzym wird aber zur Umsetzung von Ribonukleotiden in Desoxyribonukleotide benötigt, daher kommt es zu einer stark verlangsamten DNS-Replikation. Dies betrifft vor allem schnell proliferierende Zellen, wie Lymphozyten. Ein Teil der Patienten mit ADA-Mangel können mit wiederholten Transfusionen von normalen Erythrozyten, die dieses Enzym enthalten, behandelt werden, bei anderen ist eine Knochenmarktransplantation notwendig. → Gentherapie im Menschen wurde zum ersten Mal 1990 bei ADA-Mangel durchgeführt. Ohne moderne Therapie überleben die meisten an dieser Mangel leidenden Kinder das zweite Lebensjahr nicht.

Adenylatzyklase. Ein Enzym, das die Entstehung von cAMP (zyklisches Adenosinmonophosphat) aus ATP bewirkt, das als intrazellulärer Signalüberträger (*second messenger*, der zweite Bote) wirkt.

Adhäsionsmoleküle. Sie sichern den engen Kontakt zwischen verschiedenen Zellen sowie den Kontakt zwischen Zellen und der Interzellularsubstanz bei multizellulären Organismen. Der so entstandene Kontakt kann entweder fest (permanent) oder zeitweilig (temporär) sein. *Feste Adhäsion* wird bei Organogenese und Gewebegestaltung benötigt, und im Immunsystem bei der Besiedelung primärer und sekundärer lymphatischer Organe. *Zeitweilige Adhäsion* stellt die Basis verschiedener physiologischer (Embryogenese, Lymphozytenzirkulation, Immunantwort) sowie pathologischer Prozesse (→ Entzündung, Tumormetastasierung, Atherothrombose usw.) dar. Nach ihrer Struktur und Funktion können Adhäsionsmoleküle in mehrere Gruppen unterteilt werden: → Selektine, → Integrine, Mitglieder der → Immunglobulin-Superfamilie wie die Familie der zellulären Adhäsionsmoleküle (CAM) (z.B. → ICAM-1, → VCAM-1, → PECAM), → Cadherine, → Galektine u.a. *(Abb. 2)*. Einige Adhäsionsmoleküle können auch in löslicher Form in der Zirkulation vorkommen (vor allem Integrine und Mitglieder der Immunglobulin-Superfamilie). Ihre Funktion ist es, Adhäsionsprozesse zu regulieren und sie können zugleich als ein diagnostisches und prognostisches Merkmal bei verschiedenen Krankheiten dienen (z.B. sICAM-1 und sVCAM-1 beim → systemischen Lupus erythematodes (SLE), bei → Wegener-Granulomatose und bei → Vaskulitis).

Adhäsionsrezeptoren. Strukturen an der Zelloberfläche (oder in Form von freien Molekülen), durch welche → Adhäsionsmoleküle an der Oberfläche einer anderen Zelle gebunden werden. Interaktionen zwischen Adhäsionsrezeptoren und Adhäsionsmolekülen stellen interzelluläre Kontakte her, welche bei Immunantworten, bei der Zell- und Gewebedifferenzierung, Embryogenese, Kanzerogenese und bei anderen physiologischen und pathologischen Prozessen, sowie Signalübertragung benötigt werden.

Adjuvans. Ein Stoff organischer oder anorganischer Herkunft, der die Immunantwort auf das gleichzeitig verabreichte Antigen potenzieren kann (→ Freund-Adjuvans), indem er → bystander Effekte produziert, ist ein *exogenes Adjuvans*. Dies ist von Bedeutung besonders bei der Impfstofferzeugung (→ Impfung). Manche körpereigene Pro-

Adoptive Immuntherapie

dukte, wie z.B. → Tuftsin, → Interferone, → Interleukine etc. werden manchmal als *endogene Adjuvantien* bezeichnet, weil sie zu einer Immunantwort beitragen. Sie können, in rekombinanter Form, ebenfalls in der Impfstofferzeugung verwendet werden.

Adoptive Immuntherapie → Immuntherapie, adoptive.

Adrenomedullin. Ein zirkulierendes vasoaktives Peptid endothelialen Ursprungs der Kalzitonin-Familie, mit regulativer Wirkung am Herzen: erhöht die Kontraktibilität und dilatiert die Koronararterien, es wirkt positiv inotrop.

AECA. Anti-Endothelzell-Antikörper, in der Regel der Klassen IgG und IgM. Sie werden bei der → Kawasaki-Krankheit, bei → rheumatoider Arthritis, → Sklerodermie, → Wegener-Granulomatose sowie bei anderen → Vaskulitiden gefunden. Sie beteiligen sich an Endothelzell-Schädigung, besonders nach Komplementaktivierung.

Affinität des Antikörpers. Die Stärke der → Antigen-Antikörper-Bindung, nämlich zwischen einer einzelnen Antigendeterminante (→ Epitop) und der Antigen-Bindungsstelle des Antikörpers (→ Paratop, → Idiotyp).

Affinitätsreifung. B-Zellen können im Gegensatz zu T-Zellen ihre Antigenerkennung nach erfolgter Reifung im Knochenmark noch verbessern. Durch wiederholten Antigenkontakt (→ Booster Phänomen) in den sekundären lymphatischen Organen werden im Genom der B-Zelle Punktmutationen (hypersomatische Mutationen) in soge-

Rezeptor	Zell-Lokalization	Induktion durch Zytokine	Ligand	Rezeptorstruktur
ICAM-1 (CD54)	Endothelzellen	+	LFA-1, CR3	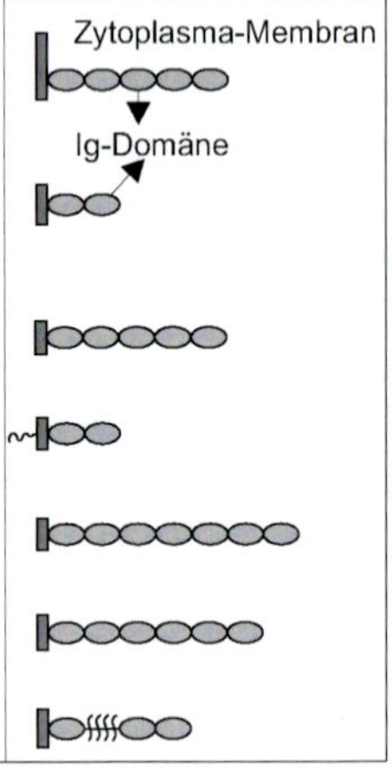 Zytoplasma-Membran / Ig-Domäne
ICAM-2 (CD102)	Endothelzellen, Monozyten, Lymphozyten	−	LFA-1	
ICAM-3 (CD650)	Lymphozyten, Monozyten, Granulozyten	−	LFA-1	
LFA-2 (CD2)	T-Lymphozyten	−	LFA-3	
VCAM-1 (CD106)	Endothelzellen, Aktivierte Makrophagen	+	VLA-4	
PECAM (CD31)	Granulozyten, Makrophagen, Thrombozyten, Endothelzellen	−	PECAM (CD31)	
MAdCAM-1	Lymphozyten	+	VLA-4	

Abb. 2. Adhäsionsmoleküle aus der Immunglobulin-Superfamilie. Sie werden auch als Adhäsions-Rezeptoren bezeichnet und sind an unterschiedlichen Zellen exprimiert: ICAM – Interzelluläres Adhäsionsmolekül (*Inter-Cellular Adhesion Molecule*), LFA – Leukozyten Funktions-assoziiertes Antigen, VLA – *very late antigen* (sehr spätes Antigen), VCAM – vaskuläres (Gefäßzellen-) Adhäsionsmolekül, PECAM – Thrombozyten-Endothelzell-Adhäsionsmolekül (*Platelet-Endothelial Cell Adhesion Molecule*), MAdCAM – Schleimhautadressin Zell-Adhäsionsmolekül (*Mucosal Addressin Cell Adhesion Molecule*).

nannte „Hotspots", das sind kodierende Abschnitte für die CDRs (Complementary determining regions) der → hypervariablen Antikörperdomänen, gesetzt. Diese bewirken eine Feinveränderung der Spezifität und können zu Erhöhung oder auch Verlust der → Affinität zum Epitop des Antigens führen. Nur B-Zellen mit verbesserter, aber auch nicht zu starker Antigenbindung überleben dieses Verfahren, gelangen als Effektor B-Zellen (Plasmazellen) in die Peripherie und starten die Antikörperproduktion. → Booster Phänomene werden in der Vakzineologie ausgenützt (→ Impfung). Das Prinzip der somatischen Hypermutation ist auch ein Mittel, die → Diversität in der B-Zellantwort und damit das → Repertoire zu erhöhen.

Agammaglobulinämie. Ein Zustand, bei welchem Serumimmunglobulinspiegel unter 1 g.L^{-1} gemessen werden (→ Immundefizienz). Dieser Zustand wird durch genetisch bedingte ungenügende Produktion von Immunglobulinen verursacht. Es wird zwischen zwei Typen unterschieden: Typ Bruton und der Schweizer Typ. Ein Fall einer Bruton'sche Immundefizienz wurde zum ersten Mal vom amerikanischen Arzt *Ogden Carr Bruton* 1952 beschrieben. Beim *Typ Bruton* handelt es sich um eine angeborene, geschlechtsgebundene Agammaglobulinämie bei Knaben (X-gekoppelte Agammaglobulinämie), deren Ursache ein X-chromosomal gekoppelter Defekt der → Bruton-Tyrosinkinase (Btk) ist. Im klinischen Bild überwiegen pyogene (eitrige) Infektionen. Bei Impfungen werden keine Antikörper gebildet. Therapie: Immunglobulinersatz mit intravenös verabreichten Immunglobulin (→ IVIG) Präparaten. Ein ähnliches, aber schwächeres Bild wird bei Mäusen mit → X-gekoppelter Immundefizienz gefunden. Der *Schweizer Typ*, die idiopathische Agammaglobulinämie mit Lymphopenie, gehört zu den schweren kombinierten Immundefizienzen (→ SCID). Im Vordergrund des klinischen Bildes stehen durch Pilze verursachte Systeminfektionen, vor allem Candidiasis, und außerdem bakterielle Infektionen wie beim Typ Bruton. Die Gabe von IVIGs allein ist in der Regel therapeutisch nicht erfolgreich, Knochenmarktransplantation kann erwogen werden (→ Immunglobulindefizienz).

Agar. Ein aus Meeresalgen isoliertes Polysaccharid. Synonym: *Agar-Agar*. Es löst sich im heißen Wasser auf und nach Abkühlung auf Labortemperatur bildet die Lösung ein halbfestes Gel. Anwendung: Bakterienkultur-Medien.

Agarose. Lineares Galaktan, durch Reinigung aus Agar gewonnen. Wenn erhitzt und wieder gekühlt, bildet es halbfeste Gele, die für → RNS- und → DNS-Analysen, sowie Immundiffusionen (→ Ouchterlony) verwendet werden.

Agglutination. Die zwischen einem unlöslichen (korpuskulären) Antigen, das sich in der Regel auf einer Zelloberfläche oder der Oberfläche von Partikeln befindet, und einem spezifischen Antikörper stattfindende Verklumpungs-Reaktion. Der so entstandene Immunkomplex wird als *Agglutinat* bezeichnet. Falls das Antigen kein natürlicher Bestandteil der Partikel ist, sondern nur passiv an diese gebunden ist, entsteht bei der Zugabe des löslichen Antikörpers *passive* Agglutination. Bei *reverser* Agglutination werden die Antikörper an die festen Partikel gebunden, die dann mit dem löslichen Antigen agglutinieren. Falls die agglutinierenden Partikel rote Blutkörperchen (Erythrozyten) sind, handelt es sich um Hämagglutination (→ Blutgruppenantigene), wie sie bei → Transfusionszwischenfällen auftreten kann. Je nach Stärke der Hämagglutination entsteht auch Hämolyse. Manche Viren haben → Hämagglutinine an ihrer Hülle und verursachen Hämagglutination.

Agglutinationsmethoden. Bauen auf der Verklumpungs-Reaktion zwischen einem Antigen (*Agglutinogen*) an einer Partikeloberfläche (Erythrozyten, Bakterien, Latexpartikel, → PACIA) und einem Antikörper (→ Agglutinin, → Isoagglutinin) auf. Dabei entsteht eine Anhäufung von Zellen oder anderen Partikeln (*Agglutinat*), die mit dem freien Auge oder mikroskopisch festgestellt werden kann. Die Reaktion wird als → Agglutination bezeichnet. Die Reaktion kann auch umgekehrt ablaufen, wenn ein Antikörper an ein festes Partikel gebunden wird und man diesen Komplex mit einem löslichen Antigen reagieren lässt – *reverse Agglutination*. Die Agglutinationsmethoden sind ein Teil der serologischen Reaktionen, die zur Bestimmung von Blutgruppen, Diagnose von Infektionskrankheiten, der → rheumatoiden Arthritis und anderen Erkrankungen verwendet werden. Agglutinationsmethoden sind 10–500-fach empfindlicher als → Präzipitationsmethoden. Falls das Partikel, das bei Agglutinationsmethoden reagiert, ein Erythrozyt ist, handelt es sich um *Hämagglutinationsmethoden* (→ Coombs Test, → Crossmatch, → Blutgruppenantigene).

Agglutinations-Inhibition. Entsteht dann, wenn die → Agglutinations-Reaktion, ausgelöst durch einen spezifischen Antikörper gegen ein Antigen oder Hapten an einem Partikel/Zelle, von demselben Antigen oder Hapten in Lösung gehemmt wird.

Agglutinine. Antikörper, die mit Antigenen an der Oberfläche von Erythrozyten, Bakterien, Latex- oder anderen Partikeln reagieren und zu ihrer → Agglutination in wässrigen Lösungen führen. *Komplette Antikörper* (IgM) können direkt agglutinieren. Beispiel: IgM Isoagglutinine des → ABO(H)-Systems. *Inkomplette Antikörper* (IgG) können die Zielzelle zwar opsonieren, aber nicht agglutinieren. Sie können nur mittels zweiter Antikörper oder Antiseren sichtbar gemacht werden; Beispiel: anti-Rh Antikörper (→ Rhesus-System); siehe auch → Coombs-Test.

Agglutinogene. Die in einer → Agglutinationsreaktion reagierenden Antigene. Zu den am häufigsten vorkommenden Agglutinogenen gehören die Erythrozytenantigene des → AB0-Systems.

Agranulozytose. Die ausgeprägt verminderte Zahl zirkulierender Granulozyten (neutrophile, eosinophile und basophile Granulozyten) als das Ergebnis einer ungenügender → Myelopoese. Es handelt sich um einen durch unterschiedliche Mechanismen, z.B. durch Autoantikörper, einige toxische chemische Stoffe oder Arzneimittel, bedingten Zustand. Klinisch äußert er sich hauptsächlich durch eine erhöhte Neigung zu bakteriellen Infektionen.

AHA (antihistone antibodies). Anti-Histon-Antikörper (→ Histone), die vor allem bei Systemerkrankungen des Bindegewebes vorkommen. Bei zwei Dritteln der Patienten mit → systemischem Lupus erythematodes (SLE) im aktiven Stadium sind AHA vorhanden. Hohe AHA Spiegel sind charakteristisch für medikamentös induzierten SLE.

AIDS (Acquired Immunodeficiency Syndrome). Syndrom der erworbenen Immundefizienz (Immunschwäche); eine Infektionskrankheit, die durch den Retrovirus → HIV (*Human Immunodeficiency Virus* – Virus der menschlichen Immunschwäche) verursacht wird. Es gibt zwei Typen dieses Virus: HIV-1 und HIV-2. Beide verursachen ernste Störungen des Immunsystems. Für die gegenwärtige AIDS-Pandemie ist vor allem der pathogenere Typ HIV-1 verantwortlich. Er wird durch homosexuellen sowie heterosexuellen Verkehr, durch Transfusion infizierten Blutes oder von Blutprodukten, durch infizierte Injektionsbestecke (Nadelverletzung im Pflegebereich, intravenöser Drogenkonsum), durch Organ- und Gewebetransplantation vom infizierten Spender, oder vertikal von infizierter Mutter auf das Kind während der Geburt, transplazentar oder durch Muttermilch übertragen. Die → HIV-Virusinfektion über CD4⁺-Zellen kann asymptomatisch verlaufen, oder es treten zumeist über ein bis zwei Wochen unspezifische Symptome auf, wie erhöhte Temperatur, Mattigkeit, Schwitzen, Gelenk-, Kopf- und Muskelschmerzen, Durchfall, Lymphknotenvergrößerung, oder auch nervöse Störungen. Die Symptome sind begründet durch eine Zerstörung der CD4⁺-T-Helferzellen und gleichzeitigem lymphoproliferativen Syndrom, ähnlich der → infektiösen Mononukleose, und dauern ein paar Tage bis zu zwei Wochen. Etwa zwei Wochen nach der Infektion erscheinen im Blut der infizierten Person Virusantigene (→ gp24 aus dem Nukleokapsid, Hüllprotein gp41), die später verschwinden. Nach etwa drei Monaten können im Blut Antikörper gegen einige HIV-Antigene (anti-p24, anti-gp41) nachgewiesen werden, ein immunologischer Abwehrversuch. Dieses Phänomen bezeichnet man als → Serokonversion *(Abb. 3)* und ist ein diagnostisches Zeichen einer Infektion in der latenten Periode ohne klinische Symptomatik. In dieser Latenzzeit zieht sich HIV in CD4⁺-Zellen des → mononukleären Phagozytensystems (MPS) (Makrophagen, Mikroglia, dendritische Zellen etc.) zurück. Diese Periode kann bis zu 12 Jahre dauern. Sie endet durch die Aktivierung der Krankheit, gefolgt durch Tod nach 6–30 Monaten. Diagnostisch manifestiert sich die Aktivierung durch eine Senkung der Antikörper gegen die HIV-Antigene (anti-p24), gleichzeitig erscheinen die HIV-Antigene wieder im Blut. Auch die Zahl der Helfer- → T-Lymphozyten im peripheren Blut wird drastisch reduziert. Wenn ihre Zahl unter 200/µl sinkt, gilt die infizierte Person als sehr schwer AIDS-erkrankt, auch wenn die klinischen Symptome noch nicht ganz ausgeprägt sind. In der Folge treten gehäuft Infektionen durch normalerweise nichtpathogene Mikroorganismen auf. → Pneumonien werden bei bis zu 50% der Kranken durch das Protozoon *Pneumocystis carinii* hervorgerufen. Es gibt weiters ein gehäuftes Auftreten maligner Tumoren wie das → Kaposi-Sarkom bei etwa einem Drittel der Betroffenen. Als Ur-

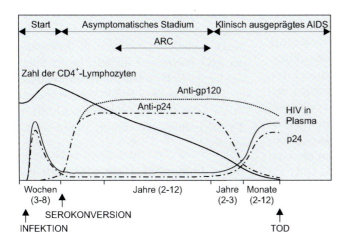

Abb. 3. Diagnostische Marker im Serum HIV-infizierter Personen im Zeitverlauf.

sache für das Kaposi Sarkom gilt heute eine Infektion mit humanem Herpes Virus-8 (HHV-8) über die orale Mukosa. Etwa bei zwei Drittel der Kranken entwickeln sich Demenz und Veränderungen der psychomotorischen Funktionen, die wahrscheinlich eine direkte Folge der HIV-Infektion der Gliazellen im Gehirn sind, oder ein → ARC (*AIDS Related Complex*). Die Diagnostik stützt sich auf Screening-Tests durch Enzymimmunoassays (EIA) wie → ELISA, positive Proben müssen über die Immunfluoreszenz, Immunoblot (Western Blot) oder Radioimmunopräzipitations-Assay (RIPA) bestätigt werden. Auch der direkte Virusnachweis ist möglich durch HIV-Isolierung oder Nachweis der Nukleinsäure über → PCR. Weitere Diagnostik: → Blutbild, → Blutsenkungsgeschwindigkeit, Enzymbestimmungen (alkalische Phosphatase, Transaminasen), → Serumelektrophorese, → β2-Mikroglobulin, → DTH-Tests auf zellvermittelte Immunität, Untersuchung der Lymphozyten-Subpopulationen im Frischblut: quantitative Bestimmung der CD4$^+$-T-Helferzellen (beim Gesunden 800–1200/μl; Werte unter 500/μl über 3–6 Monate zeigen HIV-Infektion an) und der Ratio der CD4$^+$-Zellen zu den CD8$^+$ T-Lymphozyten. Weiters klinische und anamnestische Methoden. Die zur Verfügung stehende Therapie erlaubt gegenwärtig nur Teilerfolge. Sie hemmt die Vermehrung des HIV in den infizierten Zellen und senkt daher den „Virusload" (die Viruslast) bei gleichzeitiger Erhöhung der CD4$^+$-Zellzahlen. Es werden drei Substanzklassen angewandt: (1) Nukleosid-Reverse-Transkriptase-Inhibitoren (NRTIs) wie Azidothymidin = Zidovudin; (2) Non-NRTIs (NNRTIs); beide hemmen die Umschreibung viraler RNS in DNS. Oder (3) Protease-Inhibitoren, verhindern die Zusammensetzung intakter infektiöser Viruspartikel. Heute werden am erfolgreichsten 3er-Kombinationstherapien daraus angewandt.

AIRE. Autoimmune Regulator. Transkriptionsfaktor, der die transiente Expression von 200–1200 Genabschnitten in → mTEC Zellen erlaubt. AIRE veranlasst mTEC Zellen des Thymusmarkes, während der T-Zellreifung Selbst-Antigene auch peripherer Gewebe zu exprimieren. Diese werden den noch unreifen T-Zellen über MHC I zur → negativen Selektion angeboten. Daran bindende CD8$^+$ T-Zellen gehen durch → Apoptose unter und potentiell autoreaktive Klone sind damit ausgeschaltet. Bei → APECED Patienten fehlt diese Funktion und es kommt zu multiplen, oft kombinierten Autoimmunerkrankungen.

Aktin. Ein Protein mit M_r von 42.000; kommt sehr oft in eukaryotischen Zellen vor. Es stellt einen Bestandteil der Aktinfaser (Mikrofilamente) dar, die zusammen mit Mikrotubuli und Intermediärfilamenten die Proteinhauptelemente der Zytoskeletonfasern des Zellbewegungsapparats bilden. Aktin kommt in mindestens 6 Isotypen vor, die für die verschiedenen Typen der eukaryotischen Zellen typisch sind. Die kontraktile Stärke der Aktinfaser kommt durch die Polymerisation von Aktin und durch seine Interaktion mit anderen Proteinen (zumeist Myosin) und ATP zustande.

Aktinomyzin D. Ein aus *Streptomyces*-Bakterien isoliertes Antibiotikum, das sich an die DNS bindet und dadurch die Bewegung der RNS-Polymerase hindert. In der Folge werden die RNS- sowie die Proteinsynthese in prokaryotischen und eukaryotischen Zellen gehindert. Es wird hauptsächlich in der Behandlung von einigen Tumoren verwendet.

aktive Immunität. Diese wird nach der Überstehung einer Infektionserkrankung oder nach einer Immunisierung erworben, und es besteht dann ein immunologisches Gedächtnis gegenüber dem Antigen (→ Memoryzellen).

Aktivierung. Ein Konzept, geltend für Zellen (→ Lymphozyten, → Makrophagen, → neutrophile Granulozyten) oder Plasmaproteine (→ Komplement). Entzündung ist potentiell gefährlich, weil sie auch eigene Gewebe schädigen kann. Daher liegen Zellen und Plasmaproteine normalerweise in einem ruhenden, nicht-aktivierten Zustand vor. Entzündung soll gerichtet gegen das Gefahren- (engl. *danger*) Signal vorgehen. Teilweise wird dies durch das Phänomen der lokalen Aktivierung erzielt. Z.B. bewirkt erhöhte vaskuläre Permeabilität, dass Vorstufen von Entzündungsmediatoren ins Gewebe eindringen können, wo sie dann durch Proteolyse aktiviert werden. Ebenso liegen Immunzellen inaktiviert vor, bis sie Mediatoren am Ort der Entzündung treffen, die sie dann „primen" (empfänglich machen; → priming) und/oder für eine Vielzahl von Funktionen aktivieren, wie erhöhte → Phagozytose und Killing (→ Zytotoxizität).

Aktomyosin. Ist der kontraktionsfähige Komplex aus Aktin- und Myosinfasern, der das motorische Hauptsystem der Zellen darstellt. Unter Teilnahme von ATP können sich diese Fasern durch Aktin-Myosin-Interaktion verkürzen (*Kontraktion*) oder ausdehnen (*Relaxation*).

Akute-Phase-Proteine (APPs). Glykoproteinmediatoren, die innerhalb der → Akute-Phase-Reaktionen gebildet werden, also ein systemisches Zeichen einer Entzündung darstellen. Sie werden auch als *Reaktanten* der akuten Phase (der Entzündung) bezeichnet. Produktionsort ist vor allem in Leberzellen, aber auch in Monozyten, Endothelzellen, Fibroblasten und anderen Zellen. Man teilt sie in zwei große Gruppen ein: Positive und negative APPs *(Tabelle 2)*. Die Serumkonzentrationen der positiven APPs erhöhen sich, die der negativen APPs verringern sich. Die wichtigsten APPs kann diese Erhöhung auch mehr als 1000-fach werden, währenddessen die Konzentrationen der restlichen positiven APPs bei einer Entzündung nur 50% oder das 2–3-Fache betragen. Die positiven Haupt-APPs beim Menschen sind das C-reaktive Protein (→ CRP), Mannan-bindendes Lektin (→ MBL), und Serumamyloid A (SAA) (→ Amyloid). Die Gentranskription für diese APPs wird durch

Tabelle 2. Proteine der akuten Phase (APPs) der Entzündung beim Menschen

Positive AAPs – ihre Konzentration steigt bei Entzündungen	
Haupt-APPs	Serumamyloid A, C-reaktives Protein
Komplement-assoziierte	C2, C3, C4, C5, C9, B, C1-INH, C4bp
Blutgerinnungs-assoziierte	Fibrinogen, von Willebrand-Faktor
Proteasehemmer	α_1-Antitrypsin, α_1-Antichymotrypsin, α_2-Antiplasmin, Heparinfaktor II
Metall-bindende Proteine	Haptoglobin, Hämopexin, Zöruloplasmin
Andere APPs	saueres α_1-Glykoprotein, Hämoxygenase, Mannose-bindendes Protein (MBP)
Negative APPs – ihre Konzentration sinkt bei Entzündungen	
	Albumin, Präalbumin, Transferrin, apoAI, apoAII, α_2-HS-Glykoprotein

Akute-Phase-Reaktionen

→ Tumor-Nekrose-Faktor-α, IL-1, IL-6, IL-11 und weitere Zytokine stimuliert, während Glukokortikoide und Insulin hemmend wirken *(Abb. 4)*. CRP und MBL haben auch Funktion in der Einleitung der Komplementaktivierung (→ Komplement) über den sogenannten Lektinweg und wirken daher in der → natürlichen Abwehr mit. SAA trägt bei chronischer Entzündung zum Entstehen der → Amyloidose bei. Fibrinogen unterstützt die Entstehung von bindegewebigen Kapseln um chronische Entzündungsherde.

Akute-Phase-Reaktionen. Sind systemische Merkmale einer Entzündung. Charakteristische Zeichen sind: (1) *Leukozytose*, mit vermehrtem Auftreten unreifer stabkerniger Granulozyten (Linksverschiebung) im Blut. Ursache: Durch das Zytokin GM-CSF (Granulozyten-Makrophagen Kolonienstimulierender Faktor) wird das Knochenmark zur Bildung von Leukozyten angeregt. (2) *Fieber:* Die endogenen Pyrogene IL-1, IL-6 und TNF-α verstellen den Sollwert der Körpertemperaturregelung im Hypothalamus. Durch Muskelzittern (Schüttelfrost) wird Wärme erzeugt. Über die *Arrector pili*-Muskel (Miniaturmuskel an den Haarwurzeln) wird versucht, das rudimentäre Pelzkleid zu Isolationszwecken aufzustellen. (3) *Akute-Phase-Proteine:* ebenfalls die endogenen Pyrogene regen die Leber zur Produktion der → Akute-Phase-Proteine an. Diese sind unter anderem das C-reaktive Protein (→ CRP), das → Mannose-bindende Lektin (MBL), Serum-Amyloid, und Fibrinogen. (4) Erhöhte → Blutsenkungsgeschwindigkeit (BSG) im Zusammenspiel mit Fibrinogen.

akzessorische Zellen. Die veraltete Bezeichnung für Zellen des mononukleären Phagozytensystems (→ Makrophagen), die mit → T- und → B-Lymphozyten bei der

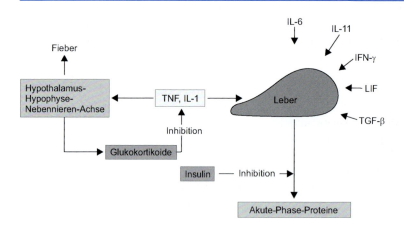

Abb. 4. Zytokine induzieren die Produktion von Akute-Phase-Proteinen (APPs) in der Leber. Makrophagen spielen hierbei eine Schlüsselrolle durch ihre Produktion von IL1, IL-6 und TNF-alpha, die als endogene Pyrogene auch Fieber erzeugen. An der Leberzelle stimulieren sie die Bildung der Akute-Phase-Proteine, welche als Opsonine in der natürlichen Abwehr eine Rolle spielen. In der Diagnostik werden erhöhte CRP- (C-reaktives Protein) Werte, sowie eine durch Fibrin vermittelte erhöhte Blutsenkungsgeschwindigkeit (BSR), als Marker für entzündliche Vorgänge herangezogen. SAP (Serum-Amyloidprotein) induziert in chronischen Entzündungen, sowie bei manchen Tumoren Amyloidose. Glukokortikoide und Insulin hemmen die Produktion.

Bildung von Antikörpern und bei anderen Immunreaktionen kooperieren. Heutzutage zählt man die meisten von ihnen zu den → Antigen-präsentierenden Zellen.

Alexin. Eine historische, heutzutage nicht mehr verwendete Bezeichnung für Komplement.

alkylierende Substanzen; Alkylantien. Stoffe, die für zytostatische Therapien verwendet werden (z.B. → Cyclophosphamid). Sie alkylieren DNS bevorzugt an N7 der Base Guanin. Das bewirkt die Interaktion mit Thymidin statt Cytosin, Ausbrechen von Guanin aus der DNS, oder Quervernetzung zweier Guaninbasen der beiden Stränge der DNS-Doppelhelix, sodass Störungen zunächst in der S-Phase des → Zellzyklus auftreten. Alkylantien hemmen daher die Zellteilung und werden bei der Behandlung von Tumoren, oder selten auch als Immunsuppressiva, eingesetzt.

Allele. Eine von zwei oder mehreren Formen eines jeweiligen Erbfaktors (Gens), die für eine phänotypische Eigenschaft (→ Phänotyp) verantwortlich ist und die sich in einem → Locus (Ort) auf einem Chromosom befindet. Ein einzelnes Allel für jeden Locus wird jeweils von einem Elternteil vererbt. Wenn sich die Allele unterscheiden, ist der Organismus heterozygot und das dominantere Erbmerkmal setzt sich durch, wenn nicht, ist er homozygot. Treffen zwei rezessive Erbmerkmale aufeinander, kommt dieses Erbmerkmal zu tragen.

Allelenexklusion. Ausschaltung von Allelen. Ein Mechanismus, der sichert, dass in einem → B-Lymphozyten für die Übersetzung der leichten und schweren Ketten eines Antikörpers jeweils nur einer der zwei anwesenden Elternallele herangezogen wird. Das entstandene Proteinprodukt verhindert weitere Rearrangements der anderen Allele. Entstehen dabei nicht-produktive Rearrangements (nicht funktionelle Varianten der Ketten), dann wird die B-Zelle eliminiert. Im Großen und Ganzen trägt das Prinzip der Allelenexklusion zur → Diversität der Antikörper bei.

Allergen. Ein Antigen, das durch das Immunsystem mancher, aber nicht aller Menschen als gefährlich eingestuft wird und eine allergische oder → Überempfindlichkeitsreaktion auslösen kann. Unter Allergenen werden zumeist Auslöser einer IgE-Bildung und → Überempfindlichkeit Typ I, das heißt vom allergischen Soforttreaktionen, verstanden, dazu gehören organische Stoffe wie z.B. Pollen verschiedener Bäume, Gräser und Unkräuter, Nahrungsmittelkomponenten, Bestandteile und Produkte von Haustieren (Haare, Exkremente), Insekten (Milben), Pilzsporen oder Tiergifte (Biene, Wespe). Zellulär vermittelte Überempfindlichkeiten vom verzögerten Typ (Typ IV) rufen z.B. allergische → Kontaktekzeme hervor. In manchen Berufen wird durch häufigen Kontakt mit Detergentien oder organischen Lösungsmitteln die Barriere der Haut geschädigt. Dann können Kontaktallergene, z.B. Metalle wie Nickel oder Chemikalien, besser Eindringen und den Betroffenen sensibilisieren.

Allergen-Immuntherapie. Auch *Hyposensibilisierung*, *Desensibilisierung* oder *systemische Immuntherapie*, *SIT*; Therapie zur Verringerung der → Überempfindlichkeit eines des Patienten bei IgE-vermittelter → Allergie vom Soforttyp. Zum ersten Mal von *Leonard Noon* und *John Freeman* im St. Mary's Hospital in London 1911 bei Gräserpollenallergie erfolgreich durchgeführt. Über zwei bis drei Jahre werden regelmäßig ansteigende Dosen des auslösenden Allergens dem Patienten subkutan (subkutane Immuntherapie, SCIT) oder heute auch sublingual (→ sublinguale Im-

Allergen-Nomenklatur

muntherapie, SLIT) verabreicht. Der Mechanismus ist nach wie vor umstritten. Es werden Toleranzphänomene über Induktion immunmodulierender Zytokine wie → IL-10 aus T-Zellen oder auch die Induktion sogenannter → blockierender Antikörper anderer Klassen als IgE vermutet. Blockierende Antikörper sind zwar gegen das Allergen gerichtet sind, können aber nicht, wie IgE über ihre konstanten Domänen an hochaffine → FcεRI der Effektorzellen binden und diese → triggern. Zumeist hat die Allergen-Immuntherapie gute klinische Erfolge aufzuweisen, gefürchtet sind aber → Anaphylaxien durch die Applikation des Allergens im sensibilisierten Organismus. Daher werden heute rekombinante → Hypoallergene klinisch getestet, die durch molekularbiologische Techniken geschaffen wurden.

Allergen-Nomenklatur. Nachdem die Liste der identifizierten Allergene täglich länger wird, ist eine genaue Aufzeichnung und unmissverständliche Bezeichnung notwendig. Dies geschieht durch das Allergen-Nomenklatur Komitee der International Union of Immunologic Societies. Die offizielle Liste ist unter www.allergen.org zu finden. Ein Allergen wird nach dem taxonomischen Namen seiner Quelle (zoologischer oder botanischer lateinischer Name der Pflanze resp. des Tieres) folgendermaßen bezeichnet: Die ersten drei Buchstaben bezeichnen das *Genus*, dann nach einem Abstand folgt der erste Buchstabe der entsprechenden *Spezies*, und wieder nach einem Abstand eine *arabische Nummer*, entsprechend der Reihenfolge seiner Entdeckung. Das heißt, dass die Nummer nicht unbedingt mit der Wichtigkeit, z.B. als → Hauptallergen, in Zusammenhang steht. Z.B. Bet v 1 war das erste Allergen identifiziert in Birkenpollen (Genus: *Betula*, Spezies *B. verruccosa*, Warzenbirke). In diesem Fall ist Bet v 1 aber auch das Hauptallergen der Birke.

Allergie. Bedeutung: „andersartige Reaktion"; der Begriff wurde 1906 von *Clemens von Pirquet* eingeführt und bezeichnet einen durch ein Allergen hervorgerufener Krankheitszustand. Bei der Überempfindlichkeit Typ I induziert ein Protein- oder Glykoprotein- → Antigen unter bestimmten Voraussetzungen die Bildung von → IgE-Antikörpern, während es unter normalen Umständen (→ Immunogen) die Bildung von Antikörpern, die zu anderen → Immunglobulinklassen gehören (IgA, IgM, IgG) einleiten würde. Quantifizierung von IgE erfolgt in → CAP-Klassen. Allergien werden primär hervorgerufen durch (1) die Inhalation niedriger Proteinmengen, besonders in (2) genetisch empfänglichen Individuen (→ Atopie), (3) das Verschlucken von verdauungsstabilen Nahrungsmittelallergenen oder von Proteinen in Zuständen einer Verdauungsinsuffizienz, oder (4) injektive Applikation geringer Mengen von Proteinantigenen (Bienengifte). Spezifische, nach dem ersten Kontakt mit einem Allergen gebildete IgE-Antikörper werden an hochaffine → Fc-Rezeptoren (FcεRI) an der Oberfläche von Mastzellen und basophilen Granulozyten gebunden – *Sensibilisierungsphase (Abb. 5)*. Bei wiederholtem Kontakt des Körpers mit demselben Allergen kann dieses die Zell-gebundenen IgE-Moleküle kreuzvernetzen und die Effektorzellen → triggern. Das führt zur Freisetzung von Histamin und weiterer Mediatoren aus Mastzellen und basophilen Granulozyten – *Effektorphase*. Ein Trigger aktiviert die Effektorzellen sehr schnell *(siehe CD-Rom)*, die Reaktion wird daher als Sofort-Typ Reaktion bezeichnet. Etwa 6 bis 8 Stunden nach der Sofort-Reaktion kann ein zweiter Reaktivitäts-Gipfel folgen, der bis zu Tagen anhalten kann. Die Effektorzellen der ersten Phase haben durch ihre → Chemokine weitere Entzündungszellen (neutrophile, basophile und eosinophile Granulozyten, Makrophagen) ins Gewebe geholt, die wieder Mediatoren ausscheiden (→ SRS-A, → Leukotriene) und die Entzündung erhalten. Dieser IgE-vermittelte Mechanismus ist die Ursache für die Entstehung der meisten allergischen Erkrankungen, wie z.B. → Asthma bronchiale, → Heuschnupfen, → Urtikaria, → Nahrungsmittelallergie; zu Überempfindlichkeiten mit langsamerer Dynamik gehören z.B. die → exogen allergische Alveolitis, wobei Immunkomplexe aus Allergenen und IgG-Antikörpern eine Rolle spielen (→ Überempfindlichkeit Typ III), oder das allergische → Kontaktekzem, wobei zellulär vermittelte Reaktionen (→ Überempfindlichkeit Typ IV) Bedeutung haben. Eine Rolle bei der Entste-

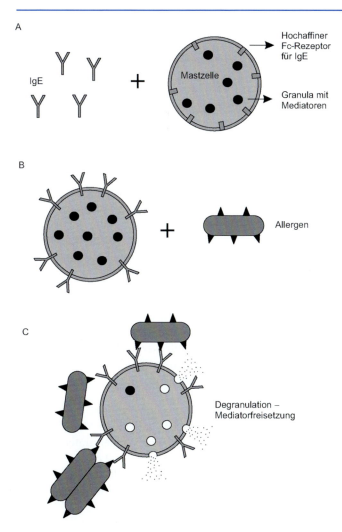

Abb. 5. Mechanismus der allergischen Sofortreaktion. **A** Produktion von IgE-Antikörpern gegen spezifisches Allergen und ihre Bindung an hochaffine IgE-Rezeptoren (FceRI) der Mastzellen, sowie basophilen Granulozyten (Sensibilisierungsphase). **B** Beim nächsten Kontakt mit demselben Allergen kommt es zur Kreuzvernetzung von zellgebundenem IgE (Effektorphase). **C** Freisetzung von Anaphylaxis-Mediatoren (z.B. Histamin) und Einleitung der klinischen Zeichen einer anaphylaktischen Reaktion.

Allergie-Therapie

hung von Allergien spielt manchmal auch die genetische Prädisposition (→ Atopie).

Allergie-Therapie. Die einzige kausale (die Ursache bekämpfende) Therapie stellt die → Allergen-Immuntherapie dar. Bei z.B. allergischen → Asthma bronchiale ist auch die Anwendung von → Omalizumab als passive anti-IgE Immuntherapie möglich. Ansonsten bleibt die Möglichkeit der *symptomatischen Therapie*, wie der Gebrauch von H1-Rezeptorblockern zur Interferenz mit der Histaminwirkung, Glukokortikoiden, an der Haut topische Applikationen derselben oder von → FK506. Siehe weiters spezifische Behandlungsformen bei → Asthma bronchiale, → atopischer Dermatitis, → Urtikaria.

allergische Alveolitis → exogen allergische Alveolitis.

allergisches Kontaktekzem → Kontaktekzem.

allergische Reaktionen. Immunologische Antwort auf ein an sich harmloses Antigen (→ Allergen), die zur einer krankmachenden → Überempfindlichkeit Typ I führt. Während des ersten Antigenkontaktes werden Memory B- und T-Zellen gebildet, aus denen bei einem weiteren Antigenkontakt schnell Effektor B- und T-Zellen generiert werden können und das Allergen angreifen. Die Folge ist eine sofortig eintretende Entzündungsreaktion. Im engeren Sinne des Wortes versteht man unter einer allergischen Reaktion die durch IgE-Antikörper vermittelte Sofort-Typ → Überempfindlichkeit (→ anaphylaktische Reaktion) auf verschiedene Umweltantigene, wie z.B. Pflanzenpollen, Insektengift, einige Lebensmittelkomponenten usw. Bei der Sofort-Typ-Reaktion sind IgE-Antikörper die wesentlichen Effektoren, die durch hohe → Affinität gegenüber ihrem Rezeptor → FcεRI bevorzugt zellulär gebunden vorkommen. Aus Tierexperimenten weiß man, dass dieses zellgebundene IgE eine mindestens monatelange Überlebenszeit hat (im Gegensatz zum Serum, wo es nur 1–2 Tage überlebt) und bei → Anaphylaxien eine Rolle spielt. Typische Reaktionen sind allergische → Rhinitis, Konjunktivitis (Bindehautentzündung), → Asthma, → Urtikaria, → orales Allergiesyndrom, → Nahrungsmittelallergie und → Anaphylaxie. Davon abzugrenzen ist die Allergie vom verzögerten Typ (Überempfindlichkeit Typ IV), bei der T-Zellen für die Entwicklung von Ekzemen eine Rolle spielen (→ Kontaktekzem sowie späte Komponente der → atopische Dermatitis).

allergische Rhinitis. Heuschnupfen. Ein Ergebnis lokaler IgE-vermittelter Reaktion, entsteht infolge der Freisetzung von Histamin und anderen Mediatoren aus Schleimhaut- → Mastzellen unter dem nasalen Epithel nach wiederholtem Kontakt mit bestimmten Antigenen (→ Allergenen). Verursachendes IgE wird auch in der Nasenschleimhaut selbst gebildet.

Allergoid. Ein chemisch modifiziertes → Allergen, das nach der Verabreichung die Bildung von IgG- statt IgE-Antikörpern einleitet, was zur Verminderung der allergischen Symptome führen soll (→ Allergen-Immuntherapie).

Alloantigene. Sind Antigene, die genetisch nichtidentische Individuen derselben genetischen Art voneinander unterscheiden. Typische Alloantigene sind die Antigene der Blutgruppen an roten Blutkörperchen (→ AB0) und → Histokompatibilitätsantigene.

Alloantikörper. Ein gegen ein Alloantigen gerichteter Antikörper.

allogen. Ein Adjektiv, das die Beziehung zwischen genetisch verschiedenartigen Individuen derselben Spezies ausdrückt. Frühere Bezeichnungen: homogenetisch, homolog.

allogene Antigene → Alloantigene.

Allotransplantat. Zwischen → allogenen (genetisch nichtidentischen) Individuen derselben biologischen Art transplantiertes Gewebe (→ Transplantation).

Allotop. Eine den Allotyp eines Moleküls bestimmende Antigendeterminante.

allotopisch. Ein Adjektiv für unterschiedliche Antigendeterminanten in genetisch unterschiedlichen Individuen derselben Spezies. Z.B. dient ein allotopischer Antikörper als Antigen für Antikörperproduktion in anderen Individuen derselben Spezies.

Allotypen. Durch verschiedene → Allelen bestimmte Unterschiede zwischen genetisch nichtidentischen Individuen derselben Art, die als phänotypisch identifizierbare Determinanten (Allotope) an der Oberfläche einiger Moleküle wie z.B. Blutgruppen, Histokompatibilitätsantigene, Immunglobuline (→ Gm, → Am) usw. exprimiert werden.

allotypische Determinante → Allotop.

alpha-1 Fetoprotein (α1-Fetoprotein). Ein onkofetales Antigen, das sich in niedrigen Konzentrationen im normalen Humanserum befindet. Hohe Spiegel werden im Fetalserum gemessen, wo es wegen seiner immunsuppressiven Wirkung bei Toleranzphänomenen in Neugeborenen eine Rolle spielt. Erhöhte Spiegel werden im Serum von schwangeren Frauen bei einer defekten fetalen Entwicklung (Defekte des zentralen Nervensystems oder Magen-Darmes, Immundefizienz-Syndrom, oder andere Abnormitäten) gemessen. Hohe Spiegel werden auch im Serum von Patienten mit neoplastischen Erkrankungen gefunden. Das Protein stellt z.B. einen Tumormarker für das hepatozelluläre Karzinom dar.

ALS → Antilymphozytenserum.

Alzheimer-Krankheit. AK, auch Morbus Alzheimer oder präsenile Demenz vom Typ Alzheimer; benannt nach dem Erstbeschreiber *Alois Alzheimer*, einem deutschen Arzt (1864–1915), der den Fall seiner Patientin *Auguste Dete* 1906 beschrieb. Man versteht darunter einen Verfall der geistigen Leistungsfähigkeit in verfrühtem Alter, mit schweren Gedächtnisstörungen, Schlaflosigkeit, Unruhe, Verfolgungswahn. In der westlichen Welt sind 5% der über 65-Jährigen und 20% der über 80-Jährigen betroffen. Die Ursache ist fibrilläre und plaqueförmige Ablagerung von Amyloid im Gehirn (→ Amyloidose), welche die Signalübertragung beeinträchtigen. Die Ursachen sind nicht geklärt, nur selten ist ein genetischer Defekt der Amyloid-Präkursor-Proteins (APP) oder vermehrte Aktivität von Präsenilin ausschlaggebend, welche beide zur Anhäufung von APP-Abbauprodukten führen. Neben dem Amyloidprotein kommen in der Pathogenese der Alzheimer-Krankheit hyperphosphorylierte und verkürzte Moleküle des Tau-Proteins vor, die polymerisieren und paarige Spiralfasern (Fibrillen) bilden. Diese sind die unmittelbare Ursache der Neuronendestruktion im Gehirn der erkrankten Personen. Das Vorhandensein der ApoE4 Isoform des Cholesterintransport-Moleküls ApoE steigert das Risiko um ein vierfaches. ApoE2 senkt das Risiko. Als Therapie sind Acetylcholinesterase- (AChE) Hemmer, sowie N-Methyl-D-Aspartat (NMDA)-Antagonisten in Erprobung. Man findet aktivierte Mikrogliazellen in der Nähe reifer Plaques *(Abb. 6)*, die nach Aktivierung u.a. proinflammatorische Zytokine, proteolytische Enzyme, Komplementfaktoren und Sauerstoffradikale sezernieren. → Nichtsteroidale Antiphlogistika (COX-2 Inhibitoren) konnten die Symptomatik bei Alzheimer-Patienten verbessern.

Am. Allotypdeterminante an der schweren Kette des IgA-Moleküls (→ Allotypen), für IgA$_1$ ist es A1m, für IgA$_2$ A2m. IgA$_2$ wieder hat zwei Allotypen, A2m(1) und A2m(2). A2m2 ist in der Kaukasischen Bevölkerung dominant und stellt eine funktionelle Anpassung des Immunsystems dar. Dieser IgA$_2$ allotypischen Variante fehlt die Gelenksregion (aa 217–241) (engl. *hinge region*). Daher können Bakterien (→ Streptococcus sanguis, S. pneumoniae, Hämophilus influenzae, Neisseria gonorrhoae, N. meningitis), welche IgA$_1$ hier gezielt proteolytisch spalten, dieses IgA$_2$ nicht durch Spaltung unschädlich machen.

AMA (antimitochondrial antibodies). Antimitochondriale Antikörper, die in Abhängigkeit von der Morphologie als M1–M9 bezeichnet werden. Patienten mit primärer biliärer Zirrhose weisen in 95% der Fälle Antikörper gegen die Pyruvat-Dehydrogenase des Enzymkomplexes der 2-Oxoacid Dehydrogenasen auf, der sich an der inneren Membran der Mitochondrien befindet (M2). M1 und M5 werden mit → APLA, M4 und M9 mit Hepatopathien (Lebererkrankungen) verbunden, die anderen sind nur von marginaler Bedeutung.

Ambozeptor. Historische, durch *Paul Ehrlich* (1854–1915) eingeführte Bezeichnung für Antikörper mit sowohl Antigen- als auch Komplement-bindenden Eigenschaften (Zwischenkörper), als ein Erklärungsversuch für antierythrozytäre Antikörper, die in der Gegenwart von Komplement die Lyse der roten Blutkörperchen auslösen. Ursprünglich diente dieser Begriff für die Bezeichnung der Antikörper, die in Gegenwart von Komplement auch Lyse von Bakterien hervorrufen können. Der Begriff wird heute noch in der → Komplement-Bindungs-Reaktion verwendet.

Amylin. Natürliches Hormon aus den β-Zellen des Pankreas, welches die die Insulinwirkung (Senken des Blutglukose-Spiegels) moduliert. Mitglied der Kalzitonin-Peptidfamilie.

Amyloid. Eine Familie polymorpher Faserproteine, die bei primärer oder sekundärer → Amyloidose in verschiedene Gewebe abgelagert werden. Ihre Moleküle sind durch die typische Struktur eines Faltblattes (antiparallele β-Struktur der Proteinkette) geprägt. Chemisch bilden sie zwei unterschiedliche Typen: AL (*amyloid light*) und AA (*amyloid associated*). Die Faser von AL-Amyloid setzen sich aus leichten Immunglobulinketten oder ihren Fragmenten zusammen, im Falle von AA-Amyloid handelt sich um Fiberproteine nicht-immunglobuliner Natur. Der Amyloid-A-Präkursor (AA) ist das

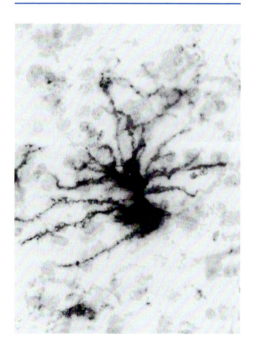

Abb. 6. Aktivierte Mikroglia aus dem Gehirn eines am Morbus Alzheimer verstorbenen Patienten. Da Mikrogliazellen zu den Antigenpräsentierenden Zellen gehören, exprimieren sie in aktiviertem Zustand HLA-Moleküle. Hier wurde mit monoklonalen Antikörper gegen HLA-DP und HLA-DR gefärbt (Vergrößerung 900x, mit freundlicher Genehmigung von Prof. M. Novak und Dr. N. Zilka, Slowakische Republik).

Serumamyloid A (SAA), das zu den wichtigen → Akute-Phase-Proteinen gehört, aber auch ein Apolipoprotein-Bestandteil der Lipoproteine hoher Dichte (HDL) ist (apoSAA). Außer dieser zwei Formen befindet sich in Amyloidablagerungen in einem kleineren Umfang auch der Bestandteil von Amyloid P (AP), dessen Präkursor Serumamyloid P (SAP) ist. SAP ist → CRP Verwandter, die beide hochkonservierte → Pentatrexine sind.

Amyloidose. Eine Stoffwechselstörung einiger Proteine, die sich in Form von Amyloid in verschiedene Gewebe lagern. Primäre, angeborene (genetisch bedingte Amyloidose) ist selten. Sekundäre oder reaktive Amyloidose kann manchmal infolge chronisch rezidivierender Erkrankungen entstehen, wie z.B. Lepra, Tuberkulose, oder rheumatoide Arthritis, aber auch als Begleitamyloidose bei Tumoren. Sie wird durch extrazelluläre Ablagerung unlöslicher Proteinfasern in verschiedenen Geweben, einschließlich Milz, Leber, Nieren und Lymphknoten charakterisiert und führt im Endeffekt zum Tod. Die Ablagerungen enthalten 85–90% → Amyloid A (AA) und 10–15% Amyloid P (AP). Aus diesem Grund wird diese Krankheit als Amyloidose AA bezeichnet. Die AP-Komponente ist auch in anderen Formen von Amyloidplaques zu finden, einschließlich derjenigen, welche bei → Alzheimer-Krankheit im Gehirn zu beobachten sind. Amyloidose AL, bei der die Faserablagerungen aus leichten Immunglobulinketten gebildet sind, entsteht häufig als Begleiterscheinung bei → multiplem Myelom oder → Waldenström-Makroglobulinämie. In der Regel werden Herz, Verdauungsorgane und Atemwege, periphere Nerven und Zunge betroffen. Amyloidosen können auch als Begleiterscheinung des Alterungsprozesses entstehen.

Anämie. Ein durch eine verringerte Konzentration von Hämoglobin oder Erythrozytenzahl im zirkulierenden Blut charakterisierter Zustand (Blutarmut). Ursachen: (1) *Am häufigsten durch Verlust von Erythrozyten* durch akute oder chronische Blutung. (2) *Inadäquate Erythropoese* (Bildung roter Blutkörperchen), am häufigsten durch Mangel an Nährstoffen (Eisen, Vitamin B_{12}, Folsäure) oder Hormonen (→ Erythropoetin aus der Niere, Endokrinopathien der Hypophyse, Schilddrüse, Hoden, Nebennieren), durch Suppression der Erythropoese (Bestrahlung, toxisch, Fanconi-Anämie, Panmyelopathie – Erkrankung des gesamten Knochenmarkes, Virusinfektionen, chronische Erkrankungen) oder Verdrängung der normalen Hämatopoese durch Tumoren verursacht. Selten angeboren dyserythropoetisch oder sideroblastisch. Bei *aplastischer Anämie* besteht eine Störung nicht nur der Erythrozyten-, sondern auch Leukozyten- und Thrombozytenbildung. (3) *Verstärkter Abbau der Erythrozyten* (Erythrozytenmauser) in der Milz durch Hypersplenismus (Milzvergrößerung), Toxine, mechanisch als Marschhämoglobinurie oder bei Herzklappen, durch korpuskuläre oder biochemische Defekte der Erythrozyten – wie Elliptozytose, Sphärozytose, Sichelzellanämie, Thalassämien, oder bei → autoimmuner hämolytischer Anämie. *Hämolytische Anämie* wird durch intensiven Zerfall der Erythrozyten charakterisiert. Sie kann angeboren oder erworben sein. Das letztere kann eine Folge von Infektionen, der Wirkung einiger Arzneimittel und chemischer Stoffe oder eines Autoimmun-Prozesses durch Antikörper (→ Hämolysine) sein. Hämolyse auf Grund von Agglutination ist auch eine Folge von immunologisch bedingter Zerstörung der Erythrozyten bei Transfusionszwischenfällen (→ AB0(H)-System, Rh-System)

Analgesie. Ein Zustand der Nichtempfindlichkeit auf Schmerz, sodass dieser nicht wahrgenommen wird. Ausgenützt durch Analgetika.

Analgetika. Pharmaka, die Schmerzunempfindlichkeit auslösen. Neben Opioidpräparaten u.v.m. sind Hemmer der → Arachidonsäure-Metaboliten im Einsatz. → Cyclooxygenase-Hemmer wie z.B. Acetylsalicylsäure verhindern die Produktion von Prostaglandinen, die bei der Entstehung von Schmerz, Entzündung und Fieber eine Rolle spielen (analgetische, antipyretische und antiphlogistische Wirkung) (→ nicht-steroidale Antiphlogistika). Das Gleichgewicht der Reaktion verschiebt sich zur Leukotrienproduktion über den Lipoxygenaseweg. Entstandene Leukotriene (LTB4, LTC4, LTD4) können in der Folge als → SRS-A (slow reacting substance of anaphylaxis) allergische Spätreaktionen verstärken. Die Gabe von Acetylsalicylsäure bei → Asthma ist daher kontraindiziert.

anaphylaktische Reaktionen. Sind maximale durch → Allergene getriggerte IgE-vermittelte Reaktion, die zur charakteristischen → Überempfindlichkeit Typ I mit Sofortreaktion führen. Oft gebraucht als Synonym für die systemische allergische Reaktion, die zum → anaphylaktischen Schock führen kann. Sie werden fast bei allen Wirbeltieren beobachtet. Beim Menschen ist die Ursache Bindung von → Allergen an IgE-Antikörper, die über → FcεRI Rezeptoren an Mastzellen und basophilen Granulozyten fixiert sind, und deren Kreuzvernetzung mit folgender Freisetzung von Histamin und anderen Anaphylaxismediatoren (→ Anaphylaxis). Eine anaphylaktische Reaktion erfolgt typischerweise innerhalb von Sekunden bis Minuten nach dem Allergenkontakt (z.B. über Mukosa des Mundes, rektal oder vaginal, über die Haut, Einatmung, oder intravaskulär nach Injektionen) und kann vor allem über massive Histaminfreisetzung zu Weitstellung des kapillaren Strombettes und → anaphylaktischem Schock führen. Bei manchen Tieren (z.B. Mäuse) können auch an Effektorzellen über FcγRIII gebundene IgG1-Antikörper nach Allergenkontakt anaphylaktogen wirken.

anaphylaktischer Schock. Die schwerwiegendste Form der anaphylaktischen Reaktion (→ anaphylaktische Reaktionen), die in einem allergischen Patienten einige Sekunden bis Minuten nach Verabreichung eines Allergens (z.B. Insektenstiche, Nahrungsmittelkomponenten, Latex intraoperativ, Arzneimittel, artfremdes Serum) auftritt und zu einem schnellen Tod des Betroffenen durch Herzversagen und Atemstillstand führen kann. Er äußert sich durch Schwäche, Unwohlsein, Schmerzen vor allem im Kopf und in der Herzgegend, Druck auf der Brust, Durchfall, Schwindelgefühl, Atemnot durch Kontraktion glatten Muskel der Bronchien und Blutdruckabfall, denn sofortige massive Histaminfreisetzung führt zur Erweiterung der Kapillaren, Erhöhung der Blutgefäßdurchlässigkeit und Versacken des Blutvolumens in der Peripherie. Ziel der Notfalltherapie ist es, dem zentralen Blutdruckabfall entgegenzuwirken (flache Lagerung mit den Beinen hoch, Adrenalin i.v., Volumensubstitution) sowie die Durchlässigkeit der Atemwege zu sichern (β-Sympathomimetika, Theophyllin, Antihistaminika, Methylprednisolon hochdosiert). Wichtig bei gefährdeten Patienten (frühere anaphylaktische Episoden) ist die Ausstattung mit einem transportablen Notfallset (Adrenalinfertigspritze – Adrenalin-Pen zur intrakutanen Selbst-Applikation, orales Antihistaminikum, orales Kortison, ev. ein Betasympathomimetikum), sowie auch Einschulung der Personen im Umfeld des Patienten.

anaphylaktoide Reaktionen. → Pseudoallergien, sind akute Unverträglichkeits-Reaktionen mit den Symptomen einer Anaphylaxie, jedoch nicht-immunologischer Natur. Ohne spezifische Interaktion von IgE und Allergen, kommt es zur Freisetzung von Histamin und anderen Anaphylaxismediatoren aus Mastzellen und basophilen Granulozyten. Auslöser sind verschiedene Substanzen, wie z.B. Kontrastmedien, einige Arzneimittel (z.B. Aspirin), Lektine welche an → FcεRI binden und Mastzellen unspezifisch triggern (z.B. aus Zitrusfrüchten, Erdbeeren), Insekten- und Schlangentoxine, welche die Mastzellmembranen direkt schädigen, oder bei Komplementaktivierung entstehende → Anaphylatoxine *(Abb. 7).*

Anaphylatoxine. C3a und C5a sind durch die Aktivität von → Kininasen entstehende Fragmente, die bei Komplementaktivierung über den klassischen Weg (→ Komplement) entstehen. Binden an C3a, und C5a-Rezeptoren an Mastzellen und basophilen Granulozyten, und bewirken über Freisetzung von Histamin und anderen Anaphylaxismediatoren erhöhte Durchlässigkeit der Blutgefäße und Kontraktion der glatten Muskulatur. Anaphylatoxine sind an akuten Entzündungsreaktionen sowie an → anaphylaktoide Reaktionen beteiligt.

Anaphylaxie. Eigentlich „Schutzlosigkeit". Der Begriff Anaphylaxie wird heute synonym mit → Sofort-Typ-Reaktion verwendet und wurde von *P. Portier* und *C. Richet* 1902 geprägt. Bei einem Versuch, Hunde mit Seeanemonenextrakt zu immunisieren, wurde bei Reinjektion eine tödliche → anaphylaktische Reaktion beobachtet. 1921 zeigten *C. Prausnitz* und *H. Küstner,* dass diese Reaktion durch Serum übertragen werden kann. 1967 entdeckten *T.* und *K. Ishizaka,* USA, sowie gleichzeitig *S.G.O. Johannson* in Schweden IgE-Myelome und damit eine neue Immunglobulin-Klasse, die für Anaphylaxie verantwortlich ist. Bei wiederholtem Eintritt eines → Allergens in den sensibilisierten Organismus wird es von spezifischen IgE-Antikörpern, die über ihre Fc-Teile an hochaffine Fc-Rezeptoren (→ FcεRI) der Oberfläche von Mastzellen und basophilen Granulozyten (→ Allergie) gebunden sind, erkannt und triggert Mediator-Freisetzung aus → Mastzellen und anderen Effektorzellen. Der allergische Patient reagiert mit einer Überempfindlichkeitreaktion vom Soforttyp, das heißt innerhalb von Minuten nach dem Allergenkontakt. Durch ihre pharmakologische Wirkung verursachen die Mediatoren lokale oder systemische Symptome. Lokale Anaphylaxie kann an der Haut (→ Urtikaria), Nasenschleimhaut (→ allergische Rhinitis) oder der Schleimhaut der Verdauungsorgane (Erbrechen, Krämpfe, Durchfall) vorkommen. Die schwerwie-

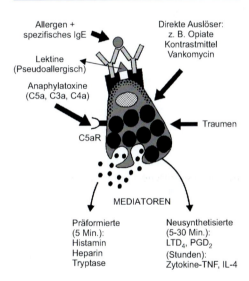

Abb. 7. Auslösemechanismen der Mediatorfreisetzung aus einer Mastzelle. *Anaphylaktisch:* Kreuzvernetzung über spezifische Allergen-Bindung an IgE; *anaphylaktoid:* über Kreuzvernetzung der konstanten Domänen von IgE, z.B. durch Lektine oder anti-IgE-Autoantikörper, oder über FcεRI Kreuzvernetzung durch Lektine, oder anti-FcεRI-Autoantikörper etc.; *Anaphylatoxine:* über Membran-Rezeptorbindung; durch *direkte Membran-Interaktion* (Medikamente, Toxine) oder durch *Traumen.* In der ersten Phase werden vorgeformte Mediatoren aus der Mastzelle freigesetzt, die sofort wirken, in der zweiten neusynthetisierte, die eine weitere Reaktion nach etwa 6–8 Stunden bewirken.

Anaphylaxismediatoren

gendste Form der Anaphylaxie mit möglicherweise tödlichem Ausgang stellt der → anaphylaktische Schock dar.

Anaphylaxismediatoren. Substanzen, die während der Aktivierung durch Immun- oder Nicht-Immunmechanismen aus basophilen Granulozyten und Mastzellen freigesetzt werden. Sie nehmen an allergischen und Entzündungsreaktionen teil. Man kann sie in präformierte und neusynthetisierte Mediatoren unterteilen *(Tabelle 3)*. *Präformierte Mediatoren* stehen im fertigen Zustand zur Verfügung und werden in den Granula gelagert. Aus diesem Grund können sie unmittelbar nach ihrer Freisetzung wirken. Granula der menschlichen basophilen Granulozyten und Mastzellen enthalten Histamin, verschiedene proteolytische Enzyme, die bei neutralem pH wirken, saure Hydrolasen, einige Zytokine, Chemokine und Proteoglykane. *Neusynthetisierte Mediatoren* wirken nach einem Zeitabstand von etwa 6–8 Stunden nach dem → Trigger, da sie zuerst gebildet werden müssen. Ihre typischen Vertreter sind einige Metaboliten der → Arachidonsäure (vor allem → Prostaglandine und → Leukotriene) sowie der Plättchenaktivierende Faktor (→ PAF).

ANAs (antinuclear antibodies). Antinukleäre Antikörper, Autoantikörper gegen organunspezifische Zellantigene, die überwiegend im Kern aber auch im Zytoplasma lokalisiert sind. Sie sind bei fast 100% der Patienten mit → systemischem Lupus erythematosus (SLE) oder → Sjögren-Syndrom zu finden. ANAs können bei → systemischer Sklerose, Myositiden und auch → rheumatoider Arthritis diagnoziert werden.

Anatoxine. Chemisch modifizierte Toxinmoleküle, die keine toxische Wirkung aufweisen. Werden in prophylaktischen sowie therapeutischen Vakzinen genutzt, da sie die wesentlichen antigenen Eigenschaften des Toxins bewahren.

ANCA (anti-neutrophil cytoplasmic antibodies). Gegen Zytoplasmabestandteile von neutrophilen Granulozyten ausgerichtete Antikörper. Sie nehmen an der Pathogenese von → Vaskulitiden und → Glomerulonephritiden teil. Es handelt sich Antikörper gegen einige Enzyme oder andere Proteine, die sich hauptsächlich in den azurophilen Granula der neutrophilen Granulozyten befinden (→ neutrophile Granula). Mit Hilfe indirekter Immunfluoreszenzmethode kann man zwischen drei ANCA-Typen unterscheiden: (1) Diffuse feingranulierte Zytoplasma-Fluoreszenz (cANCA) wird in Fällen von → Wegener Granulomatose, mikroskopischer Polyangiitis, mondförmiger und segmentierter nekrotisierender → Glomerulonephritis und bei Churg-Strauss-Syndrom (Unterform einer nekrotisierenden → Vaskulitis) bewiesen. Das spezifische Antigen ist Proteinase 3. (2) Perinukleäre Fluoreszenz wird durch pANCA verursacht, die bei der Mehrheit der Fälle der mikroskopischen Polyangiitis und rapider, progressiver → Glomerulonephritis, Churg-Strauss Syndrom und manchmal bei chronisch entzündlichen Darmerkrankungen (→ Colitis ulcerosa), systemischen Bindegewebserkrankungen sowie bei Infektionskrankheiten festgestellt werden. Ursache sind gegen die Myeloperoxidase aber auch gegen → Elastase, → Kathepsin-G, → Laktoferrin oder → Lysozym ausgerichtete Antikörper. (3) Atypische ANCAs äußern sich als nukleäre Fluoreszenz sowie als atypische Zytoplasmabilder. Als Antigen dienen hier die bereits erwähnten Enzyme aber auch andere, bisher nichtidentifizierte Proteine.

Anergie. Ein Zustand spezifischer zellulär vermittelter Nicht-Reaktivität. Anergische Personen sind bei → Hauttests nicht imstande, auf die Mehrheit geläufiger Antigene, die sie im Laufe ihres Lebens getroffen haben und gegen sie sie eine Immunantwort entwickelt haben, zu reagieren. Erworbene Anergie trifft man am häufigsten bei Zuständen der Immundefizienz, bei malignen Prozessen (→ Hodgkin-Lymphome), bei → Sarkoidose usw. Eine zeitweilige Dämpfung der zellulären Antwort kann man auch während und nach der Überwindung einiger infektiöser Krankheiten beobachten, z.B. nach Masern, Röteln, Grippe, oder durch Herpes simplex-Virus, Epstein-Barr-Virus oder Zytomegalie-Virus verursachte Infektionen.

Tabelle 3. Aus menschlichen Mastzellen freigesetzte Anaphylaxismediatoren

Mediator	Biologische Aktivität
Präformierte Mediatoren	
Histamin	Gefäßerweiterung und Steigerung der Gefäßdurchlässigkeit
Neutrale Proteasen	
Tryptase	Steigerung der Hyperreaktivität der glatten Bronchialmuskel auf Histamin, C3-Aktivierung
Chymase	Steigerung der Schleimsekretion
Karboxypeptidase	Abspaltung des C-Endes von Angiotensin I
Kathepsin G	
Saure Hydrolasen	Spaltung von Polysaccharidmolekülen
β-Hexosaminidase	
β-D-Glukuronidase	
β-D-Galaktosidase	
Oxydationsenzyme	
Peroxydase	Bildung reaktiver Sauerstoffformen
Superoxyd-Dismutase	
Zytokine	
entzündungsunterstützende	TNF-α, GM-CSF
Typ T_H2	IL-4, IL-5, IL-6, IL-13
Chemokine	IL-8, RANTES, MIP-1α, MCP
Proteoglykane	
Heparin	Regulieren die Wirkung von
Chondroitinsulfat	neutralen Proteasen
Neusynthetisierte Mediatoren	
Cyclooxygenase-Produkte	
PGD_2, PGE_2, PGF_2	Bronchokonstriktion
Lipoxygenase- Produkte	
LTB_4	Chemotaxin der neutrophilen und eosinopohilen Granulozyten
LTC_4, LTD_4	Bronchokonstriktion, Steigerung der Schleimsekretion, Chemotaxis der eosinophilen Leukozyten
LTE_4	Chemotaxis der eosinophilen Leukozyten, erhöhte Gefäßdurchlässigkeit
Thrombozyten-aktivierender Faktor (PAF)	Bronchokonstriktion, Erhöhung der Gefäßdurchlässigkeit

Anergie spielt aber auch eine wichtige Rolle bei peripherer → Toleranz. Wird ein Antigen prozessiert und das resultierende Peptid mit → HLA (→ MHC) Antigenen präsentiert, ohne dass → Kostimulation stattfindet, verfällt die erkennende T-Zelle in Anergie. Es kommt zur aktiven Nicht-Reaktivität gegenüber diesem Antigen.

angeborene Immunität (engl. *innate immunity*). Eine andere Bezeichnung für natürliche Immunität (→ natürliche Abwehr).

Angiogenese. Der Prozess der Gewebsvaskularisierung, bei dem neue Kapillaren aus präexistenten Blutgefäßen gebildet werden. Er kommt bei physiologischen Wachstumsprozessen (z.B. Wundheilung, Uterusschleimhaut im Monatszyklus) oder auch während der Embryogenese zur Geltung, wo die Bildung neuer Blutgefäße aus Angioblasten als → Vaskulogenese bezeichnet wird. Einige pathologische Zustände werden durch persistente und ungeregelte Angiogenese aktiv gehalten, wie z.B. Entstehung von Tumoren, die größer als 2–3 mm^3 sind, Atherosklerose, Arthritis oder diabetische Retinopathie (Erkrankung der Augennetzhaut). Angiogenese wird durch VEGF angeregt (*vascular endothelial growth factor*). Es wird versucht, pathologische Angiogenese durch Gabe von rekombinanten anti-VEGF Antikörpern zu inhibieren (Tumortherapie).

Angiom. Gutartiges (benignes) aus Blutgefäßen gebildetes Geschwür.

Angioödeme. Schwellung der tieferen Haut- und/oder Schleimhautschichten, manchmal verbunden mit tagelangen Schmerzattacken im Magen-Darmtrakt und Durchfällen. Bei Beteiligung der Atemwege besteht Erstickungsgefahr. Angioödeme treten z.B. auf Grund eines angeborenen Defektes der → Komplementregulation (→ hereditäres angioneurotisches Ödem, → Quincke-Ödem) oder verbunden mit einer → Allergie oder anderen Unverträglichkeit gegenüber exogenen Faktoren (z.B. Nahrungsmittel, Infektionen) auf. Die möglichen Ursachen sind so vielfältig wie bei der → Urtikaria. Pharmakologisch wichtige Auslöser sind Bradykinin (→ Kinine) und ein Kininlike Fragment der Komplementkomponente C2 (→ Komplement; → Kinine).

angioneurotisches Ödem → hereditäres angioneurotisches Ödem.

Angiotensin-konvertierendes Enzym (ACE) → Kininasen.

ankylosierende Spondylitis. Sie wird auch als Morbus Bechterew (Bechterew-Krankheit) nach dem Erstbeschreiber *W. Bechterev* (1893) bezeichnet. Es handelt sich um eine Systemerkrankung, die vor allem das Axialskelett, die sakroiliakalen, Apophysis- und kostovertebralen Gelenke der Wirbelsäule betrifft. Sie betrifft in der überwiegenden Mehrheit männliche Patienten und setzt meistens anfangs Erwachsenenalters an. Die genetische Prädisposition ist an das HLA-B27-Antigen gebunden, das bei 96% der Bechterew-Patienten gefunden wird, sein Vorkommen in der restlichen europäischen Population beläuft sich auf nur 8%. Es wird vermutet, dass Antikörper gegen gewisse infektiöse Agentien eine Rolle spielen, speziell gegen *Klebsiella pneumoniae*, die mit dem HLA-B27-Antigen durch → molekulare Mimikry kreuzreagieren.

Anthrax (bacillus anthracis). Der Grampositive, aerob wachsende Erreger des Milzbrands, kommt auch in Sporenform, ubiquitär im Erdboden vor, und wurde von *P. Fr. Rayer* 1850 in Schafen identifiziert, 1876 bewies *Robert Koch* ihre Infektiosität, und 1881 entwickelte *Luis Pasteur* die Anthrax-Vakzine, seit etwa 1960 gibt es die menschliche Vakzine (*anthrax* – Kohle; die Milz verfärbt sich durch Nekrose schwarz).

Sporen-verseuchte Gelände sind als „*bad fields*" gemieden und auf Jahrzehnte unbrauchbar. Er ruft nach einer Inkubationszeit von 2–5 Tagen an der Haut düster entzündliche, schmerzlose Pustel (Pustula maligna) hervor, kann bei Inhalation als Lungenbrand (→ Pneumonien, Dyspnoe – Atemlosigkeit, Ödeme), bei Ingestion als Darm-Brand (schwere blutige Enteritis) auftreten, hat aber auch systemische Wirkungen, weil Anthrax ein → Exotoxin produziert. Aufnahme der Sporen, Bakterien, oder des Toxins alleine über Inhalation oder Nahrung kann zur Vergiftung führen und wird als biologische Waffe missbraucht. Das Anthrax-Toxin ist aus drei Einheiten aufgebaut, die durch → Plasmide kodiert sind: Protektives Antigen (PA), Letaler (LF) und Ödem-Faktor (EF). Das 83 kDa PA (*PA83*) lagert sich an einen Anthrax-Rezeptor der Zellen an, dessen physiologische Funktion noch nicht geklärt ist. Die Proteinase *Furin* kürzt es zum *PA63*, welches sofort ein Heptamer bildet und dann die Bindung des EFs und des LFs ermöglicht. Nur dann können sie an die → lipid rafts (Pforten der Endozytose), und werden dann mittels → Coated pits aufgenommen. Diese verschmelzen mit Endosomen, in welchen durch pH Abfall das PA63-Heptamer aktiviert wird und Poren insertiert. Durch diese können EF (eine Adenylat-Zyklase), der zelluläres Ödem verursacht, als auch der LF ins Zytoplasma. LF ist eine Metalloprotease, die in die Signaltransduktion eingreift, indem sie MAP-Kinasen schneidet. Dies führt zur kompletten Blockierung der Kaskade, was in aktivierten Makrophagen zu Einleitung der → Apoptose führt. Daher schaltet Anthrax Teile der Immun-Abwehr aus und es kommt zur massiven Bakteriämie und Schock. Impfungen mit abgeschwächten Erregern oder der PA Komponente sind möglich, jedoch auf Grund des heutigen Impfschemas nicht flächendeckend durchgeführt. Sie müssen zudem vier Wochen vor Anthrax-Kontakt erfolgen. Daher werden nur gefährdete Personen geimpft. Für den Fall dass Anthrax für biologische Kriegsführung verwendet wird, werden neue Vakzinen entwickelt, die mit der Toxin-Aktivierung interferieren. Andere Möglichkeiten sind durch Cholesterol-Entzug der *lipid rafts* diese zu destabilisieren und so die Endozytose zu blockieren.

Antigen. Eine Substanz, die spezifische Immunantwort, d.h. Antikörperbildung, Bildung von Effektor- und regulierender Zellen der zellvermittelten Immunität einleiten und fördern kann. Ein komplettes Antigen besitzt beide Fähigkeiten und wird auch als → Immunogen bezeichnet. Ein solches Molekül setzt sich aus makromolekularem Träger und Determinantengruppen zusammen (Determinanten oder Epitope) *(Abb. 8)*. Die Zahl der für einen Antikörper zur Verfügung stehenden Antigendeterminanten bestimmt die Antigenvalenz. Eine isolierte Antigendeterminante ist ein → Hapten, das die Fähigkeit besitzt, mit den Produkten der Immunantwort spezifisch zu reagieren, ihre Produktion aber nicht einleiten kann. Es wird daher als inkomplettes Antigen bezeichnet. Ein komplettes Antigen muss eine gewisse Gesamtheit physikalischer, chemischer und biologischer Eigenschaften besitzen (nur eine davon genügt nicht): eine Größe über einem M_r von 10.000 D, die Anwesenheit eines Trägers, die Determinanten darauf in geeigneter räumlicher Gestaltung, und hoher Fremdheitsgrad, d.h. der phylogenetische Unterschied zwischen dem Körper, aus dem das Antigen stammt und dem Körper, der damit reagiert, soll so groß wie möglich sein. Antigene werden nach physikalischen (korpuskuläre, d.h. unlösliche und lösliche) oder chemischen Eigenschaften (Proteine, Polysaccharide, DNS und andere Polynukleotide, Phospholipide und ihre Komplexe, z.B. Glykoproteine, Lipopolysaccharide usw.), nach ihrem Ursprung (natürliche, synthetische und konjugierte),

Antigen-Antikörper-Bindung

nach ihrem Verhältnis zu dem jeweiligen Organismus (exogene, endogene) sowie nach der Art ihrer Erkennung durch die Lymphozyten klassifiziert. Natürliche Antigene sind Makromoleküle, die in der Natur als Bestandteile verschiedener Organismen vorkommen. *Synthetische* Antigene sind künstlich hergestellte Polypeptide und Polysaccharide, in der Regel mit einer bekannten Struktur. Als *konjugiert* bezeichnet man Antigene oder Haptene chemisch gekoppelt an einen Träger. *Exogene* Antigene stammen meistens aus Mikroorganismen und ihren Produkten, fremden (nicht körpereigenen) Zellen bzw. aus Nahrungsmitteln. Gegen sie sind Antikörper wirksam (→ Opsonisation, → Phagozytose). *Endogene* Antigene können zu Autoantigenen werden und autoimmune Reaktionen einleiten. Zu endogenen Antigenen zählen auch virale oder veränderte körpereigene Produkte (Tumorantigene). Gegen sie wirken Mechanismen der → Zytotoxizität. Falls die → B-Lymphozyten fähig sind, das Antigen direkt zu erkennen und über IgM-Antikörperproduktion auszurotten, handelt es sich um ein T-Zell-unabhängiges (*Thymus-unabhängiges*) Antigen (primäre → Immunantwort). Falls aber die Zusammenarbeit mit Helfer- → T-Lymphozyten zur Bildung reiferer und höheraffiner Antikörper (→ Isotyp-Switch, → Affinitätsreifung) notwendig ist bezeichnet man das Antigen als *Thymus-abhängiges* Antigen (sekundäre → Immunantwort).

Antigen-Antikörper-Bindung. Erfolgt nicht-kovalent durch Wasserstoffbrücken (negative geladene Atome teilen sich ein Proton), hydrophobe Interaktionen, elektrostatische (entgegengesetzte Ladungen ziehen sich an), und → van der Waal'sche Kräfte. Die Stärke der Interaktion bestimmt die → Affinität eines Antikörpers zu seinem Antigen.

Antigendeterminante → Epitop.

antigen. Ein sich auf die allgemeinen Eigenschaften eines → Antigens beziehendes Adjektiv.

Antigendrift. Antigene Abweichung; eine kleine allmähliche Änderung der Antigenstruktur von Viren als → Escape Mechanismus. Sie ist ein Ergebnis von Punktmutationen des Gens, das das betreffende Protein-

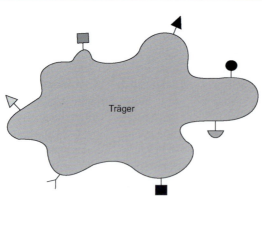

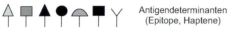

Abb. 8. Ein komplettes Antigen ist auch ein Immunogen.

antigen kodiert. So entstehen z.B., beim Grippevirus antigene Abweichungen in Abständen von ein paar Jahren. Folge: Es müssen immer wieder neue Stämme für die Impfung herangezogen werden, z.B. bei der → Influenza.

Antigen-Fokussierung (engl. *antigen focussing*). Antigen-präsentierende Zellen sammeln mittels Immunglobulinen an ihren Fc-Rezeptoren (→ CD23, → FcɛRI, FcγR) unprozessierte Antigene in der Peripherie auf. Nach Transport in Lymphknoten wird dort eine spezifische Immunantwort stimuliert (→ Folliküläre dendritische Zellen). Dies dürfte bei der Einleitung einer B-Zellantwort gegen Konformationsantigene wichtig sein.

Antigenpräsentation. Produkte aus der Antigenverarbeitung werden T-Zellen angeboten und leiten eine spezifische Immunantwort ein. Die meisten Erkenntnisse betreffen heute die Präsentation von Proteinantigenen. Die Präsentation von exogenen und endogenen Proteinantigenen zeigt leichte Unterschiede. Bei dem **exogenen Weg** der Präsentation muss das Antigen zuerst durch → antigenpräsentierende Zellen (APC) verschlungen werden, das Antigen wird dann bearbeitet (Prozessing). Das *Prozessing* eines exogenen Antigens ist ein Prozess, wobei das Antigenmolekül in den Endosomen der APC in immunogene Fragmente (Peptide, die in der Regel 12 bis 20 Aminosäuren enthalten) gespalten wird. Die Fragmente werden dann in der Bindungsgrube (binding groove) des Major Histokompatibilitätskomplex- (→ MHC-) Antigens (beim Menschen → HLA) Klasse II Antigene gebunden, der Komplex wird dann an die Oberfläche transportiert, wo er durch Helfer- → T-Lymphozyten erkannt werden kann *(Abb. 9)*. Die T$_H$-Zelle erkennt über ihren Antigenrezeptor (→ T-Zell-Rezeptor) nur solche Komplexe, in denen das immunogene Peptid fest in der Bindungsgrube der Klasse II HLA-Moleküle gebunden ist. Freie oder schwach gebundene Peptidfragmente erkennt sie nicht, darin besteht die Spezifität der darauf folgenden Immunantwort. Die Erkennung des immunogenen Peptids in MHC II stellt das erste Signal dar, das „die Aufmerksamkeit" des zuständigen T$_H$-Zellklons auf sich lenkt. Um Aktivierung und Immunantwort auszulösen, müssen T$_H$-Lymphozyten ein zweites bestätigendes Signal (→ Kostimulation) erhalten. Dieses zweite Signal wird nur durch professionelle APCs zur Verfügung gestellt. Antigene, die in Virusinfizierten Zellen entstehen oder Tumorantigene werden auf dem **endogenen Weg** präsentiert *(Abb. 10)*. In diesem Fall wird das Antigen zuerst im Zytoplasma der betroffenen Zielzelle in einem Komplex, der als → Proteasom bezeichnet wird, degradiert. So entstehen immunogene Peptide, die meistens aus 8 bis 9 Aminosäureeinheiten bestehen. Sie werden mittels → TAP in das endoplasmatische Retikulum transportiert und binden dort an synthetisierte HLA-Moleküle, diesmal aber der I. Klasse. Wenn sich das → β2-Mikroglobulin hinzugesellt, um HLA I zu komplettieren, wird der Komplex freigegeben und kann an die Zelloberfläche gelangen, wo er durch zytotoxische → T-Lymphozyten erkannt wird. Die Lymphozyten leiten dann die Auflösung (Lyse) der so „gekennzeichneten" Zelle durch → Zytotoxizität ein. Die Fähigkeit der T$_H$-Zellen, das immunogene Peptid nur im Komplex mit Klasse-II-HLA-Molekülen und der zytotoxischen T-Zellen nur im Komplex mit Klasse-I-HLA-Molekülen zu erkennen, wird als immunologische Restriktion bezeichnet. Dieser Präsentation unterliegt die Mehrheit der Antigene. Eine Ausnahme sind einige Polysaccharidantigene, die durch → B-Lymphozyten direkt, ohne Hilfe von TH-Lymphozyten erkannt werden können (Thymus-unabhängige → Antigene) und → Superantigene, die eine große Zahl von T-Lymphozytenklonen nichtspezifisch aktivieren. Eine weitere Ausnahme sind Glyko-

Antigen-präsentierende Zellen

lipid- und Lipidantigene, an deren Präsentation sich → CD1-Moleküle statt der HLA-Molekülen beteiligen.

Antigen-präsentierende Zellen (APCs). Zellen, die die Fähigkeit besitzen, exogene Proteinantigene zu endozytieren (aufnehmen), sie zu immunogenen Peptiden zu zersetzen und diese im Komplex mit Histokompatibilitätsantigene der II. Klasse an ihrer Oberfläche zu präsentieren und sie so an geeignete Antigenrezeptoren an T_H-Zellen zu präsentieren (→ Antigenpräsentation). APC unterteilt man in *primäre* (z.B. → Makrophagen, → dendritische Zellen, → Langerhans-Zellen und → B-Lymphozyten) und *sekundäre* (Endothelzellen der Blutgefäße, Epithelzellen im Darm u.a.). Primäre APC exprimieren konstitutiv Histokompatibilitätsantigene der II. Klasse, während diese Antigene an der Oberfläche sekundärer APC nur nach geeigneter Induktion exprimiert werden. Primäre APC haben zusätzlich die Eigenschaft, → Kostimulation betreiben zu können und dadurch eine nachfolgende spezifische Immunantwort anzutreiben (professionelle APCs). APC haben auch → Fc-Rezeptoren, über die sie IgG oder IgE ge-

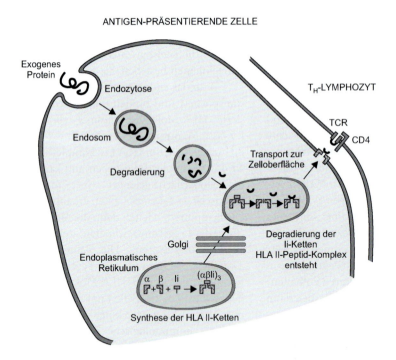

Abb. 9. Antigenpräsentation durch Klasse II HLA-Moleküle (der exogene Weg). Nach Endozytose spaltet die Antigen-präsentierende Zelle das exogene Antigen zu immunogenen Fragmenten mit 12 bis 20 Aminosäuren. Zugleich werden im rauen endoplasmatischen Retikulum Klasse II HLA-Moleküle synthetisiert, deren Peptid-Bindungsgrube vor einer frühzeitigen Interaktion mit einem unerwünschten Peptid durch die Ii-Kette (Ii – *invariant* – konstant) geschützt ist. Im Endosom wird die Ii-Kette abgespalten und das anwesende immunogene Peptid kann nun in die nun freigegebene Grube des Klasse II HLA-Moleküls gelangen. Der so entstandene Komplex wird an die Zytoplasmamembran transportiert, wo er von einem CD4+ T_H-Lymphozyt erkannt wird.

bunden haben und dann → Antigen-Fokussierung (engl. *antigen focussing*) betreiben können.

Antigenprozessierung → Antigenpräsentation.

Antigenrezeptoren. Sich an der Oberfläche der Lymphozyten befindende Rezeptoren, an die das immunogene Antigen oder Antigenfragment vor der Entstehung der Immunantwort bindet. Rezeptoren an der Oberfläche von B-Zellen werden als → B-Zell-Rezeptor (BCR) bezeichnet, an T-Lymphozyten als → T-Zell-Rezeptor (TCR). Sie befinden sich ausschließlich an diesen Zellen und unterscheiden sich voneinander, da sie durch unterschiedliche Gene kodiert wer-

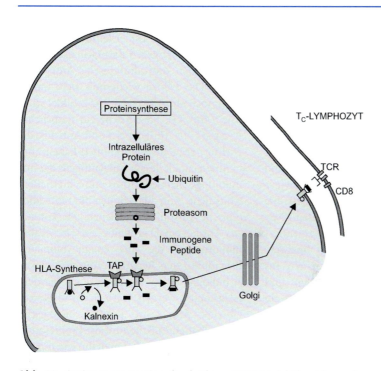

Abb. 10. Antigenpräsentation durch Klasse I HLA-Molekülen (der endogene Weg). Im Zellinneren synthetisiertes (selten auch phagozytiertes) zytosolisches Protein wird zunächst mit Ubiquitin im Proteasom gekennzeichnet und zu immunogenen Peptiden von 8 oder 9 Aminosäuren fragmentiert. Diese werden dann durch Transportmoleküle TAP1 und TAP2 (*Transporters Associated with Antigen Processing*) in das endoplasmatische Retikulum verschoben. Die Bindungsgrube vorhandener Klasse I HLA-Moleküle wird vor unerwünschten Peptidbindung durch das Molekül Kalnexin geschützt. Ein solcher HLA-I-Kalnexin-Komplex wird in die Nähe von TAP plaziert, wo er auf ein geeignetes immunogenes Peptid „wartet". Falls ein solches Peptid in seine Nähe gelangt, dissoziiert Kalnexin ab und es kann in der Bindungsgrube des HLA I-Moleküls binden. Der HLA I-Peptid-Komplex wird an die Zytoplasmamembran transportiert, wo er einer Inspektion durch einen zytotoxischen T-Lymphozyten (T$_c$) unterworfen wird. Befindet sich ein eigenes, normales Peptid im Komplex, wird dies vom T-Lymphozyt toleriert; falls der Komplex ein Viruspeptid oder Peptid aus eigenen abnormen Protein enthält, töten die zytotoxischen T-Lymphozyten die solchermaßen gekennzeichnete Zelle ab.

den, wenngleich auch beide zur Immunglobulin-Superfamilie gehören.

Antigen shedding. Ein → Escape Mechanismus von Tumorzellen, der ihnen erlaubt, Membranantigene an einem Pol der Tumorzelle zu sammeln (engl. *capping*; *cap* – Kappe) und dann abzuwerfen (engl. *shed* – abwerfen), um der Immunabwehr zu entgehen. Gleichzeitig können diese löslichen Antigene zu aktiver Immunsuppression führen.

Antigenshift. Antigene Verschiebung durch Reassortment, ein → Escape Mechanismus der Viren (engl. *shift* – Wechsel). Eine plötzliche und große Veränderung in der Struktur eines Gens, das ein Virusantigen kodiert, daraus resultierend ein völlig neues Musters der Hüllen-Antigene. Dadurch entstehen neue Virus-Subtypen, was vor allem bei Rhinoviren, Grippeviren (→ Influenza) und dem menschlichen Immunschwächevirus (→ HIV Infektion) zu beobachten ist. Bei einer Mischinfektion von verwandten RNS-Viren (z.B. Virus A und A´) mit segmentiertem Genom können ein oder mehrere A-RNS-Segmente (nebst A´-Segmenten) ins Kapsid des Virus A´ verpackt werden (und umgekehrt). Da jedes RNS-Segment für ein einziges Protein kodiert (und A-Segmente mit A´-Segmenten nicht identisch sind), unterscheiden sich die Tochtervirionen phänotypisch (antigenetisch) unter Umständen deutlich (shift bezüglich Eigenschaften). Genotypisch sind es echte Rekombinanten mit teils anderen RNS-Segmenten. Falls ein Virus beim Antigenshift ganz neue Antigene erwirbt, gegen die die gegebene Population keine Immunität aufweist, kann er eine Pandemie hervorrufen (z.B. die „spanische" oder „Hong-Kong Grippe" in der Vergangenheit, die → Hühnergrippe der Gegenwart).

Anti-Idiotypische Antikörper (anti-Ids). Antikörper gegen Idiotypdeterminanten der Immunglobuline (→ Immunglobuline, Idiotypen). Haben regulatorische und therapeutische Funktionen. Nach der Netzwerktheorie von *N. K. Jerne* (dänischer Nobelpreisträger) aus 1974 bieten anti-Ids ein inneres Bild (*internal image*) des Antigens: Ein erster Antikörper mit einem bestimmten Idiotyp (*Ab1*) erkennt ein Epitop eines Antigens. Der Antikörper zirkuliert und das meiste an ihm kennt das Immunsystem und toleriert es auch, nur seine idiotypische Determinante (das Paratop) stellt eine neue antigene Region dar. Daher kommt es zu einer Immunantwort gegen diese winzige Fläche, es entstehen anti-idiotypische Antikörper (*Ab2*). Das Ganze wiederholt sich, indem auch noch ein *Ab3* gegen *Ab2* gebildet wird, usw. *(Abb. 11)*. So entsteht ein natürliches *Netzwerk* aus Antikörpern und Anti-Ids, die wichtige regulative Funktionen haben, und in Abwesenheit des Originalantigens das immunologische Gedächtnis aufrechterhalten. Künstliche Anti-Ids können für anti-idiotypische Vakzinierung dienen. Sie können aus Antikörper-Fragment- (→ scFv-, Fab-) Bibliotheken, die aus einem humanen B-Lymphozyten Repertoire durch molekularbiologische Techniken erzeugt wurden, selektioniert werden. Hat z.B. ein → monoklonaler Antikörper positive biologische Eigenschaften (z.B. hemmt die Proliferation von Tumorzellen), setzt man ihn ein, um aus der Vielfalt von möglichen Spezifitäten in einer Antikörper-Bibliothek die eine richtige (den anti-Id) zu wählen. Anti-Ids dienen dann als → Vakzinen für → Epitop-spezifische Immuntherapie.

Anti-Immunglobulin-Antikörper. Antikörper gegen Antigendeterminanten an den Oberflächen der Immunglobulinmoleküle. Sie können grundsätzlich Anti-Isotyp-, Anti-Allotyp- oder → anti-idiotypische Antikörper sein. Mittels xenogener Antikörper gegen Isotypdeterminanten können die Immunglobulinklasse und -unterklasse des

Antikörpers bestimmt werden und dienen zur diagnostischen Bestimmung ihrer Konzentrationen mit Hilfe verschiedener immunchemischen Methoden.

antiinflammatorisch. Die Entzündung hemmend (*anti* – gegen; *flamma* – Flamme).

Antikörper. Sie zählen zu → Immunglobulinen und werden in den Plasmazellen produziert, die aus → B-Lymphozyten nach Stimulation durch ein spezifisches Antigen entstanden sind. Antikörper bestehen prinzipiell aus vier Polypeptid-Ketten: zwei leichten Ketten (L, *light chains*) und zwei schweren Ketten (H, *heavy*), die durch Disulfidbrücken in der Gelenksregion (engl. *hinge*) verbunden sind *(Abb. 12)*. Die Module des Antikörpers werden weiter in variable (V) und konstante (C) → Immunglobulin-Domänen unterteilt. Jede der H- und L-Ketten trägt sowohl konstante (C_H, C_L) als auch variable Teile (V_H, V_L). Im humoralen (löslichen) System der Immunabwehr erfüllen Antikörper folgende Hauptaufgaben *(Abb. 13)*. (1) *Erkennungsfunktion*: Die Spezifität eines Antikörpers erlaubt die Erkennung und Bindung komplementärer Antigendeterminanten (→ Epitope, Paratope) Sie wird durch das Antigen-bindende Fragment (Fab) determiniert, wo die variable Domäne des Antikörpers sitzt. Sie ermöglich die *Neutralisation* von Antigenen in Lösung, und deren → Opsonisation (Kennzeichnung) für Phagozyten. (2) *Effektorfunktion*: wird durch den Fc Teil (fragment crystallizable) bestimmt, dies entspricht dem konstanten Teil des Immunglobulins. Hierher gehört die Fähigkeit, sich an Fc-Rezeptoren verschiedener Zellen zu binden (→ ADCC) oder Komplement zu aktivieren (→ CDC), die Plazenta oder intestinale Epithelien zu durchqueren usw. *(Abb. 14)*. Der Fc Teil bestimmt den → Isotyp und damit die Subklasse eines Antikörpers, der für die Heranziehung unterschiedlicher Effektormechanismen ausschlaggebend ist. Antikörper befinden sich im Blutserum und anderen Körperflüssigkeiten, bzw. im Zellinneren der Plasmazellen. Sie können nach ihrer Struktur (Immunglobulinklassen), Art ihrer Entstehung (→ konventionelle, polyklonale und → monoklonale Antikörper, Produktionsdynamik (primäre und sekundäre Antikörper) (→ Antikörperbildung) oder nach ihren Eigenschaften (→ anti-idiotypische,

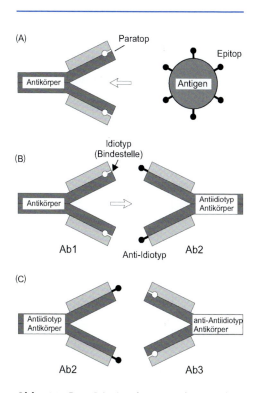

Abb. 11. Das Prinzip der anti-idiotypischen Antikörper. **A** Ein Antikörper mit einem bestimmten Idiotyp (Ab1) erkennt spezifisch sein Antigen. **B** Mit derselben Spezifität bindet Ab1 seinem Anti-Idiotypischen Antikörper (Ab2). Nach der Netzwerktheorie von N.K. Jerne bietet Ab2 ein „internal image" (inneres Bild) des Epitopes vom Originalantigen an. **C** Durch Immunisierung mit Ab2 entsteht ein Ab3, der dieselbe Spezifität wie Ab1 aufweist. Dieses Prinzip wird für anti-Idiotypische Vakzinen ausgenützt.

→ zytophile, → zytotoxische Antikörper usw.) klassifiziert werden.

Antikörper gegen das Neutrophilenzytoplasma → ANCA.

Antikörper-abhängige Zytotoxizität → ADCC.

Antikörperantwort. Die → Immunantwort, welche über Antikörperbildung spezifisch gegen Epitope des auslösenden Antigens, zustande kommt (→ Antikörperbildung).

Antikörperbildung. Sie kann auf der Ebene des Organismus oder auf zellulärer oder molekularer Ebene verfolgt werden. Antikörper werden durch Plasmazellen gebildet, die aus → B-Lymphozyten nach ihrer Stimulation durch ein spezifisches Antigen entstehen. Unter der Vielzahl von verschiedenen Klonen der → B-Lymphozyten, stimuliert das jeweilige Antigen nur jene → B-Lymphozyten, die an ihrer Oberfläche Antigenrezeptoren (→ B-Zell-Rezeptor, → Immunglobuline) tragen, die zu den Determinanten des Antigens komplementär sind. Zur direkten Stimulation der B-Lymphozyten sind nur → Thymus-unabhängige Antigene befähigt. Thymus-abhängige Antigene hingegen benötigen dazu noch das Zusammenwirken von antigenpräsentierenden Zellen und T_H-Lymphozyten (T-Lymphozyten, Helfer) *(Abb. 15)*. Auf der Ebene des ganzen

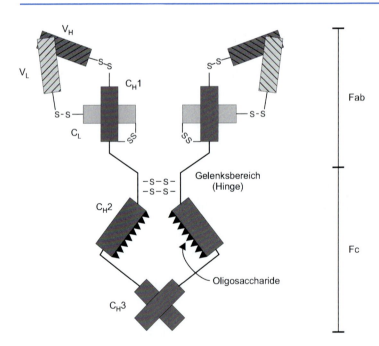

Abb. 12. Module eines Antikörpers. Fc – kristallisierbares/konstantes Fragment, Fab – Antigen bindendes Fragment. Jeweils zwei schwere (H – heavy) Ketten und eine schwere und eine leichte (L – light) Kette sind durch Disulfidbrücken miteinander verbunden. Sie bilden gemeinsam die variablen Domänen (V_L, V_H) sowie die konstanten Domänen (C_L, C_H), die abhängig von der Antikörperklasse in unterschiedlich viele Subbereiche (Domänen) gegliedert sind. Da, wo die beiden schweren Ketten durch Disulfidbrücken verknüpft sind, befindet sich der meist flexiblere Gelenksbereich.

Organismus wird das Ergebnis der Interaktion des Antigens mit den zuständigen B-Lymphozyten als → Antikörperantwort realisiert. Diese wird unter entweder natürlichen Bedingungen während der Ontogenese des Individuums, oder durch künstliche Verabreichung bestimmter Antigene (→ Vakzination, → Impfung) entwickelt. Beim Menschen wird Vakzination vorwiegend für den Zweck der Vorbeugung (→ Prophylaxe) vor Infektionskrankheiten oder einigen mikrobiellen Toxinen durchgeführt, bei Tieren wird Immunisierung zur Gewinnung spezifischer Antikörper benutzt. Die Antikörperantwort nach dem ersten Kontakt mit einem Antigen nennt man *Primärantwort*, und ist durch → IgM Antikörper und nur wenig IgG bestimmt. Sie wird nicht unmittelbar ausgelöst, sondern nach einigen Tagen. In dieser Induktionsphase erfolgt klonale Expansion der passenden B-Zelle, in der Produktionsphase werden dann Antikörper gebildet und sezerniert *(Abb. 16)*. Falls der Körper mit demselben Antigen ein weiteres Mal in Kontakt kommt, wird eine *Sekundärantwort* ausgelöst. Bei dieser dauert die Induktionsphase kürzer und die Produktionsphase ist intensiver. Hier wurde bereits → Isotypswitch vollzogen und wir finden andere Immunglobulinklassen, wie → IgG, → IgE, → IgA. Die Ursache dafür liegt darin, dass sich das Immunsystem das Antigen nach dem ersten Kontakt einprägt und dann darauf schlagfertiger reagieren kann (→ immunologisches Gedächtnis).

Antikörperelektroden. Sie gehören zu Immunaffinitätselektroden. Sie setzen sich aus einer dünnen Schicht eines hydrophoben Polymers (z.B. Polyvinylchlorid) mit immobilisertem Antikörper, mit dem ein Metallleiter umhüllt ist, zusammen. Wenn eine solche Elektrode in eine Lösung, in der sich der jeweilige Antigen oder Hapten befindet, eingetaucht wird, verändert sich die Ladung an ihrer Oberfläche, denn die Ladung ist von der Ladung des immobilisierten Antikörpers abhängig. Mit Antikörperelektroden im Zu-

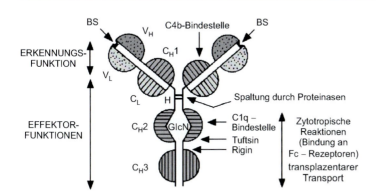

Abb. 13. Domänen des Immunglobulinmoleküls und ihre Funktionen. Ein Antikörper besteht aus variablen (V) und konstanten (C) Domänen, die aus jeweils einer schweren (H – heavy chain) und einer leichten Kette (L – light chain) gebildet werden. Schwere und leichte Kette zusammen bilden die Antigen-Bindungsstelle (BS) zur spezifischen Erkennung eines Antigens. Die variable Domäne hat daher Erkennungsfunktion. Die H – Hinge-Region (Gelenksbereich) ist, abhängig vom Antikörper-Isotyp, mehr oder weniger flexibel. Das konstante Fragment (Fc) bindet abhängig von seinem Isotyp an unterschiedliche Fc Rezeptoren von Zellen und ist für die Effektorfunktion ausschlaggebend. GlcN – Bindestelle für Oligosaccharide.

anti-Lymphozytenserum

sammenhang mit einer Referenzelektrode können Antigen- (Hapten) Konzentrationen kontinuierlich gemessen werden. Wenn man statt eines Antikörpers an der Elektrodenoberfläche ein Antigen immobilisiert, entsteht eine *Antigenelektrode*, mit der analog Antikörperkonzentrationen gemessen werden können.

anti-Lymphozytenserum (ALS). Ein durch Immunisierung einer Art (z.B. Hase oder Pferd) durch Lymphozyten einer anderen Art (z.B. Mensch) zubereitetes Serum. Nach Verabreichung eines solchen Fremdserums binden darin enthaltene Antikörper an die Lymphozyten des Empfängers, wodurch Immunsuppression ausgelöst wird. In der Vergangenheit wurde ALS an transplantierte Patienten verabreicht um → Transplantatabstoßung oder → Graft versus Host-Reaktionen zu vermeiden. Als Nebenwirkungen kann → Serumkrankheit auftreten. Gegenwärtig werden für diesen Zweck humanisierte monoklonale Antikörper gegen ausgewählte Differenzierungsantigene an → T-Lymphozyten (anti-CD3), die → Apoptose der T-Zellen auslösen, und weiters moderne Immunsuppressiva verwendet.

Antimetabolit. Eine Substanz, die einem natürlichen Metabolit sehr ähnlich ist, aber davon doch ausreichend differiert um den ganzen metabolischen Weg zu inhibieren. Das Ergebnis ist dann eine Störung der normalen Zellfunktion, z.B. der Mitose und damit der Vermehrung. Antimetaboliten sind daher wirksame Zytostatika, aber auch Immunsuppressiva.

antimikrobielle Faktoren. Faktoren, die an der Tötung von Mikroorganismen teilnehmen, nachdem diese in den Körper gelangt sind. Sie sind vor allem in den Granula der Phagozyten, im Blutserum und auf inneren und äußeren Körperoberflächen zu finden. Mikrobizide Faktoren können besonders → Mykoplasmen, Bakterien, Pilze und Protozoen töten. Z.B. produzieren → Panethzellen des Intestinum Cryptidine mit antimikrobieller Wirkung; *E. coli* Bakterien der normalen

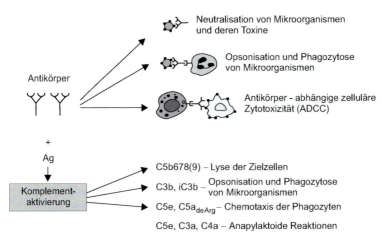

Abb. 14. Die biologischen Hauptfunktionen der Antikörper. Sie können Antigene neutralisieren, opsonisieren, oder zusammen mit Zellen Antikörper-abhängige Zytotoxizität ausüben (ADCC). IgG und IgM wirken auch ideal an der Komplementaktivierung mit und verbinden so natürliche mit spezifischer Abwehr.

Darmflora produzieren bakterizide → Colizine, die antagonistisch gegen Enterobakterien wirken (→ Peptidantibiotika).

antinukleäre Antikörper → ANAs.

Antionkogene → Tumorsuppressor-Gene.

anti-Phospholipid-Syndrom (APS). Ist als das Vorkommen von typischen rezidivierenden venösen oder arteriellen Thrombosen, sich wiederholenden Spontanfehlgeburten und/oder hohen Titern von anti-Phospholipid-Antikörpern (→ APLA, anti- → Kardiolipin-Antikörper, → Lupus Antikoagulans) definiert. Die Patienten weisen manchmal Thrombozytopenie auf. Es kann primär vorkommen oder sekundär, assoziiert mit anderen Erkrankungen, am häufigsten mit → systemischem Lupus erythematodes (SLE), weiteren Autoimmunkrankheiten, Malignome, einigen Arzneimitteln und Infektionen

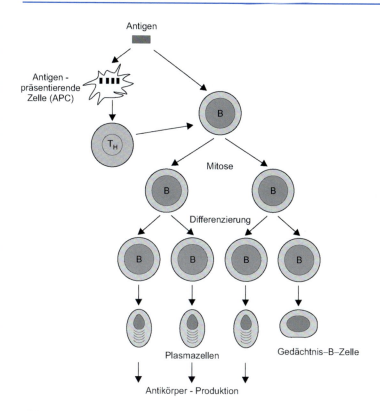

Abb. 15. Die Induktion einer Antikörperantwort der B-Zelle gegen ein Thymus-abhängiges Antigen. Die meisten Proteine sind sogenannte Thymus-abhängige Antigene, sie brauchen die Hilfe der T- (Thymus) Lymphozyten, um andere als IgM Antikörper zu produzieren. Das Protein wird zuerst von einer Antigen-präsentierenden Zelle (APC) verarbeitet und durch einen T_H- (Helfer) Lymphozyten spezifisch erkannt. Dieser hilft daraufhin dem B-Lymphozyten durch Zytokinproduktion, zu einer Plasmazelle zu werden. Es kommt zur IgA-, IgG- oder IgE-Antikörper-Produktion. Im Unterschied dazu kann eine Antikörperantwort gegen Thymus-unabhängiges Antigen (z.B. ein Polysaccharidantigene) allein durch B-Zell Erkennung ohne APC und ohne Hilfe durch T_H-Zellen zustande kommen. Dabei werden ausschließlich Antikörper der IgM-Klasse gebildet.

Antiserum

wie Cytomegalie-Viren, Hämophilus influenzae und Neisseria gonorrhoea. Bei letzteren werden Mechanismen der molekularen → Mimikry als Auslöser des APS verantwortlich gemacht.

Antiserum. Das Blutserum eines immunisierten Individuums, das Antikörper gegen das für die Immunisierung angewendete Antigen enthält. Es wird häufig auch als Immun- oder Hyperimmunserum bezeichnet.

Antiserumtiter → Titer.

Antitoxin. Ein Antikörper, der ein lösliches bakterielles bzw. anderes → Toxin durch Neutralisation unschädlich machen kann. Antitoxine können durch Immunisierung von Tieren erzeugt werden (Antiseren) und werden zur Behandlung von z.B. Schlangenbissen als passive Immuntherapie eingesetzt (→ Antivenom). Dies kann eine Ursache von → Überempfindlichkeit Typ III sein.

Antivenom. Ein für die Therapie von Patienten, die von Giftschlangen oder giftigen Arthropoden gebissen worden sind, hergestelltes Gegengift (→ Antiserum). Zumeist werden Pferde oder Schafe mit dem durch „Schlangenmelken" gewonnenen Gift immunisiert und die entstandenen Antikörper aus deren Serum gereinigt, um sie dem Patienten nach dem Schlangenbiss zu verabreichen. Da es sich um Fremdproteine handelt,

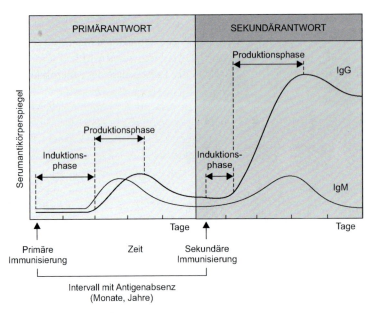

Abb. 16. Primäre und sekundäre Antikörperantwort. Die IgM-Antikörperantwort reagiert auch bei wiederholtem Antigenkontakt mit immer gleicher Stärke. Auch die gebildete IgG-Menge ist nach einem ersten Antigenkontakt nicht sehr hoch. Typisch für die spezifische Immunität ist die Anlage von Gedächtniszellen. Bei einem weiteren Antigenkontakt werden mehr IgG Antikörper produziert, und es entstehen in weitaus kürzerer Zeit bessere, höheraffine Antikörperspezifitäten. Bei wiederholtem Antigenangebot kann die Bindungsstärke der induzierten Antikörper durch Affinitätsreifung noch weiter verbessert werden. Dieses Boosterphänomen wird bei aktiver Immunisierung, also bei Impfungen ausgenützt.

kommt es zumeist zur → Serumkrankheit, die man in dieser Situation in Kauf nimmt.

Antiviraler Status. Virusinfizierte Zellen verfallen in einen Zustand, der die Virusvermehrung hemmt und anderen Immunzellen die Erkennung der erkrankten Zelle und deren Eradikation (Ausrottung) möglich macht. Besonders → Interferone α und β, schon am ersten Tag nach der Infektion autokrin aus der befallenen Zelle selbst produziert, tragen hier maßgeblich bei. Die IFN-α und IFN-β hemmen die virale Proteinsynthese der befallenen Zelle und damit die Virusreplikation, sie alarmieren benachbarte Zellen, und aktivieren auch patrouillierende NK-Zellen zur Zytotoxizität, die etwa am 3. Tag der Infektion vermehrt aufscheinen. Interferone bewirken weiters eine erhöhte Expression von → HLA I Antigenen, um einen Angriff durch CD8+ zytotoxischen T-Zellen (→ T-Lymphozyten, zytotoxische), ab etwa dem 5. Tag möglich zu machen. → IL-12 aus aktivierten → Makrophagen steigert die Aktivität von NK-Zellen und zytotoxischen Lymphozyten und induziert IFN-γ-Sekretion aus NK-Zellen.

APC → Antigen-präsentierende Zelle.

APECED (Autoimmun-Polyendokrinopathie-Candidiasis-ektodermales Dystrophie Syndrom). Auch autoimmun-polyglanduläres Syndrom Typ I (APS1). Seltene, monogene, autosomal rezessiv vererbbare kombinierte Autoimmunerkrankung (in Finnland beobachtet). Bei 80% der finnischen Patienten mit → AIPCED (Autoimmun-Polyendokrinopathie-Candidiasis-ektodermales Dystrophie-Syndrom) wurden Mutationen im → AIRE Genabschnitt auf Chromosom 21q22.3 gefunden. Die Patienten entwickeln Autoimmun-Diabetes, -Schilddrüsenentzündung (→ Hashimoto Thyreoiditis, → Morbus Basedow), → Hypoparathyreoidismus, Nebenniereninsuffizienz (→ Morbus Addison), Gonadendysfunktion, Alopezie (Haarausfall), mukokutane → Candidiasis.

Apherese → Plasmapherese.

APLA. Anti-Phospholipid-Antikörper, die mit anionischen Phospholipiden (→ Kardiolipin, Phosphatidylserin), selten auch mit elektrisch unbeladenen Phospholipiden reagieren. Sie werden bei primärem und sekundärem → anti-Phospholipid-Syndrom bewiesen, und können auch beim Syphilis und Malaria vorkommen. Die bei Infektionskrankheiten vorkommenden APLA sind Kofaktor ($β_2$-Glykoprotein-1)-unabhängig. Bei Vorliegen von APLAs findet man auch häufig Antikörper gegen den Kofaktor $β_2$-Glykoprotein-1. Dieses $β_2$-GP interagiert bevorzugt mit oxidierten LDL (→ Lipoproteine), der Komplex wird von APLAs erkannt werden und die Phagozytose durch Makrophagen begünstigt. Dadurch spielen APLAs auch eine Rolle in der Pathogenese der Atherosklerose.

Apoptose. Der programmierte Zelltod in einem mehrzelligen Organismus. Sie kann als das Gegenteil der Mitose betrachtet werden. Mehrzellige Organismen erhalten ihre Integrität nicht nur auf der Basis ihrer Fähigkeit, neue Zellen als Ersatz für abgenutzte und abgestorbene Zellen bilden zu können, sondern auch durch geregelte Apoptose. Es handelt sich um einen aktiven Prozess, der kontinuierlich unerwünschte oder überzählige Zellen beseitigt. Er kommt auch z.B. bei der Beseitigung solcher → T-Lymphozyten zu tragen, die mit eigenen Antigenen reagieren und so Autoimmunreaktionen einleiten könnten (klonale Deletion). Apoptose ist aber eine allgemeine biologische Erscheinung und betrifft nicht nur das Immunsystem. Sie wird durch Wachstumsfaktoren, einige → Zytokine und → Onkogene geregelt. Ihr sind vor allem proliferierende Zellen unterworfen, die während ihrer Entwicklung das notwendige Signal, hauptsächlich durch Wachstumsfaktoren, nicht erhalten, oder Zellen, die im Gegenteil hierzu ein Signal zur Apoptose erhalten haben. Dies wird oft durch → TNF-α, → Lymphotoxin oder → Fas-Ligand übermittelt. Dabei werden besondere proteolytische Enzyme kaskadenartig wirksam (→ Kaspasen). Es kommt zur Permeabilisierung der Mitochondrienmembran und Freisetzung von Cytochrom c, welches mit Adaptorproteinen und inaktiven Kaspasen einen Komplex bildet (*Apoptosom*). Nach Komplexbildung werden Kaspasen aktiviert und die Zelle getötet. Das Apoptosesignal ruft in den Zellen Wasserverlust und eine Erhöhung der → Kalziumionen-Konzentration hervor. Als Folge kommt es zur Chromatinkondensation und Aktivierung der Endonukleasen, die dann die DNS zu 50 bis 300 kb-Fragmenten zerlegen, was zum Tode der Zelle durch Abschnürung kleinerer Partikel (*apoptotic bodies* – apoptotische Körperchen) führt; diese Partikel werden dann von Phagozyten in der Nachbarschaft ohne Auslösung von Entzündungsreaktionen aufgenommen *(Abb. 17)*. Ein Mechanismus, durch welchen Zellen unphysiologisch getötet werden, ist → Nekrose, und unterscheidet sich wesentlich von der Apoptose. Auch die auslösenden Zellen sind andere (→ neutrophile Granulozyten) und es entsteht → Entzündung *(Abb. 18)*. Apoptose spielt eine bedeutende Rolle nicht nur bei der Erhaltung der Homöostase, sondern auch bei der Abwehr gegen Virus- und Tumorantigenen und bei der Einleitung der immunologischen Toleranz. Sie kommt in der Pathogenese einiger Krankheiten zur Geltung, z.B. bei Autoimmunerkrankungen, HIV-Infektionen, erworbenen Immunschwächezuständen, Posttransplantationsreaktionen, chronischen Virushepatitiden, Tumoren, Zuständen nach Chemotherapie, ernsten Entzündungen und neurodegenerativen Krankheiten (→ Alzheimer Krankheit).

APUD-System. Biogene Amine wie → Histamin oder → Serotonin entstehen durch Decarboxylierung und Hydroxylierung der entsprechenden Aminosäuren (Histidin,

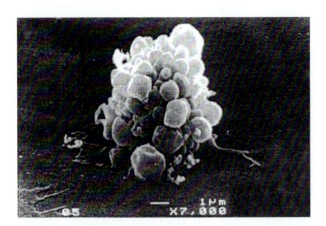

Abb. 17. Ein Peritonealmakrophage der Maus in einem fortgeschrittenen Stadium der Apoptose. Typisch sind die apoptotischen Körperchen (apoptotic bodies), welche durch Abschnürung der Zytoplasmamembran entstehen. Der Zellinhalt wird in die Umgebung nicht freisetzt (Vergrößerung 7.000×, mit freundlicher Genehmigung von Prof. Dr. A. Macela und Dr. J. Nebesarova, Tschechische Republik).

Tryptophan). Die neuroendokrinen Zellen des APUD- (*amine precursor uptake and decarboxylation*) Systems sind für diese Tätigkeit spezialisiert und erzeugen vielerlei Gewebshormone, wie Gastrin, Vasoaktives intestinales Peptid (VIP), → Histamin, → Serotonin, Kalzitonin etc. Bei Apudomen (VIPom, Serotoninom, Karzinoid, Werner-Morrison-, Zollinger-Ellison-Syndrom etc.) entstehen multiple Adenome dieser enteroendokrinen Zellen im Gastrointestinaltrakt, die einzelne oder mehrere biogene Gewebshormone produzieren. Die Symptomatik ist durch die Eigenschaften der Einzelmediatoren ausgeprägt, Serotoninome verursachen z.B. Spasmen der glatten Darm-Muskulatur und haben somit Diarrhöen zur Folge.

Äquilibriumkonstante (K_{as}). Sie charakterisiert die Geschwindigkeit, mit der Immunkomplexe aus Antikörpern und Antigenen entstehen, oder mit der körperfremde Produkte aus chemischen Reaktionen, gebildet werden (assoziieren) und wieder zerfallen (dissoziieren). Der umgekehrte Wert von K_{as} ist die *Dissoziationskonstante* K_{dis}. Je größer der Wert von K_{as} ist, desto stärker ist die → Affinität des Antikörpers zum Antigen (niedrigere Zerfallgeschwindigkeit des Immunkomplexes).

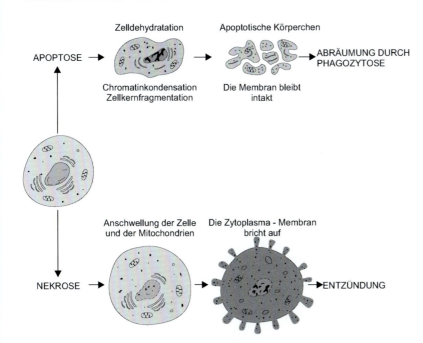

Abb. 18. Morphologische und biochemische Veränderungen bei Apoptose oder Nekrose. Granulozyten (besonders neutrophile) können nach übermäßiger Phagozytose platzen und toxische Granulainhalte freisetzen, die auch zur Schädigung umgebender Zellen führen. Daher entsteht hier Nekrose und typisch eitrige Entzündung mit vielen zerfallenen Zellen im Pus (Eiter). Dagegen induzieren Killerzellen (NK-Zellen und zytotoxische T-Lymphozyten) über den Mechanismus der Zytotoxizität elegant Apoptose. Potentiell gefährliche Zellen können dann ohne Entzündung entsorgt werden. Dieser Mechanismus spielt eine Rolle bei der Abwehr virusbefallener und Tumor-Zellen sowie physiologisch in vielen Wachstumsvorgängen.

Äquivalent der Bursa Fabrizii. Ein hypothetisches Organ, das die Rolle der Bursa Fabrizii der Vögel im Körper anderer Wirbelsäulentiere erfüllt. Beim Menschen und anderen Säugetieren hat diese Funktion ein Kompartiment im Knochenmark, das als das zentrale (primäre) Lymphorgan für die Entwicklung und Reifung von → B-Lymphozyten wirkt.

Äquivalenz-Zone. Das Verhältnis zwischen den Konzentrationen des Antigens und des Antikörpers, bei dem Maximalmengen an Immunkomplexen unter *in vitro* Bedingungen entstehen (quantitative Präzipitation). Falls dieser Zustand unter *in vivo* Bedingungen erreicht wird, werden Immunkomplexe im Gefäß-Mikrokreislauf abgelagert und es entwickelt sich die → Serumkrankheit.

Arachidonsäure. Sie wird aus Zellmembranphospholipiden durch die Wirkung von Phospholipasen A_2 oder C freigesetzt. Als ein Nebenprodukt entsteht hier → PAF (der Thrombozyten-aggregierende Faktor). Freie Arachidonsäure hat eine kurze Halbwertszeit und wird schnell durch zwei metabolische Wege metabolisiert: den Cyclooxygenase- und den Lipoxygenaseweg *(Abb. 19)*. Auf dem *Cyclooxygenaseweg* entstehen → Prostaglandine, → Prostazykline und Thromboxane, der *Lipoxygenaseweg* lässt in einem Arm → Leukotriene, in dem anderen → Lipoxine entstehen.

ARC (AIDS Related Complex – mit AIDS-verbundener Komplex). Bei einigen Patienten entwickelt sich kein typisches klinisches Bild von → AIDS, sondern ein unspezifischer Symptomenkomplex (Fieberschübe, Nachtschweiß, Diarrhöen), der als ARC bezeichnet wird, und bei dem Begleitinfektionen und Tumoren fehlen. ARC kann – wenn auch nicht immer – in eine klinisch vollentwickelte AIDS-Erkrankung münden.

ARIS (Immunanalytisches Apoenzymreaktivationssystem). Eine immunchemische Methode zur schnellen Bestimmung der Anwesenheit und der Konzentrationen

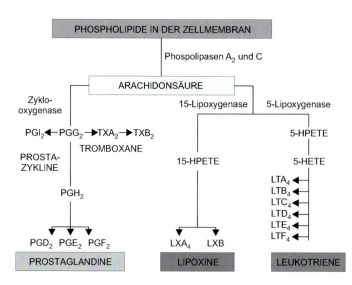

Abb. 19. Metabolismus der Arachidonsäure. HPETE – Hydroperoxyeikosatetraensäure, HETE – Hydroxyeikosantetraensäure.

verschiedener Arzneimittel oder → Haptene. Alle für die Bestimmung z.B. der Theophyllin- oder Barbituratmenge benötigten Reagentien befinden sich im getrocknetem Zustand an Filterpapier-Streifen. Wenn ein Tropfen Blut oder Serum beinhaltend das gesuchte Arzneimittel auf das Papier gebracht wird, entsteht ein Fleck, dessen Intensität der Substanzkonzentration proportional ist. Die Methode ist schnell und eignet sich besonders für die Verfolgung von Arzneimitteln in der klinischen Pharmakologie.

Arteriosklerosis → Atherosklerosis.

Arteritis. Auch Ariitis; Entzündung der Arterien (→ Vaskulitis, → Riesenzellarteritis, → Takayasu-Krankheit, → Polyarteriitis nodosa).

Arthritis. Die allgemeine Bezeichnung für die Entzündung eines oder mehrerer Gelenke. Sie wird durch Infiltration der Synovialmembran in Gelenken durch Entzündungszellen charakterisiert. Etwa 50% der Zellen im Entzündungsinfiltrat sind Lymphozyten, besonders T_H-1-Zellen (inflammatorische, Entzündungs-Lymphozyten). Zum Entzündungsprozess trägt auch ein relativer Mangel an T_H-2-Lymphozyten bei, denn diese bilden die entzündungshemmenden Zytokine IL-4, IL-13 und IL-10. Daher überwiegen pro-inflammatorische Zytokine IL-1, IL-6 und TNF-α. Weitere Zellen im Entzündungsinfiltrat sind → neutrophile Granulozyten. Dadurch unterscheidet sich dieses Infiltrat von normaler Synovialflüssigkeit, wo mononukleäre Zellen überwiegen. Zur Akkumulation und Aktivierung der neutrophilen Granulozyten tragen vom aktivierten Komplement abgeleitete chemotaktische Faktoren (C5a), einige Chemokine (besonders IL-8) und GM-CSF, die von Endothel- und Entzündungszellen produziert werden, bei. Aktivierte Neutrophile setzen in das Infiltrat proteolytische Enzyme frei, die zur Destruktion des umgebenden Gewebes beitragen. Der arthritische Prozess kann entweder akut oder chronisch verlaufen. Ein Beispiel des chronischen Prozesses ist → rheumatoide Arthritis.

Arthus-Reaktion. Lokale nekrotisierende → Vaskulitis, verursacht durch die Ablagerung von Immunkomplexen in die Wand von Blutgefäßen der Haut. Sie kann im Tierexperiment durch intradermale Injektion eines löslichen Antigens bei hohen Titern zirkulierender IgG-Antikörper gegen dieses Antigen eingeleitet werden. Nach einigen Stunden entwickelt sich eine örtliche Entzündungsreaktion bis hin zu einer Gewebsnekrose. Die Ursache sind lokal präzipitierende Immunkomplexe aus Antigen und Antikörpern, die → Komplement aktivieren und zu lokaler → Entzündung führen. Die Hautreaktion wird durch Ödem und Rötung charakterisiert. Heftigere Reaktionen können auch von → Akute-Phase-Reaktionen, wie Fieber, gefolgt sein. Beim Menschen sind Arthus-Reaktionen selten, können aber nach der parenteralen Verabreichung einiger Arzneimittel, wie bei wiederholter Vakzinierung z.B. mit Tetanus Toxoid, auftreten. Vom immunologischen Mechanismus ähnelt die → exogen allergische Alveolitis der Reaktion.

ASO, ASLO → Streptolysin O.

ASMA (anti-smooth muscle antibodies). Antikörper gegen Antigene der glatten Muskulatur, treten bei Autoimmunhepatitis und → primär biliärer Zirrhose auf.

Assay (engl.). Analyse-Methode.

Asthma bronchiale. Bronchialasthma; eine Lungenkrankheit, die durch anfallsartige Obstruktion der Atemwege, ihrer Entzündung mit signifikanter Teilnahme von eosinophilen Granulozyten und Hyperreaktivität auf verschiedene Stimuli charakterisiert

Ataxia teleangiectasia

ist. Am häufigsten wird zwischen *extrinsischem* (allergischem Asthma), welches durch IgE-vermittelte → Überempfindlichkeit gegen → Allergene entsteht, und *intrinsischem* (idiopathischem endogenen) Asthma unterschieden, welches am häufigsten durch Infektionen, aber auch durch → Acetylsalicylsäure, physikalische Einflüsse wie Kälte, Hitze, elektrostatische Spannungen (Wetter) oder Anstrengungen induziert wird. Asthma gehört zu den Krankheiten, an die verhältnismäßig hohe Prozentteile der Bevölkerung leiden. Die Prävalenz bei Erwachsenen ist bei 5%, bei Kindern noch höher, und die Asthma-verbundene Morbidität und Mortalität wachsen ständig. Es wird zur Ursache häufiger Arbeitsunfähigkeit, Invalidität und vorzeitigen Todes.

Ataxia teleangiectasia. Eine autosomal rezessive Erbkrankheit, die durch Zerebellarataxie, okulokutane Teleangiektasien, rezidivierende sinopulmonale Infektionen und häufige Malignome charakterisiert ist. Zählt zu den → Immundefizienzen. Auch andere Organe und Gewebe können in Mitleidenschaft gezogen werden – endokrine Organe, Haut, Leber. Die Symptome setzen bereits im frühen Kindesalter oder nach dem 10. Lebensjahr ein. Etwa 40% der Patienten leiden an → selektiver IgA-Defizienz, einige auch an IgG2- und IgG4-Defizienzen. Außerdem sind die peripheren T-Lymphozytenzahlen und die Immunantwort auf → Mitogene reduziert. Die Zahl der peripheren → B-Lymphozyten bleibt aber normal. Die Behandlung ist symptomatisch, bzw. können eine Knochenmark- oder Thymustransplantation versucht werden. Die Patienten sterben zwischen dem 12. und 20. Lebensjahr.

Atherosklerose. Man sollte zwischen den Begriffen „*Arteriosklerose*" und Atherosklerose unterscheiden. Atherosklerose ist ein Krankheitszustand, der durch die Ablagerung von Lipiden in die Wand der Arterien und Bildung atheromatöser Plaques verursacht wird, während Arteriosklerose allgemeiner ist und in der Regel eine Beschädigung der Arterien durch andere Mechanismen bezeichnet. Risikofaktoren für Atherosklerose bestehen entweder primär (angeboren) oder sekundär besonders durch (1) Hyperalimentation mit Hypercholesterinämie (Dyslipidämie), einem abnormen Stoffwechsel der Lipide und → Lipoproteine (LDL, VLDL), und/oder Hyperhomozysteinämie (überschüssige Bildung von Homozystein), (2) bei → Diabetes mellitus mit oxidativem Stress, bei dem übermäßige Mengen an → reaktiven Sauerstoff- und → reaktiven Stickstoffintermediaten (ROI, RNI) gebildet werden, und (3) bei Hypertonie durch Einleitung eines Endothelschadens. Der Prozess kann akzeleriert an Gefäßabschnitten mit hoher mechanischer Belastung erfolgen (Karotisgabelung, Aortenbogen). Die Aktivierung der Endothelzellen mündet in Funktionsänderungen, die als *Endotheldysfunktion* bezeichnet werden. Die erste Stufe der Atheroskleroseentwicklung (*Atherogenese*) ist die Adhäsion der mononukleären Zellen an das Gefäßendothel, ihre Migration in die Intima und die Umwandlung in → Schaumzellen durch Phagozytose vermehrter → Lipoproteine (LDL) mittels → Scavenger Rezeptor (→ CD204). Durch die Einwirkung von ROI und RNI werden die Fetttransportvehikel LDL (*Low density* → Lipoproteine) zu oxLDL oxidiert und die Entstehung von Schaumzellen weiter begünstigt. Weiters folgt eine Migration der glatten Muskelzellen aus der Media in die Intima, ihre Proliferation und Bildung von interzellulärer Matrix (Kollagenen etc.) und bindegewebigen Plaques. Makroskopisch können Plaques oder Fettstreifen (engl. *fatty streaks*) in der Gefäßwand sichtbar sein. Nach dem Endothelschaden wird auch Thrombozytenaggregation begünstigt (Mikrothromben). Thrombozyten wirken sich ungünstig auf die Entwicklung der Plaque aus, da sie proinflammatorische Zytokine freisetzen, welche die Migration von Entzündungszellen in die Gefäßwand fördern. Das Lumen kann durch Bildung von Blutgerinnseln verengt oder gar verschlossen werden (*Atherothrombose*). Weitere Gefahr: Blutung in eine Plaque und akuter Verschluss mit Ischämie oder Ruptur der Gefäßwand.

Atopie. eine polygenetisch bedingte abnormale Bereitschaft → Überempfindlichkeit Typ I (→ Anaphylaxie) auf gewisse → Allergene oder eine Gruppe von Allergenen zu entwickeln. Die Atopie wurde 1923 von *R. Coca* und *A. Cooke* zum ersten Mal beschrieben, als sie eine Bezeichnung für eine familiär gehäuft auftretende Überempfindlichkeit gegen verschiedene Umweltallergene suchten. Atopiker antworten auf bereits sehr niedrige Dosen des Allergens durch Freisetzung von Entzündungsmediatoren, die Produktion spezifischer IgE-Antikörper hält auch ohne weitere Stimulierung durch das Allergen abnorm lange an, und in der Regel werden erhöhte Gesamtspiegel von IgE gefunden (→ CAP-Klassen). Atopiker zeigen auch eine genetisch bedingte Hyperreaktivität der glatten Muskulatur der Bronchien auf Histamin und andere → Mastzell-Mediatoren. Zu den atopischen Krankheiten gehört atopisches Asthma, allergische Rhinitis, Ekzem (→ atopische Dermatitis, → Neurodermitis), und einige → Nahrungsmittelallergien bevorzugt bei Kindern gegen z.B. Milchprodukte und Eier. Diese werden daher auch manchmal als „atopische Nahrungsmittel" bezeichnet. Atopie und Anaphylaxie sind nicht synonyme Begriffe, da Atopie eine Eigenschaft und Anaphylaxie eine Reaktion bezeichnet. Ein Atopiker muss nicht notgedrungen eine Allergie entwickeln, und ein Allergiker muss nicht unbedingt einen atopischen Hintergrund haben um allergisch zu sein.

atopische Dermatitis (AD). Auch atopisches Ekzem oder → Neurodermitis; eine extrem juckende, schubartige oder chronische Hautentzündung, mit herdförmiger Rötung, Nässen und Schuppung, besonders an den Beugeseiten der Gelenke, Gesicht, Nacken, Schultern und Brust. Diagnostisch hilfreich ist weißer → Dermographismus. Der Name gibt Hinweis auf die starke familiäre, atopische Komponente (→ Atopie). Man kennt exogene Allergene, die aus der Nahrung, aus der Einatemluft oder aus Hautkontakten (Hausstaubmilbe, Pollen) stammen, ein atopisches Ekzem triggern und es zum Ausbruch bringen können (Exazerbation). Im Unterschied zum → Kontaktekzem, stellen beim atopischen Ekzem neben den T-Zellen die IgE-Antikörper eine wichtige pathophysiologische Komponente dar. Es werden IgE-Antikörper gegen viele exogene Allergene wie inhalative oder Nahrungsmittelallergene, gegen Antigene der Hautflora (*Pityrosporum o.*), als auch Autoantigene der Haut gefunden, die pathophysiologische Bedeutung haben könnten. Die IgE-Produktion in diesen Patienten ist chronisch erhöht, Es wird eine genetisch determinierte stabileren Variante des Zytokins → IL-13 (Gln110) mit stärkerer Bindung an den IL-13 Rezeptor und daher herabgesetzter Clearance verantwortlich gemacht, was den Isotypswitch nach IgE unterstützt.. Die gebildeten IgE-Antikörper können über gleichfalls hochregulierte hochaffine IgE-Rezeptoren an die → Langerhans-Zellen der Haut binden, Allergene einfangen und vermehrt an T-Zellen präsentieren (Antigen trapping und → Antigen Fokussierung). Die dadurch aktivierten → T-Lymphozyten tragen zur chronischen Komponente des atopischen Ekzems bei. Als Therapiemöglichkeiten gibt es topische → Glukokortikoide, Tacrolimus (→ FK-506) und Pimencrolimus, vor allem exzessive Pflege um die Barrierefunktion der Haut zu reparieren, und evtl. diätische Maßnahmen, sowie eventuell → Allergen-Immuntherapie.

atopisches Ekzem → atopische Dermatitis, → Neurodermitis.

atopische Reaktionen. Anaphylaktische Reaktionen bei atopischen Individuen (→ Atopie). Es handelt sich um Personen mit genetischer Prädisposition zur Entstehung von allergischen Krankheiten durch IgE-vermittelte Überempfindlichkeit, wie z.B. → Asthma bronchiale, → Heuschnupfen oder → atopisches Ekzem (→ Neurodermitis).

Autoaggression. Beschädigende → Autoimmunität.

Autoantikörper. Antikörper, deren Bildung durch → Autoantigene hervorgerufen wurde.

autochthone Antigene → Autoantigene.

autoimmune hämolytische Anämie. Die Ursache liegt in der IgG- oder IgM-Antikörper-Bildung gegen Selbstantigene an Erythrozyten. IgG werden als *inkomplette Wärme-* → Hämolysine bezeichnet, weil sie *in vitro* in Anwesenheit von Komplement Erythrozyten bei einer Temperatur von 37 °C lysieren. *In vivo* verursachen Sie eine → Überempfindlichkeit Typ II, indem sie Erythrozyten opsonisieren. Dies führt entweder direkt zur → Komplementaktivierung und MAC-vermittelter intravasaler Lyse der Erythrozyten (Hämolyse), oder opsonisierte Erythrozyten werden durch Milz-Makrophagen exzessiv phagozytiert, was die Anämie verursacht. Zusätzliche Komplementaktivierung kann die Opsonisation und Phagozytose in der Milz verstärken.

Autoimmun-Hepatitis (AIH). Wird auch als chronische aktive → Hepatitis bezeichnet. Diese kommt hauptsächlich bei jungen Frauen vor, bei denen sich Fieber, Arthralgien (Gelenkschmerzen), Gelbsucht und juckender Hautausschlag entwickeln können. Entzündungsbedingte Veränderungen sind vor allem im periportalen Bereich zu beobachten, wo besonders die infiltrierenden proinflammatorischen T_H-1-Lymphozyten die Leberzellen beschädigen. Sie kann in einer Nekrose bis Fibrose und Zirrhose münden. Die Krankheit ist manchmal mit den Antigenen HLA-A1, HLA-B8, HLA-DR3 und HLA-DR4 assoziiert und zeigt daher familiäre Prädisposition. Beim Lupus-ähnlichen Subtyp I finden sich Antinukleäre Antikörper (→ ANAs) und Antikörper gegen glatte Muskulatur (ASMAs), beim Subtyp II, der durch einen akuten Einsatz im Kindesalter und einer raschen Progression in Zirrhose charakterisiert ist, sind Antikörper gegen Leber- und Nierenmikrosomen (anti-LKM-1) positiv. Die Anwesenheit von Antikörpern gegen das lösliche Leberantigen (a-SLA) ist für den Subtyp III der autoimmunen Hepatitis typisch. In der Immunpathogenese wird Autoantigenpräsentation durch antigenpräsentierende Zellen vermutet. In der Leber sind es die → Kupffer-Zellen und die körpereigenen Leberzellen. T_H1-Zellen aktivieren und initiieren die Kaskade der immunologischen Reaktionen über das Zytokinnetz. Die T_H1-Lymphozyten aktivieren Makrophagen, d.h. die Kupffer'schen Zellen, steigern die Expression der Klasse I HLA-Antigene und induzieren die Expression der Klasse II HLA-Antigene an der Leberzellenoberfläche. T_H2-Lymphozyten steigern die Aktivierung der → B-Lymphozyten, die Autoantikörper produzieren. Wenn der Autoimmunprozess ausgelöst ist, können Leberzellen durch humorale Mechanismen (→ ADCC) und zellvermittelte Immunmechanismen geschädigt werden, wobei das Hauptziel der zellvermittelten Immunität die Moleküle des Histokompatibilitäts-Hauptkomplexes sind (→ MHC). Es kann polyklonale Hypergammaglobulinämie vorkommen, vor allem in der Klasse IgG, weniger in den Klassen IgM und IgA. Obwohl autoimmune Hepatitis mit Systemsymptomen verbunden ist, spielen sich die meisten pathologischen Veränderungen in der Leber ab und es erscheint als unwahrscheinlich, dass Organ-unspezifische Autoantikörper (ANAs, ASMAs, LKMs oder AMAs – gegen Mitochondrien) eine führende Rolle in der Immunpathogenese spielen. Die Krankheit ist manchmal mit anderen immunpathologischen Zuständen verbunden, wie z.B. → Systemischem Lupus erythematosus, → Sjögren-Syndrom, autoimmuner Thyreoiditis, → Diabetes mellitus Typ I und anderen.

Autoimmunerkrankungen. Sie entstehen als Folge einer übermäßigen Bildung von Antikörpern oder autoreaktiven → T-Lymphozyten, die einen autoaggressiven Zustand, d.h. Beschädigung körpereigener Gewebe und ihrer Strukturen, hervorrufen. Die Folge sind chronische Entzündung, Fibrosierung und Parenchymverluste. Die Anwesenheit von kleinen Mengen an Antikörpern gegen ein Selbst-Antigen muss nicht bedeuten, dass es sich um einen pathologischen Prozess handelt. Um Autoimmungenese zu bestätigen, muss man beweisen können, dass gewisse Autoantikörper regelmäßig nur bei einer bestimmten Krankheit gebildet werden und dass das Antigen, das ihre Bildung induziert hat, nach der Immunisierung in Tierstudien einen vergleichbaren pathologischen Prozess einleiten kann. Weiters muss diese experimentell hervorgerufene Krankheit mit Serum oder mit Lymphozyten der immunisierten Tiere auch an nicht-immunisierte Tiere übertragbar sein (*Witebski-Kriterien*). Autoimmunkrankheiten können entweder mehrere Organe (systemische Krankheiten) oder nur ein bestimmtes Organ (organspezifische Krankheiten) betreffen. Beispiele: Blutbildendes System: → autoimmune hämolytische Anämie, → autoimmune Neutropenie; endokrines System: → Morbus Addison, → Morbus Basedow, → Hashimoto-Thyreoiditis, juveniles → Diabetes mellitus; Herz-Lungen-System: → rheumatisches Fieber; neuromuskuläres System: → Myasthenia gravis etc.

autoimmune Neutropenie. Sie wird durch verstärkte Destruktion von neutrophilen Granulozyten, bzw. durch Wachstumsdämpfung myeloider Zellen durch Autoantikörper (die nicht immer im Serum zu beweisen sind) verursacht. Sie kann primärer oder sekundärer (als Folge einer anderen Autoimmunerkrankung) Natur sein. Die Patienten können in der Folge an rekurrenten Infektionen leiden, können aber auch asymptomatisch bleiben.

Autoimmune thrombozytopenische Purpura. Antikörper gegen Thrombozyten-Antigene führen zur Auto-Antikörperbildung und lösen durch → Komplement-abhängige Zytotoxizität Lyse der Blutplättchen aus. Hier spielt das GPII (→ CD41) des Thrombozyten β3-Integrins als Antigen eine Rolle. Bei primären Formen ist keine Grunderkrankung bekannt, man spricht von einer idiopathischen Autoimmunthrombopenie (*Morbus Werlhof*). Sekundäre Autoimmun-Thrombopenien finden sich beim → systemischen Lupus erythematodes. Die Folgen sind Throbozytopenie und Gerinnungsstörungen des Blutes. Es kommt zu Haut- und Schleimhautblutungen.

Autoimmunität. Ein in der Regel immunpathologischer Prozess, bei dem ungeregelte → Immunantwort auf → Autoantigene entsteht. Unter physiologischen Bedingungen wird diese Antwort streng kontrolliert bzw. größtmöglich verhindert (→ negative Selektion, → Toleranz) oder wird nur für Regelungszwecke realisiert, so dass ihre Produkte die eigenen Gewebe und Zellen an denen sich die Autoantigene befinden, nicht beschädigen. Beschädigende Autoimmunreaktionen entstehen bei übermäßiger Aktivität des Immunsystems, die durch Störungen in der Immunhomöostase verursacht werden

(Gleichgewicht zwischen stimulierenden und hemmenden Faktoren), und dann werden sie als *autoaggressive Reaktionen* bezeichnet. Sie rufen → Autoimmunerkrankungen hervor.

autophil. Selbstliebend; → Superantikörper.

Autotoleranz. → Toleranz; die Fähigkeit des Körpers, die Stimulierung immunkompetenter Zellen zur Immunantwort auf potenzielle Antigene, die Bestandteil der körpereigenen Gewebe und Zellen sind, zu unterlassen. Unter physiologischen Bedingungen wird Autotoleranz auf zentraler und peripherer Ebene erhalten. Die **zentrale Toleranz** wird im Thymus für → T-Lymphozyten und im Knochenmark für → B-Lymphozyten konstituiert. Im Thymus verlaufen die → positive und die → negative Selektion. Bei negativer Selektion (Klondeletion) werden die Lymphozyten eliminiert oder inaktiviert, welche körpereigene Peptide (gebunden in MHC) mit einer zu *hohen* Affinität erkennen (→ mTEC, → AIRE). Die negative Selektion der B-Lymphozyten verläuft im Knochenmark, wobei ebenfalls B-Lymphozytenklone eliminiert werden, welche körpereigene Antigene erkennen. **Periphere Toleranz** wird durch Klondeletion (physische Liquidation der autoreaktiven Klonen), klonale → Anergie (den Lymphozyten fehlen → Kostimulations-Signale), Klonignoranz (Unfähigkeit der Lymphozyten, Autoantigen zu erkennen) oder durch Suppression (Unterdrücken der autoreaktiven Lymphozyten durch andere immunkompetente Zellen und deren Produkte) erhalten.

Avidin. Ein Tetramer-Glykoprotein aus Eiweiß, welches das wasserlösliche B-Vitamin Biotin mit hoher Affinität und Spezifität bindet. Dieser hochaffinen Avidin-Biotin-Interaktion bedient man sich in Immunenzym- und immunhistochemischen Techniken für den sehr empfindlichen Nachweis von Antigenen *(Abb. 20)*. Biotin kann an einen Antikörper gebunden werden, dieser Komplex reagiert dann mit Avidin an welches ein Indikatorenzym gebunden ist (z.B. Peroxidase). Da Avidin mehrere Bindungs-

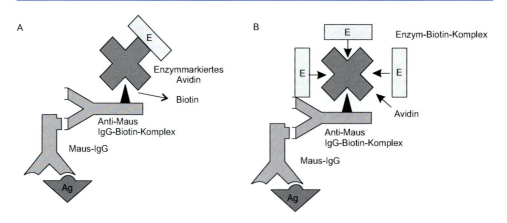

Abb. 20. Die Nutzung von Avidin zur Verstärkung immunchemischer Reaktionen. **A** Beispiel einer Antigen- (Ag) Antikörper- (Maus-IgG) Reaktion: Gebundenes Maus-IgG wird durch sekundären Biotin-markierten Antikörper nachgewiesen, der dann mit einem Komplex aus Avidin und einem Indikatorenzym (E) reagiert. Das entstehende Farbsignal kann gemessen werden. **B** Eine Signalverstärkung findet statt, indem Avidin multiple Bindungsstellen für das Indikatorenzym (E) anbietet.

stellen für das Enzym zur Verfügung stellt, wird das Signal der Antigen-Antikörperreaktion amplifiziert, und der Assay wird auf diese Art sehr empfindlich.

Avidität. Die Summe der Bindungsstärke zwischen allen Bindungsdeterminanten eines multivalenten Antigens und eines Antikörpers. Z.B. hat → IgM durch seine zehn Bindungsstellen im pentamerischen Polymer eine höhere Avidität als → Affinität.

Axonreflex. Vasodilatationsreflex, charakterisiert durch *Triple Response* (Dreifach-Antwort) auf einen mechanischen Reiz: (1) *lokale Rötung* s, (2) nach etwa 30 Sekunden *laterale Rötungsausbreitung* (*spreading flare*) und (3) ein umschriebenes *Ödem* in quaddeliger Form. Der Erregungsimpuls wird durch afferente nocizeptive Fasern bis zum nächsten Zusammentreffen mit einer efferenten Nervenfaser geleitet, wo er antidrom wieder an die Haut zurückkommt. Hier wird → Substanz P freigesetzt, welche Mastzellen zur Histaminausschüttung aktiviert und den Triple response einleitet. Das Phänomen erklärt roten → Dermographismus, der bei → Urtikaria beobachtet wird.

Azathioprin. Ein Purin-Analogon; wird im Organismus zu 6-Merkaptopurin (6-MP) und Methylnitroimidazol verstoffwechselt. Aus 6-MP entstehen Merkaptonukleotide, die mit DNS-Bausteinen kompetetieren und so die die DNS-Synthese hemmen. Azathioprin wirkt daher zytostatisch und immunsuppressiv auf B-Zell- sowie T-Zellantwort. Es verringert auch die Zahl zirkulierender NK-Zellen, neutrophiler Leukozyten und Monozyten, sowie die Menge an → TNF-α. Azathioprin wird z.B. bei Autoimmunerkrankungen, chronisch entzündlichen Darmerkrankungen, kindlicher Akuter Lymphatischer Leukämie (ALL) sowie bei Transplantationen eingesetzt.

B

B7-Moleküle. Homodimerische Proteine, B7.1 (→ CD80) und B7.2 (CD86), die zur Immunglobulin-Superfamilie gehören. Es ist ein wichtiges kostimulatorisches Molekül, das sich an der Oberfläche Antigen-präsentierender Zellen befindet und wichtig für T-Zell-Aktivierung ist. Über Interaktion mit dem B7-Liganden, dem → CD28-Molekül an der Oberfläche von → T-Lymphozyten, entsteht das zweite Signal, das für T-Zell-Aktivierung unentbehrlich ist (→ Antigenpräsentation, → Kostimulation).

Baktenecin (engl. *bactenecin*). Ein zyklisches Dodekapeptid, das in lysosomalen Granula der neutrophilen Granulozyten von Rindern identifiziert wurde, und eine signifikante antimikrobielle Aktivität aufweist, die mit der von Prolin-Arginin-reichen → Peptidantibiotika vergleichbar ist.

Bakteriolyse. Zerstörung der Zellenhülle der Bakterien und Freisetzung ihres Inhaltes in die Umgebung.

Bakteriolysin. Ein Antikörper, der in der Gegenwart von Komplement Bakterien zerstören (lysieren) kann.

Bakteriophagen. Viren, die Bakterien infizieren. Sie wurden, unabhängig voneinander durch *Frederick Twort* 1915 und *Félix D'Herelle* 1917 entdeckt. Sie sind aus DNS (manchmal RNS) und Hüllproteinen aufgebaut. Manche ihrer Proteine sind spezialisiert für Adhäsion und Infektion von Bakterien über bestimmte Oberflächenantigene (LPS, pili, Lipoprotein). Filamentöse Phagen adherieren an die Sexualorgane von → Escherichia coli (F-pili genannt) und gelangen so in die Zelle. Sie benützen die Proteinsynthese-Maschinerie der Wirtszelle genauso, wie Viren es tun, und können nach Vermehrung den Wirt wieder verlassen. Manche Phagen lysieren ihn dabei (lytische Phagen). Dies gibt die Möglichkeit, die infektiösen Titer (Mengen) an Phagen in einem Plaque Assay zu bestimmen. Phagen können sich im Bakterium auch als ein → Plasmid etablieren und werden dann als *Prophagen* bezeichnet. Auf diese Art verändern sie auch die Virulenz-Eigenschaften ihrer Wirtszelle, z.B. erhält → Escherichia coli das Shiga-like Toxin, → Shigellen das Shiga-Toxin, *Corynebacterium diphteriae* das Diphterietoxin über Bakteriophageninfektion. Bakteriophagen werden in der Molekularbiologie als sehr effiziente → Klonierungs-Vektoren gebraucht, sowie zur Erstellung von → Phagen-Bibliotheken, die Peptide oder Antikörper-Fragmente (Fab, scFv) exprimieren. *Phagemide* bezeichnen Bakteriophagen, die sich ohne die Unterstützung durch einen Helferphagen nicht vermehren können.

Bakteriophagen-Bibliothek (engl. *phage display library; display* – zeigen, *library* – Bibliothek). Auch Phagenbank genannt; ist ein Gemisch aus unterschiedlichen Phagenklonen, die jeweils ein anderes fremdes DNS-Insert in ihrer Phagen-DNS haben, und das entsprechende Fremd-Protein fusioniert mit ihren Hüllproteinen exprimieren. Eine Phagenbank stellt daher ein künstliches Archiv aus Peptiden oder Antikörperfragmenten dar, aus dem mittels z.B. Antikörpern,

Rezeptoren oder Antigenen Liganden gefischt werden können. In der Molekularbiologie werden am häufigsten filamentöse Phagen (ff, z.B. M13, fd, f1), T4, T7 und lambda-Phagen verwendet. Die meisten Phagenbibliotheken sind Zufalls-Peptidbibliotheken (*random peptide libraries*) und entstehen, indem Oligonukleotide durch PCR-basierte Mutagenese generiert werden und N-terminal an das Gen für ein Phagenhüllprotein eingeführt werden. Solche Phagenbanken können Billionen von unterschiedlichen Peptiden einer definierten Länge (ca. 5–28 Aminosäuren) beinhalten. Alternativ werden kombinatorische Bibliotheken verwendet, die von der bestehenden genetischen Information einer Zelle ausgehen, z.B. Antikörper-Bibliotheken (*antibody libraries: scFv- oder Fab-libraries*). Man kann sie in *immune* und *nicht-immune* unterteilen. Immune stammen aus dem B-Zellrepertoire eines immunen Spenders oder Tieres. Nicht-immune (auch single-pot) Antikörperbanken können entweder aus dem B-Lymphozytenrepertoire eines naiven Organismus stammen (naive Antikörperbibliotheken), oder *synthetisch*, durch Oligonukleotidsynthese, basierend auf rearrangierten oder Keimbahnsequenzen für die variablen → Immunglobulindomänen, hergestellt werden. Zufalls-Bibliotheken werden für → Biopannings verwendet und dienen zur Identifizierung von Liganden, die Aufschluss über das natürliche Antigen geben und für Immunisierungen eingesetzt werden können, wie → Mimotope oder → Mimobodies. Antikörper-Bibliotheken dienen zur Identifizierung von Liganden, welche die Eigenschaften eines → anti-idiotypischen Antikörpers haben und auch zur Epitop-spezifischen Immunisierung dienen können. Neben Phagenbanken werden noch Ribosomen-Bibliotheken, synthetische Peptid-Banken, Bakuloviren, etc. verwendet, oder zelluläres Display mit E. coli oder Hefen durchgeführt.

Bakterizidie. Abtötung von Bakterien.

BALT (bronchial-associated lymphoid tissue). Lymphoides Gewebe, das mit den Bronchien assoziiert ist. Es gehört zu sekundären → lymphatische Organen, und ist ein Bestandteil der Immunmechanismen an Schleimhäuten (→ MALT).

Basisches Myelinprotein (eng. *myelin basic protein, MBP*). Ein stark kationisches Protein, die Hauptkomponente der Lipoproteine der Myelinscheiden (Hüllen) im zentralen sowie peripheren Nervensystem. Es kommt in mehreren Isoformen vor, die sich voneinander durch Molekulargewicht und biologische Funktion unterscheiden. Es ist ein bekanntes Autoantigen und es wird angenommen, dass pathologische zelluläre und humorale Immunantwort dagegen bei Demyelinisierungsprozessen, welche → multiple Sklerose, → Guillain-Barré-Syndrom und subakut sklerotisierende Panenzephalitis begleiten, Bedeutung haben. Eine ähnliche Demyelinisierung, die → experimentelle autoimmune Enzephalomyelitis, kann durch Immunisierung von Nagetieren mit isoliertem MPB hervorgerufen werden. Diese Erkrankung kann auf gesunde Tiere durch isolierte Helfer-T-Lymphozyten aus kranken Tieren übertragen werden. Es zählt zu den → sequestrierten Antigenen.

Basophile → basophile Granulozyten.

basophile Granulozyten. Die kleinsten Granulozyten, die im peripheren Blut weniger als 0,5% der zirkulierenden Leukozyten ausmachen. An ihrer Oberfläche befinden sich Rezeptoren für die Antikörperklassen IgG sowie IgE (→ FcγR, → FcϵRI). Ihre zytoplasmatischen Granula enthalten Histamin-, Heparin- und andere → Anaphylaxismediatoren. Nach ihrer Aktivierung produzieren menschliche basophile Granulozyten einige immunmodulatorischen Zytokine

(IL-4, IL-13). Zusammen mit Mastzellen nehmen sie an → Überempfindlichkeitsreaktionen Typ I teil.

Bazillus Calmette-Guérin → BCG.

BCG (Bazillus Calmette-Guérin). Der lebende, attenuierte Stamm von *Mycobacterium bovis*, der eine verringerte Virulenz zeigt, aber Fähigkeit hat Immunität gegen die durch Mykobakterien verursachte → Tuberkulose hervorzurufen. Aus einem Erregerstamm der Rindertuberkulose gewannen *Albert Calmette* und *Jean Marie Guérin* 1927 das bis heute gebräuchliche BCG (Bacille Calmette-Guérin) zur Immunisierung gegen Tuberkulose. Einige seiner Bestandteile besitzen auch immunstimulatorische und unspezifische Antitumoraktivität.

Bcl-Familie. Sie besteht aus Apoptose-fördernden (Bax, Bad, Bid) und Apoptose-hemmenden Proteinen (Bcl-XL, Bcl-2). Schutz vor Apoptose hat Bedeutung bei der → Affinitätsreifung der Antikörper durch → somatische Hypermutationen, wobei gute Antigenerkennung die Bcl-XL-Expression fördert und diese B-Zellen vor Apoptose schützt. Umgekehrt sind Bcl-Produkte in B-Zell-Lymphomen, Mamma-Karzinomen, Melanom, und anderen Tumoren überexprimiert, ein Grund für ihre unkontrollierte Proliferation und auch Resistenz gegen Chemotherapeutika. Durch Antisense Strategien mittels DNS- oder RNS-Sonden, die komplementär zu dem entsprechenden Genabschnitt sind, wird heute versucht, diese Protoonkogene lahmzulegen und Tumorpatienten zu heilen.

BCR. Der Antigenrezeptor der → B-Lymphozyten (→ B-Zell-Rezeptor).

Becher-Zellen. Auch Goblet-Zellen; differenzieren sich als Epithelzellen. Sie kommen als Schleimproduzenten (→ Mukus-Glykoproteine) normal an der Mukosa vor und stellen einen teil des → MALT dar. Unter Einfluss von → IL-13 kommt es zur Becherzell-Hyperplasie, Schleimhypersekretion stellt dann ein Symptom bei z.B. allergischem → Asthma bronchiale dar.

Bechterew-Krankheit → ankylosierende Spondylitis.

Behçet-Krankheit. Eine die Haut, Schleimhäute, Augen und das ZNS befallende → Vaskulitis. Zu den diagnostisch bedeutenden Symptomen gehören wiederholte Ulzerationen im Mundbereich, die mindestens dreimal jährlich vorkommen, und mindestens zwei von den folgenden Merkmalen: wiederholte Geschwürbildung an Genitalien, Augenbeteiligung (Uveitis, Netzhautvaskulitis), Hauterscheinungen (Erythema nodosum, Pseudofollikulitis, papulo-pustuläre Läsionen oder akneförmige Morphen) und das durch den Arzt abgelesene pathergische Phänomen, eine hyperergische Hautreaktion nach Injektion von physiologischer Kochsalzlösung (Pustel oder Papel nach 24–48 Stunden).

Beige Mäuse. SCID beige Mäuse. Ein mutanter → Inzucht-Stamm von Mäusen, die neben dem SCID Defekt auch gestörte NK-Aktivität und ein häufiges Vorkommen von Spontantumoren aufweisen, und beige gefärbt sind. Die Beige-Mutation verursacht Defekte im vesikulären Transport aus und in die Lysosomen und späten Endosomen. Sie dienen als ein Experimentalmodell des → Chediak-Higashi-Syndroms beim Menschen.

Bence-Jones-Proteine. Aus identischen leichten Immunglobulinketten (Kappa- oder Lambda-Ketten) zusammengesetzte Dimere, die bei multiplem Myelom und maligner Transformation von Plasmazellen (→ Gammopathien) produziert werden. Sie befinden sich im Serum und werden über den Urin ausgeschieden. Die tägliche Ausscheidungsmenge ist der Krankheitsintensität direkt proportional. Bence-Jones-Proteine haben eine interessante Eigenschaft: sie präzipitieren bei Temperaturen von 40–60 °C und lösen sich erneut bei 100 °C.

Berylliose. Eine durch das Einatmen von Beryllium-enthaltendem Staub hervorgerufene Krankheit. Etwa 1–5% der Beryllium-Exponierten (Schweißer, metallverarbeitende Industrie) wird sensibilisiert. Es entsteht eine akute chemische Lungenentzündung oder chronisch granulomatöse, einer → Sarkoidose-ähnliche Krankheit der Lungen, in deren Pathogenese → Überempfindlichkeit Typ IV eine Rolle spielt. Zur Diagnose verhelfen folgende Kriterien: (1) Klinisches Bild und radiologische Befunde ähnlich der Sarkoidose, (2) nachgewiesene Beryllium-Exposition, (3) histologischer Nachweis von epitheloidzelligen Granulomen und (4) immunologischer Nachweis einer Beryllium-Sensibilisierung durch den → Lymphozytentransformationstest.

β-Faltblatt Struktur. Eine sehr stabile, an die Struktur eines zusammengefalteten Papierblattes erinnernde räumliche Faltung eines Proteins. Die Moleküle einiger fibrillärer (Faser-) Proteine nehmen bevorzugt diese geometrische Anordnung (Sekundärstruktur) der Polypeptidketten an.

B-Faktor. Ein einkettiges Glykoprotein, das an der Komplementaktivierung durch den alternativen Weg teilnimmt (→ Komplement). Es wird durch den Faktor D gespalten und ermöglicht die Bildung der C3-Konvertase des Alternativweges (C3bBb). Der B-Faktor wird durch ein Gen kodiert, das sich im Haupt-Histokompatibilitätskomplex befindet.

Biermer-Anämie → perniziöse Anämie.

Biopanning. Ein Selektionsprozess aus → Bakteriophagen-Bibliotheken, die Peptid- oder Antikörperfragmente (Fab, scFv) exprimieren, mittels eines Antikörpers, Rezeptors oder einer anderen Struktur von Interesse. Aus dem → Repertoire (der Vielfalt) der Bibliothek werden mit hoher Wahrscheinlichkeit Liganden gefunden, die durch wiederholte Runden von Absorption, Elution und Amplifikation im bakteriellen Phagenwirt vermehrt, und dann kloniert (vereinzelt) werden. Der Phagenklon wird durch DNS-Analyse charakterisiert und gibt Information über die Eigenschaften des natürlichen Liganden, bzw. über das natürliche Epitop, das oft konformationeller Natur ist. Wenn die selektionierten Peptide, Fab- oder scFv-Antikörper den natürlichen Liganden mimicken, werden sie → Mimotope oder *Mimobodies* genannt.

biologische Waffen (B-Waffen). Terroristische Angriffe mit biologischen Kampfstoffen sind heute mehr denn je gefürchtet. Es handelt sich um pathogene Bakterien (→ Anthrax), Viren (→ Variola), Pilze oder Insekten, die eingesetzt werden und sich gegen Menschen, Tiere oder Pflanzen richten. Auch biologische toxische Produkte (→ Toxine) zählen dazu. Kriterien für ihre Auswahl sind: nicht bestehende Immunität in der Bevölkerung, nicht-Verfügbarkeit von Impfstoffen oder Medikamenten, billige Herstellung, stabile Lagerung.

bispezifische Antikörper. Antikörper, deren variable Domäne zwei unterschiedliche Spezifitäten aufweist und daher zwei verschiedene Antigene binden kann. Sie kommen unter natürlichen Bedingungen nicht vor, sondern werden mittels gentechnischer Methoden oder → Hybridomtechnologie künstlich hergestellt.

β$_2$-Mikroglobulin. Ein niedermolekulares, aus 154 Aminosäureeinheiten zusammengesetztes Protein mit einem Molekulargewicht von 17.070 Da. Es wird auf Chromosom 15 beim Menschen, Chr. 2 bei der Maus, kodiert und ergänzt als leichte Kette die → HLA-Antigene der Klasse I. In freier Form kommt es in niedrigen Konzentrationen im Serum vor, die Konzentrationen erhöhen sich jedoch bei lymphoproliferativen Zuständen (z.B. → Plasmozytom), bei akuter Transplantatabstoßung (→ Transplantationen), in Dialysepatienten, und Patienten mit → AIDS.

blastische Transformation. Die Verwandlung einer ruhenden Zelle in einen Blasten, also eine unreife, undifferenzierte Vorstufe, die der → Blastogenese ausgesetzt ist. Im Falle der Lymphozyten wird sie durch ein → Antigen oder durch → Mitogene ausgelöst. Bei Tumoren spielt blastische Transformation eine Rolle, z.B. bei → Leukämien finden sich vermehrt unreife Vorstufen von Blutzellen, die als Blasten bezeichnet werden (→ Transformation).

Blastogenese. Das Entwicklungsstadium der Zelle, die durch einen intensiveren Stoffwechsel charakterisiert wird, vor allem durch eine intensivere Biosynthese von Proteinen, RNS und DNS. Morphologisch äußert sie sich durch eine Vergrößerung der Zelle (Blastenzelle) und durch ihre Teilung und daher Vermehrung.

blockierende Antikörper. (1) Immunglobuline der Klasse IgG, die → Allergene abfangen, bevor sie zellgebundenes IgE triggern können. Einer der Mechanismen für die Wirksamkeit von → Allergen-Immuntherapie. (2) Immunglobuline, welche die Produktion von Schilddrüsenhormonen verhindern und zu Hypothyreose führen. Sie greifen an einem anderen Epitop des TSH-Rezeptors als → Thyreoidea stimulierende Immunglobuline (TSI) an, welche bei → Morbus Basedow eine Rolle spielen. Kommen viel seltener als TSI vor.

Blot. Eine biochemische oder immunchemische Methode, die die Eigenschaften von DNS, RNS und Proteine zu analysieren erlaubt (→ Immunoblotting-Methoden). Beim Blot wird das zu untersuchende Material auf eine Membran übertragen (Nitrozellulose für Proteine, Nylonmembranen für Nukleinsäuren), die eine weitere immunologische oder molekularbiologische Untersuchung erlaubt.

Blutbild. Blutbild nennt man eine Untersuchung, die mikroskopisch und photometrisch die zellulären Anteile des Blutes in ihrer Menge bestimmt. Die Analyse wird mit EDTA-Blut gemacht (durch EDTA, ein Calcium Chelator, ungerinnbar gemacht). Das Differentialblutbild (DiffBB) beinhaltet die Beurteilung aller zellulären Bestandteile des Blutes: Thrombozyten, Erythrozyten und Leukozyten unterteilt in Lymphozyten, Monozyten und Granulozyten mit ihren drei Unterformen. Weiters unterscheidet man das weiße Blutbild, das die nur Leukozyten erfasst, und das rote Blutbild, bei dem Zahl und Formen der Erythrozyten begutachtet werden. Heute verwendet man zur Gewinnung des Differentialblutbildes überwiegend automatische Zählgeräte (Coulter-Counter), manchmal kann jedoch die manuelle mikroskopische Auswertung Vorteile haben. Beurteilt werden die Konzentration (prozentuelle Verteilung), sowie Morphe (Gestalt) der Zellen.

Blutgruppen. System aus Blutgruppenantigenen an Erythrozyten, und Antikörpern gegen andere als die eigene Blutgruppe. Während die → AB0-Antigene angeboren sind, werden die Antikörper (auch → Isoagglutinine, → Agglutinine, Hämagglutinine) gegen entgegengesetzte Blutgruppenantigene erworben. Innerhalb der ersten 6 Monate des Lebens entstehen sie durch Exposition gegenüber ähnlichen Antigenen der intestinalen Flora. In Gruppe A sind das anti-B, in B anti-A, in 0 anti-A und anti-B Antikörper, und in AB keine *(Tabelle 1)*. Diese Isoagglutinine sind IgM Antikörper können bei Bluttransfusionen → Agglutination und → Transfusionszwischenfälle auslösen. Daher wird die Blutgruppe des Patienten vor Bluttransfusionen durch eine blutgruppenserologische Untersuchung bestimmt. Weiters muss die Blutgruppe des Spenders (Erythrozytenkonzentrat) und des Empfängers durch einen (durch den transfundierenden Arzt durchzuführenden) Bedside-Test kontrolliert werden, was der entscheidende Faktor für die Transfusionssicherheit ist. In einer Hämagglutinationsreaktion (→ Agglutination) werden monoklonale Antiseren gegen die Blutgruppenantigene, sowie Serumgegenprobe mit Spender- oder Empfängererythrozyten im sogenannten → Crossmatch (Kreuzprobe) eingesetzt.

Blutgruppenantigene (Agglutinogene).
Eine Gruppe von Antigenen, die durch Allelen aus einem Locus oder aus mehreren eng assoziierten Loci kodiert ist. Sie können immunologisch, genetisch und biochemisch definiert werden. Man kann sie in mehrere Systeme unterteilen, z.B. → AB0-System, → Rh-System, MNS-System, Kell-System, Duffy-System, Lewis-System, Kidd-System. Sie sind an Erythrozyten zu finden und ihre Bestimmung ist von einer grundlegenden Bedeutung für die Transfusionsmedizin, um → Transfusionszwischenfälle zu vermeiden. Die Entdeckung des ABO-Systems der Blutgruppen 1901 gelang dem Wiener Arzt *Karl Landsteiner*, nachdem er den Grund erkannt hatte, warum die roten Blutkörperchen eines Menschen bei Kontakt mit dem Serum eines anderen Menschen verklumpen (agglutinieren).

Blutplasma. Eine durchsichtige gelbe Flüssigkeit, die 50–55% des Blutvolumens bildet. Sie ist aus 92% Wasser, und 7% Proteinen zusammengesetzt, der Rest sind anorganische Salze, Hormone, Saccharide, Lipide, Gase und weitere Stoffe. Es wird aus ungerinnbar gemachtem Blut (durch z.B. Heparin oder den Calcium Chelator EDTA) durch Abzentrifugation der Zellen gewonnen. Wenn aus Blut zelluläre Komponenten, Fibrinogen und Blutgerinnungsfaktoren durch Gerinnung beseitigt werden, entsteht das *Serum*.

Blutsenkungsgeschwindigkeit (BSG, Blutkörperchen-Senkungsreaktion).
Die Blutkörperchen-Senkungsgeschwindigkeit ist ein unspezifischer Suchtest, der Hinweise auf das Bestehen verschiedener Erkrankungen liefert. Vor allem gilt die BSG neben dem → CRP, der Temperaturerhöhung und dem Leukozytenanstieg als Entzündungsparameter (→ Akute-Phase-Reaktionen). Die Blutkörperchen sinken im ungerinnbar gemachten Blut ab. Die Geschwindigkeit dieser Senkung wird bestimmt (Methode nach Westergren). Die Sedimentation der Erythrozyten wird durch den Grad der Ausbildung von Erythrozytenaggregaten bestimmt. Die Bildung dieser Aggregate beruht auf der Reduzierung der sich abstoßenden negativen Oberflächenladungen der Erythrozyten und der Ausbildung von Brückenbindungen zwischen den Erythrozyten. Die Konzentration des → Akute-Phase-Proteins Fibrinogen beeinflusst hierbei maßgeblich die Aggregation und verlangsamt die BSG.

B-Lymphozyten (B-Zellen). Eine Lymphozyten-Population, die ihre Immunkompetenz bei Vögeln in der Bursa Fabrizii und bei Säugetieren im Bursa-Äquivalent (Knochenmark) gewinnt. *Paul Ehrlich* (Nobelpreisträger für Medizin 1908) entwarf die „Seitenkettentheorie", der zufolge Immunzellen an ihrer Membranoberfläche antitoxische „Ketten" besitzen, die nach Bindung von Toxinen die Synthese und Freisetzung von streng spezifischen (haptophoren) Antitoxinen anregen, und sagte damit ein wichtiges Prinzip der B-Zellfunktionen voraus: Antigenerkennung führt zu monospezifischer Antikörperproduktion. Bei ihrer Entwicklung brauchen B-Zellen enge Interaktion mit Knochenmarksstromazellen, welche für die Interaktion VCAM-1 (bindet → Integrin VLA-4 an der B-Zelle), für die Differenzierung → SCF (Stammzellfaktor; bindet an B-Zell Oberflächen-Tyrosinkinase *c-kit*), und weiters Wachstumsfaktoren wie → IL-7 zur Verfügung stellen. Im Knochenmark werden sowohl Isotyp als auch Spezifität der B-Zellen determiniert. Weiters erfahren B-Zellen im Knochenmark → negative Selektion, indem ihnen → Autoantigene angeboten werden. Findet Bindung daran statt, sterben sie durch Apoptose. Wenn unreife B-Zellen das Knochenmark verlassen, besitzen sie IgM und IgD Antikörper an ihrer Oberfläche. Nach Begegnung mit einem Antigen in den sekundären → lymphatischen Organen entwickeln sich B-Lymphozyten zu Antikörperproduzierenden und sezernierenden Zellen (Plasmazellen). Dabei ist IgM die erste → Immunglobulin-Klasse die gebildet wird. Durch Interleukinstimulation kann → Isotyp-Switch eingeleitet werden mit der Produktion höherspezialisierter Antikörperklassen durch die B-Zelle bei gleichbleibender Antigen-Spezifität. Die einzelnen Entwicklungsstadien der B-Zelle können anhand von Differenzierungsmarkern an der Oberfläche und durch die Anwesenheit von bestimmten Immunglobulinen charakterisiert werden *(Abb. 21)*.

Booster Phänomen. Durch → immunologisches Gedächtnis, sowie → Affinitätsreifung fällt die zweite und jede weitere Immunantwort gegenüber einem Antigen stärker als die erste Antwort aus. Booster Effekte werden bei aktiver Immunisierung (→ Impfung) ausgenützt.

Borreliose → Lyme-Krankheiten.

Boten-RNS → mRNS (messenger RNS).

bovine spongiforme Enzephalopathie (BSE). Eine Prionose (durch → Prionen ver-

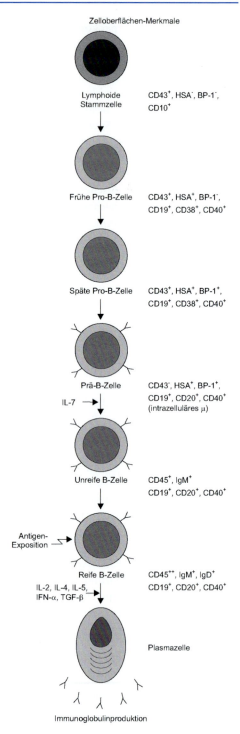

Abb. 21. Die Entwicklungsstadien der B-Lymphozyten

ursachte Krankheit), volkstümlich „Rinderwahnsinn" (engl. *mad cow disease*). Die befallenen Rinder zeigen taumelnde Bewegung und Agitiertheit. BSE entstand vermutlich als Folge der Verfütterung von Fleisch-Knochenmehl aus Schafen, die an → Scrapie verendeten. Es tauchte zum ersten Mal in Großbritannien 1985 als eine Epidemie auf und verursachte den Tod einiger Tausender Rinder. BSE ist gegenwärtig in mehreren Staaten von Europa verbreitet, einschließlich Frankreich, Spanien und Deutschland. Als Ursache vermutet man eine Umwandlung des Prions, welches → Scrapie bei Schafen verursacht, in das BSE-Prion. Dadurch wird die Barriere der Spezies-Spezifität der Prionen überwunden. Das BSE-Prion ist genetisch mit dem Prion der neuen Variante der menschlichen → Creutzfeldt-Jakob-Krankheit verwandt und könnte ein weiteres Durchbrechen der Spezies-Barriere, diesmal zwischen Rindern und Menschen, verursacht haben.

Boyden-Kammer. Eine einfache Zweiraumkammer, die für die Bestimmung der Phagozyten-Chemotaxis im Laboratorium verwendet wird. Besteht aus zwei Kammern, die durch ein milliporöses Filter getrennt sind. Wenn der chemotaktische Faktor in einem Kompartiment platziert wird, entsteht ein chamotaktischer Gradient, die darauf folgende Zellbewegung in den Filter wird gemessen.

BPI. Ein bakterizides Protein, das die Durchlässigkeit erhöht (*bactericidal permeability-increasing protein*). Es handelt sich um ein kationisches Protein, das sich vor allem in azurophilen Körnern der neutrophilen Granulozyten befindet und starke antimikrobielle Wirkung aufweist, indem es die Durchlässigkeit der Zellwand Gram-negativer Bakterien erhöht. Es besitzt auch die Fähigkeit, einige → Endotoxin-Wirkungen durch Bindung an Lipid A (das sich in → Lipopolysacchariden befindet) zu neutralisieren.

Bradykinin. Ein Nonapeptid (Arg-Pro-Pro-Gly-Phe-Ser-Pro-Phe-Arg), welches das Enzym Kallikrein von Kininogen abspaltet. Es verursacht langsame Dauerkontraktionen der glatten Muskulatur, verstärkt die Schmerzempfindung und nimmt an Entzündungsreaktionen teil.

Bruton-Tyrosinkinase (Btk). Ein zytoplasmatisches Enzym, das die Tyrosineinheit in Proteinen phosporylieren kann. Es gehört zu der Familie der Tec-Tyrosinkinasen. Btk spielt eine wesentliche Rolle bei der intrazellulären Signalvermittlung in B-Lymphozyten. Nach Quervernetzung des → B-Zell-Rezeptors werden Protein-Tyrosinkinasen (→ Proteinkinasen) der Scr-Familie aktiviert, und der B-Zell-Rezeptorkomplex (CD79) phosphoryliert. Zusätzlich wird Btk an die Zytoplasmamembran rekrutiert, wo sie ebenfalls in Phosphorylisierungs-Reaktionen (der PLC, Phospholipase C) involviert wird. Mutationen des *Btk*-kodierenden Gens hat B-Zellen-Immundefizienz mit Störung der Antikörperbildung zur Folge und führen beim Menschen zur X-linked → Agammaglobulinämie (XLA) vom Typ Bruton, und bei Mäusen zur sogenannten X-linked immunodeficiency (xid). Btk spielt aber auch eine Rolle bei der Mastzellaktivierung durch den hochaffinen IgE Rezeptor (→ FcεRI).

BSA. Die Abkürzung für bovines Serumalbumin.

BSE → bovine spongiforme Enzephalopathie.

Buffy coat. Weißer Leukozytenfilm, der sich nach Zentrifugation von ungerinnbar gemachtem Vollblut über den Erythrozyten zeigt.

bullöses Pemphigoid → Pemphigoid.

Burkitt-Lymphom. Eine hochmaligne Krankheit der → B-Lymphozyten, klassifiziert als → Non-Hodgkin-Lymphom, entdeckt 1958 durch den Chirurgen *Denis Burkitt* bei Kindern in Äquatorialafrika, selten in industrialisierten Ländern vorkommend. Zytogenetisch sind die Burkitt-Lymphome durch eine Translokation (Verlagerung) charakterisiert, die das → Onkogen *c-myc* von Chromosom 8 auf einen der Immunglobulin-Genorte verlagert (entweder das Gen für die schweren Ketten der Immunglobuline nach Chromosom 14, oder das Kappa bzw. Lambda-Leichtkettengen nach Chromosomen 22 bzw. 2), so dass die Translokationen t(8;14)(q24;q32) oder – seltener – t(8;22) (q24;11) bzw. t(2;8)(p11; q24) resultieren. In den B-Lymphozyten sind charakteristischerweise die Immunglobulin-Gene aktiv und es kommt zur unkontrollierten Proliferation. Die afrikanischen Endemiegebiete sind mit dem Verbreitungsgebiet der Malaria weitgehend kongruent, so dass man eine Beziehung zwischen den Erkrankungen annimmt. In einer Zelllinie, die von einem afrikanischen (endemischen) Burkitt-Lymphom abstammte, wurde 1964 das Epstein-Barr-Virus (EBV), ein Herpesvirus, isoliert. Tatsächlich findet man in etwa 80–90% der endemischen Burkitt-Lymphome das EBV in den Tumorzellen. In westlichen Ländern sind dagegen nur etwa 10–20% der Fälle EBV-assoziiert. EBV dringt über den Komplementrezeptor CR2 (→ CD21) in die B-Zellen ein. Die Primärlokalisationen sind in Afrika Kieferregion und Orbita, in Amerika die Abdominalorgane. Die Patienten haben im Serum Antikörper gegen EBV.

Bursa Fabrizii (Fabrizius-Drüse). Neben dem Thymus das zweite zentrale (primäre) lymphatische Organ der Vögel. Sie befindet sich an der äußeren Seite des Darmes neben der Kloake. Sie regelt die ontogenetische Entwicklung der → B-Lymphozyten, die ihren Namen daher haben. Ihr Äquivalent beim Menschen und anderen Säugetieren ist das Knochenmark.

Bursin. Ein Tripeptid (Lysyl-Histidyl-Glyzylamid), ursprünglich aus der Bursa Fabrizii (Fabrizius-Drüse) der Hühner isoliert. Es induziert selektiv die Differenzierung der → B-Lymphozyten nicht nur bei Vögeln, sondern auch beim Menschen.

Bystander Effekt (engl. *stand by* – unterstützen). Relativ hohe Mengen an nichtspezifischer Stimulation erhöhen die Immunantwort gegen das spezifische Antigen. Unspezifisch stimulierte Zellen stehen Zellen bei, welche für die erforderliche spezifische Immunantwort gebraucht werden. Ein Beispiel sind Bystander T-Helfer-Zellen, die Zytokine produzieren und damit auch benachbarte B-Zellen mit völlig anderer Spezifität zur Antikörperproduktion stimulieren können. Ebenso können → Adjuvantien z.B. aus gut immunogenen Bakterienbestandteilen → Kostimulation der Antigenpräsentierenden Zelle ermöglichen – ein in dieser Zelle gleichzeitig verarbeitetes anderes Antigen von schlechter Immunogenität kann dann verbessert präsentiert werden und doch zu einer guten Immunantwort führen. Dieser Effekt wird z.B. bei Impfungen durch den Gebrauch von Adjuvantien ausgenützt, die als Träger oder Vehikel von Antigenen fungieren können. Die Immunantwort gegen den immunogenen Träger führt zur Anlockung immunkompetenter Zellen, die als Bystander für den eigentlichen, aber schwach immunogenen Impfstoff (z.B. Viren) fungieren, indem sie ein stimulierendes Milieu aus Zytokinen und Wachstumsfaktoren schaffen.

B-Zellen → B-Lymphozyten.

B-Zell-Rezeptor (BCR). Der Antigenrezeptor der B-Lymphozyten, gegeben durch

B-Zell-Rezeptor

Membran-gebundene → Immunglobuline (auch → Antikörper genannt). Im Knochenmark beginnen in den Pro-B-Zellen somatische Genumlagerungen der → Immunglobulin-kodierende Gen-Abschnitte zur Produktion der schweren Immunglobulinkette H (heavy) aus variablen V, Diversitäts- D und junktionalen J Segmenten (VDJ$_L$). Die rearrangierte DNS wird zuerst in ein primäres RNS Transskript, nach Prozessierung durch → Splicing in → mRNS umgeschrieben, und dann in die fertige schwere oder leichte Proteinkette translatiert *(Abb. 22)*. Die Prä-B-Zelle hat bereits zytoplasmatisches µ für die konstante Domäne des erstproduzierten Immunglobulins der Klasse IgM. Dann erfolgen auch die Genumlagerungen für die leichte Kette L (VJ$_L$). Durch Paarung der H und L Ketten werden Isotyp, als auch die Spezifität der Antikörper des jeweiligen B-Zellklones determiniert. Durch → Allelenausschluss wird jeweils nur eine Art von

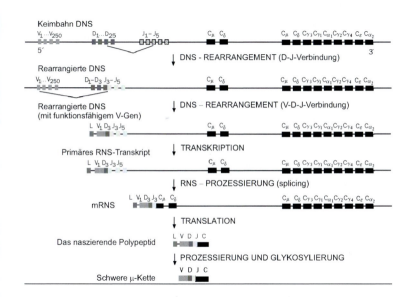

Abb. 22. Schematische Darstellung des Genabschnittes für die schwere Immunglobulinkette und ihre Translation in das Fertigprodukt (hier dargestellt die µ-Kette). Die Rechtecke stellen Exone dar, die Linien zwischen ihnen Introne. L- (leitende – engl. *leader*) Sequenz; V- (variable), D- (Diversitäts-) und J- (verbindende – *joining*) Subgene (Gensegmente). In der Keimbahn-DNS befinden sich etwa 250 V-Subgene, 25 D-Subgene und 5 J-Subgene. Nach Rearrangement werden jeweils ein bestimmtes V-, D- und J-Subgen zur DNS-Matrize für die variable Domäne kombiniert. C-Gene für Konstantdomänen. Durch die Verbindung eines bestimmten V-, D- und J-Subgens mit einem C-Gen entsteht nach der Transkription (von DNS in die RNS) eine funktionsfähige mRNS, die in das gehörige Protein – die fertige Schwerkette übersetzt wird. Diese ist zuerst immer die µ-Kette für IgM. Damit wird (nach späterer Kombination mit einer leichten λ- oder κ-Kette) die Spezifität der B-Zelle, aber auch deren Isotyp festgelegt. Wird die B-Zelle in der Folge durch Zytokin-Einwirkung zu einem Isotyp-Wechsel (Switch) angeregt, verwendet sie die anderen C-Genabschnitte (zB Cγ3 für IgG3). Eine B-Zelle, die ihren Antikörper-Isotyp gewechselt hat, kann nicht mehr zurück, da die vorher verwendeten Genabschnitte (zB. Cµ) beim Isotypswitch verloren gehen. Die Antigen-Spezifität der B-Zelle bleibt aber erhalten.

B-Zell-Rezeptor

H- und von L-Kette in den B-Zell-Rezeptor eingebaut, resultierend in eine einzige Immunglobulinspezifität per B-Zellklon. Es entsteht auch ein hohes Risiko für Frameshifts (Verschiebungen im Leseraster), die Nonsense-(unsinnige) Produkte und damit nichtproduktive Varianten (z.B. nicht paarungsfähige Ketten) bewirken. Diese können entweder durch die B-Zelle editiert werden, oder zur Deletion der B-Zelle führen. Zwei von drei B-Zellen gehen auf diese Art verloren. Schon die Prä-B-Zelle besitzt einfache Oberflächenimmunglobuline, die eine intrazelluläre und extrazelluläre Domäne aufweisen, und als B-Zell-Rezeptoren bezeichnet werden. Der BCR ist besonders für die Erkennung von Komformationsepitopen, gegeben durch die oberflächliche 3D-Struktur eines Antigens, spezialisiert. Am Aufbau des BCR beteiligen sich die Proteine Igα und Igβ (CD79), die Transmembrandomänen mit sogenannten Immunrezeptor-Tyrosin-Aktivatorsequenzen (ITAMs) haben *(Abb. 23)*. Werden zwei Antikörper an der B-Zelloberfläche durch Bindung eines Antigens quervernetzt (Rezeptoraggregation), bewegt sich der BCR in sogenannte → Lipid rafts, und Lyn, eine → Proteinkinase aus der → Src-Proteinfamilie, wird zugezogen. Sie beginnt, die ITAMs der Igα und Igβ Moleküle zu phosphorylieren. Lyn, sowie Blk und Fyn aus der Src-Familie leiten durch Erzeugung von PIP3 die Signaltransduktion ein. Im Besonderen wird die Protein-Tyrosinkinase Syk phosphoryliert, welche wiederum Phosphorylierung von PLC (Phospholipase C), Shc und Vav einleitet. Zusätzlich wird die Tec-Kinase Btk (→ Bruton-Tyrosinkinase)

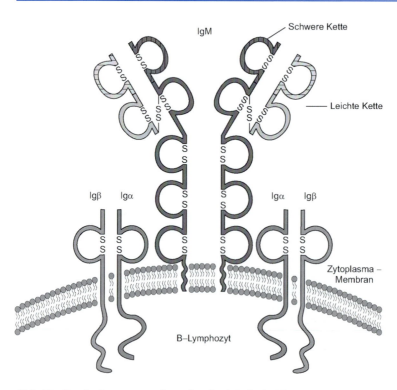

Abb. 23. Der Antigenrezeptorkomplex der B-Zelle (BCR).

an die Membran rekrutiert und wirkt mit in der Phosphorylierung der PLC und der Entstehung eines Ca^{2+}-Signales. Der B-Zell-Korezeptorkomplex ist an der BCR-Komplex Aktivierung beteiligt, und kann das Signal bedeutend verstärken können, er besteht aus → CD19, dem Komplementrezeptor CR2 (→ CD21) und → CD81. Über Kontakt mit → Proteinkinasen bzw. anderen Enzymen wird das bestätigende Aktivierungssignal in das Innere des Lymphozyten übertragen oder gehemmt. Wird die Zelle aktiviert, kann sie proliferieren. Durch alternatives → Splicing wird BCR ohne Verankerung in die Membran gebildet, es entstehen lösliche Antikörper. Die B-Zelle wandelt sich zur Antiköper-sezernierenden Plasmazelle um. B-Zellen haben zusätzlich die Möglichkeit, ihre → Diversität und Affinität (→ Affinitätsreifung) durch → somatische Hypermutationen zu vergrößern.

B-Zell-Rezeptor-kodierende Gene → Immunglobulin-kodierende Gene.

C

C → Komplement.

C1. Die C1-Komponente des Komplements. Sie setzt sich aus drei Untereinheiten C1q, C1r und C1s zusammen. Beim klassischen Aktivierungsweg von C (→ Komplement) wird an ein IgM- oder zwei IgG-Antikörper in Komplex mit einem Antigen die Untereinheit C1q gebunden, was ein Signal für die Entstehung des durch Ca^{2+}-Ionen stabilisierten makromolekularen Komplexes C1qrs ergibt, C1s erhält dann Serinproteaseaktivität und beginnt andere lösliche C-Komponenten zu spalten, was die Auslösung der → Komplement-Kaskade über den klassischen Weg bewirkt.

C1-Inhibitor (C1-INH). ein regulierendes Glykoprotein des Komplementsystems, das sich an C1r und C1s bindet und dadurch ihre Aktivität blockiert (→ C1). Außerdem erleichtert es die Dissoziation des aktivierten C1-Komplexes und stoppt dadurch weitere Komplementaktivierung. Bei seiner Defizienz entsteht → hereditäres angioneurotisches Ödem.

C1-Inhibitordefizienz. Sie äußert sich als → hereditäres angioneurotisches Ödem. Diese Defizienz wird als ein autosomal dominantes Merkmal vererbt und kann durch drei verschiedene Mechanismen ausgelöst werden: verringerter C1-Inhibitor (C1INH) Spiegel (partielle Defizienz), fehlende Funktionsfähigkeit des Moleküls (Mutation des zugehörigen Gens) oder Antikörper gegen C1INH.

C2. Die C2-Komponente des → Komplement-Systems. Mittels des Enzyms C1C4b, das nach der Aktivierung der Komponenten C1 und C4 entsteht, wird es in Fragmente C2a und C2b gespalten. Das Fragment C2b ist eine Serinprotease, die an weiterer Komplementaktivierung und der Bildung der C3-Konvertase des klassischen Weges (C4bC2b) teilnimmt.

C3. Die Komplementkomponente, die eine Schlüsselposition bei allen Wegen der Komplementaktivierung (→ Komplement) besitzt *(Abb. 24)*. Es handelt sich um ein aus zwei Polypeptidketten, α und β, zusammengesetztes Glykoprotein. Das Molekül enthält eine unikate Thiolesterbindung, deren Hydrolyse die Grundlage des Alternativweges der Komplementaktivierung darstellt. Durch die Wirkung der C3-Konvertasen (C4b2b für den klassischen und Lektin-Weg, C3bBb für den alternativen Weg) wird C3 in die Fragmente C3a und C3b gespalten. C3a gehört zu den → Anaphylatoxinen, während C3b entweder zu einem Bestandteil der C5-Konvertase wird (proteolytischer Komplex, der die C5-Komponente spaltet), oder → Opsonisation bewirkt. Letzteres gelingt durch Interaktion mit → Komplementrezeptoren CR1- bis CR5 an unterschiedlichen Zellen des Immunsystems. Entstandenes C3b wird aus regulatorischen Gründen weiter abgebaut, die entstandenen Zwischenprodukte haben auch wichtige Funktionen: C3d, C3dg und iC3b binden an den Komplementrezeptor CR2 (→ CD21) und ermöglichen so Aktivierung von B-Lymphozyten zur IgM-Antikörper Produktion

(Abb. 24), bevor sie vollständig abgebaut werden.

C3a-Rezeptor. Rezeptor für die Bindung von C3a. (→ Komplement). Er befindet sich an neutrophilen Granulozyten (Stimulierung der Aggregation, der Freisetzung von Lysosomen-Inhalt und der Bildung von Sauerstoffradikalen), an Makrophagen (Aktivierung, Stimulation der IL-1-Sekretion), und Mastzellen (Stimulierung der Freisetzung der → Anaphylaxismediatoren).

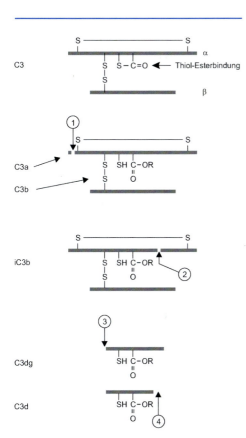

Abb. 24. Die Komplement-Komponente C3 und ihrer Fragmente. 1 – Die C3-Konvertase setzt C3 in das kleine Anaphylatoxin C3a und das größere Opsonin C3b um; 2 – Faktor I inaktiviert C3b zu iC3b; 3, 4 – weitere proteolytische Degradation zur kompletten Inaktivierung in C3dg und C3d findet statt.

C3b. Das C3b Fragment des Komplements (→ C3). Es ist strukturell ähnlich C4b und gehört zu den wichtigsten → Opsoninen *(Abb. 24)*.

C3-Konvertasen. Enzyme, die C3 in Fragmente C3a und C3b spalten (→ Komplement). Es gibt zwei davon: die C3-Konvertase des klassischen (und Lektin-) Weges C4b2b, und die C3-Konvertase des Alternativweges C3bBb.

C4. Eine → Komplement-Komponente, die durch die C1s-Untereinheit der aktivierten C1-Komponente in Fragmente C4a und C4b gespalten wird. C4a gehört zu → Anaphylatoxinen, C4b ist dagegen ein Bestandteil der C3-Konvertase des klassischen Weges (C4b2a). C4- und C2-Defizienz ist häufig mit → systemischer Lupus erythematosus (SLE)-ähnlicher Symptomatik oder → Glomerulonephritis verbunden, da es zu Störungen in der Clearance (engl. Reinigung, Abtransport) von Immunkomplexen kommt.

C4bp. Ein das C4b-Fragment bindendes Protein, ein Regulationsmolekül des Komplementsystems. Es dissoziiert die klassische C3b Konvertase (C4b2b).

C5. Ein aus zwei Polypeptidketten zusammengesetztes Glykoprotein. Die C5-Konvertasen des klassischen (und Lektin-) und des alternativen → Komplement-Weges spalten es zu Fragmenten C5a und C5b. C5a besitzt starke anaphylatoxische (→ Anaphylatoxine) und chemotaktische Aktivität für → professionelle Phagozyten. C5b bindet sich an die C6-Komponente, wodurch es die Bildung des Membranangriffskomplexes einleitet (→ Komplement, MAC). Die C5-Defizienz ist rar und äußert sich durch eine verstärkte Empfindlichkeit gegenüber Infektionen, die durch Mikroorganismen der Gattung *Neisseria* verursacht werden.

C5a-Rezeptor. Ein Rezeptor, an den C5a spezifisch bindet. Er befindet sich an Mastzellen und basophilen Granulozyten, professionellen Phagozyten (stimuliert Chemotaxis, Freisetzung des Granulainhaltes, Produktion von Sauerstoffradikalen) und an Thrombozyten (Aggregation).

C5-Konvertasen. Enzyme, die bei der Aktivierung des Komplementsystems die C5-Komponente zu C5a und C5b fragmentieren. Die C5-Konvertase des klassischen (und Lektin-) Weges setzt sich aus den Fragmenten C4b2b3b zusammen, während die C5-Konvertase des Alternativweges $C3b_n$ und Bb enthält.

C6, C7, C8. Komplementkomponenten, die Bestandteile des Membranangriffskomplexes sind ($\rightarrow$ Komplement, MAC).

C9. Eine Komplementkomponente, die ein typisches $\rightarrow$ Perforin ist. Nach der Bindung an den C5b678-Komplex polymerisiert sie zu Poly-C9 und bildet dadurch die endgültige Struktur des Membranangriffskomplexes, was die Entstehung einer großen Anzahl von Öffnungen (Poren) in der Zytoplasmamembran der Zielzelle und dadurch ihre Lyse ermöglicht.

Cadherine. Eine Familie von Adhäsionsmolekülen, die Ca^{2+}-abhängig sind. Sie beteiligen sich an homophilen Zellinteraktionen, bei denen zwei gleiche Moleküle (mit der Funktion des Rezeptors und Gegenrezeptor) einander binden. Cadherine sind Transmembranglykoproteine, welche Signale von der Zelloberfläche in das Kerninnere und über spezielle intrazelluläre Proteine, *Catenine* und *Plakoglobin* auch an das Zytoskelett übertragen. Sie teilen sich in fünf Gruppen: Cadherine E, N, P, T und V. Cadherine E und P werden hauptsächlich an Epithelzellen (wie in der Epidermis und Plazenta) exprimiert, N-Cadherine an mesenchymalen Zellen. *E-Cadherin* ist eines der Adhäsionsmoleküle, die an der $\rightarrow$ Morphogenese während der Embryonalentwicklung teilnehmen. Es hat auch bei Immunantworten, bei Wundheilung, besonders aber in der Tumorentstehung Bedeutung. Es wird angenommen, dass seine verringerte Expression an Tumorzellen die Fähigkeit des Primärtumors zu metastasieren verstärkt.

CALLA. Das Differenzierungsantigen CD10; ist als gemeinsames Antigen bei akuten lymphoblastischen Leukämien (*Common Acute Lymphoblastic Leukemia Antigen*) zu finden. Es ist eine Membran-Metalloendopeptidase (MME). Neben $\rightarrow$ B-Lymphozyten ist es an polymorphnukleären Leukozyten, Nieren- und anderen Epithelzellen zu finden.

cAMP $\rightarrow$ zyklisches Adenosinmonophosphat.

Candidiasis. Infektion mit dem Hefepilz *Candida albicans* (die Zarte, Weiße). Es sind charakteristischerweise die Schleimhäute befallen, die dann weiße samtige Beläge zeigen, die oft jucken. Mukokutane Candidiasis befällt die Haut und Schleimhäute und wird als Begleitsymptom z.B. $\rightarrow$ polyglandulärer Autoimmunsyndrome gesehen oder als Folge von $\rightarrow$ Immundefizienzen.

CAP-Klassen. Gesamt- oder allergenspezifisches IgE wird mittels Fluorophor-markierten anti-IgE Antikörpern detektiert und im Vergleich mit einem Standard quantifiziert. 1 internationale Unit (IU) sind 2,4 ng IgE. Gesamt-IgE im Erwachsenen: < 20 kU/L (Allergie unwahrscheinlich), 20–100 kU/L (Allergie möglich), > 100 kU/L (Allergie wahrscheinlich). Spezifisches IgE (Klassen): 0: < 0,35 kU/L, 1: 0,35–0,7 kU/L, 2: 0,7–3,5 kU/L, 3: 3,5–17,5 kU/L, 4: 17,5–50 kU/L, 5: 50–100 kU/L, 6: > 100 kU/L.

Castleman-Krankheit. Seltene polyklonale lymphoproliferative Erkrankung. Typisch für sie sind multifokale Schwellungen der Lymphknoten, Hypergammaglobulinämie, erhöhte Spiegel an IL-6, → Akute-Phase-Proteine und erhöhte Thrombozytenzahl. → HIV-positive Patienten mit dieser Erkrankung sind häufig positiv für → Kaposi-Sarkom Herpesvirus/humanes Herpesvirus 8 (KSHV/HHV8) und haben eine erhöhte Rate an → Kaposi-Sarkomen.

CD (cluster of differentiation). Ein Komplex von Oberflächenmerkmalen (→ Antigene) an Zellen, nach denen man u.a. den Typ, und das Differenzierungs- und Entwicklungsstadium einer Zelle bestimmen kann. Wenn sie zur Charakterisierung des Types und Entwicklungsstadiums einer Zelle verwendet werden, bezeichnet man sie als Merkmale. Die CD-Nomenklatur wird von der Weltgesundheitsorganisation sowie → IUIS akzeptiert. Ursprünglich wurde die Nomenklatur mit dem Ziel eingeführt, ein Verzeichnis aller Membranmoleküle an menschlichen Leukozyten zusammenzustellen. Zusätzlich wurden aber auch Moleküle aufgenommen, die sich an dendritischen und Endothelzellen, Erythrozyten und Thrombozyten befinden. Andererseits gehören andere typische Oberflächenmoleküle der Leukozyten, wie z.B. Antigenrezeptoren und HLA-Moleküle, nicht zur CD-Nomenklatur. Die Zuweisung der Nummer erfolgt nach der Identifizierung eines CD-Antigens mit Hilfe von zwei unabhängigen monoklonalen Antikörpern, der Kenntnis dessen chemischer Struktur, genetischer Lokalisation und Zellexpression. Analyse der CD-Antigene erfolgt immunologisch, z.B. für FACS (→ Durchflusszytometer)-Analyse und hat diagnostische Bedeutung (z.B. verringerte Ratio von CD4$^+$ zu CD8$^+$ Lymphozyten in → AIDS).

CD1. Glykoproteinmolekül, das sich mit → β2-Mikroglobulin zu einem den → HLA-Antigenen der Klasse I ähnlichen Dimer zusammenschließt. CD1 ist grundsätzlich weniger polymorph als die α-Kette der HLA-Antigene I, und wird von nur etwa fünf Genen am Chromosom 1 kodiert. Es ist an der Oberfläche von Makrophagen, kortikalen Thymozyten (→ cTEC), B-Zellen, dendritischen Zellen, und hochspezifisch an → Langerhans-Zellen zu finden. Die Unterklassen CD1a, CD1b, and CD1c nehmen an der → Antigenpräsentation von mikrobieller Lipid- und Glykolipidantigenen teil. Vor allem → T-Lymphozyten mit *gamma/delta* → TCR erkennen CD1-präsentierte Antigene (CD1-Restriktion). CD1d präsentiert auch → Autoantigene an → NK T-Zellen. Diesem Mechanismus wird Bedeutung bei der Entstehung von immunologischer → Toleranz zugeschrieben.

CD2. Ein Transmembranglykoprotein, das sich vor allem an Thymozyten, NK-Zellen und reifen → T-Lymphozyten befindet. Funktioniert als Korezeptor oder akzessorisches Molekül im T-Zell-Rezeptorkomplex und wird auch als → LFA-2 bezeichnet. CD2 ist die Struktur, an welche Schaferythrozyten adsorbiert werden, was in der Vergangenheit in verschiedenen Rosettentests zur Bestimmung der T-Lymphozytenzahl im peripheren Blut angewandt wurde (→ E-Rosette). Heutzutage werden für diesen Zweck fluoreszenzmarkierte → monoklonale Antikörper und → Durchflusszytometer verwendet. Der natürliche Ligand für CD2 ist das Adhäsionsmolekül → LFA-3.

CD3. Ein Komplex aus mindestens fünf Polypeptidketten in reifen T-Zellen, der nicht-kovalent mit dem → T-Zellrezeptor (TCR) verbunden ist und zur Immunglobulin-Superfamilie gehört *(Abb. 23)*. Der CD3-Komplex inkludiert gamma-, delta-, epsilon-, zeta- und eta-Ketten (Untereinheiten). Die CD3-Gamma- und Delta-Ketten sind nicht verwandt mit den Gamma/Delta-

Ketten der TCR. Die Funktion von CD3 ist, das Signal von TCR in das Zellinnere zu übertragen.

CD4. Ein zur Immunglobulin-Superfamilie gehörendes 55-kDa-Glykoprotein, das ein typisches Oberflächenmerkmal der Helfer-T_H-Lymphozyten ist. In einer wesentlich kleineren Anzahl von Kopien ist es aber auch an der Oberfläche von Makrophagen, Monozyten, dendritischen Zellen, Langerhans-Zellen und einigen weiteren Zellen zu finden. CD4 ist ein Erkennungselement der T-Helferzellen für HLA-II-Antigene. Bei der Erkennung von Petiden mit → HLA II durch den T-Zell-Rezeptor, assoziiert CD4 an HLA II und festigt die Interaktion. CD4 dient als ein Rezeptor für das Hüllprotein gp120 des → AIDS verursachenden → HIV.

CD5. Ein einkettiges Glykoprotein, das sich an reifen B- sowie → T-Lymphozyten sowie → Thymozyten befindet. Je nachdem, ob es anwesend ist, können B-Zellen in zwei Sublinien unterteilt werden: CD5$^+$ und CD5$^-$. CD5$^+$-Zellen bilden natürliche Antikörper vor allem der Klasse IgM, die bei der Beseitigung schadhafter oder unbrauchbarer körpereigener Antigene und Zellstrukturen eine Rolle spielen. Eine erhöhte Anzahl von CD5$^+$-Zellen beobachtete man bei einigen Autoimmunkrankheiten (juveniler → Diabetes mellitus, → Hashimoto-Thyreoiditis, → systemischer Lupus erythematosus). Die Ursache der erhöhten Autoantikörperbildung kann in der Tatsache liegen, dass die CD5$^+$-Zellen IL-10 bilden, welches die Aktivität der T_H1-Zellen inhibiert. Dadurch verschiebt sich das T_H1/T_H2-Gleichgewicht in Richtung erhöhte Aktivität der T_H2-Zellen und erklärt die verstärkte Autoantikörperbildung. Das B-Zellspezifische Molekül → CD72 ist ein natürlicher Ligand für CD5.

CD7. Differenzierungsantigen an pluripotenten hämatopoetischen Zellen, Thymozyten, und an einem Hauptteil der peripheren T-Zellen. CD7 ist beteiligt in Zelladhäsionsvorgängen und ein Signalrezeptor auf T-Zellen.

CD8. Ein Transmembranglykoprotein, das Teil der Immunglobulin-Superfamilie und ein typisches Oberflächenmerkmal zytotoxischer T-Lymphozyten ist. CD8 ist ein Erkennungselement der zytotoxischen T-Zellen für HLA I Antigene. Bei der Erkennung von Peptiden mit → HLA I durch den T-Zell-Rezeptor, assoziiert CD8 an HLA I und festigt die Interaktion.

CD10 → CALLA.

CD11. Eine Familie aus drei Glykoproteinen (CD11a, CD11b (Mac1, Mo1) und CD11c), die kombiniert mit jeweils einer (invarianten) β-Kette (CD18) drei unterschiedliche heterodimerische Leukozyten-Adhäsionsmoleküle ($β_2$-Integrine; → Integrine) ergeben: (1) → LFA-1 (CD11a/CD18), (2) Mac-1 (Makrophagenantigen-1) oder CR3 (CD11b/CD18), (3) gp150/95 oder CR4 (CD11c/CD18). Sie nehmen besonders an Adhäsionsreaktionen zwischen Leukozyten und Gefäßendothelzellen bei der Initiierung von Entzündungsreaktionen (→ Entzündung) teil. Die Liganden (Gegenrezeptoren) für CD11a/CD18 an Endothelzellen sind die Adhäsionsmoleküle ICAM-1 (CD54) und ICAM-2 (CD102). Liganden für CD11b/CD18 sind CD54 und die Komplementkomponente iC3b; Ligand für CD11c/CD18 ist Fibrinogen.

CD13. Auch gp150. Glykoprotein exprimiert an Kolonien-bildenden Einheiten von humanen Granulozyten-Monozyten-Progenitorzellen (cfu-gm). Es hat Enzymfunktion (Aminopeptidase) und wird auch in Geweben, besonders in Assoziation mit Membranen gefunden und ist in manchen Tumoren (Leukämien, Schilddrüsenkarzinom) exprimiert.

CD14. Glykolipid-verankertes Membran-Glykoprotein an myelomonozytären Zellen, wie Monozyten, Makrophagen, Granulozyten, dendritischen und Epithelzellen. Korezeptor für die Bindung von bakteriellen Lipopolysacchariden. Er wirkt dabei mit dem Tollähnlichen Rezeptor TLR4 (→ Toll/IL-1-Rezeptoren) zusammen, welcher der Effektorrezeptor für diese Bindung ist. CD14 dient auch als ein Rezeptor für Phagozytose der apoptotischen Zellen (→ Apoptose) durch Makrophagen. Dieser Typ der Phagozytose ist nicht mit einer Entzündungsreaktion verbunden.

CD15. Ein adhäsives Polysaccharidantigen, das als sialyl-Lewis^X-Antigen bezeichnet wird, gehört zu den → Lewis Blutgruppenantigenen. Es befindet sich an der Oberfläche von neutrophilen und anderen Leukozyten. Es reagiert durch schwache Adhäsionsinteraktionen mit den Selektinen E und P (→ Selektine) an der Oberfläche von Gefäßendothelien, was die Basis für das Rollen der Leukozyten entlang eines Endothels (→ Entzündung) ist. Das CD15 Kohlenhydratantigen akkumuliert auch in humanen Tumoren und wird in den Blutstrom sezerniert. Die Karbohydrateinheit kann weiters mittels Fucose und Sialinsäure modifiziert sein. Monoklonale Antikörper können die Subtypen dieser Antigene in Seren von Tumorpatienten unterscheiden. Sialyl-ssea-1 (engl. *stage-specific embryonic antigen* – Stadien-spezifisches embryonales Antigen) ist erhöht in Seren von Patienten mit einer Vielzahl von Tumoren.

CD16. Das Differenzierungsantigen, das die Funktion eines niedrigaffinen Fc-Rezeptors für IgG (FcγRIII) innehat. Es befindet sich an der Oberfläche von neutrophilen Granulozyten, Makrophagen, eosinophilen Granulozyten und NK-Zellen. Es erleichtert die Phagozytose von durch IgG-Antikörper opsonisieren Partikeln und nimmt an der → ADCC-Reaktion teil. Es gilt als ein typisches Merkmal der → NK-Zellen.

CD18. Zelloberflächen Glykoproteine der β2-Integrine (→ Integrine), die nicht-kovalent an die alpha-Ketten der → CD11 Familie von Leukozyten-Adhäsionsmolekülen gekoppelt sind. Ein Defekt in diesem Gen verursacht das → LAD- (Leukozytenadhäsions-Defekt) -Syndrom.

CD19. Ein sich an der Oberfläche aller → B-Lymphozyten befindendes Antigen. Es stellt daher ein charakteristisches Merkmal dieser Zellen dar, ist Teil des B-Zell-Korezeptorkomplexes und reguliert die B-Zellproliferation.

CD20. Ein unglykolysiertes Phosphoprotein, vorhanden nur an der Oberfläche der Ig-positiven → B-Lymphozyten, jedoch nicht an B-Progenitorzellen. CD20 ist ein Regulator der transmembranen Ca^{2+}-Gradienten und spielt eine Rolle in B-Zellaktivierung und Proliferation.

CD21. Antigen an der Oberfläche der → B-Lymphozyten (ein typisches Merkmal dieser Zellen) und an dendritischen Follikelzellen. CD21 ist ein Komplementrezeptor (CR2) für die iC3b, Cd und C3dg- → Komplement-Fragmente und wird als Rezeptor durch das → Epstein-Barr-Virus ausgenützt (→ Burkitt-Lymphom) *(Abb. 24)*.

CD22. Ein typisches Oberflächenantigen aller → B-Lymphozyten. Es verschwindet bei der Verwandlung des B-Lymphozyten zur Plasmazelle (Antikörper-sezernierende Zelle).

CD23. Der niedrigaffine Rezeptor für das Fc-Fragment von IgE (FcεRII), ist unter anderem an B- und T-Lymphozyten, Makrophagen, Epithelzellen exprimiert, und spielt eine Rolle in der IgE-vermittelten → Antigen-Fokussierung.

CD25. Ein einkettiges Glykoprotein, das die α-Kette des Rezeptors für Interleukin-2 (→ IL-2R) bildet. Es befindet sich an aktivierten → T- und → B-Lymphozyten, und → Makrophagen.

CD26. Zelloberflächen-Glykoprotein und Serinprotease, auch bekannt als Dipeptidyl-Peptidase IV, die eine Rolle in der Lymphozytenaktivierung spielt. CD26 bindet auch an die Adenosindesaminase der → T-Lymphozyten-Oberfläche.

CD27. Dimerisches Membran-Glykoprotein an → T-Lymphozyten und → NK-Zellen. Aktivierung von T-Zellen über deren TCR erhöht die CD27 Expression an der Oberfläche. Es ist auch ein Marker für Gedächtnis-B-Zellen in der Peripherie (→ Memory-Zellen).

CD28. Ein Glykoprotein-Homodimer, das an → T-Lymphozyten zu finden ist und dessen Ligand das Antigen CD80 (→ B7) an → Antigen-präsentierenden Zellen oder → B-Lymphozyten ist. Die Interaktion zwischen CD28 und CD80 bietet den Lymphozyten das zweite – kostimulierende Signal an, das für ihre Aktivierung und die T-Zell Lymphokinproduktion unentbehrlich ist (→ Kostimulation).

CD29. Beta-1-Ketten der β1-Integrine (→ Integrine), die als Heterodimere nichtkovalent mit den alpha-Ketten der → CD49-Familie (CD49a-f) assoziiert sind. Es ist an ruhenden und aktivierten Leukozyten vorhanden und ist ein Marker für den Gesamtgehalt an „sehr späten Aktivierungsantigenen" (engl. *very late activation antigens*) an Zellen.

CD30. Normalerweise präsent an einer kleinen Zahl von Zellen in Lymphknoten und Tonsillen *in vivo*, kann aber *in vitro* in einer weitaus größeren Zahl an Zellen induziert werden. CD30 ist ein Tumormarker für sogenannte ki-1 Lymphome und in manchen Fällen von lymphoider Papulose, Mycosis fungoides und → Hodgkin-Lymphom.

CD31. Ein Adhäsionsmolekül, das als **PECAM-1** bezeichnet wird. Es ist an der Oberfläche von Granulozyten, Monozyten, Makrophagen, → B-Lymphozyten, NK-Zellen und Thrombozyten zu finden. Es ist weiters hochexprimiert an Endothelzellen und besonders konzentriert in deren Verbindungen, und daher von grundsätzlicher Bedeutung bei der transendothelialen Migration von Leukozyten in den Entzündungsherd (→ Entzündung).

CD32. Der niedrigaffine an der Oberfläche von Monozyten, neutrophilen, eosinophilen Granulozyten und B-Zellen sich befindende Fc-Rezeptor für aggregiertes IgG (FcγRII).

CD34. Glykoproteine an unreifen hämatopoetischen Zellen und Endothelzellen. Sie sind die einzigen Antigene, deren Expression innerhalb des Blutsystems beschränkt auf eine kleine Zahl von Progenitorzellen im Knochenmark ist.

CD35. Das CR1-darstellende (→ Komplementrezeptor für C3b und C4b) Antigen. Es befindet sich an vielen Zellen, einschließlich neutrophilen und eosinophilen Granulozyten, Monozyten, B-Zellen und Erythrozyten. Es hat eine wichtige Rolle bei der Eliminierung zirkulierender Immunkomplexe.

CD36. Leukozyten-Differenzierungsantigen und Haupt-Glykoprotein auf Blutplättchen (Thrombozyten), vorhanden auch an Monozyten, Endothelzellen, Mamma- (Brust-) Epithelzellen, und vielen kultivierten Zelllinien. Spielt eine wichtige Rolle in Adhäsion, Signaltransduktion und Hämatopathologie. CD36 ist auch der Rezeptor für → Thrombospondin. Personen mit CD36-Mutationen sind empfänglicher für Malariainfektion. Erythrozyten, die mit dem Malariaerreger Plasmodium falziparum infiziert sind, adherieren an CD36 von Endothelzellen, Thrombozyten und Leukozyten.

CD40. Das kostimulierende Molekül, das an der Oberfläche von → B-Lymphozyten zu finden ist. Es hat das Molekül CD40L (→ CD154) an der Oberfläche von Helfer-T-Lymphozyten als Ligand. Die Interaktion zwischen CD40 und CD40L bieten der B-Zelle das zweite Signal an, das für ihre Umwandlung zur Antikörper-sezernierenden Plasmazelle notwendig ist.

CD41. α-Kette des β3-Integrins GPII, welches Fibrinogen, Fibronectin, von-Willebrand-Faktor und Thrombospondin bindet. Exprimiert an Thrombozyten und Megakaryozyten.

CD43. Sialophorin. Ein weit verbreitetes Membran-assoziiertes Mucin. Es ist das Haupt-Sialoglykoprotein der Thymozyten und reifen T-Zellen und hat eine intrazelluläre Domäne.

CD44. Ein integrales Transmembranmolekül, das an der Oberfläche von reifen T- und B-Zellen, medullären Thymozyten, Granulozyten, Makrophagen, Fibroblasten, Erythrozyten und Thrombozyten zu finden ist. Es wirkt als ein Rezeptor für die Hyaluronsäure, und diese Interaktion mediiert das Binden von Lymphozyten an die HEV (*high endothelial venules*) in den Lymphknoten. Es ist daher ein → Addressin. Weitere Adhäsionsreaktionen betreffen die zwischen Leukozyten und Gefäßendothelzellen bei der Initiierung der Entzündungsreaktion, aber auch bei der Absiedelung von Tumorzellen im Prozess der Metastasierung. Im Einklang damit wird eine verstärkte Expression von CD44 an metastasierenden Zellen oder z.B. an Epithelzellen von Patienten mit Asthma bronchiale festgestellt.

CD45. Auch LCA (engl. *leukocyte common antigen*); ein hochmolekulares Transmembranglykoprotein, exprimiert an der Oberfläche von Leukozyten und deren Vorläufer. Die CD45 Familie besteht aus mehreren Mitgliedern, die alle Produkte eines einzigen Gens sind, die sich aber voneinander durch ihr relatives Molekulargewicht unterscheiden (180–240 kDa). Es kommt in mindestens acht Isoformen vor, unter denen das CD45RA-Molekül ein typisches Merkmal naiver T-Zellen und CD45R0 das Merkmal für → Memory- und aktivierte T-Zellen ist. Die einzelnen Isoformen unterscheiden sich durch ihr Molekulargewicht, alle besitzen aber einen zytoplasmatischen Teil mit → Tyrosinphosphatase-Aktivität. CD45 Expression ist notwendig für Signalling durch den T-Zell-Rezeptor. Es stellt einen Marker für die Phänotypisierung von Tumoren dar.

CD46. Regulierender Faktor des Komplementsystems, auch MCP (das Membran-Kofaktorprotein), ist an der Oberfläche blutbildender und anderer Zellen zu finden. CD46 regelt die Komplementaktivierung durch Spaltung der C3b-Komponente, wodurch die Aktivierung weiterer Komponenten in ihrer Nähe unmöglich gemacht wird (→ Komplement). Seine Anwesenheit an den Trophoblastzellen trägt zur Toleranz des Fetus durch die Mutter bei. Aus der Klinik weiß man auch, dass Frauen, deren Trophoblastzellen kein CD46 aufweisen, ihre Feten verlieren. Ähnlich wirkt auch ein weiterer Regulationsfaktor des Komplementes → DAF (CD55).

CD49. CD49a–f stellen die α-Ketten der β1-Integrine dar (→ Integrine).

CD50. Ein interzelluläres Adhäsionsmolekül ICAM-3, das den Ligand für LFA-1 (→ CD11) darstellt, zur Superfamilie der Immunglobuline gehört und an verschiedenen Leukozyten zu finden ist.

CD51. Bildet mit β3 Kette CD61 das β3-Integrin Vitronectinrezeptor (→ Integrine). Interagiert mit Vitronectin, von Willebrandfaktor, Fibrinogen und → Thrombospondin. Exprimiert an Thrombozyten und Megakaryozyten.

CD54. Ein interzelluläres Adhäsionsmolekül → ICAM-1, dessen Ligand LFA-1 (→ CD11) ist und das hauptsächlich an Endothelzellen und dendritischen Follikelzellen zu finden ist. Es spielt auch eine Rolle als Rezeptor für Rhinoviren.

CD55. Auch *delay accelerating factor* (→ DAF) genannt; ein an Phosphatidylinositol gebundene einkettiges Glykoprotein, das weit verbreitet an der Oberfläche von blutbildenden und anderen Zellen zu finden ist. Es wirkt als ein Regulator des Komplementsystems (→ Komplement), indem es die Bildung der C3 Konvertase verhindert und dessen Spaltung fördert, und dadurch die Bildung des → MAC verhindert (→ Komplementregulation).

CD56. Die 140 kDa Isoform von → NCAM (Neuralzell-Adhäsionsmolekül), welche ein wichtiges Differenzierungsantigen der NK-Zellen darstellt. NCAM ist auch an Nervengeweben und in Tumoren exprimiert.

CD57. Antigene Oligosaccharid-Determinante, prinzipiell an NK Zellen und T-Zellen vorkommend. Über seine Rolle in der Immunantwort ist noch wenig bekannt.

CD58. Ein einkettiges Adhäsionsglykoprotein, das an blutbildenden und anderen Zellen, besonders stark an Makrophagen zu finden ist. Es wird auch als LFA-3 bezeichnet (Leukozytenfunktions-assoziiertes Antigen-3) und ist der Ligand für das Antigen → CD2 (→ LFA-2), welches Antigen-spezifische T-Zell-Aktivierung fördert.

CD59. Kleines Glykoprotein an hämatopoetischen und anderen Zellen. CD59 reguliert die zytolytische Aktivität von → Komplement, indem es an C8 und C9 bindet und die Bildung von → MAC verhindert.

CD61. Die β-Kette der β3-Integrine, welche Proteine der → extrazellulären Matrix bindet (→ Integrine).

CD62. Die Familie von Adhäsionsmolekülen (→ Selektine), die drei Mitglieder hat: **CD62E** – Selektin E (ist vor allem an Endothelzellen zu finden), **CD62L** – Selektin L (befindet sich an der Oberfläche von Granulozyten und Lymphozyten) und **CD62P** – Selektin P (ist an Endothelzellen und Thrombozyten zu finden).

CD64. Ein einkettiges Glykoprotein, das die Funktion des hochaffinen Fc-Rezeptors für IgG hat (FcγRI). Es kommt an Makrophagen und Monozyten vor.

CD66. Eine Familie von mindestens fünf Antigenen, die an neutrophilen Granulozyten (**CD66a**) bzw. allen Granulozyten (**CD66b**) und einigen Tumorzellen vorkommen. Zu ihnen gehört auch **CD66c**, ein typisches Antigen der neutrophilen Granulozyten und von Dickdarmkarzinomzellen und **CD66e**, das als karzinoembryonales Antigen bezeichnet wird.

CD72. Ein Heterodimer-Glykoprotein, das ein typisches Merkmal von → B-Lymphozyten und der Ligand für → CD5 ist.

CD73. 5´-Nukleotidase (→ 5´-Nukleotidase Defizienz).

CD79. Zwei Transmembran-Glykoproteine, die Bestandteile des B-Lymphozyten-Antigenrezeptors aller reifen → B-Lymphozyten sind (→ B-Zell-Rezeptor). **CD79a** ist eine Igα-Kette (sie wurde auch als MB1 bezeichnet), während **CD79b** eine *Igβ*-Kette (B92) ist.

CD80. Natürlicher Ligand für das T-Zellantigen → CD28. Befindet sich an aktivierten → B-Lymphozyten, sowie → Interferon-γ stimulierten Monozyten. CD80 an der Oberfläche aktivierter B-Zellen sowie durch Interferon-γ aktivierter Monozyten hat Bedeutung in der → Kostimulation. Bindung von CD80 an CD28 gibt ein kostimulatorisches Signal an die T-Zelle und regt die Zytokinproduktion signifikant an. Bindung an → CTLA-4 hat regulatorische Funktionen.

CD81. Kostimulatorisches Molekül innerhalb des B-Zell-Rezeptors, es wird auch → TAPA-1 genannt.

CD86. Ein dem CD80 strukturell verwandtes Molekül. Es ist hauptsächlich an Monozyten, aktivierten B-Zellen und Zellen in Keimzentren zu finden. Es wird auch als **B7-2** bezeichnet und sein Ligand ist → CD28.

CD88. Ein an Granulozyten, Mastzellen, Makrophagen und glatten Muskelzellen zu findendes Antigen. Es dient als Rezeptor für das → Anaphylatoxin C5a.

CD89. Ein an der Oberfläche von neutrophilen Granulozyten, Monozyten, Makrophagen, T- und B-Zellen zu findendes Antigen. Es hat die Funktion des spezifischen, hochaffinen Rezeptors für IgA (FcαRI).

CD95. Das → Fas-Molekül.

CD102. Ein Adhäsionsmolekül, das zu der Immunglobulin-Superfamilie gehört und an Endothelzellen, Lymphozyten und Monozyten zu finden ist. Es wird auch als → ICAM-2 bezeichnet. Sein Gegenrezeptor an Leukozyten ist Integrin LFA-1 (→ CD11).

CD106. Ein vaskuläres Zell-Adhäsionsmolekül (VCAM-1); ist an Endothelzellen zu finden und reagiert bei transendothelialer Migration der Leukozyten mit den VLA-4-Molekülen an deren Oberfläche (CD49d/CD29) (→ Entzündung).

CD114. Es ist an der Oberfläche von Granulozyten zu finden, wo es als Rezeptor für den Granulozyten-Kolonienstimulierenden Faktor (G-CSFR) dient.

CD115. An Monozyten, Makrophagen und in der Plazenta zu findendes Antigen. Es hat die Funktion des Rezeptors für den Makrophagen-Kolonien stimulierenden Faktor (M-CSFR).

CD116. Ein an Monozyten, Makrophagen, neutrophilen und eosinophilen Granulozyten, Fibroblasten und Endothelzellen zu findendes Antigen. Es hat die Funktion des Rezeptors für den Granulozyten- und Makrophagen-Kolonien stimulierenden Faktor (GM–CSFR).

CD117. Auch c-kit. Ein an Vorläuferzellen des Knochenmarkes zu findendes Antigen. Es hat die Funktion des Rezeptors für den Stammzellen-Wachstumsfaktor (SCFR), der als → c-kit Ligand bezeichnet wird.

CD118. Der Rezeptor für → Interferone α und β. Er kommt an der Oberfläche vieler Zellen vor.

CD119. Der Rezeptor für → Interferon-Gamma (IFN-γR); an Makrophagen, Monozyten, B-Zellen und Epithelzellen.

CD120. Es kommt in zwei Isoformen an vielen Zellen vor. Beide Isoformen, **CD120a** und **CD120b**, haben die Funktion des Rezeptors für Tumor-Nekrose-Faktoren (TNFRI, TNFRII). Jede kann TNF-α oder TNF-β binden.

CD121. Ein in zwei Isoformen vorkommendes Antigen. Beide Isoformen stellen Rezeptoren für IL-1 dar. **CD121a** ist IL-1RI und ist an → T-Lymphozyten, Thymozyten, Endothelzellen und Fibroblasten zu finden. **CD121b** ist IL-1RII, und kommt an B-Zellen, Makrophagen und Monozyten vor.

CD122. Ein Antigen an T- und → B-Lymphozyten, NK-Zellen und Monozyten. Es ist die β-Kette des Rezeptors für IL-2.

CD123. An der Oberfläche von blutbildenden Zellen, ist die α-Kette des Rezeptors für IL-3.

CD124. Der Rezeptor für IL-4 (IL-4R); Antigen an B- und → T-Lymphozyten und Endothelzellen.

CD125. Ein hauptsächlich an eosinophilen und basophilen Granulozyten zu findendes Antigen, ist die α-Kette des IL-5-Rezeptors.

CD126. Der Rezeptor für IL-6 an aktivierten B-Zellen und Plasmazellen.

CD127. Die α-Kette des Rezeptors für IL-7.

CD128. Ein Antigen an neutrophilen und basophilen Granulozyten und einigen Subpopulationen von → T-Lymphozyten, ist der Rezeptors für IL-8 (IL-8R).

CD130. Auch gp 130. Wird an aktivierten B-Zellen und Plasmazellen stark exprimiert, schwächer an Leukozyten und Endothelzellen, ist die β-Untereinheit des Rezeptors für → IL-6, → IL-11, → LIF und → Onkostatin M.

CD131. Kommt an Zellen der myeloiden Linie als die β-Kette der Rezeptoren für IL-3, IL-5 und GM-CSF vor.

CD132. Ein an einer Vielzahl von Zellen exprimiertes Antigen, wirkt als die γ-Kette der Rezeptoren für IL-2, IL-4, IL-7, IL-9 und IL-15.

CD136. Kommt an Makrophagen als der Rezeptor für den Makrophagen-stimulierenden Faktor vor.

CD141. Befindet sich an Endothelzellen. Es wird als Thrombomodulin bezeichnet.

CD143. Wird durch einige Populationen von Endothelzellen exprimiert. Es ist das Angiotensin-konvertierende Enzym (ACE) (→ Kininasen).

CD147. Ein an Endothelzellen, Monozyten, einer Subpopulation der T-Zellen, Thrombozyten und Erythrozyten zu findendes Antigen. Es wird auch als *Neurothelin* bezeichnet und ist ein Indikator der Metalloproteinasen der → extrazellulären Matrix. *Basigin* ist ein homologes Molekül und bei Hühnern an Endothelien der Blut-Hirnschranke exprimiert.

CD152 → CTLA-4.

CD154. Ein Mitglied der Superfamilie der Tumor-Nekrose-Faktoren (TNF), der → CD40 Ligand. Wird durch aktivierte T-Zellen, Mastzellen und basophile Granulozyten gebildet.

CD161. Ein an NK-Zellen und einem Teil der T-Zellen exprimiertes Glykoprotein. Sein Molekül enthält eine Typ C Lektindomäne und ist der Rezeptor der NK-Zellen (NKR-P1).

CD162. Auch PSGL-1 (P-Selektin Glykoprotein Ligand); ist an der Oberfläche von Granulozyten, Monozyten und → T-Lymphozyten zu finden. Es ist der Ligand für P-Selektin und nimmt daher an der Anlagerung (*tethering*) und am Rollen (*rolling*) von neutrophilen Granulozyten und T-Zellen am Gefäßendothel teil (→ Entzündung).

CD178 → Fas-Ligand.

CD183. Der Chemokinrezeptor CXCR3 (→ Chemokine).

CD184. Der Chemokinrezeptor CXCR4 (→ Chemokine).

CD195. Der Chemokinrezeptor CXCR5 (→ Chemokine).

CD204. Der „Scavenger"-Rezeptor an Makrophagen und Monozyten. Er kommt vor allem bei der → Phagozytose von oxLDL zur Geltung (→ Atherosklerose, → Schaumzellen).

CD210. Hat die Funktion des Rezeptors für IL-10 (IL-10R).

CD212. IL-12R.

CD213. IL-13R.

CD217. IL-17R.

CD220. Rezeptor für Insulin.

CD230. Rezeptor für das Prionprotein (→ Prion).

CD242. ICAM-4.

CD247. Die → T-Zell-Rezeptor Zeta-Kette.

CDC. → Komplement-abhängige Zytotoxizität (engl. *complement dependent cytotoxicity*, CDC). Mechanismen der humoralen Abwehr. Nach Aktivierung von → Komplement wird über die Komponenten der terminale Kaskade MAC (→ Komplement, Membranangriffskomplex) in Zielzellen insertiert. Die führt zur Lyse der Zelle und ist ein Mechanismus der natürlichen Abwehr zur Bekämpfung von Fremd- oder Tumorzellen. Pathophysiologisch spielt in der Überempfindlichkeit Typ II die CDC eine wichtige Rolle. Besonders Medikamente können sich an Zelloberflächen von Erythrozyten, oder Thrombozyten binden, von Antikörpern spezifisch erkannt werden und zur Komplementaktivierung über den klassischen Weg führen. Alternativ können Selbstantigene CDC und damit autoimmunhämolytische Erkrankungen auslösen (→ autoimmune hämolytische Anämie, → autoimmune thrombozytopenische Purpura, → autoimmune Neutropenie, → Agranulozytose).

cDNS. Komplementäre DNS; das DNS-Molekül, das zur isolierten → mRNS komplementär ist. Sie kann mittels der viralen reversen Transkriptase nach der Vorlage der mRNS synthetisiert werden. cDNA kann als eine Sonde für die Lokalisierung des zugehörigen Gens im nativen DNS-Molekül durch Hybridisierung verwendet werden (→ Southern Blot), oder kann in doppelsträngige DNS geklont werden (→ Genklonierung).

cDNS Bibliothek (engl. *cDNA library*). Alle mRNS Moleküle einer tierischen, menschlichen oder pflanzlichen Zelle werden mittels des Enzyms Reverse Transkriptase in cDNS (komplementäre DNS) umgeschrieben, dann in → Vektoren wie Plasmide oder Bakteriophagen insertiert (kloniert), welche die genetische Information in einem geeigneten Wirt (Bakterien, Hefe etc.) in Proteine übersetzen. Im Gemisch aller entstehenden Klone trägt jeder ein anderes DNS-Fragment und exprimiert ein anderes Genprodukt. Nach Vereinzelung (Klonierung) können mittels z.B. eines Antikörpers (monoklonaler oder polyklonaler Antikörper) jene Klone, die das passende antigene Fragment exprimieren, identifiziert werden. Im Unterschied zu → genomischen Bibliotheken erfasst die cDNS Bibliothek nur jene DNS, die zu diesem Zeitpunkt in der Ausgangszelle durch mRNS gerade transkribiert wurde, aber keine Introns oder Pseudogene. Durch → rekombinante DNS-Technologie sind viele Antigene und Allergene kloniert worden, eine Voraussetzung für ihre Expression als rekombinante Proteine.

CDR (complementarity determining region). Hypervariable Abschnitte der Immunglobulinketten und ein Bestandteil der variablen Bindungsstelle der Antikörper für Antigene, die die Antigen-Spezifität determiniert (→ Immunglobuline, hypervariable Domäne) *(Abb. 13 und 46).*

CEA (carcinoembryonic antigen). *D*as karzinoembryonale Antigen (→ CD66). Es ist im fetalen Endodermgewebe zu finden und wird erst wiederum an der Oberfläche von neoplastischen Zellen exprimiert (→ onkofetale Antigene). Gilt als Tumormarker, speziell beim Dickdarmkarzinom.

centiMorgan (cM). Die Einheit für Chromosomenlänge, wird in der Genetik beim Genommapping verwendet. Sie stellt die Entfernung zwischen zwei Genloci im DNS-Molekül dar, die eine 1%-ige Rekombinationsfrequenz aufweisen.

Cetuximab. Chimärischer monoklonaler Antikörper zur passiven Immuntherapie bei Tumoren (→ epidermale Wachstumsfaktor-Rezeptoren).

CFU (colony forming unit). Kolonien-bildende Einheit. Die Einheit, in welcher die Zahl anzüchtbarer Zellen angegeben wird. Damit wird die Anzahl von einzelnen Zellen, Zellaggregaten oder Mikroorganismen, die zur Kolonienbildung auf einem festen Nährboden in der Lage sind, vergleichbar.

CFU-S. Eine experimentelle Methode zur Bestimmung der ungefähren Zahl blutbildender Stammzellen (→ Stammzellen). Sie wird an Mäusen durchgeführt. Die Mäuse werden zuerst bestrahlt und dann wird ihnen Knochenmark unbestrahlter Mäusen injiziert, wodurch sich ihr Immunsystem erneuert. Die injizierten Zellen bilden Kolonien an der Milz (engl. *spleen,* daher auch die Abkürzung *CFU-S*). Jede Kolonie stellt das Nachkommen einer blutbildenden pluripotenten Stammzelle dar.

CGD → chronische Granulomatose.

cGMP → zyklisches Guanosinmonophosphat.

CH$_{50}$. Die Einheit, die sich auf 50%-ige Lyse von Erythrozyten bezieht, und die in Anwesenheit von antierythrozytären Antikörpern (→ Amboozeptor) zur Messung der hämolytischen Aktivität von Komplement verwendet wird (→ Komplement).

Chaperone. Begleitende Proteine, welche die räumliche Gestaltung anderer Proteinmoleküle kontrollieren, indem sie unrichtige Faltungen reparieren oder missgefaltete Proteine inaktivieren. Dadurch schützen sie vor unproduktiven oder schädigenden intermolekularen Interaktionen. Sie gehören zu den → Stressproteinen oder → Hitzeschockproteinen. Sie können als Enzyme, sog. *Unfoldasen,* durch Missfaltung funktionsunfähig gewordene Proteine reparieren und in biologisch voll aktive umwandeln *(Abb. 25).* Diejenigen begleitenden Proteine, die keine Unfoldase-Aktivität besitzen und deren Primärfunktion es ist, die funktionelle Raumstruktur der Proteinkette (ihr richtiges Zusammenfalten im Raum – *folding*) zu erhalten, werden als *Chaperonine* bezeichnet.

Chediak-Higashi Syndrom. Eine Form von Phagozytendysfunktion, charakterisiert durch okulokutanen Albinismus, hohe Inzidenz lymphoretikulärer Neoplasien und rekurrenter eitriger Infekte. Die Fusion der Phagosomen mit den Lysosomen und daher der Abbau pathogener phagozytierter Bakterien ist gestört. Funktionsdefekte des lysosomalen und Zytoskeletonapparates werden nicht nur in neutrophilen Leukozyten sondern auch in anderen Zellen des Menschen festgestellt. Vermutlich liegt die Ursache in einem defekten *LYST-Gen*, dessen Produkt die Funktion eines Regulators der Lysosomenbewegung (lysosomal trafficking regulator protein) im Zellinneren hat. Man beobachtet abnormale Lysosome, sichtbar als riesige azurophile Granula, in vielen Zellen. Sie führen auch zu fehlerhafter Pigmentverteilung. Die an CHS leidenden Patienten zeigen auch eine verringerte NK-Aktivität. Die Erkrankung wird autosomal rezessiv vererbt. Es gibt keine Kausalbehandlung und die Prognose ist sehr schlecht. Die betroffenen Personen erreichen das Erwachsenenalter nur selten, weil Infektionen nicht bewältigt werden können und Komplikationen, zumeist Lymphom-ähnliche Syndrome, auftreten. Beim Tier stellen die → Beigen Mäuse ein Modell von CHS dar; diese Mäuse leiden an gleiche Abnormitäten, einschließlich des defekten *LYST-Gens*. Ähnliche Erkrankung kommt auch bei Katzen, Rindern und Nerzen vor.

Chemokine. Eine Superfamilie von mehr als 40 kleinen basischen Proteinen (mit M_r zwischen 8.000 bis 12.000), die zu den → Zytokinen gehören, auch wenn sie von einigen Autoren zu einer selbständigen Gruppe der Mediatoren gezählt werden. Sie wirken bei Konzentrationen von 1 bis 100 μg/mL über spezifische Rezeptoren (→ Chemokinrezeptoren) vor allem als chemotaktische Faktoren für verschiedene Leukozyten, wovon auch ihre Bezeichnung stammt (*chemo*taktische Zyto*kine*), aber auch als ihre Aktivatoren. Sie werden von praktisch allen Zellen produziert und ihre Bildung wird durch Infektionserreger, exogene Reizstoffe und mehrere Zytokine induziert. Sie haben wichtige Entzündungs- und Regulatoraktivitäten, vor allem gegenüber blutbildenden Zellen und für den Verkehr (→ trafficking)

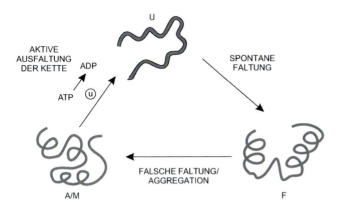

Abb. 25. Wirkung der Chaperone als Ausfaltenzyme – Unfoldasen. Molekulare Chaperone (Faltungshelferproteine) nehmen die Funktion als Unfoldasen (Proteinentfaltungsenzyme) an. U – ungefaltete (*unfolded*) und daher funktionsunfähige Konformation der Proteinkette. F – richtig gefaltetes (*folded*), funktionsfähiges Molekül; die richtige Faltung ergibt sich in der Regel spontan nach der Proteinsynthese. A/M – Aggregation durch unrichtige Faltung (*Aggregation/Misfolding,*) und daher funktionsunfähige (biologisch inaktive) Konformation. Der A/M Zustand kann durch das Ausfaltenzym u (*Unfoldase*) repariert werden.

von Lymphozyten zwischen Kreislauf und lymphatischen Organen. Sie sind fähig, die Expression von Integrinen und ihrer Liganden an Leukozyten und Endothelzellen zu induzieren, wodurch sie den Adhäsionsprozess regulieren. Chemokine nehmen weiters an der Regulation der Angiogenese teil und hemmen die Apoptose verschiedener Zellen. Sie werden als zweitrangige entzündungsunterstützende Zytokine betrachtet, denn sie sind weniger pleiotrop (Vielzahl an Wirkungen) als die erstrangigen Zytokine (IL-1, IL-6, TNF-α usw.). Sie werden auch als **Interkrine** bezeichnet. Dieser Name entstand aus der Bemühung, diese zwei Gruppen der entzündungsunterstützenden Zytokine, die weder strukturell noch genetisch verwandt sind, voneinander zu unterscheiden. Die einzelnen Polypeptide der Chemokin-Superfamilie können in vier Unterfamilien untergeteilt werden, in Abhängigkeit davon, ob die ersten zwei unter den nicht austauschbaren Zysteineinheiten in ihren Molekülen nebeneinander liegen (-C-C-) oder ob sie durch eine (-C-X-C-) oder drei andere (-C-X-X-X-C-) Aminosäuren (X) getrennt sind, bzw. ob sie nur aus einem Paar von Zysteineinheiten (-C-) bestehen (*Abb. 26*). Die -C-X-C-Unterfamilie wird auch als α-Chemokine oder *CXC-Chemokine* bezeichnet; gemäß der neuesten Nomenklatur werden sie als **CXCL-Chemokine** bezeichnet, wobei der Buchstabe L für Ligand steht, um sie von ihren Rezeptoren zu unterscheiden, für welche der Buchstabe R reserviert ist. Ihre Gene befinden sich am menschlichen Chromosom 4. Zu den α-Chemokinen gehören z.B. → IL-8, das Aktivierungsprotein-2 der neutrophilen Granulozyten (NAP-2), der Thrombozytenfaktor-4 (TF-4), welche chemotaktische und Aktivierungsfaktoren vor allem für neutrophile Granulozyten sind. Die Unterfamilie -C-C- ist auch als β-Chemokine oder *CC-Chemokine* bekannt und ihre Gene befinden sich am Chromosom 17. Die β-Chemokine (**CCL-Chemokine**) wirken chemotaktisch vor allem auf Monozyten und Makrophagen, aber auch auf eosinophile und basophile Granulozyten, Monozyten und Makrophagen. Zu den CC-Chemokinen gehören z.B. das chemotaktische Protein der Monozyten (→ MCP1 bis MCP-5), das Entzündungsprotein der Makrophagen (→ MIP-1, MIP-3), → RANTES (CCL-5) und → Eotaxin, das ein besonders wirkungsvolles Chemotaxin für eosinophile Granulozyten ist. **CL-Chemokine** haben bislang nur ein Mit-

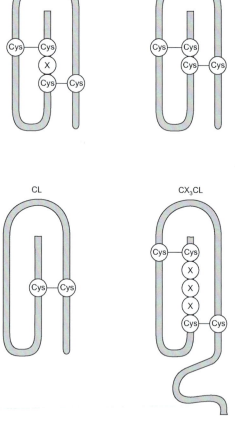

Abb. 26. Die molekulare Struktur der vier Chemokin-Subfamilien. C – Cystein, X – beliebige Aminosäure, L – Ligand; Cys-Cys – Disulfidbrücken.

glied, Lymphotaktin, ein chemotaktischer Faktor für → T-Lymphozyten und NK-Zellen, nicht aber für neutrophile Granulozyten und Makrophagen. Sein Gen befindet sich am Chromosom 1. Auch die **CXXXC-** (CX_3CL) **Chemokine** haben nur ein Mitglied – Neurotaktin (oder Fraktalkin), dessen Gen sich am Chromosom 16. befindet. Es wird auch durch Mikrogliazellen produziert und kann daher auch zu → Neurokinen gezählt werden.

Chemokinese. Stimulierte, aber im Einzelnen zufällige Zellbewegung, z.B. der migrierenden Leukozyten.

Chemokinrezeptoren. Die Chemokinrezeptoren sind an verschiedenen Zellen zu finden, und außer der Entzündungsregulierung sind sie auch an anderen Aktivitäten beteiligt. Die CXC-Chemokine wirken über fünf bisher bekannte Rezeptoren, die als CXCR-1 bis CXCR-5 bezeichnet werden. Für CC-Chemokine sind 10 Rezeptoren bekannt (CCR-1 bis CCR-10), für Neurotaktin wurde bisher nur ein Rezeptor CX_3CR-1 identifiziert. Ähnlich gibt es nur einen bekannten Rezeptor für Lymphotaktin – XCR-1. CCR-5 oder CXCR4 sind Korezeptoren für → HIV-1 und spielen daher eine wichtige Rolle in der Pathogenese von → AIDS. In Experimenten an Mäusen hat es sich gezeigt, dass CCR2, dessen Ligand → MIP-1 ist, eine entscheidende Rolle bei der Initiierung von → Atherosklerose spielt.

Chemolumineszenz. „Kaltes Licht". Kommt durch einen Redoxvorgang zustande: Ein Molekül liegt in einem energetisch angeregten Zustand vor, und gelangt durch Energieabgabe in Form von Licht in den stabileren Normalzustand (→ Singlett-Sauerstoff).

Chemolumineszenz-Immunanalyse (CIA). Eine immunchemische Methode zur Bestimmung der Konzentration eines Antigens (Haptens) oder eines Antikörpers, wobei einer dieser zwei Reaktanten mit einer chemolumiszierenden Substanz markiert ist (→ Chemolumineszenz). Bei Chemolumineszenz-Immunanalysen werden am häufigsten Luminol, Isoluminol oder das Enzym Luziferase eingesetzt.

chemotaktische Faktoren. Stoffe, die gerichtete Zellbewegung, *Chemotaxis*, verursachen. Sie werden kurz als *Chemotaxine* oder *Zytotaxine* bezeichnet. Es wird zwischen endogenen und exogenen Chemotaxinen unterschieden. Zur Gruppe der endogenen Chemotaxine gehören vor allem → Chemokine und einige weitere → Zytokine, einige → Prostanoide und Fragmente einiger Proteine (z.B. Fibrin oder Fibronektin). Die typischen Vertreter exogener Chemotaxine sind einige N-Formylmethionin enthaltende Oligopeptide der Bakterien (z.B. N-Formyl-Methionyl-Leucyl-Phenylalanin).

Chemotaxis. Aktive Bewegung der Phagozyten oder Zellen allgemein in der Richtung (*positive Chemotaxis*) oder gegen die Richtung (*negative Chemotaxis*) des Konzentrationsgradienten des → chemotaktischen Faktors. Es handelt sich um eine stimulierte und gerichtete Zellmigration.

chimärische Antikörper. Antikörper, zusammengesetzt aus Teilen stammend aus unterschiedlichen Spezies. z.B. die variable Domäne stammend aus einem Maus-monoklonalen Antikörper, die konstante Domänen z.B. vom Menschen (→ humanisierte Antikörper) *(Abb. 37).*

Chimärismus. Eine Mischform; das Nebeneinander-Leben von Zellen oder Molekülen genetisch unterschiedlicher Individuen im selben Organismus. Diese Situation tritt bei → Transplantationen von Knochenmark oder Stammzellen sowie bei → Transfusionen auf und kann in Langzeit-Überlebenden

Chondroitinsulfat

zu milden Hämolyseformen durch chronische → Graft-versus-Host- oder → Host-versus-Graft-Reaktion führen. Physiologisch tritt Chimärismus auf, wenn fetale Zellen im mütterlichen Kreislauf nach der Schwangerschaft oft noch jahrzehntelang weiterleben.

Chondroitinsulfat. Aus sich wiederholenden Einheiten der Glukuronsäure und sulfatiertem N-Azetylgalaktosamin zusammengesetzte Glykosaminoglykan-Polymere mit hydrophilen und anionischen Eigenschaften. Es ist in Proteoglykanen gebunden und stellt einen Hauptbestandteil der → extrazellulären Matrix und des Bindegewebes des Menschen und der Tiere dar.

Chromatin. Das anfärbbare (griech. *chroma* – Farbe) Material im Zellkern der → Eukaryoten (besonders in der Interphase der → Zellteilung). Es setzt sich aus DNS und begleitenden Histonproteinen zusammen, die *Nukleosome* bilden.

Chromatographie. Eine physikalisch-chemische Methode der analytischen oder präparativen Trennung von gasförmigen oder Stoffen in flüssigen Lösungen zwischen zwei Phasen: einer stationären und einer mobilen. Nach dem Separationsprinzip gibt es Adsorptions-, Separations-, Ionenaustausch-, Gel-, Gas- und flüssige Chromatographie unter hohem Druck (*High Pressure Liquid Chromatography*, HPLC) oder schnell und unter Druck (*Fast Pressure Liquid Chromatography*, FPLC). Affinitätschromatographie kann man zur Reinigung von verschiedenen Antikörpern, Antigenen oder Haptenen oder für ihre Isolierung verwenden.

chronisch aktive Hepatitis → Autoimmun-Hepatitis.

chronische Granulomatose (engl. *chronic granulomatous disease – CGD*). Ein schwerer Erbdefekt der → NADPH-Oxidase, jenes Enzyms welches für den → respiratorischen Burst der → Phagozyten verantwortlich ist. Bei CGD ist daher die Bildung von Superoxid und folglich auch von Wasserstoffperoxid vermindert, welche beide für die Tötung der phagozytierten Mikroorganismen notwendig sind (→ Myeloperoxidasesystem). Die neutrophilen Granulozyten und Monozyten von durch CGD betroffenen Kindern sind nicht fähig, katalasepositive Mikroorganismen (wie z.B. → Staphylokokken, Enterokokken, Pseudomonas, Candida, Aspergillen usw.) zu töten. CGD manifestiert sich in rekurrenten (ständig wiederkehrenden) Infektionen, die schwer zu behandeln sind und vorzeitig zum Tod führen. Bei CGD sind Untereinheiten der NADPH-Oxidase betroffen, nämlich Subeinheiten gp91^{phox} oder p21^{phox} von Zytochrom b$_{558}$. Das Gen für gp91^{phox} befindet sich am X Chromosom. Bei seinem Fehlen oder Funktionsunfähigkeit entsteht die schwerwiegendste Form von CGD. Die so betroffenen Knaben überleben die erste Dekade ihres Lebens nicht. Eine ähnlich schwere Form von CGD verursacht auch der Defekt des Gens, das p21^{phox} kodiert und das sich am Chromosom 16 befindet. Seine Vererbbarkeit ist auch autosomal rezessiv. Der gleiche Erbmechanismus gilt für Defekte der Gene, die die Zytosolanteile der NADPH-Oxidase kodieren: p67^{phox}, p47^{phox} und p40^{phox}. In diesen Fällen sind die klinischen Erscheinungen etwas milder und ihnen kann meistens durch die Verabreichung von rekombinantem → Interferon-γ vorbeugt werden. Bei den meisten Patienten wird die Diagnose bereits im Kindesalter (die Prävalenz ist 1:200.000), bei einigen Patienten aber wird die Diagnose erst im Erwachsenenalter gestellt. Etwa zwei Drittel der Patienten weisen eine Störung des Gens für gp91^{phox} auf, ein Defekt des Gens für p21^{phox} wird bei etwa 5% der an CGD leidenden Patienten festgestellt. Störungen der Zytosolproteine p47^{phox} kommen bei etwa 10% der CGD-Patienten und Störungen von p67^{phox} bei etwa 5% der CGD-Fälle vor.

chronisches Ermüdungssyndrom → Fatigue Syndrom.

CHS → Chédiak-Higashi-Syndrom.

Chymase → Mastzelle.

CIA (chemoluminescence immunoassay) → Chemolumineszenz-Immunanalyse.

CIA. Collegium Internationale Allergologicum (www.ciaweb.org).

CIC (circulating immune complex). Die Abkürzung für zirkulierende → Immunkomplexe.

Ciclosporin A (CsA). Ein aus Pilzen (*Tolypocladium inflatum*) stammendes, aus 11 Aminosäureeinheiten zusammengesetztes zyklisches Peptid. Es ist die wichtigste immunsuppressive Substanz, die als Arzneimittel in der Klinik verwendet wird, v.a. in der Transplantionsmedizin sowie bei der Behandlung mancher Autoimmunkrankheiten. Der Mechanismus seiner Wirkung beruht auf der Bindung an → Cyklophilin, darauf folgender Hemmung von Kalzineurin, Verminderung mehrerer Transkriptionsfaktoren, vor allem AP-3, NF-AT und NFκB, und die darauf folgende Blockade der Produktion von IL-2 und der Expression von → IL-2R durch T$_H$-Lymphozyten (→ T-Lymphozyten, Helfer). Es vermindert in der Folge auch die Ausschüttung von IL-3, IL-4, IL-5, IFN-gamma, GM-CSF und TNF-alpha.

CIE (crossed immunoelectrophoresis) → CRIE.

CIS. Klinische Immunologie Gesellschaft (www.clinimmsoc.org).

CJD → Creutzfeldt-Jakob-Krankheit.

c-Kit-Ligand. Ein Zytokin, das auch als **Mastzellen-Wachstumsfaktor** (engl. *mast cell growth factor* – MCGF) oder **Stammzellen-Wachstumsfaktor** (engl. *stem cell factor* – SCF) bezeichnet wird. Es bindet an c-Kit (→ CD117). c-Kit Ligand erhöht auch die über IgE ausgelöste Freisetzung von Histamin und Leukotrienen aus Mastzellen. Außerdem stimuliert es über den Tyrosinkinase-Rezeptor das Wachstum früher pluripotenter blutbildender Zellen im Zusammenwirken mit IL-3 oder IL-1α und wirkt synergetisch mit der Mehrheit der Wachstumsfaktoren bei der Stimulierung der Präkursorzellen der myeloischen und lymphatischen Linie.

cM. centiMorgan.

CML (cell-mediated lympholysis). Durch Zellen vermittelte Lymphozytenlyse. Sie ist die Basis der Methode, mit der *in vitro* die Wirkung zytotoxischer → T-Lymphozyten mittels → CTLp-Test verfolgt wird. Die Abkürzung *CML* bezeichnet auch *chronische myeloische Leukämie* sowie Komplement-mediierte Lyse (→ CDC, → Komplement, → MAC).

c-myc. Ein → Onkogen, dessen Proteinprodukt, der Transkriptionsfaktor c-Myc, an der Regelung der Zellproliferation teilnimmt. Bei vermehrter Produktion entstehen einige Tumoren, z.B. → Burkitt-Lymphom, Cervixhalskarzinom oder Lungenkrebs.

CNTF → neurotropher Ziliarfaktor.

Coated pits. Sind für → Endozytose von Makromolekülen (Nährstoffe, Viren etc.) bzw. Rezeptor-mediierte Endozytose spezialisierte Regionen (*pits* – Gruben) der Zellmembran, die vom Protein *Clathrin* korbartig bedeckt sind (*coated*) sind. Die Pits mit Inhalt werden dann durch Abschnürung in das Zytoplasma internalisiert und bilden *coated vesicles*, Vesikel, die immer noch mit Clathrin beschichtet sind.

Colizine. Antibiotisch wirksame Substanz aus Bakterien, die andere Stämme schädigt. Sie bedeuten einen Selektionsvorteil für Escherichia coli im Darm und werden durch → Plasmide (Col-Plasmide) kodiert.

Colitis ulcerosa. Chronisch entzündliche Darmerkrankung, die ausschließlich das Colon, und hier besonders das Rektosigmoid befällt. Die Patienten leiden in Schüben an Durchfall, Verstopfung, Übelkeit, Erbrechen, Bauchschmerzen, Blähungen, Gewichtsverlust und Erschöpfungszuständen, manchmal begleitet von Haut-, Augen- und Gelenksentzündungen. Es entsteht ein dichtes plasmo-lymphozytäres Infiltrat und Ulzerationen der Schleimhaut. Die Ätiologie ist nicht geklärt, in Frage stehen genetische Aspekte, Autoimmungenese (ein Autoantigen ist Tropomyosin), HLA-Assoziationen, und Umweltfaktoren. Experimentell ist die Oxazolone Colitis ein Modell für Colitis ulcerosa; kürzlich wurde gezeigt dass diese Th2-Typ Colitis durch hohe Spiegel an → IL-13 aus → NK-T Zellen verursacht wird. Charakteristisch sind „reparative" Schleimhautwucherungen (Polypenbildung). Colitis ulcerosa hat ein hohes Risiko der malignen Entartung und gilt als Präkanzerose.

Colony forming unit → CFU.

Colostrum. Kolostrum, Vormilch; eine in ml-Mengen produzierte eiweißreiche Muttermilch in den ersten 2–3 Tagen nach der Geburt, sie enthält hohe Mengen an sekretorischem IgA (10–20 mg/ml) (→ IgA).

common variable immunodeficiency (CVID) → variabler Immundefekt.

ConA. Concanavalin A; ein aus *Canavalia ensiformis* (die Jackbohne) isoliertes Lektin, das spezifisch die Monosaccharide α-D-Laktose und α-D-Glukose bindet. Diese Saccharide sind an den Glykoproteinmolekülen der Erythrozyten- und → T-Lymphozyten-Oberfläche zu finden. Als Ergebnis einer solchen Bindung werden die roten Blutkörperchen agglutiniert, T-Lymphozyten werden polyklonal aktiviert und beginnen sich durch Mitose zu teilen.

Concanavalin A → ConA.

Coombs-Test. Teste, mit deren Hilfe sich nicht-agglutinierende (inkomplette) Antikörper gerichtet gegen die Oberfläche von Erythrozyten bestimmen lassen. Sie wurden vom Britischen Immunologen *Robin R. A. Coombs* 1945 als Anti-Globulin-Tests vorgestellt. Beim **direkten Coombs-Test** (auch DAT, Direkter Antiglobulin Test) wird geprüft, ob auf Erythrozytenoberflächen univalente, nichtagglutinierende Antikörper sitzen. Isolierten Erythrozyten, an deren Oberfläche nichtagglutinierende (sogenannte univalente) Antikörper vermutet werden, werden → xenogene Antikörper gegen die konstante IgG-Domäne zugegeben (*Coombs anti-human globulin*). Sind Antikörper an den Erythrozyten tatsächlich gebunden, fällt der Test positiv aus und die Erythrozyten agglutinieren. Dieser Test wird als Beweis für das Vorhandensein von nichtagglutinierenden Antikörpern an Erythrozyten verwendet, z.B. können mütterliche anti-Rh(D)$^+$-Antikörper an der Oberfläche von fetalen Erythrozyten bei Rh-Inkompatibilität (→ Rhesus-System) sowie in Fällen von → autoimmunhämolytischer Anämie diagnoziert werden. Beim **indirekten Coombs-Test** prüft man nach, ob sich im Serum Antikörper gegen Erythrozytenantigene befinden. Dies wird routinemäßig beim → Crossmatch vor → Transfusionen durchgeführt. Serum des Patienten, welches vermutlich nichtagglutinierende Antikörper enthält, wird zu Erythrozyten des Donors zugegeben.

Wenn Antikörper gegen die Erythrozytenantigene (→ Blutgruppen) vorhanden sind, binden sie an die Donorzellen. Die Zellen werden dann gewaschen und wieder Antikörper gegen menschliches IgG zugegeben (*Coombs anti-human globulin*). Falls das Serum (*per se* nichtagglutinierende) Antikörper enthält, kommt es nun zur Agglutination der Erythrozyten.

COX → Cyclooxygenasen.

CpG. CpG ODN (Oligodesoxynukleotide) sind 18–24 bp (Basenpaare) lang und besitzen immunmodulatorische Fähigkeiten, ähnlich CpG Motiven in Bakterien-DNS. Diese CpG Motive werden nicht in eukaryontischer DNS, sondern nur in bakterieller DNS gesehen, welche durch sie immunstimulatorische Eigenschaften erhält. Sie bewirken eine Th1-Lymphozytenantwort mit IFN-γ, IL-12, IL-18-Produktion. CpGs stimulieren auch B-Zellen zur IL-10 Produktion, um der entzündlichen Antwort entgegenzuwirken. CpG werden als eine neue Klasse von Pharmakotherapeutika betrachtet, die besonders bei allergischen Erkrankungen, wie → Asthma bronchiale, als Immunmodulatoren eingesetzt werden sollen, um der dominanten Th2-Lymphozytenantwort entgegenzuwirken.

CR → Komplementrezeptoren.

C-reaktives Protein → CRP.

CREG (cross reactive group) → HLA-Typisierung.

CREST-Syndrom. Im Rahmen von → Sklerodermie kann man den Symptomenkomplex CREST: **C**alzinosis (Verkalkungen in der Haut), **R**aynaud Phänomen (Spasmen der Blutgefäße an Fingerendgliedern), **E**-Ösophagus-Dysmotilität (mit Schluckbeschwerden), **S**klerodaktylie (Spinnenfingrigkeit) und **T**eleangiektasien (Gefäßerweiterungen) assoziiert finden. In 20–40% werden Anti-Zentromer-Antikörper gefunden.

Creutzfeldt-Jakob-Krankheit (CJD). Eine durch Prione verursachte Krankheit im Menschen. Sie gehört daher zu der Gruppe der → Prionosen. Wegen der langen Inkubationszeiten (um 20 Jahre), wurden schon lange „langsame Viren" als Ursache angenommen (→ slow virus disease). Sie kommt in drei Formen vor: hereditär, spontan (sporadisch) und als die neue CJD-Variante. Die hereditäre Form wird von Eltern auf Kinder übertragen und stellt etwa 15% aller CJD-Fälle dar. Sie wird durch Punktmutationen im Gen für das Prionprotein verursacht. Die sporadische CJD-Form setzt in fortgeschrittenem Alter ein (55–70 Jahre), entwickelt sich sehr schnell, und ihre typischen klinischen Symptome schließen Demenz und Myoklonie (kurze Muskelkrämpfe) ein. Die neue Variante von CJD (vCJD) tauchte ab 1994 in Großbritannien auf und es wurde festgestellt, dass sie durch das gleichen Prion ausgelöst wird, das in Großbritannien die Epidemie der → bovinen spongiformen Enzephalopathie (BSE) auslöste. Sie hat eine geschätzte mittlere Inkubationszeit von 16 Jahren und betrifft jüngere Alterskategorien (18–38 Jahre) und endet tödlich, in der Regel innerhalb eines Jahres. Sie entstand durch das Durchbrechen der Interspeziesbarriere, mit größter Wahrscheinlichkeit beim Konsum von Nahrungsmitteln aus verseuchten Kühen. In den Jahren 1996–2003 verstarben allein in Großbritannien 140 junge Leute an der neuen CJD-Variante. Todesfälle an vCJD sind bereits auch in Frankreich verzeichnet worden.

CRIE. *Crossed radioactive immuno-electrophoresis* (gekreuzte radioaktive Immunelektrophorese); basierend auf CIE (*crossed immuno-electrophoresis*) → Immunelektrophorese.

Crohn-Krankheit → Morbus Crohn.

Crossed Immuno-Elektrophoresis → CRIE.

Crossmatch. *Kreuzprobe* vor Bluttransfusionen. Um eine Blutgruppenunverträglichkeit zwischen Spender und Empfänger vor einer Bluttransfusion zu erfassen, wird entweder großes (*major*) oder kleines (*minor*) Crossmatch durchgeführt: gewaschene Erythrozyten werden mit dem Serum des jeweils anderen vermischt um → Agglutination festzustellen. Großes Crossmatch ist bedeutender. Hier werden Spender-Erythrozyten (oder EDTA-Blut) mit Serum des Empfängers inkubiert. Sind natürliche Antikörper (→ Agglutinine, → Isoagglutinine) vorhanden, kommt es zur Agglutination. Kleines (minor-) Crossmatch funktioniert umgekehrt, also Donor-Serum wird mit Empfänger-Erythrozyten ausgekreuzt. Es ist zumeist weniger wichtig, weil vorhandene Isoagglutinine im Spendermaterial bei der Infusion in den Donor sehr verdünnt werden. Kann aber von Bedeutung in kleinen Patienten (Kindern) sein.

CR → Komplementrezeptor.

CRP (C-reaktives Protein). Es gehört zu den → Akute-Phase-Proteinen. Bei Entzündungsreaktion wird seine Konzentration im Blutserum hundert- bis tausendmal erhöht. CRP wurde 1930 durch *Tillet* und *Francis* im Serum eines Patienten mit → Pneumonie entdeckt. Der Name stammt von der Fähigkeit des CRP an das C-Polysaccharid aus *Pneumokokken* (→ Streptokokken) Zellwänden zu reagieren. Es gehört zur Familie der → Pentatrexine.

Cryptidine. Antibakteriell wirksame Peptide aus den Panethzellen des Darmes (→ Defensine).

CSF → Kolonien-stimulierende Faktoren.

cTEC. Kortikale Thymusepithelzellen. Hier werden „Selbst"-Peptide nur im Kontext mit MHC II Molekülen an CD4⁺ T-Zellen präsentiert. Die Fähigkeit der cTECs, dies zu tun, wird mit dem Gelingen der → positiven Selektion in Zusammenhang gebracht.

CTL → T-Lymphozyten, zytotoxische.

CTLA-4. CD152 (zytotoxische T-Zellen Antigen-4); ein T-Zell-Antigen, welches mit CD28 um Ligation mit dem kostimulatorischen Molekül B7 (CD80) der Antigen-präsentierenden Zelle kompetetiert. Ligation mit CD28 führt zur Zellaktivierung und Lymphokinproduktion, während Ligation mit CTLA-4 regulative (inhibierende) Funktion hat.

CTLp-Test. Der CTLp- (zytotoxische T-Lymphozyten Präkursoren) Test basiert methodisch auf der Kombination der primären gemischten Lymphozytenkultur (→ MLC – *mixed lymphocyte culture*) und einer sich anschließenden zellvermittelten Lymphozytolyse (*cell mediated lympholysis* → CML). Durch die definierte serielle Verdünnung (*limiting dilution*) von zytotoxischen → T-Lymphozyten (Effektor-Zellen) wird deren Wirkung auf die Zielzellen (Target-Zellen) quantifiziert.

Cyclooxygenasen (COX). Enzyme (COX-1 und COX-2), die in einer Vielzahl von Geweben anwesend sind, wo sie Bildung von → Prostaglandinen und → Thromboxanen aus *Arachidonsäure* katalysieren. Sie sind wichtige Ansatzpunkte für entzündungshemmende Arzneimittel, wie → nicht-steroidale Antiphlogistika und → Glukokortikoide. Cyclooxygenasen kommen in zwei Isoformen vor: COX-1 und COX-2 *(Abb. 63)*. *COX-1 ist ein konstitutives Enzym (es wird ununterbrochen synthetisiert) und seine Produkte (PGE_2, PGI_2 und TXA_2) sind wichtige zytoprotektive Faktoren der Magen- und Darmschleimhaut, sowie Regulatoren der Thrombozyten- und Nierenfunktion. *COX-2* kann vor allem durch Induktion synthetisiert werden, und kommt konstitutiv in kleinen Mengen im Gehirn, in den Nieren und einigen anderen Zellen vor. Durch die Wirkung proinflammatorischer Zytokine wird die COX-2 Bildung etwa um das 20-Fache erhöht, besonders in den Entzündungszellen, und es induziert auch wieder die Bildung großer Mengen an Prostaglandinen, die proinflammatorisch wirken. COX-2 ist, neben Phospholipase A2, ein wichtiges Zielmolekül der → Glukokortikoide, die wichtige entzündungshemmende Stoffe sind. → Nichtsteroide Antiphlogistika können auf COX-1 und/oder COX-2 inhibitorisch wirken. Die Inhibition von COX-1 verursacht relativ mehr Nebenwirkungen durch Wegfall der zytoprotektiven Wirkung, mit gastrointestinalen Ulcera und Blutungen. Therapeutisch ist daher COX-2 Inhibitoren bei Behandlung chronisch entzündlicher Zustände der Vorzug zu geben.

Cyclophilin. Eine 17 kDa Peptidyl-Prolyl-cis/trans Isomerase (PPIase) aus einer Multigen-Familie, ein zytoplasmatisches Protein mit → Proteinkinase-Aktivität. Es katalysiert die Phosphorylierung anderer Proteine, die dann die Transkription von Zytokinen, besonders in T_H-Lymphozyten (T-Lymphozyten, Helfer), aktivieren. Es zeigt eine hohe Affinität zum immunsuppressiven → Ciclosporin A. Das Immunsuppressivum FK506 greift auch an einem Rezeptor an, der eine Transisomerase ist.

Cyclophosphamid. Ein zyklisches Zytostatikum. Es muss durch mikrosomale Monooxygenasen metabolisch zur aktiven Komponente 4-Hydroxy-Cyclophosphamid (4HC), umgesetzt werden, dessen aktive Wirkform Phosphorsäureamidlost ist. Es alkyliert DNS und hat Strangbrüche und Vernetzungen der DNS-Stränge, sowie Vernetzungen der DNS mit Protein (*cross-links*) zur Folge. Es wirkt → Zellzyklus-spezifisch in der G2-Phase. Außer der Wirkung gegen Tumoren hat dieser Stoff auch wichtige immunsuppressive Wirkungen, speziell auf T- und → B-Lymphozyten und Antikörperproduktion und findet daher Anwendung bei Autoimmunerkrankungen. Die Nebenwirkungen sind Fieber, Übelkeit, Granulozytopenie, Lymphopenie, Anämie, Haarausfall, häufig Cystitis und Hämaturie, vorübergehend Leberfunktionsstörung.

Cystatine. Stammen aus Makrophagen und kommen im Speichel vor, wo sie durch ihre anti-adhäsive Wirkung gegen Bakterienbelag schützen.

D → D-Faktor, Serinprotease, die an der Komplementaktivierung durch den alternativen Weg beteiligt ist (→ Komplement), oder D, Diversitäts-Subgen (→ Diversität).

DAF (*decay-accelerating factor* – Zerfall beschleunigender Faktor) (CD55). Der Faktor welcher die Zerlegung der Komplementkonvertasen beschleunigt und dadurch die Komplementsystem-Aktivierung regelt (→ Komplement). Es handelt sich um ein Membranglykoprotein, das sich an der Oberfläche von normalen Erythrozyten, Leukozyten und Thrombozyten befindet. Seine physiologische Rolle besteht darin, diese Zellen vor Lyse durch autologes Komplement zu schützen. Bei seinem Mangel entsteht die → paroxysmale nächtliche Hämoglobinurie (→ Komplementdefizienzen)

DAG → Diazylglyzerol. Es gehört zu den zweiten Botenstoffen (engl. *second messengers*) innerhalb der Signaltransduktion, d.h. Stoffen, die Signale von Oberflächenrezeptoren in das Zellinnere übertragen.

Darmflora. Physiologische Besiedelung des Darmes durch Bakterien, spielt für die Entwicklung der mukosalen Immunität (→ MALT) eine wichtige Rolle, indem die Produktion der immunmodulierenden Zytokine IL-10 und TGF-β gefördert, und die Bildung und Sekretion von → IgA unterstützt wird. Nach der Geburt ist der Darm steril und wird in einer natürlichen Folge durch Bakterien besiedelt. Ausschlaggebend für die Zusammensetzung ist die Flora des Geburtskanals, des Darmes der Mutter, sowie der in der Nahrung enthaltenen Keime. Stillen des Kindes fördert die Besiedelung mit Laktobazillen und Bifidobakterien. Als erste siedeln sich Anaerobier wie Bacteroides, Bifidobakterien, Eubakterien sowie die fakultativ anaeroben Escherichia coli an. Absteigend nimmt die Zahl der unterschiedlichen Arten zu und im Kolon des Erwachsenen zählt man um die 400 Spezies. Die Zellzahl eines Erwachsenen liegt bei 1×10^{14}, wobei nur ein Zehntel menschliche Zellen ausmachen. Die residente, gesunde Flora (Eubiose) verhindert Besiedelung durch pathogene Organismen über Kompetition um Nährstoffe, E. coli produzieren auch Colizine, antibakteriell wirksame Substanzen. Laktobazillen und Bifidobakterien werden unter der Bezeichnung → Probiotika zahlreichen Nahrungsmitteln wie Joghurt zugesetzt.

Defensine. Eine Familie von antimikrobiell und zytotoxisch wirkenden Peptiden mit 29–34 Aminosäureeinheiten und M_r von 3500–4000, die in neutrophilen Granulozyten und Makrophagen von Säugetieren zu finden sind, kationisch sind und wie → Perforine wirken. Sie gehören zur den → Peptidantibiotika. Sie enthalten drei intramolekulare disulfidische Cysteinbrücken und haben eine β-Faltblattstruktur. Menschen produzieren insgesamt sechs verschiedene α-Defensine. Menschliche neutrophile Granulozyten enthalten vier α-Defensine, die als HNP-1 bis HNP-4 bezeichnet werden (*HNP = human neutrophil peptide*) und in den azurophilen Granula zu finden sind. Die restlichen menschlichen α-Defensine (HD-5 und HD-6) werden aus spezialisierten Dünndarmzellen freigesetzt (→ Paneth-Zellen). Die menschlichen β-Defensine (HBD-1 und HBD-2) werden von verschiedenen Epithelzellen produziert. Im Unterschied zu α-Defensinen in den neutrophilen Granulozyten und Paneth-Zellen befinden sich die β-Defensine nicht in zytoplasmatischen Granula, sodass ihre lokale Konzentration von ihrer Synthese und Sekretion abhängig sind. Defensine sind fähig, über ihre Perforinwirkung manche Bakterien und Pilze zu töten und Viren mit Oberflächenhüllen zu inaktivieren. Sie wirken zytotoxisch auch auf die Zellen des Wirtes und kommen daher bei Entzündungsprozessen und in der Tumorabwehr zur Geltung. Unlängst hat man ihre chemotaktische Wirkung bewiesen. Defensinmängel sind bisher noch nicht beschrieben worden, ihre Existenz wird aber für wahrscheinlich gehalten.

Defizienz spezifischer Granula (spezifische Granula-Defizienz). Sie tritt sehr selten auf, und betrifft neutrophile Granulozyten und Monozyten. Spezifische Granula (→ neutrophile Granula) enthalten einen Vorrat an Oberflächenrezeptoren, Effektor- und Regulationsmolekülen, die bei → Phagozytose benötigt werden. Die Defizienz hat eine schwache Chemotaxis, Adherenz und antimikrobielle Aktivität professioneller Phagozyten zur Folge, die sich durch schwere pyogene Infektionen manifestiert.

Degranulation. Ein aktiver Prozess, bei dem Mastzellen, neutrophile, basophile und eosinophile Granulozyten, sowie Thrombozyten durch Exozytose den Inhalt ihrer Zytoplasmagranula ins Phagolysosom, oder in die Umgebung freisetzen. Bei der Exozytose fusioniert die Granulamembran mit der Plasmamembran. Der Prozess findet gerichtet gegen die Oberfläche eines abzuwehrenden Partikels, wo z.B. die neutrophilen Granulozyten adherieren, statt und bleibt auf diese begrenzt. Ist der Partikel zu groß, entlassen die Zellen trotzdem ihre Inhalte. Dies wird als „frustrierte Phagozytose" bezeichnet.

Delayed Type Hypersensitivity (DTH). Überempfindlichkeit vom verzögerten Typ (Überempfindlichkeit Typ IV).

Denaturierung. Ein Prozess, bei dem die Raumstruktur (Konformation) der Proteine und Nukleinsäuren verändert wird. Da die Struktur Voraussetzung für die Funktion eines Moleküls ist, verlieren sie häufig ihre biologische Aktivität und werden unlöslich.

dendritische epidermale T-Zellen (DETC) → intraepitheliale Lymphozyten.

Dendritische Zellen. Nicht-lymphoide mononukleäre Zellen, die ähnlich wie Makrophagen an der Antigenpräsentation teilnehmen (→ Antigen-präsentierende Zellen). Sie stammen hauptsächlich aus der lymphatischen Linie, können sich aber auch aus der myeloischen Linie, ähnlich wie Makrophagen, bilden. Sie unterscheiden sich morphologisch von Makrophagen (durch dendritische/zahnförmige Ausläufer), durch grundsätzlich niedrigere phagozytäre Kapazität und durch eine kleinere Anzahl von Lysosomen im Zytoplasma *(Abb. 27)*. Dendritische Zellen haben in der Regel eine bessere Fähigkeit, Antigene zu präsentieren (→ Antigenpräsentation). Eine Ausnahme ist die → follikuläre dendritische Zelle, die unprozessiertes konformationell intaktes Antigen an ihre Oberfläche bindet. Dendritische Zellen befinden sich in allen Geweben außer im Gehirn und bilden eine heterogene Gruppe, da auch → Langerhans-Zellen der Haut, → interdigitierende Zellen im parakortikalen Bereich der Lymphknoten sowie → follikuläre dendritische Zellen in den lymphatische Organen zu ihnen zählen.

Dermale Dendrozyten. Phagozytische Zellen der Abwehr aus der myeloiden Linie

Dermatitis

mit dendritischem Phänotyp, die auch als Dendrophagen bezeichnet werden. Sie exprimieren → HLA Klasse II und → CD45, und kommen im Bindegewebe der Haut in der Nähe von Blutgefäßen vor. Wurden früher als Histiozyten bezeichnet.

Dermatitis. Sammelbegriff für entzündliche Hauterkrankungen, welche die äußersten Hautschichten Epidermis und Dermis betreffen. Abhängig von der Ursache kommt es unter anderem zu Rötung, Bläschen, Blasen, Papeln oder Quaddeln (→ Urtikaria), verbunden mit Juckreiz oder Schmerz, bei längerem Bestehen auch zu atrophischen Hautschäden, Hyperkeratosen und schmerzhaften Fissuren. Es gibt mannigfache Ursachen, z.B. chemische, aktinische (UV-Licht), toxische (Insektengifte) oder thermische (Hitze-, Kälteeinwirkung), Infektionen (Viren, Bakterien, Parasiten), → Überempfindlichkeit gegenüber exogenen (→ atopische Dermatitis, → Kontaktekzem, Dermatitis herpetiformis bei → Zöliakie), oder endogenen Antigenen (→ Autoimmunerkrankungen).

Dermatomyositis → idiopathische Myositiden.

Dermographismus. Bedeutet „Schreiben auf der Haut", dies ist normalerweise mit einem spitzen Gegenstand möglich, nach initialer Abblassung kommt es durch → Axonreflex zur lokalen und diffusen Rötung, und lokalisierter Quaddel, die jedoch nicht lange anhält. Bei → Urtikaria tritt dieses Phänomen verstärkt und verlängert auf (–30 Minuten) und wird als *roter Dermographismus* bezeichnet. Umgekehrt ist ein *weißer Dermographismus* bei → atopischem Ekzem zu beobachten, wo die Haut auf Grund von Engstellung der Blutgefäße etwa 30 Sekunden nach dem Reiz weiß wird anstatt zu erröten. Dies ist ein Hinweis auf die gestörte Interaktion zwischen Nervenfasern und Blutgefäßen.

Desensibilisierung. → Allergen-Immuntherapie. Behandlung IgE-vermittelter Allergien durch wiederholte Gabe steigender Dosen des Allergenextraktes (→ Allergen).

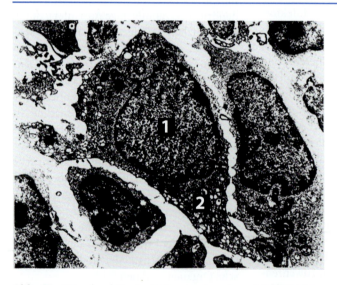

Abb. 27. Eine dendritische Zelle aus dem Lymphfollikel der menschlichen Milz (Vergrößerung 10.000×, mit freundlicher Genehmigung von Prof. J. Jakubovsky, Slowakische Republik). 1: Nukleus, 2: Dentritischer Ausläufer des Zytoplasmas.

Dexamethason. Ein synthetisches Kortisonderivat, es zählt zu den → Glukokortikoiden. Es besitzt hauptsächlich immunsupprimierende und entzündungshemmende Wirkungen. Es wird bei der Behandlung unzähliger Krankheitszustände eingesetzt, einschl. Gehirnödem, zur Unterdrückung chronisch entzündlicher Erkrankungen, bei Typ-I-Allergien, zur Reifung der Lungen bei Frühgeborenen sowie in der Diagnostik von Nebennierenerkrankungen. Dexamethason ist als leistungsfördernde Substanz auch auf der Doping-Liste im Sport.

D-Faktor. Das einzige Protein des Komplementsystems, das im Blut in aktiver Form zirkuliert. Bei der Komplementaktivierung durch den Alternativweg spaltet er den B-Faktor in Fragmente Ba und Bb und hat damit eine entscheidende Rolle bei der Entstehung der Konvertase des alternativen Weges und damit für → Opsonisation und Ausbildung des → MAC. Sehr selten ist seine genetisch (autosomal rezessiv) bedingte Defizienz: in solchen Fällen hat die betroffene Person nur etwa 1% der normalen Konzentration im Serum, was sich als exzessive Neigung zu Neisseria-Infektionen äußert.

DGfI. Deutsche Gesellschaft für Immunologie (*www.immunologie.de*).

Diabetes mellitus (DM). Eine Krankheit des Kohlehydrat-, Fett- und Proteinstoffwechsels, die als Folge eines relativen oder absoluten Insulinmangels, bzw. einer unzureichenden Insulinwirkung entsteht. Sie wird unterteilt in (1) Typ I: Autoimmun bedingt, es werden die β-Zellen in den Langerhans-Inseln der Bauchspeicheldrüse (Inselorgan) zerstört, die für die Produktion des Insulins verantwortlich sind. DM1 wurde früher als Insulin-dependent DM (IDDM) oder juveniler DM bezeichnet. Die Prädisposition für DM I wird immungenetisch mit den Histokompatibilitätsantigenen HLA-DR3, HLA-DR4 (diese beiden zusammen bei 95% der betroffenen), HLA-DQ2 und HLA-DQ8 assoziiert. Ein Tiermodell für DM I sind die → NOD-Mäuse. Man nimmt an, dass Virusinfektionen (Coxackieviren), vielleicht Impfungen, und zu frühes Umstellen der Säuglinge auf Kuhmilch ätiopathogenetisch eine Rolle spielen, indem sie über → molekulare Mimikry Autoimmunität gegen die β-Zellen der → Langerhansschen Inseln auslösen. Coxackieviren B haben Ähnlichkeit mit der Glutaminsäuredecarboxylase GAD der Bauchspeicheldrüsen β-Zellen. 80% der DM I-Patienten haben Autoantikörper gegen GAD und weiters gegen Tyrosin-Phosphatase. Die obengenannten HLA Allele weisen gute Bindungs- und Präsentationseigenschaften für bestimmte Viruspeptide auf und nähren so Autoimmunität gegen die β-Zellen: kreuzreaktive T-Helfer-Lymphozyten unterstützen Antikörperproduktion, aber besonders wirken auch autoaggressive zytotoxische T-Zellen an der Zerstörung des Inselorganes mit. Falls andere HLA-Antigene an den β-Zellen exprimiert werden, wird der Autoimmun-Prozess nicht in Gang gesetzt, denn diese können das pathogene Peptid nicht binden. Diese Theorie wird auch durch die klinische Erfahrung unterstützt, dass der Autoimmun-Prozess manchmal in der Anfangsphase durch immunsupprimierende Therapie noch gestoppt oder gemildert werden kann. Autoantikörper können aber nicht nur gegen Antigene der β-Zellen, sondern auch gegen Insulin gebildet werden. (2) Typ II DM. Entsteht durch Insulinresistenz und eine relative Insulindefizienz (→ Metabolisches Syndrom). Er wurde früher als Non-Insulin-dependent DM bezeichnet. (3) Andere spezifische Typen, z.B. genetische Defekte, Endokrinopathien. (4) Gestationsdiabetes.

Diaminooxidase (DAO). Histamin-abbauendes Enzym; → Histaminintoleranz.

Diapedese. Transendothelialer Zellenübertritt (Granulozyten, Lymphozyten und Monozyten) aus der Blutbahn (postkapillare Venolen) durch intakte Gefäßwand in das umliegende Gewebe *(Abb. 28)*. Durch → Chemotaxis werden die Zellen angelockt, mittels → Selektinen, wird der Kontakt zu Kohlenhydratantigenen am Endothel (→ Lektin-Saccharid-System) hergestellt, → Integrine stellen dann einen festeren Kontakt mit Adhäsionsmolekülen vom Typ → ICAM an das Endothel her und leiten die Diapedese ein, ein wesentlicher Schritt zur Exsudation im Rahmen der Entzündung.

Diazylglyzerol (DAG). Wird bei Zellaktivierung (von Lymphozyten oder Phagozyten) aus Phosphatidylinositol-4,5-Bisphosphat gebildet. Es wirkt als der zweite Bote, der das Aktivierungssignal von dem jeweiligen Membran-ständigen Rezeptor in das Zellinnere überträgt. Die Rolle von DAG ist es, das Enzym Proteinkinase C zu aktivieren, das dann Zellproteine phosphoryliert und sie dadurch funktionsfähig macht.

DIBA (dot-immunobinding assay) → Dotblot.

DiGeorge-Syndrom. Primär rezessive, genetisch bedingte Immunschwäche durch eine Deletion des kurzen Armes an Chromosom 22, mit unzureichend entwickeltem oder fehlendem → Thymus. Es wurde vom Endokrinologen *Angelo DiGeorge* etwa 1960 beschrieben. Die auftretenden kombinierten Defekte können als sogenannte CATCH22 Symptome zusammengefasst werden: kardiale Defekte, abnormale Facies (Ohr, Kiefer, Oberlippe), Thymushypopla-

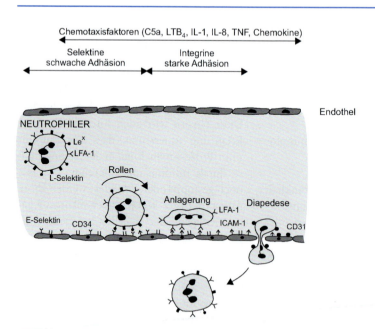

Abb. 28. Diapedese: Der Adhäsions- und Migrationsmechanismus der Leukozyten durch das vaskuläre Endothel. Chemotaktische Faktoren locken neutrophile Granulozyten entlang eines chemotaktischen Konzentrationsgradienten an das vaskuläre Endothel über dem Ort des Gewebeschadens. Selektine vermitteln zuerst schwache, Integrine stärkere Adhäsion ans Endothel, es erfolgt schließlich Diapedese und Austritt des Neutrophilen ins Gewebe.

sie, klaffender Gaumen (engl. *cleft palatae* – Gaumenspalte), Hypokalzämie, 22q11 Deletion. DiGeorge ist die zweithäufigste Ursache für angeborene Herzfehler (1 : 4000 Neugeborene). Weiters kommen Anomalien großer Blutgefäße vor. Durch den → Hypoparathyreoidismus kommt es zum Ausfall des Parathormons, das für die Kalziumhomöostase verantwortlich ist. Bei den betroffenen Kindern entsteht bereits in der ersten Lebenswoche akute Hypokalzämie mit tetanischen Erscheinungen. Innerhalb der ersten Monate entwickelt sich eine schwere Immunschwäche, die sich durch wiederholte Infektionen, hauptsächlich mit opportunen Pathogenen, manifestiert. Die Ursache ist die fehlende Thymusreifung der → T-Lymphozyten, deren Anzahl in der Zirkulation zwar normal ist, die aber funktionsunfähig sind und Antigene nicht erkennen und auch nicht auf Mitogenstimulation antworten. Die Funktion der → B-Lymphozyten sowie die IgM Immunglobulinspiegel sind meistens normal, jedoch können → Isotypswitch fehlen, und die → Affinitätsreifung von Antikörpern sind meist durch fehlende hypersomatische Mutationen gestört. Das betrifft besonders die Bildung spezifischer Antikörper, z.B. nach Impfungen. Seit 1968 werden als Therapie Thymustransplantationen gemacht, weiter sind Knochenmarkstransplantate von gesunden Zwillingen eine Option. Es können Thymushormonen und Immunglobulinpräparaten verabreicht werden. Die Prognose ist variabel und von der Lymphozytenzahl, von Infektionen und der Stärke des Herzfehlers abhängig. Viele Kinder sterben innerhalb des ersten Jahres.

Differenzierungsantigen. Beliebiges Makromolekül, das mit einem Antikörper (meistens monoklonalen) festgestellt werden kann, das während eines gewissen Differenzierungsstadiums des jeweiligen Zelltyps exprimiert wird. → CD-Nomenklatur.

Differenzierungsfaktoren. Stoffe (meistens Zytokine), die die Zellentwicklung bis zu einem gewissen Differenzierungsstadium regeln.

Disintegrine. Peptide, die ursprünglich aus Schlangengift isoliert wurden und welche die Adhäsionseigenschaften der Integrine und damit die Blutgerinnung durch Plättchenaggregation inhibieren. Sie beinhalten die Arginin-Glycine-Asparaginsäure Sequenz (rgd) Sequenz. Das RGD-Tripeptid bindet an Integrin Rezeptoren und inhibiert kompetetiv die normale Integrin-Liganden Interaktion. Disintegrine aus der Sandrassel-Otter (*Echis carinatus*) werden Echistatine genannt. Es wird mit der Anwendung von Disintegrinen als entzündungshemmendes und Antitumorarzneimittel experimentiert.

Dissoziationskonstante → Äquilibriumkonstante.

Diversität. Vielfalt der Möglichkeiten für Antigenerkennung durch → Antigenrezeptoren der B- und T-Zellen. Durch Umlagerungen und Rekombinationen von Gensegmenten, die für die variable Domänen der schweren und leichten Ketten der Rezeptoren kodieren, entsteht rekombinatorische Diversität. Durch Kombination unterschiedlicher schwerer und leichter Ketten beim Bau der Antikörper bzw. der α- und β-Kette des T-Zell-Rezeptors entsteht → kombinatorische Diversität. Die schwere Kette der Antikörper erhält zusätzlich ein Produkt des Diversitäts-Subgens D, um die Vielfalt zu erhöhen. Ungenauigkeit und Anknüpfung von N- und P-Nukleotiden bei der Zusammensetzung der Gensegmente ergibt zusätzlich die → junktionale Diversität. Zusätzlich können noch extra N- und P-Nukleotide in schweren und leichten Ketten eingefügt werden (N-Diversität). Alle diese Mechanismen zusammen bewirken eine ungeheure Variabilität der möglichen Immunantwort, die als → Repertoire bezeichnet wird.

DGAI. Deutsche Gesellschaft für Allergologie und Klinische Immunologie (*www.dgaki.de*).

DNS. Die Desoxyribonukleinsäure, das genetische Material aller Zellen und vieler Viren. Ihr Molekül ist ein aus vier Nukleotidtypen – Adenin, Guanin, Cytosin, und Thymin – zusammengesetztes Polymer. Jedes Nukleotid enthält phosphorylisierte 2-Desoxyribose, die durch N-Glykosidbindung an einer Base haftet. Zwei DNS Moleküle liegen komplementär in einem Strang zusammen, der eine typische Doppelhelix-Konformation einnimmt, normalerweise ist DNS also doppelsträngig (dsDNS). Für die Aufklärung der DNS-Struktur bekamen *James Watson* und sein Kollege *Francis Crick* 1962 den Medizin-Nobelpreis.

DNS-Bibliothek (engl. *DNA-library*). Eine Kollektion von DNS-Molekülen, abgeleitet von Restriktionsfragmenten, die in Vektoren kloniert wurden. Sie enthält sämtliche oder einen Teil der möglichen Nukleotidsequenzen (als DNS-Fragmente) aus dem → Genom eines Organismus.

DNS-Vakzine. Applikation von DNS oder Plasmiden zur genetischen Immunisierung führt zur zellulären und humoralen spezifischen Immunität. Der immunologische Mechanismus ist weitgehend unbekannt, vermutlich wird die Fremd-DNS ins Wirtsgenom integriert und durch körpereigene Zellen des Patienten translatiert. Die DNS wird mittels → Transfektions-Methoden (subkutane Injektion oder im experimentellen Tier, oder mittels Goldpartikeln durch eine „Gene-Gun" – Gen-Gewehr) in die Haut eingebracht. Eine weitere Möglichkeit ist, die hochentwickelten invasiven Mechanismen infektiöser Erreger auszunützen und DNS durch → Transduktion in den Empfängerzelle einzubringen. Diese Einbringung gelingt leichte über gepulste Zellen (→ pulsing), die durch unterschiedliche Methoden für die Aufnahme vorbereitet und daher empfänglicher sind. Die Transduktionseffektivität kann dadurch gesteigert werden. Einschleusung der Fremd-DNS kann mittels apathogener Bakterienstämme, z.B. Salmonella zur oralen Applikation, erfolgen. Viele klinische Studien mit DNS-Vakzinen gegen u.a. → HIV-Infektion, Malaria, → Hepatitis B, Tumoren (Neuroblastom, Brustkrebs, Melanom etc.) sind im Gange.

DNS-Virus. Ein Virus, dessen genetisches Material aus einsträngiger oder zweisträngiger DNS besteht. Zu den Hauptgruppen von Viren mit einer doppelsträngiger DNS (dsDNS Viren) gehören Papovaviren, Adenoviren, Herpesviren, Pockenviren und große Bakteriophagen. Einzel- (single) strängige DNS- (ssDNS) Viren sind z.B. Parvoviren und Bakteriophagen phiX174 und M13, die für *E. coli*-Bakterien infektiös sind.

Dolly → Klon.

Dotblot. Auch DIBA (*dot-immunobinding assay*). Eine immunchemische Methode, die als eine Modifikation der „Immunoblot-Technik" entstand. Sie verwendet eine Nitrozellulosemembran, auf die das Antigen punktförmig (engl. *dot* – Punkt) aufgebracht wird. Immunreaktivität gegen das anwesende Antigen wird nach Zugabe eines spezifischen Antikörpers (oder Antiserums) bestimmt, indem gebundene spezifische Antikörper in einem zweiten Schritt durch einen Enzym- oder radioaktiv markierten Anti-Antikörper detektiert werden. Die Stärke der Reaktion kann, ähnlich wie im → ELISA je nach der Intensität der Färbung quantifiziert werden.

Down-Syndrom. Es wird durch eine Extrakopie des Chromosoms 21 neben dem normalen diploiden Chromosomensatz, verursacht. Daher liegen Chromosomen 21 dreifach vor, die Erkrankung wird auch als *Trisomie 21* bezeichnet. Sie resultiert in mentaler Retardation, Immunstörungen (Schwächen der Antikörper- und zellulären Immunantwort, sowie Phagozytoseschwäche mit vermehrten Infektionen), und angeborenen Herzfehlern. Das typische Aussehen der Patienten hat auch die Bezeichnung *Mongolismus* zur Folge. Im Bereich des Chromosoms 21q22 befinden sich Gene für einige für das Immun- und Nervensystem wichtige Proteine (CuZn-Superoxid-Dismutase, β-Kette der leukoadhäsiven Integrine, Interferonrezeptoren → CD118 und → CD119 usw.). Ihre verstärkte Expression bewirkt Desorganisation von Thymus und abnormaler Reifung von → T-Lymphozyten, welches zu einer verstärkten Neigung für Infektionen, Tumoren und Autoimmunerkrankungen führt.

dsDNS. Doppelsträngige → DNS, vorhanden im Zellkern und mögliches Autoantigen für anti-dsDNS IgG und IgM Antikörper (→ systemischer Lupus erythematodes).

DTH (delayed type hypersensitivity) (Überempfindlichkeit vom verzögerten Typ). Durch Th1 sowie zytotoxische T-Zellen vermittelte Reaktion mit charakteristisch langsamer Dynamik, tritt 48–72 Stunden nach intrakutaner Verabreichung eines Antigens auf, gegenüber dem zelluläre Sensibilisierung besteht (→ Überempfindlichkeit Typ IV).

Durchflusszytometer. Fluoreszenz-aktivierter Zell-Sorter (FACS). Ein Gerät zur Analyse von Zellen, deren Oberflächenantigene (z.B. → CD-Antigene) mit Fluoreszenz-markierten Antikörpern nachgewiesen werden. Als Farbstoffe verwendet man vor allem das grün fluoreszierende Fluorescein-Isothiocyanat (FITC) oder das hellrot fluoreszierende Phycoerythrin (PE). Die Technik wird als Durchfluss-Zytofluorographie bezeichnet: Man misst die Fluoreszenz von Einzelzellen, die nacheinander durch einen schmalen Spalt fließen und dort mit Licht angeregt werden. Die Fluoreszenz jeder einzelnen Zelle kann gespeichert werden. Man erhält Auskunft über das Ausmaß der Lichtstreuung und damit die Zellgröße, als auch die Häufigkeitsverteilung einer Zellpopulation. Der Apparat ist mit zwei Detektoren ausgerüstet, welche die Zellen einerseits nach ihrer Fluoreszenzintensität und andererseits ihrer Größe verteilen. Die Zellgröße wird mittels Streuung des axial durchgehenden Lichts (*forward light scatter*) erfasst; die Granularität der Zelle wird mit seitlicher Lichtstreuung (*side scatter*) erfasst. Dadurch ist es möglich, Leukozyten in Lymphozyten, Granulozyten und Monozyten zu unterteilen. Die Software eines FACS Gerätes erlaubt, eine Fluoreszenzanalyse für auserwählte Zellpopulationen durchzuführen.

Dysgammaglobulinämie. Der ältere und selten benutzte Begriff für die Bezeichnung der (1) → selektiven Immunglobulindefizienz, d.h. eines mangelhaften Spiegels einer einzelnen Klasse oder Subklasse der Immunglobuline (→ selektive Immunglobulindefizienz), (2) → Hypogammaglobulinämie durch mangelnde Synthese von Immunglobulin, oder (3) vermehrte Synthese einzelner Immunglobuline (z.B. beim → Plasmozytom).

E

EAACI. Europäische Akademie für Allergologie und klinische Immunologie (*www.eaaci.net*).

EAE → experimentelle allergische Enzephalomyelitis.

EA-Rosette. Sie entsteht bei der Interaktion von Schafserythrozyten mit B-Zellen und hat eine ähnliche Form wie die → E-Rosette. Der Name ist von den Worten Erythrozyt (E) und Antikörper (A) abgeleitet. Erythrozyten werden mit IgG-Antikörpern beschichtet, die über ihre konstante Domäne an die Fc-Rezeptoren der B-Zelloberfläche binden. Die EA-Rosettenmethode erlaubte in der Vergangenheit, die Zahl der peripheren → B-Lymphozyten zu bestimmen. Sie war aber nicht spezifisch, denn auch andere Zellen mit Fc-Rezeptoren wurden damit erfasst (→ Rosetten-Technik).

ECA (endothelial cell antibodies). Antikörper gegen → Endothelzellen.

ECE. Endothelin-I-konvertierendes Enzym (→ Endotheline).

ECF. Chemotaktischer Faktor der eosinophilen Granulozyten, er wird aus Mastzellen bei → Überempfindlichkeit Typ I freigesetzt, es handelt sich um ein saures Peptid, das den Übertritt von eosinophilen Granulozyten aus intakten Blutgefäßen in den Entzündungsherd über → Chemotaxis regelt.

Echistatine → Disintegrine.

ECP. Eosinophilen kationisches Protein. Zusammen mit dem basischen Hauptprotein (engl. → major basic protein – MBP) stellt es die Grundkomponente des kristallinen Kernes der primären Granula im Zytoplasma eosinophiler Granulozyten dar. Es wirkt an einigen Parasiten zytotoxisch (z.B. an *S. mansoni*), und zwar über einen Mechanismus ähnlich dem der → Perforine.

EDRF (endothelium-derived relaxing factor). Ein aus dem Endothel stammender relaxierender Faktor. Kommt im Organismus in geringer Konzentration als Mediator und Überträgerstoff vor. Wegen seiner gefäßerweiternden Wirkung spielt er eine grundlegende Rolle in der Regelung von Blutdruck- und Blutdurchfluss. Es ist bewiesen, dass EDRF → Stickstoffmonoxid (NO) ist, welches die Guanylatcyclase anregt und vasodilatorisch wirkt. NO wird durch die → Stickstoffmonoxid-Synthase gebildet.

Effektorzellen. Zellen, die eine spezifische Immunantwort ausführen. In vielen Fällen werden → T-Lymphozyten, die durch ein Antigen aktiviert werden und dann auf das betreffende Antigen enthaltende Zielzellen zytotoxisch wirken, darunter verstanden. So spielt z.B. in zytotoxischen Assays die Effektor zu Target- (Ziel-) Zellratio eine entscheidende Bedeutung, um eine effektive Lyse der Zielzellen (z.B. Tumorzellen) zu erzielen. Für die B-Zellen sind die Antikörper-produzierenden Plasmazellen bzw. die Antikörper selbst die Effektoren.

EFIS (European Federation of Immunological Societies). Europäische Föderation der Immunologischen Gesellschaften. Eine

Organisation, die die Gesellschaften für Immunologie in den Europäischen Ländern vereinigt (*www.efis.org*).

EGF → epidermaler Wachstumsfaktor.

EGFR → epidermaler Wachstumsfaktor-Rezeptor.

EGIL-Schema. Entworfen von der Europäischen Gruppe für Immunologische Klassifikation der Leukämien (→ Leukämien).

EIA → Enzymimmunanalyse.

Eikosanoide. Metaboliten der Arachidonsäure. Sie werden auch als → Prostanoide bezeichnet und schließen → Leukotriene, → Lipoxine, → Prostaglandine, → Prostazyklin und → Thromboxane ein. Ihre Wirkungen sind sehr verschiedenartig, sie können vasodilatatorische oder vasokonstriktorische, bronchodilatorische oder bronchokonstriktorische Wirkungen (→ SRS-A) haben und Entzündungsreaktionen regulieren.

einfaches Gen. Ein Gen, das keine Introne und Exone enthält und dessen primäres Transkript (Übersetzung) nicht durch → Splicing angepasst wird.

Einkettenantikörper → single chain antibody.

ELAM-1 (endothelial-leukocyte adhesion molecule). Die veraltete Bezeichnung für E-Selektin (→ Selektine), ein Ahäsionsmolekül vom Lektintyp, das vor allem an Endothelzellen zu finden ist.

Elastase. Neutrale Proteinase (EC 3.4.21.37), die hauptsächlich in den azurophilen Granula der neutrophilen Granulozyten vorkommt. Sie wirkt antimikrobiell und kann die zytotoxische Wirkung des Myeloperoxidasesystems potenzieren. In der Entzündung spielt sie eine wichtige Rolle, da sie aus Granula der neutrophilen Granulozyten bei Abwehrreaktionen freigesetzt wird und Elastin, Kollagen, Fibrinogen, Fibronektin direkt degradieren und Endothelzellen lysieren kann. Das α1-Antitrypsin stellt eine wichtige Kontrollinstanz für Elastase dar. Die Zerstörung von elastischen Fasern spielt besonders bei der Entstehung des → Emphysems eine Rolle. Elastase-Mangel wurde beim → Chédiak-Higashi-Syndrom festgestellt.

Elastin. Ein Glykoprotein des Bindegewebes. Seine Monomere sind quervernetzt, was die Elastizität (Dehnbarkeit) seiner Faser sichert.

Elektroimmundiffusion. Eine ältere, nur wenig verwendete Bezeichnung für → Immunelektrophorese.

Elektrophorese. Eine analytische Separationsmethode, die Unterschiede zwischen Ladungen und dadurch der Bewegungsgeschwindigkeiten verschiedener Partikel (Zellen, Moleküle oder Ionen) in einer leitenden Matrix in einem elektrischen Feld nutzt. Sie verwendet zwei Elektroden in freier Lösung – *freie Elektrophorese*, oder einen mit leitender Lösung benetzten Träger, z.B. Filterpapier (*Papierelektrophorese*), oder Zelluloseacetat (z.B. in der → Serumelektrophorese) verschiedene Gele, wie z.B. Agar (*Agarelektrophorese*), oder Polyakrylamid (*Polyakrylamidelektrophorese*). Unterschiedliche Moleküle tragen unterschiedliche Ladungen, und werden sie dementsprechend in der Trägermatrix aufgetrennt, wo sie nach einer geeigneten Färbung sichtbare Zonen bilden (*Zonalelektrophorese*). Auf diese Weise kann man komplizierte Mischungen verschiedener Stoffe, z.B. Proteine aus einem Allergenextrakt analysieren, und daraus eine einzelne Substanz in reinem Zustand (in analytischen oder präparativen Maßstab) gewinnen. Die

Trennung in der Elektrophorese nach der Masse der Moleküle erfolgt in der → SDS-Polyakrylamidelektrophorese (SDS-PAGE), nach den isoelektrischen Punkten in der → isoelektrischen Fokussierung. Beide Techniken können in der zweidimensionalen Elektrophorese kombiniert werden, die z.B. in der → Proteomik angewandt wird. Die erhaltenen Proteinspots im Gel können weiter analysiert werden. Immunologische Analyse der getrennten Substanzen erfolgt im → Immunoblot (Western Blot), molekularbiologische Untersuchung aufgetrennter RNS oder DNS erfolgt mittels → Southern oder → Northern Blot.

elektrophoretische Methoden. Sie machen es möglich, einzelne Moleküle aus einer komplexen Mischung auf der Grundlage von unterschiedlichen elektrischen Ladungen auszusondern und zu identifizieren (→ Elektrophorese). Die *Zonenelektrophorese* wird hauptsächlich für die vorläufige Bestimmung der Anwesenheit pathologischer Immunglobuline im Blutserum oder zur Bestimmung von Veränderungen in ihren Konzentrationen (→ Gammopathien) eingesetzt.

ELISA (enzyme-linked immunosorbent assay) (Enzym-vermittelte Immunosorbent-Analyse). Ein Typ der → Enzym-Immunanalyse (EIA). Es handelt sich um eine immunchemische analytische Methode, die es erlaubt, auch sehr kleine Mengen von Antigenen, Haptenen oder Antikörpern in Lösungen quantitativ zu bestimmen. Nach Beschichtung einer Kunststoffplatte (ELISA Platte aus z.B. Polystyrol mit in der Regel 96 Näpfchen) mit einem Antigen oder Antikörper, wird die Probe zugegeben. In einem weiteren Schritt setzt man einen detektierenden Stoff zu (in der Regel ein → Antikörper), der mit einem Enzym markiert ist. Kommt es zu einer Bindung, kann die Reaktion durch Substratzugabe und Farbentwicklung sichtbar gemacht werden. Die Ablesung erfolgt in einem ELISA-Reader (Lesegerät).

ELISPOT (enzyme-linked immunospot). Eine immunchemische Methode, bei der Sekretionsprodukte von Zellen, wie z.B. Antikörper, Enzyme, Zytokine usw., basierend auf dem → EIA-Prinzip, bestimmt werden. Die sezernierten Produkte werden an einer Nitrozellulosemembran, über welcher die Zellen inkubiert worden sind, in Form von kleinen Punkten (engl. *spots*) immunologisch visualisiert. Es kann sowohl die relative Zahl der produzierenden Zellen als auch semiquantitativ die Sekretion bestimmt werden, indem über das Auge oder photooptisch in einem ELISPOT Reader ausgewertet wird.

Emphysem. Ein übermäßiges oder an ungewöhnlichen Stellen auftretendes Vorkommen von Luft, zumeist ist jedoch das Lungenemphysem gemeint. Dieses ist oft Endzustand einer chronischen Bronchitis. Es handelt sich um eine chronisch obstruktive Lungenerkrankung, das Expirium ist erschwert, da die Elastizität der Lungen durch Umbauvorgänge verloren ist. Eine besondere Rolle spielt das Rauchen (sowie andere Noxen aus der Atemluft) in der Emphysementstehung, da hierdurch neutrophile Granulozyten aktiviert werden, die in den Alveolen Abwehr ausüben und dabei → Elastase aus ihren Granula entlassen. Dieses Enzym wird normalerweise durch das → α1-Antitrypsin (AAT) aus der Leber abgebaut, zu viele Neutrophile verursachen aber einen relativen Mangel. Ein absoluter, primärer, angeborener α1-AAT Mangel kann in jungen Jahren ein Emphysem verursachen. Emphysem entsteht auch physiologisch beim Alterungsprozess, kompensatorisch nach Resektionen von Lungengewebe, oder als interstitielles Emphysem nach Verletzungen von außen. Bei allen Formen leidet der Patient an verminderter Lungenfunktion mit ungenügendem Sauerstoffaustausch und verminderter Belastbarkeit. Es kann sich ein Cor pulmonale (Rechtsherzinsuffizienz) entwickeln.

Endotheline. Eine Gruppe von drei Peptid-ähnlichen vasokonstriktorischen Substanzen (ET-1, ET-2 und ET-3), 21 Aminosäuren groß, mit zwei Disulfidbindungen imKetteninneren. ET-1 wird fast ausschließlich im Gefäßendothel gebildet, und zwar als ein größerer Präkursor (das „große ET-1"), der aus 38 Aminosäureeinheiten zusammengesetzt ist. Der Präkursor erwirbt biologische Aktivität nur nachdem er durch das ET-1 konvertierende Enzym (**ECE**) proteolytisch gespalten wurde. ER-2 und ET-3 werden in wesentlich kleineren Konzentrationen als ET-1 gebildet. Endotheline wirken mittels spezifischer Rezeptoren (ET_A und ET_B). In niedrigen Konzentrationen löst ET-1 permanente Vasokonstriktion aus. Außer der Vasokonstriktion induziert es auch eine Proliferation der glatten Muskelzellen und Endothelzellen der Gefäße, wodurch → Angiogenese und Gefäß-Remodelierung aktiviert werden. Verstärkte ET-1-Produktion wurde bei vielen Krankheiten festgestellt, die mit Vasokonstriktion hergehen, sowie bei Patienten mit Herzinfarkt, bei Hypertension, Diabetes mellitus und Nierenversagen.

Endothelzellen. Sie decken einschichtig die innere Oberfläche der Blutgefäße ab (Blutgefäßendothel). In dieser Weise bilden sie eine multifunktionelle und selektiv durchlässige Barriere zwischen dem zirkulierenden Blut und der übrigen Gefäßwand. Blutgefäßendothelien werden darüber hinaus auch als ein wichtiges endokrines Organ betrachtet, sie können vasodilatierende und vasokonstriktorische Faktoren produzieren. Sie sind aber auch ein wichtiger Bestandteil des Immunsystems, indem sie z.B. manche Zytokine produzieren können. Ähnlich wie neutrophile Granulozyten und Makrophagen können sie ruhend, geprimt (präaktiviert) oder aktiviert sein. Direkte Aktivierung der Endothelzellen erfolgt durch mehrere → Zytokine, → Chemokine und andere chemotaktische Faktoren (C5a, LTB_4), die bei der Antwort auf Infektion durch einige Viren und Bakterien oder ihre Produkte (→ LPS) gebildet werden. Die so aktivierten Endothelzellen exprimieren in einem stärkeren Maße Adhäsionsmoleküle, was der Entwicklung der Entzündungsreaktion hilft, und sie erwerben die Fähigkeit, Antigene zu präsentieren (→ Antigenpräsentation). Infolge dessen können sie sich auch an der Entstehung einer örtlichen Autoimmunantwort beteiligen. Diese richtet sich gegen einige körpereigene Antigene, die unter oxidativem Stress beschädigt worden sind (vor allem Hsp60/65; → Hitzeschockproteine). Endothelzellen spielen dadurch eine Schlüsselrolle bei der Initiierung und Entwicklung von Abwehr- sowie → Entzündungsreaktionen, z.B. → Vaskulitis. Eine verstärkte Bildung von Antiendothelial-Antikörper wird bei SLE (→ systemischem Lupus erythematodes), akuter Abstoßung von Herztransplantaten, bei der → Kawasaki-Krankheit oder → Wegener-Granulomatose beobachtet.

Endotoxine. Lipopolysaccharide (*LPS*), die einen integralen Bestandteil der äußeren Membran der Zellenhülle von Gram-negativen Bakterien bilden. Der Begriff wurde 1894 vom deutschen Bakteriologen *Richard Pfeiffer* geprägt. LPS stellen wichtige Virulenz-Faktoren dar, und nachdem sie in den Körper gelangen sind, rufen sie toxische und pyrogene Wirkungen (als exogene → Pyrogene) aus, beeinflussen die natürliche Immunität, besonders durch Aktivierung des Komplement- und Blutgerinnungssystems. Sie werden durch die LPS-Rezeptoren an Makrophagen erkannt und gebunden und führen zu starker Aktivierung dieser Zellen und stimulieren die Produktion von Zytokinen, vor allem TNF-α, IL-6 und IL-1, die endogene → Pyrogene darstellen. Weiters besitzen sie mitogene Aktivität für →

Endotoxinschock

B-Lymphozyten und induzieren die Bildung von Antikörpern. Hohe LPS-Konzentrationen, die bei einer Sepsis entstehen, können den → Endotoxinschock (septischen Schock) auslösen.

Endotoxinschock. Der sehr ernste Verlauf einer bakteriellen Infektion, am häufigsten durch Gram-negative Bakterien (*E. coli, Klebsiella, Enterobacter, Proteus, Pseudomonas* etc.) verursacht. Alle diese Bakterien besitzen → Lipopolysaccharide (LPS), welche auch als → Endotoxine bezeichnet werden und zu den fieberproduzierenden exogenen → Pyrogenen zählen. LPS erleichtern den Bakterien das Eindringen in den Kreislauf. Nachdem großen LPS-Dosen in die Blutbahn gelangt sind, werden sie an das LPS-bindende Protein (LPB) gebunden, welches sie zu den spezifischen Rezeptoren TLR4 (→ Toll/IL-1-Rezeptoren) und → CD14 an der Oberfläche der Makrophagen und Leukozyten „transportiert". LPS gehört zu den stärksten Aktivatoren dieser Zellen, die aktiviert die Liquidation der Bakterien starten. Mutationen im Gen für TLR4 verursachen Abwehrschwäche und erlauben den Bakterien unkontrolliertes Wachstum. Die Makrophagen setzen in der Folge hohe Dosen an TNF-α, IL-1 und IL-6 (endogene → Pyrogene) frei. TNF-α aktiviert weitere Makrophagen, und ist pathophysiologisch besonders wichtig, da er die Kapillarweitstellung bewirkt, was zu Blutdrucksenkung und → Schock führt. TNF-α trägt ebenfalls zur disseminierten intravaskulären Koagulation des Blutes (DIC-Syndrom) bei, bei der Thromben in kleinen Blutgefäßen entstehen. Durch Verbrauchskoagulopathie entstehen Haut- und Schleimhautblutungen. Als Ergebnis der Verstopfung der Gefäße wird die Blutzufuhr zu Gehirn, Lungen und Nebennieren verhindert und Tod tritt durch Multiorganversagen ein. Experimentelles Pendant → Sanarelli-Shwartzman-Reaktion. Es gibt keine wirksame Therapie und die Hälfte der Fälle des septischen Schocks endet letal. Gram-positive Bakterien, die kein Endotoxin besitzen, können auch Schock auslösen, allerdings über den Mechanismus der → Superantigene.

Endozytose. Verschlingen von externem Material (Partikel oder Moleküle) in das Zellinnere. Nach der Größe der Substanzen wird → Phagozytose (größere Partikel) und → Pinozytose (Nährstoffe, Makromoleküle) unterschieden. Endo-, Trans- und Exozytose sind aktive Zelltransporte, bei denen es zu Membranverschmelzungen und -abschnürungen kommt. Da hier kontraktile Elemente des Zytoskeletons mitwirken, wird Energie aus ATP-Spaltung benötigt. Bei der Rezeptor-vermittelten Endozytose sowie Mikropinozytose wirkt das Transportprotein *Clathrin* in der Formation von → Coated pits und *Coated vesicles* aktiv mit.

Enhancer. Verstärkersequenzen, die die Transkriptionsrate erhöhen. Sie werden in der rekombinanten DNS-Technologie benötigt.

Enterotoxin → Toxin.

Entzündung. Pathophysiologischer Vorgang nach einem gewebeschädigenden Reiz, der darauf abzielt, den Reiz zu bekämpfen und auszuschalten, den Schaden mindestens zu beschränken und das Gewebe durch Heilung zu reparieren (*restitutio ad integrum*). Bei der Entzündung unterscheidet man akute lokale, akute systemische (→ Akute-Phase-Reaktionen) und chronische Entzündung. Bei der akuten Entzündung beobachtet man die Kardinalsymptome *Rubor* (Rötung), *Calor* (Erwärmung), *Tumor* (Schwellung), *Dolor* (Schmerz) und *Functio laesa* (Funktions- oder Bewegungseinschränkung der betroffenen Region). Nach dem Entzündungsreiz kommt es zu einer kurzen Adrenalin-abhängigen Vasokonstriktion (flüchtige Abblassung), gefolgt von durch Histamin ausgelöster präkapillärer Vasodilatation (Rubor, Calor). Es werden vermehrt Plasma und Entzündungszellen in die Region gebracht. Das Histamin stammt aus → Mastzellen, die unspezifisch (durch Druck) bersten können oder spezifisch getriggert (→ Trigger) werden. Nach einer Phase der Transsudation mit löslichen Abwehrfaktoren (z.B. → Komplement, Blutgerinnungs-, Fibrinolyse-, Kininsystem), kommt es zur Exsudation beinhaltend Entzündungszellen, besonders von → neutrophilen Granulozyten und, etwas später, → Makrophagen. Eine solche transendotheliale Migration (→ Diapedese) von Leukozyten geschieht durch → Adhäsionsmoleküle, die sich an der Oberfläche von Leukozyten und Endothelzellen befinden. Es handelt sich um einen mehrstufigen Prozess, an dem → Selektine, → Integrine und Mitglieder der Immunglobulin-Superfamilie wie → ICAM-1, ICAM-2, → VCAM-1 und weitere beteiligt sind. Besteht die postkapilläre Vasokonstriktion länger, kommt es durch metabolische Unterversorgung auch zur Weitstellung der postkapillären Gefäßabschnitte. Da sich die Strömungsgeschwindigkeit weiter verlangsamt, kommt es zur Stase mit Geldrollenbildung der Erythrozyten (Sludge-Phänomen). Weitere Permeabilitätserhöhung des Endothels führen zu Exsudation ins Interstitium und Blockade des Flüssigkeitabtransportes durch Kompression der Lymphgefäße (Tumor). In der ersten Phase lösen lösliche Mediatoren wie Histamin aus Mastzellen, K$^+$-Ionen aus zerstörten Zellen, sowie freigesetzte Prostaglandine und Kinine, und Substanz P aus Nervenendigungen den Schmerz aus (Dolor). Bleibt der Reiz weiter bestehen oder ist die Entzündung gegen körpereigene Gewebe gerichtet, kommt es zur chronischen Entzündung, wobei vor allem Makrophagen und → T-Lymphozyten mitwirken. Die klassische Form des chronischen Entzündungsherdes ist das Granulom, welches um den Entzündungsreiz Makrophagen und T-Zellen versammelt. Makrophagen bilden hier typischerweise Synzytien, die mehrkernige → Riesenzellen sind, sowie → Epitheloidzellen. Aktivierte Makrophagen produzieren IL-1, sowie Fibroblasten-aktivierenden Faktor (FAF), welche beide Fibroblasten zur Kollagenproduktion anregen und Fibrosierung unterstützen. Fibrosierung kann verlorenes Parenchym durch Narbenbildung örtlich, jedoch nicht funktionell ersetzen, oder führt zur Einkapselung des Reizauslösers. Typische Beispiele für chronische Entzündung sind granulomatöse Entzündungen (Tuberkulose, Morbus Crohn, Sarkoidose), Autoimmunerkrankungen, sowie Veränderungen an Organen nach chronisch toxischen Schäden (z.B. Leberzirrhose).

Entzündliche Darmerkrankungen (engl. *inflammatory bowel disease*) → Morbus Crohn, → Colitis ulcerosa.

Enzym-Immunanalyse (EIA). Detektion von Antigen, oder Antikörper, mittels Enzym-markiertem zweiten Antikörper, oder Antigen. Die Reaktion wird durch Substratzugabe visualisiert und kann optisch ausgewertet werden. Zu diesen Methode gehören z.B. der → ELISA, → Immunodot, EIA (Enzym-Immunoassay), EMIT (Enzym-multiplizierter ImmunoAssay).

Enzymtherapie → systemische Enzymtherapie.

Eosinophile → eosinophile Granulozyten.

eosinophile Granulozyten. Durch den sauren Farbstoff Eosin anfärbbare Blutzellen mit Funktion in der Entzündung und Immunabwehr, welche mittels Oberflächenrezeptoren (z.B. FcγRI, FcεRI, Komplementrezeptoren CR, Rezeptoren für → Anaphylatoxine) opsonisierte (→ Opsonisation) Partikel erkennen können und dann durch ihre toxischen Granulainhaltes Abwehrfunktionen ausführen *(Abb. 29)*. Besondere Bedeutung und Vermehrung von Eosinophilen werden bei parasitären Erkrankungen und im chronischen → Asthma bronchiale beobachtet. Ihre Vermehrung und Aktivierung geschieht durch IL-3, GM-CSF und IL-5, welche über anti-apoptotische Effekte auch ihr Überleben im Gewebe verlängern. Wichtige Chemoattraktantien für Eosinophile, und Stimuli für die Freisetzung ihrer Granulainhalte sind die spezifischen Chemokine → Eotaxin I bis III, RANTES, Monozytäres chemoattraktives Protein (MCP)-3 und MCP-4, die über → Chemokin-3-Rezeptoren wirken (CCR3-Rezeptoren). In seinem Zytoplasma enthält der eosinophile Granulozyt drei Typen von Granula – welche eigentlich Lysosomen sind – spezifische, primäre und kleine Granula. Die *spezifischen Granula* stellen das typische morphologische Merkmal der eosinophilen Granulozyten dar, sie sind groß, haben eine ellipsoide Form und einen elektrondichten Kern. Sie enthalten das basische Hauptprotein (MBP), das kationische Eosinophilenprotein (→ ECP), das Eosinophil-Derived (abgeleitete) Neurotoxin (EDF) und die Eosinophilen-Peroxidase (EPO). Eosinophile sind daher auch in der Lage, → respiratorischen Burst auszuüben und → reaktive Sauerstoffintermediate (ROI) zu produzieren. Die *primären Granula* sind kleiner und enthalten mehrere hydrolytische Enzyme und das spezifische Protein Galektin-10, das unter der Bildung von *Charcot-Leyden-Kristallen* kristallisiert, die intrazellulär vorkommen, aber oft im Sputum, Stuhl und Geweben in Krankheiten mit Eosinophilie (pathologische Vermehrung der Eosinophilen) gefunden werden. *Kleine Granula* enthalten hauptsächlich Arylsulfatase (die Leukotriene inaktiviert) und Histaminase (die Histamin inaktiviert). Eosinophile tragen das → CD4-Antigen und nehmen darüber HIV-Viren auf (→ HIV-Infektion).

Eotaxin. Ein Mitglied der Subfamile der CC-Chemokine (→ Chemokine), das ein besonders starker chemotaktischer Faktor für eosinophile Granulozyten ist. Es wird hauptsächlich in den Lungen von Patienten mit Asthma bronchiale exprimiert, als auch in anderen Geweben, wo eosinophile Granulozyten, z.B.

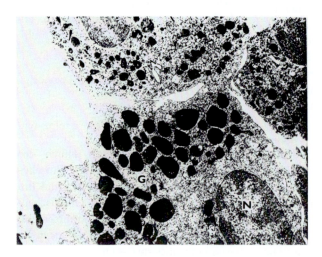

Abb. 29. Ein menschlicher Eosinophiler unter dem Elektronenmikroskop. Vergrößerung 15.000×, mit freundlicher Genehmigung von Prof. P. Mraz, Slowakische Republik. N – Kern, G – Granula.

im Rahmen allergischer Erkrankungen wie einer eosinophilen Ösophagitis, vermehrt vorkommen. Sein Rezeptor, CCR3, befindet sich nicht nur an eosinophilen sondern auch an basophilen Granulozyten und an T_H2-Lymphozyten. Mittels dieses Rezeptors kann Eotaxin aus eosinophilen und basophilen Granulozyten Mediatoren freisetzen, die glatte Muskelzellen kontrahieren, wodurch die Durchlässigkeit der Blutgefäße erhöht und die Bronchien hyperreaktiv werden. Durch seine Wirkung auf T_H2-Lymphozyten trägt es zur Produktion der Zytokine bei, die die Bildung von IgE induzieren (IL-4, IL-5).

epidermaler Wachstumsfaktor (engl. *epidermal growth factor* – EGF). Ein mitogenes Polypeptid-Zytokin von 6 kDa, welches das Wachstum zahlreicher mesenchymaler und epithelialer Zellen stimuliert. Humaner EGF wurde ursprünglich aus Urin isoliert und wegen seiner inhibitorischen Wirkung auf die gastrische Sekretion *Urogastrin* bezeichnet. EGF bindet an → epidermale Wachstumsfaktor-Rezeptoren (EGFR).

epidermale Wachstumsfaktor-Rezeptoren (EGFR). Auch humane Epidermale Wachstumsfaktor-Rezeptoren (HER) genannt. Man unterscheidet vier Formen, EGFR-1, -3 und -4 sind Rezeptoren für Wachstumsfaktoren wie Epidermalen Wachstumsfaktor EGF, oder aus der → Neuregulin Familie. Nur EGFR-2 hat keinen Liganden, er ist der präferentielle Dimerisierungspartner für alle anderen EGFR, wodurch Signaltransduktion und Zellwachstum eingeleitet werden kann. In Tumoren sind sie als → Onkogen-Produkte überexprimiert. Sie dienen als Ziele für therapeutische → Tumorabwehr durch Antikörper, z.B. Cetuximab gegen EGFR-1, Trastuzumab gegen EGFR-2 Antigen, welche u.a. Dimerisierung und daher Zellproliferation verhindern, sowie → Apoptose, → CDC und → ADCC einleiten.

Epidermolysis bullosa acquisita. Stoßblasensucht; ist eine erworbene Autoimmunerkrankung; typisch für sie ist das Auftreten von Bläschen auf entzündeter oder normaler Haut (ähnlich wie beim → Pemphigoid), besonders an der Stelle von Minimaltraumen. Autoantikörper gegen Kollagen Typ VII, welches am Aufbau der Basalmembran mitwirkt, werden gefunden. In der direkten → Immunfluoreszenz zeigen sich Ablagerungen von IgG und C3b an der dermo-epidermalen Junktionszone. In der indirekten Immunfluorenz werden zirkulierende Immunkomplexe diagnostiziert.

Epikutantest → Hauttest.

Epitheloidzellen. Makrophagen verändern ihr Aussehen, wenn sie an chronischen Entzündungsreaktionen mitwirken. Durch Proliferation eines Gewebsmakrophagen (Histiozyten) entsteht eine Zelle von epithelzellenartigem Aussehen, einem blassen Kern und unscharf begrenztem Zytoplasma. Man sieht Epitheloidzellen manchmal gemeinsam mit → Riesenzellen, z.B. in der → Sarkoidose, im Tuberkulose-Granulom und bei Syphilis.

Epithelzellen. Kleiden innere und äußere Oberflächen des Körpers aus. Abhängig von den stromalen Faktoren wie Wachstumsfaktoren (*Epidermal growth Factor*, EGF) differenzieren sie in Keratinozyten der Epidermis, Zylinderepithelien, mehrschichtige Plattenepithelien (verhornt oder unverhornt), → Becherzellen, → Panethzellen, → M-Zellen etc. Sie zeigen polarisiertes Wachstum, das heißt sie entwickeln unterschiedliche Oberflächeneigenschaften (wie Rezeptoren oder Ionenkanäle) an der luminalen und an der basolateralen Seite. Sie haben absorbierende, sezernierende und Barriere-Funktionen in der → natürlichen Abwehr. Sie besitzen den → polymeren Immunglobulinrezeptor und transzytieren sIgA (→ IgA). z.B. Bakterieninfektionen, IFN-γ und

TNF-α können Epithelien aktivieren. Dies führt zur erhöhten Permeabilität über Öffnung der → Tight junctions und zu Ionensekretion. Epithelzellen exprimieren HLA Antigene I und II und betreiben Antigenpräsentation, jedoch ohne → Kostimulation. Sie haben daher entscheidende Funktion in der → Toleranz-Entstehung. Sie können weiters Zytokine wie → IL-1, IL-5, IL-6, IL-8 und TNF-α produzieren und nehmen so an der → Entzündung teil.

Epitop. Eine Antigendeterminante, die im Antigenmolekül vorkommt und die durch Antikörper- oder T-Zell-Rezeptor über deren Antigen-Bindungsstellen spezifisch erkannt wird. Man unterscheidet lineare zumeist sequentielle, von Konformationsepitopen. Typisch erkennen T-Zellen über ihren Rezeptor lineare Peptidepitope, die ihnen zusammen mit → HLA Antigenen (→ Antigenpräsentation) dargeboten werden. Antikörper (besonders IgM, IgE) aber sind primär gegen Konformationsepitope an der dreidimensionalen Oberfläche von Antigenen gerichtet, die aus diskontinuierlichen Abschnitten der Proteinkette, sowie ihren nicht-Proteindeterminanten (Kohlenhydrate, Lipide), bestehen können. Auf jeden Fall ist die charakteristische Elektronenwolke des Epitopes für die Bindung des Antikörpers ausschlaggebend, der diese mittels → Paratop erkennt. Wiederholte Konfrontation mit dem Antigen (→ Impfung, → Allergen-Immuntherapie) führt dazu, dass auch zunehmend lineare Epitope für die Antikörperbindung eine Rolle spielen. Gegen solche sind besonders Antikörper der IgG und IgA Klasse gerichtet. Über Mechanismen der → molekularen Mimikry können auch Strukturen, die Epitopen ähnlich sind, erkannt werden (→ Kreuzreaktivität, → Mimotop).

Epitop-spezifische Immuntherapie. Gehört zu den → Vakzine-Techniken. Abhängig von der → Epitop-Spezifität an einem Antigen können Antikörper unterschiedliche biologische Funktionen haben. Dies hat man nach *in vitro* und *in vivo* Austestung von → monoklonalen Antikörpern gegen einzelne Antigene oder Allergene erkannt. An Tumorantigenen können sie das Zellwachstum inhibieren (→ Trastuzumab gegen den → epidermalen Wachstumsfaktor-Rezeptor), aber auch fördern. An Allergenen können Antikörper ebenfalls anaphylaktogen (Allergie auslösend) wirken, indem sie Allergene kreuzvernetzen und Mastzellen triggern, oder sie inhibieren die Interaktion von Allergen mit IgE (→ blockierende Antikörper). Auch anti-IgE Autoantikörper wirken triggernd oder neutralisieren IgE, abhängig von ihrer Epitop-Spezifität (→ Omalizumab). Verwendet man daher das gesamte Antigen zu Immunisierungen, erzeugt man beneficielle und auch krankmachende Antikörper-Spezifitäten. Aus diesem Grund sind Epitop-spezifische Vakzinen notwendig und werden durch Strategien mittels → anti-idiotypischen Antikörpern, → Mimotopen oder linearen Peptid-Epitopen realisiert.

EPO. Eosinophilen-Peroxidase, ein Enzym mit ähnlichen Eigenschaften wie die → Myeloperoxidase (→ eosinophile Granulozyten).

Epstein-Barr-Virus (EBV). Ein Mitglied der *Herpes-Viren*, das → infektiöse Mononukleose verursacht und als ein onkogenes DNS-Virus bei Tumorentstehung eine Rolle spielt (z.B. → Burkitt-Lymphom und nasopharyngeales Karzinom). Tritt in B-Zellen über den Komplementrezeptor 2 (CR2), das ist das → CD21 Antigen der B-Zellen, ein und verursacht Proliferation von B-Zellen, begleitet von exzessiver Antikörperbildung. Er kann menschliche → B-Lymphozyten immortalisieren und in stabile Zelllinien umwandeln (transformieren). Das EBV-Genom und seine Produkte können in manchen Biopsien von Lymphknoten der Patienten mit → Hodgkin-Lymphomen beobachtet werden. Auch → systemischer Lupus erythematodes wird mit EBV in Zusammenhang gebracht. Das Proteinprodukt des bcrfi- (*Bam HI fragment C rightward reading frame-1*) Gens von EBV weist eine bedeutende Homologie mit → IL-10 auf, beide inhibieren die Zytokinsynthese aus T-Lymphozyten-Klonen.

E-Rosette. Sie entsteht durch eine spontane Bindung von Schaftserythrozyten an → CD2 auf der Oberfläche menschlicher peripherer → T-Lymphozyten. Das Gebilde ist dann einer Rosette oder einer Blume ähnlich *(Abb. 30).* Die → Rosetten-Technik wurde in der Vergangenheit zur Bestimmung von T-Zellen im peripheren Blut verwendet.

erworbene Immunität (engl. *adaptive immunity*). Eine andere Bezeichnung für spezifische Immunität (→ spezifische Abwehr).

Erythema marginatum. Serpiginöse (schlangenförmige), flache, juckreiz- und schmerzlose Rötung, die manchmal weniger als einen Tag dauert. Diese Hauterscheinung kommt assoziiert zu → rheumatischem Fieber, also nach Streptokokken-Infektionen vor. Patienten mit Erythema marginatum haben ein größeres Risiko, eine Herzerkrankung nach ihrer Infektion zu entwickeln.

Erythema migrans („wandernde Hautrötung"). Eine häufig vorkommende Hautläsion, welche durch Bakterien (*Borrelia burgdorferi*) übertragende Zecken (gemeiner Holzbock, *Ixodes ricinus*) verursacht wird. Drei Tage bis maximal 12 Wochen nach dem Zeckenbiss erfolgt eine typische Rötung der Bissstelle, die sich in Ringen zentripetal vergrößert. In der Regel dauert das Erythem einige Wochen und ist penizillinpflichtig. Das Erythema migrans ist das erste Stadium der → Lyme-Krankheit, und ist begleitet von Sommergrippe-ähnlichen Symptomen (Übelkeit, Ermüdung, Schüttelfrost, Fieber, Kopfschmerzen, Genickstarre, Muskel- und Gelenkschmerzen). Unbehandelt *kann* nach einigen Wochen oder Monaten schwerer neurologischer, Herz- und Gelenkbefall folgen.

Erythema multiforme (EM). Bei 50% der Fälle kann keine Ursache gefunden werden, in den restlichen Fällen sind Arzneimittelverabreichung und Infektionskrankheiten, z.B. *Herpes simplex* (wahrscheinlich die am häufigsten beobachtete Ursache), Coxsackie

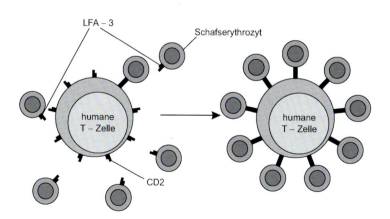

Abb. 30. Das Entstehungsprinzip der E-Rosette.

Erythema nodosum

und Echoviren, *Mycoplasma pneumoniae*, Psittakose und Histoplasmose beteiligt. Auch die BCG-Vakzine und die Polio-Vakzine haben bereits EM ausgelöst. EM kann durch viele Arzneimittel ausgelöst werden: zu den häufigsten Auslöser gehören Penizillin, Sulfonamide und Barbiturate. Der Auslösemechanismus der Krankheit bleibt unbekannt, offensichtlich aber handelt es sich um eine Überempfindlichkeitsreaktion.

Erythema nodosum. Eine entzündliche Krankheit der Haut und der Unterhaut, die durch schmerzhafte rote Knötchen, überwiegend in der Prätibialgegend (vor dem Schienbein), manchmal aber auch an Oberschenkeln, Armen, Gesicht oder an anderen Stellen charakterisiert ist. Fieber und Arthralgien sind häufig, Hilusadenopathie ist seltener. Diese Krankheit kommt bei jungen Erwachsenen am häufigsten vor und kann sich über Monate und Jahre ziehen. Bei Kindern wird das Erythema nodosum am häufigsten durch Infektionen der oberen Atemwege verursacht, vor allem durch → Streptokokken, bei Erwachsenen sind → Streptokokken-Infektionen und → Sarkoidose die häufigsten Ursachen. Auch die Reaktion auf Arzneimittel (Sulfonamide, Jodide, orale Kontrazeptiva) können diese Erkrankung auslösen.

Erythropoietin. Ein Glykoprotein, das in den Nieren synthetisiert wird. Es reguliert die Reifung von Erythrozytenpräkursoren zu reifen roten Blutkörperchen.

erythrozytäre Antigene. Antigene, die sich an der Oberfläche der roten Blutkörperchen befinden. Die stellen Zeichen dar, nach denen die Blutgruppen bestimmt werden können (z.B. das → AB0-System).

Erythrozyten. Rote Blutkörperchen, kernlos (beim Menschen und anderen Säugetieren), die auf Sauerstofftransport spezialisiert sind und daher sehr viel Blutfarbstoff – Hämoglobin enthalten. Sie haben eine diskusähnliche Form, mit einem Durchmesser von 6,7 bis 7,4 µm. Die normale Zahl der Erythrozyten im peripheren Blut von Männern beträgt 4,5 bis $5,9 \times 10^9$/L, bei Frauen 4,1 bis $5,1 \times 10^9$/L. Sie tragen auch bedeutend zum Eisenstoffwechsel bei. Vorstufen menschlicher Erythozyten (Erythroblasten) sind kernhältig. Erythrozyten der Vögel, Fische, Amphibien und Reptilien sind ellipsenförmig und haben einen Kern.

Escherichia coli. Gram-negative Bakterien, mit vielen unterschiedlichen Gruppen und → Serotypen, die einerseits für die Kolonisierung des Darmes und die Eubiose (→ Darmflora) mitverantwortlich sind, andererseits verursachen andere Serotypen schwere Diarrhöen oder hämolytisch-urämische Erkrankungen (enterohämorrhagische *E. coli* – EHEC, enteropathogene – EPEC, enteroaggregative – EAEC, enterotoxische – ETEC, enteroinvasive – EIEC). Enteropathogene *E. coli* adherieren an intestinale Epithelzellen (*attaching lesion*) mit morphologischer Mikrovilli-Degeneration (engl. *cup and pedestal lesion*). Über Erhöhung des intrazellulären Calziums und Aktivierung der Proteinkinase C wird das Zytoskeleton aktiviert und die → Tight junctions geöffnet, es entstehen Diarrhöen. *E. coli* können bis zu 7 → Plasmide besitzen, die ihnen eine Selektionsvorteil verschaffen, z.B. durch Produktion von → Colizinen. In Shiga Toxin-produzierenden *Escherichia coli* (STEC) kodieren → Bakteriophagen die Expression der Shiga-like Toxine (SLT1, SLT2), ein Virulenzfaktoren welche die Proteinsynthese der Wirtszellen hemmt. *E. coli* werden anhand ihrer → O-, → K- und → H-Antigene in den Kauffmann-Antigen-Tabellen klassifiziert (*F. Kauffmann*, deutscher Serologe, 1899–1978). Sie wurden 1885 zum ersten Mal vom deutschen Kinderarzt *Theodor Escherich* beschrieben.

Escape Mechanismen. Flucht-Mechanismen, erlauben infektiösen Erregern oder Tumoren, der Immunabwehr zu entgehen. Bei Virusinfektionen geschieht dies durch → Antigendrift und → Antigenshift. Bakterien haben Membranen entwickelt, die z.B. → Komplement-Opsonisation, effektive Phagozytose und Degradierung in Phagolysosomen der Makrophagen verhindern, oder nur schwache Immunantworten hervorrufen (Bsp.: Polysaccharide – Neisserien, Meningokokken; Lipoarabinomannan – → Tuberkelbazillen; → Lipopolysaccharide – → Salmonellen). Auch Tumoren versuchen der → Tumorabwehr zu entgehen, und zwar durch geänderte Zusammensetzung der Glykokalix der Tumorzellmembran, oder → Antigen shedding (abwerfen von Tumorantigenen), Produktion löslicher Faktoren, wie immunmodulierender Zytokine (→ TGF-β und → IL-10), Verlust von → HLA I Antigenen um dem Angriff zytotoxischer T-Zellen zu entgehen, Expression von → Fas, um die angreifenden Immunzellen in die → Apoptose zu treiben.

Euglobulin. Ein Globulinprotein, das im Wasser unlöslich aber in Neutralsalzlösungen löslich ist. In der Vergangenheit benutzte man diese Bezeichnung für die Serumproteine, die durch 33%-igen Ammoniumsulfat bei der Temperatur von 4 °C präzipitierten.

Eukaryonten. (auch: Eukaryoten). Einzeller oder höhere Organismen, deren Zellen einen wahren Kern mit durch Kernmembran umhüllten Chromosomen besitzen, und ein Zytoskelett haben. Hierzu gehören alle vielzelligen Tiere, Pflanzen und Pilze und Sonstige (Protisten) wie z.B. Einzeller.

exogen allergische Alveolitis (EAA). Entzündung der Alveolen hervorgerufen durch Inhalation großer Mengen an exogenem Antigen (organische Stäube, z.B. von Schimmelpilzen aus Heu) und vorwiegend IgG-Antikörperbildung dagegen. Bei weiterer Exposition führt dies zur Bildung von Immunkomplexen, die in der Alveolarwand ausfallen und über Komplementaktivierung zur lokalen Entzündung (→ Überempfindlichkeit Typ III), vergleichbar mit der → Arthus-Reaktion, führt. Nach dem die Patienten den Staub eingeatmet haben, können sie über mehrere Stunden an Atemprobleme leiden. EAA ist heute als Berufserkrankung anerkannt. z.B. Schimmelpilzsporen von *Aspergillus fumigatus* erzeugen die Farmerlunge, Schimmelpilze vom Typ *Botrytis cinerea* die Weinhauerlunge, organische Vogelabfälle die Vogelzüchterlunge. Dieser Zustand kann zur interstitiellen Pneumonitis, und chronischer Entzündung mit → Lungenfibrose als Endzustand führen. Auch Mehl-, Kaffee- oder Holzstaub, einige chemische Stoffe (z.B. die bei der Herstellung von Kunststoffen verwendeten Diisozyanate) können durch einen ähnlichen Mechanismus eine EAA hervorrufen.

Exon. Ein DNS-Abschnitt, der bei der Transkription durch → Splicing der m-RNS im Gegensatz zu → Introns nicht herausgeschnitten wird. Exons enthalten also die genetische Information, die sich in Proteinen wiederfindet.

Exotoxine. Diffundierbare Protein- oder Polypeptidtoxine, die durch einige Mikroorganismen, z.B. *Corynebacterium diphtheriae* (Diphtherie-Toxin), *Clostridium tetani* (→ Tetanus-Toxin), *C. botulinum* (Botulinus-Toxin) oder *Vibrio cholerae* (Cholera-Toxin) produziert und sezerniert werden (→ Toxine). Viele von ihnen sind durch → Bakteriophagen kodiert. A-B-Typ Toxine bestehen aus Subunit (Untereinheiten) A, die das toxische Potential hat, und Subunit B, welche Adhärenz vermittelt. Exotoxine sind temperaturunbeständig (thermolabil) und können so aufbereitet werden, dass sie ihre Toxizität verlieren, aber ihre Immunogenität behalten. Dann werden sie als Toxoide bezeichnet.

Exozytose. Das Gegenteil von Endozytose. Es handelt sich im Prinzip um einen Transportmechanismus, durch den intrazellulare Moleküle und andere Zellenbestandteile als Sekretionsgranula (Lysosome) in den extrazellularen Raum gelangen.

experimentelle autoimmune Enzephalomyelitis. Ein Tiermodell für → multiple Sklerose (MS) und → Guillain-Barrré-Syndrom (GBS). Die Erkrankung kann experimentell bei Ratten oder Mäusen durch Immunisierung mit dem → basischen Myelinprotein (MBP) der Meerschweinchen oder seiner Peptide ausgelöst werden.

extrazelluläre Matrix (ECM). Verschiedenartiges Material, welches Zellen multizellulärer Organismen in die Umgebung sezernieren. Sie bildet die nichtzelluläre Komponente von Tiergeweben und ist in großen Mengen vor allem im Bindegewebe enthalten. Sie ist durch Wasserbindung für den Gewebedruck (Turgor), weiters für die Gewebesteifigkeit verantwortlich, sie sind ein Reservoir für Wachstumsfaktoren und trägt wesentlich zur Wundheilung, aber auch Tumorinvasion und Metastasierung bei. Aus struktureller Sicht setzt sich ECM aus drei Hauptkomponenten zusammen: Faserelemente (besonders → Kollagen, → Elastin und Retikulin), Bindeproteine (→ Fibronektin, Laminin) wie z.B. auch in der Basalmembran enthalten, und raumausfüllende Moleküle: Proteoglykane (→ Glykosaminoglykane) mit den Untergruppen Hyaluronsäure, → Chondroitinsulfat und Dermatansulfat, Keratansulfat, Heparansulfat und Heparin. Letztere haben keinen Proteinanteil. Das häufigste Proteoglykan ist Aggrekan. Erkrankungen der ECM betreffen vermehrte (→ Kollagenosen, Fibrosen), abnorme (→ Amyloidose) oder verminderte Produktion einzelner Komponenten (Osteogenesis imperfecta, Marfan Syndrom). Manche Erreger besitzen Enzyme wie Hyaluronidase oder Kollagenase, die den Eintritt in die ECM und damit Invasion erleichtern.

F

FAB-Schema. Entworfen von der französisch-amerikanisch-britischen Arbeitsgruppe für Klassifikation der Leukämien (→ Leukämien).

Fab-Fragment. Ein Fragment (Teil) des Immunglobulinmoleküls (in der Regel IgG), entsteht durch Papainspaltung eines Immunglobulins und besteht aus der variablen Domäne einer leichten sowie einer schweren Immunglobulinkette. Das Fab besitzt eine einzige Antigen-Bindungsstelle.

F(ab)$_2$-Fragment. Das doppelte → Fab-Fragment, gebildet aus je zwei leichten und schweren Protein-Ketten des Antikörpers, die durch die Hinge-Region verbunden sind. Es enthält zwei Antigenbindungs-Determinanten des Immunglobulinmoleküls, jedoch nicht das → Fc-Fragment. F(ab)$_2$ entsteht durch Pepsin-Spaltung eines Antikörpers *(Abb. 45)*.

FA → Freund-Adjuvans.

FACS (fluorescence-activated cell sorter) → Durchflusszytometer.

Faktor P. Eine Abkürzung für → Properdin.

Farmerlunge → exogen allergische Alveolitis.

Fas(CD95) und Fas-Ligand (FasL). Sie bilden ein Paar von Transmembranglykoproteinen, die zur Superfamilie der Tumor-Nekrose Faktoren (TNF) (FasL) bzw. der Superfamilie der TNF-Rezeptoren (Fas) gehören. Ihre gegenseitige Interaktion ergibt das Signal für → Apoptose (vorprogrammierter Zelltod) und spielt unter anderem eine wichtige Rolle bei der Entstehung der peripheren Toleranz, bei welcher autoreaktive → T-Lymphozyten liquidiert werden. Bei unzureichender Aktivität infolge von Defekten der Gene für Fas oder FasL kommt es zu einer Expansion autoreaktiver T-Lymphozyten mit darauf folgender Entwicklung von autoimmunen und malignen Prozessen, besonders autoimmuner lymphoproliferativer Syndrome.

Fatigue-Syndrom. Auch *Compassion Satisfaction and Fatigue- (CSF) Syndrom* genannt; chronischer Erschöpfungszustand bei körperlichen Erkrankungen, wie Mangelernährung, Nahrungsabsorptionsstörungen, Tumoren, viralen Infektionen, neural mediierter Hypotension, immunologischer Dysfunktion (z.B. Zytokinproduktionsdefizienzen) oder psychischen Erkrankungen.

Favismus. Nahrungsmittelintoleranz, besonders verbreitet im Mittelmeerraum; zurückzuführen auf angeborenen → Glukose-6-Phosphat-Dehydrogenasemangel, der nach oxidativem Stress episodisch zu hämolytischer Anämie führt. In diesem Fall ist der Genuss von Saubohnen (Fava) der Trigger.

Fc-Fragment. Das kristallisierbare Fragment, das durch proteolytische Fragmentierung des Immunglobulinmoleküls durch Pepsin entsteht *(Abb. 45)*. Es stellt die durch Disulfidbrücken verbundenen konstanten Domänen beider schweren Ketten dar. Es besitzt nicht die Fähigkeit, Antigen zu binden, kann aber, abhängig von der Art der schweren Kette, an → Fc-Rezeptoren von Effektor-Zellen als auch Komplement binden.

Fc-Rezeptoren (FcR). Kopplungsstellen für Fc-Teile (Fc-Domänen) der Immunglobulinmoleküle, befinden sich an der Oberfläche von Leukozyten bzw. einigen anderen Zellen *(Tabelle 4)*. Jede Immunglobulinklasse hat einen speziellen Typ von FcR. So gibt es spezifische Fc-Rezeptoren für IgG (→ FcγR), IgE (→ FcεR) und IgA (FcαRI; → CD89). Man unterscheidet hochaffine und niedrigaffine Rezeptoren. FcR wirken bei Phagozytose und Antikörper-abhängiger zellulärer Zytotoxizität (→ ADCC) sowie in der → Allergie mit. Für transepitheliale Transporte spielt der → polymere Immunglobulinrezeptor eine Rolle, für transplazentare der neonatale (→ FcRn).

FcαRI. FcαRI ist der hochaffiner Rezeptor für monomerisches IgA_1 und IgA_2 ist → CD89. Transzytose von dimerem IgA durch Epithelien wird durch den → polymeren Immunglobulinrezeptor (poly-IgR) bewerkstelligt.

FcεRI – hochaffiner IgE Rezeptor an Mastzellen, basophilen und eosinophilen Granulozyten. FcεRI besteht aus einer α-Kette, einer β-Kette sowie einem γ-Ketten-Homodimer. IgE wird über die α-Kette gebunden. Bei IgE-Kreuzvernetzung durch → Allergene und Aggregation zweier FcεRI Rezeptoren innerhalb der → Lipid rafts wird die Signaltransduktion eingeleitet. Zuerst phosphoryliert Lyn (Kinase der → Src-Familie) die ITAMs (Immunrezeptor-Tyrosin-Aktivierungs-Motive) der β- und γ-Ketten. Phosphorylierung der γ-Ketten macht Bindung der syk-Tyrosinkinase möglich, die ebenfalls phosphoryliert wird und die PI3- (Phosphatidyl-Inositol-3) Kinase aktiviert. Diese führt zur Bildung von PIP3 (Phosphatidyl-Inositol-Triphosphat) und dessen Assoziation zur btk (→ Bruton-Tyrosinkinase). Membran-assoziierte btk wird wieder durch Lyn phosphoryliert und daraufhin PLC (Phospholipase C) an den Rezeptor-Komplex dirigiert. In aktiviertem Zustand führt PLC zur Erhöhung des intrazellulären Ca^{2+} und Trigger einer aktiven, sekundenschnellen Exozytose der Granula mit Entzündungsmediatoren. FcεRI ist wegen der hohen Affinität zumeist durch IgE besetzt, was die Überlebenszeit von

Tabelle 4. Fc-Rezeptoren im Menschen

Rezeptor	FcγRI (CD64)	FcγRII-A (CD32)	FcγRII-B1	FcγRII-B2	FcγRIII (CD16)	FcεRI	FcαRI (CD89)
Affinität	$10^8 M^{-1}$	$2 \times 10^6 M^{-1}$	$2 \times 10^6 M^{-1}$	$2 \times 10^6 M^{-1}$	$5 \times 10^5 M^{-1}$	$10^{10} M^{-1}$	$1{,}5 \times 10^7 M^{-1}$
Bindet		IgG1 > IgG3,4 > IgG2			IgG1=IgG3	IgE	IgA1, IgA2
Zelltypen	Makroph. Neutroph. Eosinoph.	Makroph. Neutroph. Eosinoph. Thromboz.	B-Zellen	Makroph. Neutroph. Eosinoph. Thromboz. Langerhans	NK-Z. Eosinoph. Makroph. Neutroph. Langerhans	Mastz. basoph. eosinoph. Langerhans	Eosinoph. Kupffer Z.
Bewirkt	Aufnahme	Aufnahme, Granulafreisetzung	Keine Aufnahme, Hemmung	Aufnahme, Granulafreisetzung	Induziert Zytotoxizität der NK-Z.	Granulafreisetzung	

→ IgE im Gewebe als auch der → Mastzellen signifikant verlängert. Im Serum gemessene IgE Mengen sind nur ungenaue Indikatoren der tatsächlichen, über FcεRI gebundenen Mengen an IgE. Bei der chronischen → Urtikaria spielen → Autoantikörper gegen die α-Kette von FcεRI als potente endogene Trigger eine wichtige Rolle.

FcγR. Rezeptoren für die schwere Kette (γ) von IgG. Es handelt sich um fünf Mitglieder der Immunglobulin-Superfamilie, welche in der Fc-Rezeptor Homologen-Familie zusammengefasst werden (huFcRH1-5). Es gibt hochaffine und niedrigaffine Varianten. Der hochaffine IgG-Rezeptor ist FcγRI (CD64), niedrigaffine sind FcγRII (A, B, C) (CD32) und FcγRIII (A, B) (CD16). FcγRIIB ist z.B. ein inhibitorischer Rezeptor, der in der Regulation von Autoimmunität Bedeutung hat, während FcγRIII in der Auslösung von Soforttypallergie im Mausmodell eine Rolle spielt. FcγR finden sich in unterschiedlicher Ausprägung an phagozytierenden Zellen wie Makrophagen und neutrophilen und eosinophilen Granulozyten, Langerhanszellen und B-Zellen, sowie an den zytotoxischen NK-Zellen. Daneben gibt es für IgG noch → FcRn.

FcRn. Neonataler Fc Rezeptor, ist ein MHC I-ähnliches Molekül und wirkt mit im Trafficking (Verkehr) und Transport von IgG durch die Plazenta (→ Transzytose). Im Erwachsenenalter wirkt FcRn als bidirektionaler Shuttle (Transporter) für monomeres IgG in Epithelien. FcRn ist z.B. an bronchialen Epithelzellen exprimiert. Auf diese Art dominieren sekretorische IgG (sIgG) sogar sIgA in einigen Sekreten (weiblicher Urogenital-, der Respirationstrakt, rektale Sekrete).

Fd-Fragment. Ein aus Fab-Fragmenten darstellbares Fragment von Immunglobulinen, es ist der N-Terminus der schweren Immunglobulinketten.

Felty-Syndrom. Eine Kombination aus rheumatoider Arthritis, Splenomegalie und Granulozytopenie. Die Patienten leiden an bakteriellen Infektionen und pigmentierten Flecken sowie schlecht heilenden Geschwüren der unteren Gliedmaßen.

FEIA. Fluoreszenz-Enzym-Immunoassay.

FGF → Fibroblasten-Wachstumsfaktor.

FIA → Fluoreszenzimmunanalyse.

Fibrin. Das unlösliche Polymer, das aus Fibrinogen bei Blutgerinnung durch die Wirkung von Thrombin und aktiven Faktor XIII (Plasmintransglutaminase) entsteht. Von dem löslichen Dimer von Fibrinogen werden durch die Wirkung dieser proteolytische Enzyme zuerst zwei kleine Fragmente (Fibrinpeptid A und B) abgespalten, wodurch ein aktives Monomer entsteht, das dann zu Fibrin polymerisiert wird. Physiologische Funktion in der Blutstillung, pathologisch erhöht es die → Blutsenkungsreaktion als → Akute-Phase-Protein, und spielt eine Rolle beim DIC-Syndrom innerhalb des → Endotoxinschocks.

Fibrinolyse. Ein Prozess, durch den das Fibrinpolymer und dadurch auch das Blutgerinnsel aufgelöst werden. Das Schlüsselenzym für die Fibrinolyse ist Plasmin, welches das Fibrin-Molekül an etwa 50 Stellen spaltet.

Fibroblast. Eine spindelförmige Zelle, welche die Basis des Bindegewebes bildet. Sie produziert mehrere Komponenten der → extrazellulären Matrix, vor allem → Kollagen und → Fibronektin. Fibroblasten nehmen in vielen Immun- und immunpathologischen Reaktionen, wie z.B. in der chronischen Entzündung, teil und können leicht in der Gewebekultur kultiviert werden.

Fibroblasten-Wachstumsfaktor (FGF). Wird als **Heparin-bindender Wachstums-**

Fibronektin

faktor (HBGF) bezeichnet. Er kommt in zwei Isoformen vor: als saurer *aFGF* (oder *HBGF 1*) und basischer *bFGF* (oder *HBGF 2*). Beide gehören zu der Superfamilie der Zytokine und zu den am längsten bekannten Wachstumsfaktoren. Sie wirken besonders auf Mesodermal- und Ektodermalzellen, vermitteln wichtige Signale bei deren Entwicklung und besitzen angiogene Aktivität (→ Angiogenese). Der bFGF stimuliert direkt die Migration und Proliferation von Endothelzellen in Kultur und induziert die Bildung von differenzierten Blutkapillaren.

Fibronektin. Ein dimerisches Glykoprotein, eines der Grundmoleküle der → extrazellulären Matrix, wo es die Adhäsion von Zellen an Fibrin sowie Adhäsionsinteraktionen zwischen den anwesenden Proteoglykanen erleichtert. Es ist ein Bestandteil von Zellmembranen und kann auch im Blutserum gefunden werden, wo es eine opsonisierende Wirkung aufweist. Es trägt zur Blutgerinnung sowie zur Verheilung von Wunden nach Gewebebeschädigungen bei. Durch spezifische Rezeptoren kann es sich dabei hauptsächlich an Makrophagen binden.

Fieber. Pathophysiologischer Vorgang im Rahmen der → Akute-Phase-Reaktion und systemisches Zeichen einer Entzündungsreaktion. Erhöhte Körpertemperatur unterstützt die keimabtötende Wirkung der Abwehr. → Pyrogene, besonders IL-1, verstellen den Sollwert im Hypothalamus über Produktion von PGE2. Es kommt zur Wärmeerzeugung durch Muskelzittern (Schüttelfrost, Zähneklappern), Stoffwechselsteigerung im braunen Fettgewebe, Aufstellen des menschlichen rudimentären Körperpelzes durch Kontraktion der *Arrector pili*-Muskel der Haare (Gänsehaut). Ein Anstieg der Körpertemperatur, der nicht auf Aktivierung der Thermoregulation zurückzuführen ist, wird als Hyperthermie bezeichnet. Regulativ zur Temperatursenkung tragen endogene Kryo-

gene bei, z.B. Anti-Diuretisches Hormon (ADH), anti-Melanozyten-stimulierendes Hormon (anti-MSH), und Glukokortikoide.

FITC (fluorescein isothiozyanat). Ein Fluorophor, der am häufigsten bei Immunfluoreszenzanalysen verwendet wird (sein Absorptionsmaximum liegt bei 492 nm, das Emissionsmaximum bei 520 nm).

FK-506. Auch Tacrolimus. Ein Makrolidantibiotikum, das durch den Schimmelpilz *Streptomyces tsukubaensis* produziert wird. Es ist ein immunsuppressiver Stoff, der die Aktivierung und Proliferation der Lymphozyten in kleineren Konzentrationen als → Ciclosporin A (CyA) hemmt. Es verursacht wesentlich weniger Nebenwirkungen als CyA. Es wird Patienten nach Organtransplantationen verabreicht, vor allem nach Nierentransplantation, um einer Transplantatabstoßung vorzubeugen. Der Wirkungsmechanismus auf molekularer Ebene ist derselbe wie bei CyA – es wird an Immunphilline (intrazelluläre Proteine, an die FK-506, → Ciclosporin A oder Rapamycin binden) gebunden und beeinflusst in → T-Lymphozyten die durch Kalzineurin vermittelte Aktivierung des Transkriptionsfaktors → NF-AT.

Fluoreszenz. Lichtemission (Lichtausstrahlung); ein optisches Phänomen, bei dem ein Atom oder Molekül ein Photon absorbiert und später ein Photon mit niedrigerer Energie (d.h. größerer Wellenlänge) emittiert, wobei Wärme abgegeben wird. Es ist im Grunde ein Typ der Lumineszenz, bei der die Lichtemission aber in sehr kurzer Zeit (kürzer als 10 Sekunden) nach dem Einfall des Erregungslichtes geschieht. Fluoreszierende Stoffe werden zur Visualisierung immunologischer Vorgänge verwendet, z.B. in der → Immunfluoreszenz oder in der → Durchflusszytometrie. Sie können ursprünglich auch natürlich vorkommen (→ Green Fluoreszent Protein).

Fluoreszenz-aktivierter Zell-Sorter (FACS) → Durchflusszytometer.

Fluorophor. Ein Stoff, der Fluoreszenz abgeben kann. Er kann als eine Fluoreszenzsonde dienen wie z.B. das → Green Fluoreszent Protein *(Tabelle 5)*.

fMLP (fMet-Leu-Phe). N-formylmethionyl-leuzyl-phenylalanin, ein durch viele Bakterien produziertes Tripeptid. Es hat chemotaktische Wirkung auf professionelle Phagozyten. Auch Mitochondrien aus Säugetierzellen produzieren N-Formylpeptide und ermöglichen dadurch Rekrutierung von polymorphkernigen Granulozyten bei Gewebeschäden durch Verletzung oder Anoxie.

FOCIS. Föderation der Klinischen Immunologie-Gesellschaften (*www.focisnet.org*).

follikuläre dendritische Zellen (FDC). Sind in Lymphfollikeln (→ Lymphknoten) in Gruppen mit → B-Lymphozyten lokalisiert. Aus morphologischer Sicht sind sie den dendritischen Zellen ähnlich, sind aber mit ihnen nicht verwandt. Sie können das Antigen nicht präsentieren und exprimieren auch keine Klasse II → HLA-Antigene an ihrer Oberfläche. Sie sind für die Reifung der B-Lymphozyten, besonders während der sekundären Immunantwort von Bedeutung. Diese Zellen können das intakte Antigen umschließen oder, mit Hilfe des nicht-phagozytierenden Fc-Rezeptors, Immunkomplexe an ihre Oberfläche langfristig binden (→ Antigen-Fokussierung). Entlang der follikulären dendritischen Zellen bilden Antigene und ihre Immunkomplexe zusammen mit Antikörpern kleine Murmel-artige Körperchen (iccosomes – *immune complex coated bodies*), die dann an B-Lymphozyten

Tabelle 5. Liste der gängigen Fluorophore

Farbstoffe	Name	Wellenlänge nm (Extinktion/Emission)
AMCA	Aminomethylcoumarin-Acetat	350 / 450
FITC	Fluoreszeinisothiozyanat	495 / 525
DTAF	Dichlorotriazinylamino-Fluoreszein	495 / 528
R-PE	Phycoerythrin	488 / 578
CyChrome		568 / 672
Cy2	Carbocyanin	490 / 508
Cy3	Indocarbocyanin	553 / 575
PE-Cy5	Phycoerythrin-Indodicarocyanin	488 / 674
PerCP	Peridinin Chlorophyll Protein	470 / 680
TRITC	Tetramethylrhodamine Isothiocyanat	550 / 590
Texas Red	Aminomethylcoumarin-AcetatSulfonyl Chlorid Rhodamine-Derivat	595 / 620
Rhodamine Red-X		570 / 590
Acridinorange		490 / 620
Propidiumjodid		536 / 611
GFP		395 und 470 / 509 und 540

in den Keimzentren übergeben werden. FDC Zellen exprimieren außerdem an ihrer Oberfläche das → CD23 Molekül, das ein Ligand für die CR2-Komponente des Rezeptorkomplexes der B-Lymphozyten ist und sie können somit in die Antikörperproduktion eingreifen. Andererseits kann die Fähigkeit dieser Zellen, das Antigenpartikel langfristig zu halten, manchmal ungünstig sein, z.B. bei → HIV-Infektion oder in der Pathogenese von → Prionosen.

Forssman-Antigen. Ein heterophiles Antigen, das im Blut und in Organen vieler Tierarten (Meerschweinchen, Maus, Pferd, Schaf, Hühner usw.) sowie im Pflanzenreich und in einigen Bakterien, mit ausgeprägtem Kreuzphänomen zwischen den Spezies, zu finden ist. Seren beinhaltend anti Forssman-Antikörper können Tiererythrozyten durch Erkennung der Forssman-Antigene agglutinieren. Forssman-Antikörper finden sich vor allem im Serum von Patienten, die sich von → infektiöser Mononukleose erholen.

Fragmentine. Eine andere Bezeichnung für → Granzyme, zytotoxische Serinproteine, die sich in Granula zytotoxischer → T-Lymphozyten und → NK-Zellen befinden. Der Begriff ist von dem Mechanismus ihrer Wirkung abgeleitet (Apoptose und Fragmentation von DNS in den Zielzellen).

Fraktalkin → Chemokine, → Neurotaktin.

FRAT (free radical assay technique). Eine immunchemische analytische Methode, bei der ein mit stabilem → freiem Radikal markiertes Antigen oder Hapten verwendet wird, dessen Elektron ungepaarten → Spin aufweist. Die Methode wird folglich auch als → Spin-Immunanalyse (SIA) bezeichnet.

freies Radikal. Ein Atom oder eine Atomgruppe (Gruppe von Verbindungen) mit einem ungepaarten (freien) Elektron. Es wird mit einem Punkt beim chemischen Symbol (z.B. ·OH, ·CH$_3$) gekennzeichnet. Freie Radikale sind sehr reaktiv (sie können Kettenreaktionen auslösen), ihre Existenzdauer ist aber in der Regel sehr kurz. Sie werden bei → respiratorischem Burst von Abwehrzellen als → reaktive Sauerstoffintermediate gebildet.

Freund-Adjuvans (FA), auch Freund'sches Adjuvans. Eine Mischung aus einem leichtem Öl und Emulgator, die nach Mixen mit einer wässrigen Antigenlösung eine Emulsion bilden. In dieser Form weist das Antigen eine verstärkte Immunogenität auf. Es kommt in zwei Formen vor: *Komplettes* FA enthält Öl, Emulgator und tote getrocknete Mykobakterien, hier ist → Peptidoglykan die aktive immunstimulierende Komponente, sowie natürlich vorkommende Muramylpeptide (→ Muramyldipeptid). Komplettes FA stimuliert die zellulär vermittelte, sowie die Antikörper-vermittelte Immunantwort. *Inkomplettes* FA enthält keine Mykobakterien, es stimuliert nur die Antikörper-vermittelte Immunantwort. Mit Hilfe dieser Mischung werden thymusabhängige → Antigene Tieren zu Immunisierungszwecken appliziert. FA wird bei der Immunisierung von Menschen nicht verwendet.

frustrierte Phagozytose → Phagozytose, → Degranulation.

Functional food → Probiotika.

Fusigene. Stoffe, die die Fusion zweier Zellen beschleunigen. Ein solcher Stoff ist z.B. Polyethylenglykol, mit M_r von 2.000 bis 6.000.

Fusin. Ein Protein an der Oberfläche von T$_H$-Lymphozyten. Wichtig für die Endozytose des → HIV-Virus durch Bindung des gp41 Virus-Hüllproteins, indem es die Fusion mit der Zellmembran vermittelt. Es handelt sich um den → Chemokin-Rezeptor CXCR-4.

Fv-Fragment (variables Fragment). Ein Fragment des Immunglobulinmoleküls, das sich aus variablen Teilen der leichten und schweren Kette, die durch nichtkovalente Kräfte miteinander verbunden sind, zusammensetzt. Es besitzt eine einzige Antigenbindungsdeterminante und kann durch rekombinante Technologie in einkettiger Form als single chain Fv-Antikörper hergestellt werden *(Abb. 37)*.

G

GalN-Oligosaccharide. Oligosaccharide, die Galaktosamin enthalten. Sie sind in den Hinge- (Scharnier-) Regionen der menschlichen IgA1 und IgD zu finden.

Galektine. Adhäsionsmoleküle, die zur Superfamilie der C-Typ Lektine (→ Lektine) gehören und die β-Galaktosid spezifisch binden. Sie nehmen an Adhäsionsinteraktionen verschiedener Zellen teil, z.B. des intestinalen Epithels an die Basalmembran. Sie regulieren Zellwachstum und können Apoptose auslösen (Galektin-1) oder hemmen (Galektin-3). In Tumorzellen kann ihre Expression erhöht sein. Sie haben auch immunmodulierende Wirkungen. Galektin-3 ist ein Protein, das mit niedriger Affinität IgE bindet, es wurde früher auch ε-BP (die ε-Kette von IgE bindendes Protein) oder Mac-2 (Makrophagen-Antigen-2) genannt.

GALT (gut associated lymphoid tissue). Das lymphatische Gewebe des Darmes (engl. *gut*). Es gehört zu den sekundären lymphatischen Organen der Mukosa (→ MALT). GALT schließt → Peyersche Plaques, kleine Lymphknoten im Blinddarm (Appendix) und Lymphozyten in der Darmsubmukosa sowie intraepitheliale Lymphozyten (IEL) ein.

gammadelta-T-Lymphozyten. γδ-T-Zellen; 5% der → T-Lymphozyten, die an ihrer Oberfläche den T-Zellenrezeptor tragen, der sich aus gamma- und delta-Polypeptidketten zusammensetzt. Sie werden vermehrt Mukosa-assoziiert gefunden und ihr Rezeptor ermöglicht die Erkennung von Proteinen, die über nicht-klassische HLA-Antigene dargeboten werden. Gamma-delta Zellen können somit Konformation erkennen. Sie haben die Fähigkeit, IL-13 zu produzieren, was ihnen die Lenkung der Antikörperantwort (→ Isotypswitch) nach IgE ermöglicht. Pathophysiologisch könnte dies bei parasitären Erkrankungen des Darmes, als auch bei Nahrungsmittel-Allergien eine Rolle spielen.

Gammaglobuline. Eine Fraktion der Blutserum-Glykoproteine, die sich bei → Elektrophorese im alkalischen pH am wenigsten bewegen und Richtung Anode migrieren. In dieser Fraktion befinden sich die meisten Immunglobuline.

Gammopathien. Krankheiten, die durch exzessive Bildung von unerwünschten Immunglobulinen (IgG) charakterisiert sind (Paraproteinämie). Im Unterschied zu normalen IgG stellen ihre Moleküle strukturell sowie funktionell eine homogene Population dar. Der Name ist von der Gamma-Fraktion der → Serumelektrophorese abgeleitet, in der sich die Immunglobuline befinden (→ Gammaglobuline). Gammopathien (G) entstehen, weil sich Plasmazellen, die auf die jeweiligen Antigene durch Antikörperbildung reagieren, den Regelsignalen entziehen, sich ständig vermehren und nicht benötigte Antikörper produzieren. Gammopathien können *monoklonal* oder *polyklonal* sein. Bei monoklonaler G. vermehrt sich unkontrollierbar ein Zellklon (→ B-Zellen), der identische Immunglobulinmoleküle einer Klasse oder Teile dieser Moleküle (leichte oder schwere Ketten) sezerniert. Bei polyklonaler G. vermehren sich unerwünscht zwei oder – seltener – mehr Zellklone, von denen jeder Antikörper mit einer anderen Spezifität bildet. Unerwünschte IgG werden in großen Übermengen ins Blut ausgeschieden und können mittels → Zonalelektrophorese (→ Immunelektrophorese) im Serum bewiesen werden. Monoklonale Gammopathien können benigen sein, meistens aber handelt es sich um ein malignes Wachstum von Zellen, die Antikörper produzieren, oft unter Verdrängung des Knochenmarkes. Zu den monoklonalen G. gehört das → multiple Myelom, die → Waldenström-Makroglobulinämie und die durch leichte Ketten verursachte Krankheit. Beim multiplen Myelom befinden sich die bösartig wachsenden Zellen im Knochenmark und produzieren monoklonale Myeloma-IgG, -IgA oder -IgE, oft zusammen mit → Bence-Jones-Protein, dessen Molekül sich aus Leichtkettendimeren (→ Immunglobuline) zusammensetzt. Die Immunglobulinklasse IgE wurde fast gleichzeitig von *K. Ishizaka* in Denver und *S. G. O. Johansson* in Stockholm auf Grund zweier Fälle von IgE Myelomen zwischen 1965 und 1967 entdeckt. Bei Waldenström-Makroglobulinämie handelt es sich um ein bösartiges Wachstum von atypischen Lymphozyten, die exzessive Mengen von monoklonalem IgM produzieren. Bei der durch leichte Ketten verursachten Krankheit werden im Blutserum der Patienten inkomplette schwere γ-Ketten (charakteristisch für die Klasse IgG), α (für IgA) oder μ (IgM) bewiesen. Die Paraproteine bei G., inklusive Bence-Jones Proteine, können die Viskosität des Blutes erhöhen und durch Verstopfung des glomerulären Filters zu Nierenbeteiligung führen.

G-CSF (granulocyte colony-stimulating factor). Er gehört zu den → Kolonienstimulierenden Faktoren (die Familie der Glykoproteinzytokine, die die Proliferation und Reifung der blutbildenden Präkursorzellen regulieren). G-CSF stimuliert hauptsächlich die Bildung von neutrophilen Granulozyten und stimuliert ihre Aktivität auch wenn sie den reifen Zustand bereits erreicht haben.

GDGF (glioma-derived growth factor). Ein aus den Gliomzellen stammender Wachstumsfaktor.

Gedächtniszellen → Memory-Zellen.

Gefäßendothel → Endothelzellen.

Gen. Die Erbgut-Grundeinheit aus → DNS-Bausteinen, die an einem gewissen Platz des Chromosoms lokalisiert ist (Locus). Gene können nach ihren Funktionen benannt werden, abgeleitet von den Veranlagungen oder Merkmalen des Phänotyps, welchen sie prägen. Gene in Viren werden z.B. nach der Gen-Struktur (dem jeweiligen Abschnitt im DNS- oder RNS-Molekül) klassifiziert. Gene können sich folgendermaßen äußern: (1) Als ein Abschnitt der DNS-Kette, der die primäre Struktur eines Polypeptids kodiert (Strukturgen); (2) als ein Abschnitt der DNS-Kette, der in die Primärstruktur der tRNS oder anderer, der Translation nicht unterworfener RNS-Arten, umgeschrieben (transkribiert) wird; (3) als ein DNS-Abschnitt (im Falle der RNS-Viren ein RNS-Abschnitt), der regulierende Funktion hat (Regulator-Gen).

Genetik. Vererbungslehre, ein Teilgebiet der Biologie. Sie beschäftigt sich mit dem Aufbau und der Vererbung von Genen. Heute trägt die Gentechnologie viel zum Verständnis von Genen und deren Produkten bei, die mittels molekularbiologischer Methoden gezielt Eingriffe in das Erbgut vornimmt (→ Klonierung, Knock-out-Mäuse). Der mährische Augustinermönch und Botaniker *Gregor Johann Mendel* (1822–1884) darf als Vater der Genetik bezeichnet werden, er entdeckte 1866 in Brünn die Grundbegriffe der Vererbungslehre anhand von Züchtungsexperimenten mit Erbsen. Erst 1900 wurden Mendels Erbgesetze von drei Wissenschaftlern unabhängig voneinander neu entdeckt.

genetisches Engineering (engl. *genetic engineering*). Ein Allgemeinbegriff für experimentelle Techniken, bei denen bekannte Gene, oder neue Gene oder neue Genkombinationen enthaltene DNS-Moleküle, in das Genom einer empfänglichen Wirtszellen eingeführt (rekombiniert), und von dieser exprimiert werden. Der Zweck ist, die Protein-Synthesemaschinerie des Wirtes (z.B. *E. coli*, Hefepilze oder Pflanzen) für quantitative Ausbeuten einzelner rekombinanter Proteine auszunützen. In der Medizin sind vielfältige rekombinante Proteine in therapeutischer Anwendung, z.B. rekombinantes Insulin, maßgeschneiderte → humanisierte Antikörper und → single-chain-Antikörper für die passive Immuntherapie bei Tumoren oder rekombinante → Allergene (→ Genklonierung).

genetischer Code. Ein Kodon (kodierende Einheit) ist ein Triplettsatz (eine Gruppe von drei aufeinanderfolgenden Nukleotiden) in der DNS oder RNS, der für eine der 21 möglichen Aminosäuren kodiert. Kodons werden zuerst in mRNS transkribiert und dann in Aminosäuren im Polypeptid translatiert. Veränderungen an den einzelnen Basen durch Mutationen verändern den genetischen Code und haben oft Lesefehler zur Folge; das Proteinprodukt entsteht dann nicht oder ist missgefaltet und kann seine Funktion nicht erfüllen.

Genexpression. Die Äußerung (Manifestation) eines Gens (Genotyps) durch Transkription und Translation, deren Ergebnis die Produktion eines Proteinproduktes ist. Dieses Produkt stellt die phänotypische Äußerung des Gens dar.

Genklonierung. Einführen einer DNS-Sequenz, die ein bestimmtes Genprodukt kodiert, in den → Klonierungsvektor (z.B. Lambda Phage, filamentöser Phage), der dann in einen Wirtsorganismus (z.B. *E. coli*-Bakterien) eingebracht wird. Um jene Zellen zu ermitteln, die das Genprodukt erfolgreich exprimieren, werden sie vereinzelt (kloniert) und antigenetisch überprüft.

Genom. Ein gesamter Gensatz in der Zelle (Zellgenom) oder einem Virus (Virusgenom). Nicht alle diese Gene müssen sich aber in gegebener Umgebung und Entwicklungsstadium funktionell äußern. Das Genom der prokaryotischen Zelle (Bakterie) setzt sich aus Genen, die sich in der Kern-DNS und in Plasmiden befinden, zusammen, während das Genom einer eukaryotischen Zelle Gene in Kern und Mitochondrien (in Pflanzenzellen auch in Chloroplasten) mit einschließt.

Genomik. Ein Teil der Genombiologie, die wiederum ein Teil der Molekularbiologie ist. Genomik untersucht die Struktur und Funktion der Gene, ihre Lokalisation an den verschiedenen Chromosomen, auf der Organismen- sowie Einzelzell-Ebene. Sie liefert somit Grunddaten über die kompletten genetischen Instruktionen, die sich in einem Organismus befinden. Ursprünglich hat man von dieser *beschreibenden* Genomik auch *funktionelle* Genomik unterschieden, die sich mit der Untersuchung der Expression und der Funktion der Genprodukte befasste. Zur Zeit beginnt man anstatt des Begriffes „funktionelle Genomik" die Bezeichnung **Phänomik** zu verwenden, die aus dem Wort *Phänom*, das dem Begriff Genom äquivalent ist, abgeleitet ist. Phänom drückt alles das aus, wodurch sich ein Genom phänotypisch äußert, d.h. alle Arten von RNS, Proteinen und Metaboliten, die in der Zelle zur Zeit der Bestimmung anwesend sind. Viel öfter wird Genomik in Transkriptomik, Proteomik und

Metabolomik unterteilt *(Abb. 31)*. **Transkriptomik** befasst sich mit der Untersuchung der Prozesse, die bei der Transkription von Genen stattfinden, besonders der Expression des Komplexes der messenger-RNS (Boten-RNS) in der Zelle unter definierten physiologischen und pathologischen Bedingungen. Der Komplex aller → mRNS, die sich in der Zelle zu dem Zeitpunkt befinden, wird als *Transkriptom* bezeichnet. Ähnlich wurde für Proteine, die auf der zellulärer Ebene oder der des ganzen Organismus synthetisiert werden, der Begriff *Proteom* eingeführt. Untersuchungen dieser Art sind der Inhalt der **Proteomik**, die im Grunde die vorhandenen Proteine in der Zelle und ihre Beziehungen zu den verschiedenen physiologischen und pathologischen Prozessen katalogisiert. Die Endphase der Übertragung der genetischen Information der Zelle ist der Stoffwechsel der Zelle und des ganzen Makroorganismus. Hierbei kommt es in jedem Augenblick nicht nur zur konkreten und zeitlich begrenzten Transkription gewisser Gene, sondern es entstehen auch andere Substanzen – Metaboliten, die untereinander in verschiedener Weise interagieren. Ihr Komplex stellt das *Metabolom* dar und wird durch die **Metabolomik** untersucht.

genomische Bibliothek. Als Ausgangsmaterial für diese DNS-Banken dient das Genom einer Zelle (tierisch, pflanzlich oder menschlich), welches durch Enzyme fragmentiert wird und dann in einen Vektor eingebracht wird. Dieser bringt die Information in Wirtszellen (z.B. *Escherichia coli*, Hefe), welche alle möglichen Proteinprodukte des Genoms, und zwar jeder Zellklon ein anderes, exprimieren. Durch Vereinzelung der unterschiedlichen Zellen (Klonierung) und anschließendes Testen mit z.B. monoklonalen oder polyklonalen Antikörpern, werden passende Antigenfragmente gefunden und können dann analysiert und rekombinant hergestellt werden. Im Unterschied zu → cDNS-Bibliotheken beinhalten genomische Banken sämtliche Gene, inkludierend Pseudogene und alle Introns der DNS eines Organismus.

Genotyp. Die exakte genetische Ausstattung (Zusammensetzung) eines Organismus, eine vollständige Kombination aller individuellen → Allele aller Loci eines Organismus. Der Genotyp hat den stärksten Einfluss auf die Entwicklung eines Organismus und ist die Basis für die Ausprägung eines → Phänotyps eines Individuums.

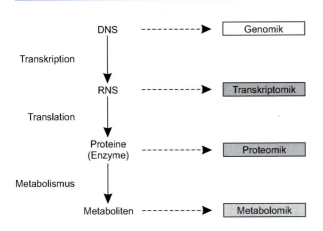

Abb. 31. Genomik und ihre Sparten.

Gentherapie. Behandlung einer Krankheit, die durch das Fehlen oder die Funktionsunfähigkeit eines einzigen Gens (monogen) verursacht ist, durch stabile → Transfektion oder → Transduktion der Körperzellen des betroffenen Individuums mit einer funktionsfähigen und vollwertigen Form dieses Gens (therapeutisches Gen), welche außerhalb des Körpers kloniert wurde. Körpereigene Zellen des Patienten werden entnommen und mit dem therapeutischen Gen mittels → Vektoren transduziert oder transfiziert, und wieder in den Körper eingebracht. Es können auch Antisense-Gene (Gene mit umgekehrter Leserichtung) eingebracht werden, die überexprimierte Gene supprimieren oder ausschalten können. Diese Strategie wird bei Überexpression von Onkogen-Produkten in Tumoren verwendet z.B. der → Bcl-Familie (*bcl-2* Antisense-Therapie beim malignen Melanom). Ein Austausch eines kranken mit einem therapeutischen Gen hat eine Erfolgsquote von etwa 1: 1000. Die allererste Gentherapie wurde beim → Adenosindesaminase-Defizienz erfolgreich durchgeführt.

Gerstmann-Straussler-Scheinker Syndrom. Spongiforme Enzephalopathie mit langsamem Erkrankungsverlauf und zerebellarer Ataxie (durch Kleinhirnbefall) hervorgerufen durch Infektion mit → Prionen.

Gewebstransglutaminase (engl. *tissue transglutaminase* – tTG). Ein Enzym, das die Bildung einer Amidbindung zwischen Glutamin und Lysin unter Abspaltung von Ammoniak unterstützt. Es transformiert Glutamin in Glutaminsäure an *Gliadinpeptiden* und spielt daher eine pathophysiologische Rolle in der → Zöliakie, wo es auch ein *Autoantigen* darstellt.

Gewöhnlicher variabler Immundefekt → variabler Immundefekt.

GlcN-Oligosaccharide. Oligosaccharide, die Glukosamin enthalten. Sie binden sich mittels einer N-glykosidischen Bindung an Asparagin der Polypeptidkette, falls diese die notwendige Signalsequenz aufweist (-Asn-X-Se-Thr-, wobei X eine beliebige Aminosäureeinheit sein kann). Sie befinden sich in den konstanten Domänen aller schweren Immunglobulinketten.

Gliazellen. Spezialisierte Zellen, die Neuronen im Gehrin umhüllen, wodurch sie ihnen physikalische Stütze bieten und elektrische Isolation zwischen den einzelnen Neuronen sichern.

Gliome. Neuroektodermale Tumoren neuroglialen Ursprungs. Zu ihnen zählen Astrozytom, Oligodendrogliom und Ependymom, die von Astrozyten, Oligodendrozyten bzw. Ependymalzellen abgeleitet sind.

Glomerulonephritis (GN). Eine Gruppe von Krankheiten, die durch Entzündung und Beschädigung der Nierenglomerula charakterisiert ist. Immunmechanismen beteiligen sich an der Pathogenese der meisten primären sowie sekundären Glomerulonephritiden. Mehr als 70% der Patienten mit GN weisen in ihren Glomerula Immunglobulinablagerungen, oft mit Komplementfragmenten, auf. Die Glomerula werden durch die Entzündungsreaktion geschädigt, die entweder durch die Ablagerungen zirkulierender Immunkomplexe (z.B. bei → systemischem Lupus erythematosus) oder durch zytotoxische Antikörper gegen glomeruläre Antigene ausgelöst sind (z.B. beim → Goodpasture-Syndrom). Der bindende zytotoxische Antikörper aktiviert Komplement, das die Basalmembran direkt schädigt, oder dessen Fragmente chemotaktisch → neutrophile Granulozyten anlockt, die eine schädigende Entzündung einleiten. Es gibt eine Vielfalt an Arten der GN, einige werden genauer besprochen (→ GN, post- → Streptokokken-,

→ GN, membranöse, → GN, membranoproliferative). Die Gefahr bei GN ist Auftreten eines Nierenversagens.

Glomerulonephritis, membranöse (auch perimembranöse GN). Eine Immunkomplex-Erkrankung, bei welcher Immunkomplexe subepithelial abgelagert werden. Dies hat eine Verdickung der Membran und Entzündung mit Komplementaktivierung zur Folge. Die Immunkomplex-Ablagerungen enthalten neben Immunglobulinen auch C3b-Komplementfragmente. Diese Krankheit kann idiopathisch (ungeklärte Ursache) sein oder sekundär bei Immunkomplex-Erkrankungen (z.B. → systemischer Lupus erythematosus), bei Lungenkarzinom oder Dickdarmkarzinom, bei einigen Infektionen (Hepatitis B) bzw. metabolischen Störungen (z.B. Diabetes mellitus – diabetische Nephropathie) oder durch Wirkung einiger Metalle (Gold, Quecksilber) einsetzen. Sie ist die häufigste Ursache des → nephrotischen Syndroms bei Erwachsenen, von denen 70–90% an andauernder Proteinurie leiden und 50% nach Jahren Nierenversagen entwickeln. Kommt es zur Ablagerung der Immunkomplexe halbmondförmig extrakapillär (extrakapilläre GN), ist die Erkrankung schnell fortschreitend und führt rasch in die Niereninsuffizienz mit Dialysepflicht.

Glomerulonephritis, membranoproliferative (auch mesangiokapilläre GN). Eine Immunkomplex-Erkrankung, bei welcher die Funktion der Basalmembran der Glomerula durch Immunkomplexe verändert ist und Mesangialzellen proliferieren können. Man unterscheidet zwischen Typ I und Typ II der Erkrankung. In den meisten Fällen werden beim Typ-I-Immunkomplexe, die IgG, C1q und C3 enthalten, in der Subendothelialschicht der Basalmembran abgelagert, beim Typ II finden sich Autoantikörper gegen die C3-Konvertase des alternativen Weges (→ nephritischer Faktor) der Komplementaktivierung. Mehr als die Hälfte der Betroffenen entwickelt innerhalb von 5 Jahren Nierenversagen und Dialysepflicht.

Glomerulonephritis, post-Streptokokken. Eine Immunkomplex-Erkrankung, bei der Antigene der β-hämolysierenden → Streptokokken der Gruppe A eine Antikörperantwort mit Immunkomplexbildung (im Kreislauf zirkulierenden oder *in situ* gebildet) auslösen; diese Komplexe werden dann in der Glomerula-Kapillarwand abgelagert. Die Erkrankung kann nach Streptokokkeninfektionen, am häufigsten der oberen Atemwege, auftreten. Auch Infektionen an anderen Körperstellen (Haut, Mittelohr), können dieser Erkrankung vor allem bei Kindern vorangehen. Im Serum können Antikörper gegen Streptokokkenantigene bewiesen werden: Antistreptolysin O (ASLO), Antistreptokinase, Antihyaluronidase und Antidesoxyribonuklease B.

Glukane. Aus Glukoseeinheiten zusammengesetzte hochmolekulares Polysaccharid-Polymer (meistens β-1,3-Glukane). Glukane werden aus Zellwänden einiger Bakterien (Curdlan aus *Alcaligenes faecalis*), Hefen (Glukan aus *Saccharomyces cerevisiae*) und höheren Pilzen (Basidiomyceten) sowie → Lentinan aus *Lentinus edotes*, Schizophylan aus dem holzbeschädigenden japanischen Pilz *Schyzophyllum commune* oder Pleuran aus dem essbaren, wohlschmeckenden Austernpilz (*Pleurotus ostreatus*), isoliert. Sie finden Anwendung als immunstimulierende Stoffe und wirken vor allem auf die Mechanismen der natürlichen Immunität, besonders auf Makrophagen. In Japan werden sie in der Behandlung und Prophylaxe einiger Tumoren, vor allem Leukämie (Lentinan, Schyzophyllan), besonders in Gebieten, wo Ende des 2. Weltkrieges Atombomben abgeworfen wurden, eingesetzt. Einige von ihnen haben sich auch in der Prophylaxe und Behandlung bakterieller Infektionen bewährt.

Glukokortikoide. Sie gehören zu den → Kortikosteroiden. Sie werden seit vielen Jahren klinisch als entzündungshemmende Arzneimittel, in der Endokrinologie bei Substitutionstherapie und besonders auch als Immunsuppressiva bei Autoimmunkrankheiten und in der Vorbeugung von Transplantatabstoßung angewandt. Physiologisch werden sie von der Nebennierenrinde als Antwort auf Aktivierung der Hypothalamus-Hypophysen-Nebennieren-Achse sezerniert. Sie wirken auf Zielzellen über intrazelluläre zytoplasmatische Rezeptoren. Unter physiologischen Bedingungen beeinflussen sie die Aktivitäten nicht nur des Immunsystems, sondern als Stresshormone auch vieler anderer Systeme: Herz und Gefäßsystem (sie erhöhen den Blutdruck), Nieren (Erhaltung einer zulässigen Tubularfunktion und Glomerularfiltration), Skelettmuskel (Erhaltung der Muskelspannung), ZNS (Hirnentwicklung, psychosoziales Verhalten, Regulierung der neuronalen Erregbarkeit). Sie wirken auch auf den Stoffwechsel der Fette (Verteilung des Körperfettes) und der Kohlenhydrate (sie inaktivieren die Sekretion von Insulin und stimulieren die Glukagonsekretion – hyperglykämische Wirkung). Die molekulare Basis ihrer entzündungshemmenden und immunsuppressiven Wirkung ist die Inhibition der Produktion mehrerer Zytokine (v.a. IL-1, TNF-α, IL-2) und deren Rezeptoren (IL-2R), Inhibition der → Phospholipase A2, der induzierbaren → Cyclooxygenase-2 *(Abb. 63)* und der → Stickstoffmonoxid-Synthase, Stimulation der Produktion von → Lipokortin-1, Verringerung der Zahl der Mastzellen und der dendritischen Zellen, die zu den wichtigsten → Antigen-präsentierenden Zellen gehören. Ein typischer Vetreter der Glukokortikoide ist das natürliche *Kortikosteron und Kortison,* unter den synthetischen Präparaten sind es *Prednison, Prednisolon, Triamzinolon und* → Dexamethason. Klinisch werden sie hauptsächlich bei der Behandlung entzündlicher Erkrankungen wie z.B. → Asthma bronchiale, → rheumatoide Arthritis, → Vaskulitis, vieler Hautkrankheiten wie → Psoriasis vulgaris und Ekzem, → Autoimmunerkrankungen, → multiple Sklerose usw. eingesetzt. Glukokortikoide sind gut verträglich wenn sie kurzfristig verabreicht werden. Bei chronischer Verabreichung entsteht eine Vielzahl von unerwünschten Nebenwirkungen, die ihren Grund in der Immunsuppression (verstärkte Neigung zu infektiösen Krankheiten), Inhibition der Hypothalamus-Hypophyse-Nebennieren-Achse (bei Kindern Wachstumeinstellung), ihrer unphysiologischen Dosis (Hypertension, Magengeschwür, Osteoporose) und in der Störung des Kohlenhydrat-, Lipid- und Proteinstoffwechsels (→ Osteoporose) haben.

Glukose-6-Phosphatdehydrogenase. Ein Enzym, das am Glukose-Stoffwechsel (Oxidation im → Hexosemonophosphat-Shunt) teilnimmt. In den professionellen Phagozyten sichert es die Produktion von NADPH, das für den → respiratorischen Burst und die Produktion von antimikrobiellen Stoffen unentbehrlich ist. Falls seine Aktivität in den neutrophilen Leukozyten unter 1% des durchschnittlichen Normalwert sinkt, entsteht → Glukose-6-Phosphatdehydrogenase-Defizienz.

Glukose-6-Phosphatdehydrogenase-Defizienz. G6PD-Defizienz als unabhängiges Syndrom wird X-chromosomal vererbt, ist die häufigste Stoffwechselerkrankung überhaupt (ca. 1:600 Neugeborene in Deutschland) und tritt dann in Erscheinung, wenn die Aktivität des Enzyms in den neutrophilen Granulozyten unter 1% der normalen Werte sinkt. Defiziente Leukozyten produzieren kein INT (NBT) und können auch kein Superoxid oder Wasserstoffperoxid bilden. G6PD-Defizienz in neutrophilen Granulozyten ist in der Regel mit der Defizienz in Erythrozyten verbunden, die sich als angeborene hämolytische Anämie äußert. G6PD oxidiert Glukose-6-Phosphat zu 6-Phosphogluconat, wobei NADPH entsteht, welches Glutathion in den Erythrozyten reduziert. Bei oxidativem Stress, z.B. durch Medikamente, den Verzehr von Saubohnen (→ Favismus) oder Infektionen, also episodisch auftretend, liefert verändertes Enzym nicht genügend Reduktionskraft. Das Hämoglobin präzipitiert dann (Heinz-Körperchen) und es entsteht eine massive, intravasale Hämolyse. G6PD-Defekt ist besonders in Verbreitungsgebieten der Malaria häufig, da weibliche Heterozygote resistent gegenüber *Plasmodium falciparum* sind. In den Mittelmeerländern und in Afrika beträgt die Genfrequenz 10–20%. Die meisten der Patienten bleiben ein Leben lang symptomlos. G6PD kann, zusammen mit weiteren Defekten, die Ursache der → chronischen granulomatösen Krankheit sein.

Glykoproteine. Biopolymere, deren Moleküle außer Aminosäuren auch kovalent gebundene Zuckermoleküle enthalten, z.B. Membranproteine von Zellen. Die Glykosilierung geschieht nach Translation des Proteins im rauen endoplasmatischen Retikulum und durch den Golgi-Apparat der Zelle (*posttranslationelle Modifikation*).

Glykosaminoglykane. Eine ältere Bezeichnung war *Mukopolysaccharide*. Sie bilden den Polysaccharidanteil der *Proteoglykane*. Sie setzen sich aus Disaccharideinheiten zusammen, in denen sich immer D-Glukosamin, D-Galaktosamin oder deren Derivate befinden. Zu den meistverbreiteten Glykosaminoglykanen gehören Hyaluronsäure, → Chondroitinsulfat, Dermatansulfat und Heparansulfat (→ extrazelluläre Matrix).

Glykosilierung. Ein Prozess, bei dem → Glykoproteine entstehen. Den Zuckeranteil erwerben diese komplexen Proteine in der Regel nach der Translation durch *posttrans-lationelle Modifikation* über die Wirkung von Enzymen (Glykosyltransferasen) im rauen endoplasmatischen Retikulum und Golgi-Apparat der Zelle. → Eukaryoten wie menschliche und tierische Zellen, Hefen, und Pflanzenzellen, aber nicht → Prokaryonten wie Bakterien führen Glykosilierungen durch.

GM-CSF (granulocyte-macrophage colony-stimulating factor). Ein Kolonienwachstum-stimulierender Faktor für neutrophile und eosinophile Granulozyten sowie Makrophagen. Er gehört zu den → Kolonienwachstum-stimulierenden Faktoren.

Gm-Merkmal. Eine allotypische Determinante an schweren Ketten der menschlichen IgG1, IgG2 und IgG3. → Allotypen sind Produkte der einzelnen Allelen desselben Strukturgens. In der menschlichen Population sind bis heute 18 verschiedene Gm-Allotypen bekannt.

Gnotobiologie. Ein Wissenschaftsbereich, der sich mit der Zucht und Erforschung der Lebensfunktionen von mikrobenfreien Tieren befasst. Dieses sind Tiere (*Gnotobionten*), die unter *sterilen* (keimfreien) Bedingungen geboren sind und steril in einer künstlich geschafften Umgebung gehalten werden. Sie atmen sterile Luft, bekommen sterile Nahrung und auch alle Gegenstände, mit denen sie in Berührung kommen, sind steril. Erkenntnisse der Gnotobiologie werden bei der Pflege von Neugeborenen, die mit schweren Störungen des Immunsystems geboren wurden (→ kombinierte B- und T-Zelldefizienz) oder radioaktiv bestrahlten Personen genutzt.

Gnotobionten → Gnotobiologie.

Goblet-Zellen → Becherzellen.

Goodpasture-Syndrom. Eine Autoimmunkrankheit, die durch Autoantikörper gegen die Basalmembran der Nieren-Glomerula (anti-GBM Antikörper), und/oder Lungen-Alveolen, oder gegen die nichtkollagene Domäne der α3-Kette von Kollagen Typ IV verursacht wird. Das Ergebnis sind → Komplement-Aktivierung, Migration von Neutrophilen und Entzündung, nämlich progressive (schnell fortschreitende) Vaskulitiden, vor allem kleiner Blutgefäße, die (besonders bei Rauchern und nach Lungeninfektionen) zu Lungenblutung und akuter membranproliferativer → Glomerulonephritis mit einem schnellen Tod der betroffenen Person führen (→ Vaskulitis). Es gibt Assoziationen zu HLA-Haplotypen DRB1*1501, und weniger ausgeprägt zu HLA-DR4, HLA-DR1 und HLA-DR7. Die Erkrankung läuft nach dem pathophysiologischen Muster einer → Überempfindlichkeit Typ II ab. Benannt nach dem Amerikaner *Ernest Goodpasture* (1886–1960).

G-Proteine. Sie werden auch als **GTP-bindende Proteine** bezeichnet. Sie können in zwei Klassen klassifiziert werden. Zu der ersten gehören heterotrimerische G-Proteine, die mit Rezeptoren für einige Hormone und Zytokine verbunden und an der Signalübertragung in das Zellinnere beteiligt sind. Die zweite Gruppe wird durch kleine zytoplasmische G-Proteine vertreten.

Graft. Ausdruck für Transplantat, häufig im englischen Sprachgebrauch.

Graft-versus-Host-Reaktion (GvHR). Transplantat gegen Empfänger-Reaktion (auch **GvHD**; engl. *disease* – Erkrankung). Immunkompetente Zellen des Spenders wandern aus dem Transplantat aus und attackieren die HLA Antigene eines histoinkompatiblen Empfängers. Besonders betroffen sind Empfänger mit angeborenen (primären) oder erworbenen (Verabreichung immunsuppressiver Arzneimittel oder ionisierender Strahlung) → Immundefekten. GvHR kommt vor allem bei Knochenmarktransplantation zu tragen. Zu den Zielorganen, die durch GvHR geschädigt werden, zählt hauptsächlich die Haut und Schleimhäute, das Verdauungssystem, die Leber und die lymphatischen Organe.

Gram-Färbemethode. Wurde von *H. C. J. Gram*, einem dänischen Bakteriologen und Internisten, 1884 entwickelt, um Bakterien in infiziertem menschlichem Gewebe von Zellkernen und anderen Zelleinschlüssen zu unterscheiden. Die Färbung erlaubt die Differenzierung in Gram-positive und -negative Bakterien *(Abb. 32)*.

Gram-negative Bakterien. Nach der Anfärbung mit bestimmten basischen Farbstoffen (z.B. Gentianaviolett) entfärben sie sich nach Spülung mit Alkohol und können dann mit Karbolfuchsin rot gefärbt werden. Ihre Zellhülle setzt sich aus Zytoplasmamembran, periplasmatischem Raum, einer dünnen Zellwand (→ Peptidoglykan), und der äußeren, → Lipopolysaccharid- (LPS-) enthaltenden Membran der Kapsel zusammen. Beispiele: → Salmonellen, → Shigellen, Campylobacter, Meningokokken, Gonokokken *(Abb. 32)*.

Gram-positive Bakterien. Bleiben nach der Anfärbung mit bestimmten basischen Farbstoffen (z.B. Gentianaviolett) und kurzem Spülen mit Alkohol violett gefärbt. Ihre Zellhülle setzt sich aus Zytoplasmamembran und einer dicken Zellwand aus einem mehrschichtigen Peptidoglykannetz und Teichonsäure zusammen. Beispiele: → Staphylokokken, → Streptokokken, Clostridien *(Abb. 32)*.

Granulom. Eine organisierte Struktur aus mononukleären Zellen, das typische Zeichen einer chronischen → Entzündung. Das Granulom ist durch einen zentralen Teil aus →

Epitheloidzellen, → Makrophagen, manchmal auch aus vielkernigen → Riesenzellen charakterisiert (→ Sarkoidose, → Morbus Crohn). Manchmal (z.B. bei → Tuberkulose) zeigt das Zentrum auch eine nekrotische Zone aus destruierten Zellen. Die Makrophagen-Epitheloidzell-Zone des Granuloms ist von Lymphozyten umgeben.

Granulozyten. Leukozyten, die in ihrem Zytoplasma typische Granula enthalten, die zumeist typische Lysosome sind. Nach der Art des Farbstoffes, mit dem sie sich histologisch färben lassen, unterscheidet man → neutrophile, → eosinophile und → basophile Granulozyten. Manchmal verwendet man den Ausdruck *polymorphonukleäre Leukozyten* (PMN) als ein Synonym für neutrophile Granulozyten, weil sie einen ausgeprägt segmentierten Kern haben. Granulozyten machen 40–70% aller im peripheren Blut zirkulierenden Leukozyten aus.

Granulozytopenie. Verminderte Zahlen von Granulozyten mit vermehrter Infektanfälligkeit, z.B. durch → autoimmune Neutropenie. Die → Agranulozytose ist die maximale Form.

Granulysin. Ein antimikrobielles Protein, das in den zytoplasmatischen Granula der CTLs (→ T-Lymphozyten, zytotoxische) und → NK-Zellen zu finden ist. Zusammen mit → Granzymen wird Granulysin nach der Stimulation ihrer Antigenrezeptoren freigesetzt. Es zählt zu den → Saposinen, die mit Membranlipiden reagieren und Lipid-degradierenden Enzyme aktivieren, wie z.B. Glukosylzeramidase und Sphingomyelinase. In der Folge wird die intrazelluläre Konzentration von Zeramid, welches an → Apoptose-Induktion beteiligt ist, gesenkt. Der Wirkungsmechanismus von Granulysin unterscheidet sich von dem der → Perforine, eines weiteren lytischen Moleküls, das sich in den

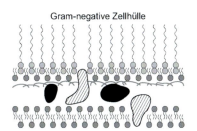

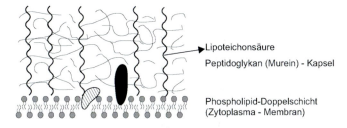

Abb. 32. Der Aufbau der Bakterienwand Gram-negativer und Gram-positiver Bakterien.

zytotoxischen Granula von → CTL befindet. Granulysin weist eine hohe antimikrobielle Aktivität gegen Gram-positive und Gram-negative Bakterien, Pilze und Parasiten auf.

Granzyme. → Serinproteasen. Verantwortlich für rasche zytotoxische Aktivität von Killer-Zellen (NK und zytotoxische T-Zellen). Wichtigster Vertreter ist Granzym B, der in Zytotoxizität Perforin-unabhängig wirkt und dessen Anwesenheit als Marker für zytotoxische Reaktionen gilt. Er ist auch als CTLA-1 (zytotoxische T-Zellen Antigen-1) bekannt.

Green Fluorescent Protein (GFP). Grün fluoreszierendes Protein; es stammt aus Quallen, und beginnt nach Synthese und Faltung zu fluoreszieren. Dient als Marker für Vorgänge innerhalb einer Zelle, z.B. zum Nachweis einer erfolgreichen Genexpression, indem es downstream an das eingeführte Gen angehängt und mit der Expression dieses Gens koreguliert werden kann. Es kann auch in Plasmide plaziert werden, um Transfektionen z.B. durch FACS-Analyse (→ Durchflusszytometer, → Fluorophore) zu kontrollieren. Mutanten von GFP haben andere Fluoreszenz-Exzitationen und können gleichzeitig verwendet werden.

Grippe → Influenza.

growth factors → Wachstumsfaktoren.

Guanylatzyklase. Ein Enzym, das Guanosin-5´-Triphosphat (GTP) zu Guanosin-3´,5´-Monophosphat zersetzt (→ zyklisches GMP).

Guillain-Barré-Syndrom (GBS). Idiopathische Polyneuritis, bei welcher Autoimmunreaktionen gegen das periphere Nervenmyelin eine chronische Demyelinisation des Rückenmarks und der peripheren Nervenfaser zur Folge hat. → Experimentelle autoimmune Enzephalomyelitis stellt ein Tiermodell für diese Erkrankung dar.

GvHD → Graft-versus-Host-Disease.

H

H. Eine Abkürzung für den komplementregulierenden Faktor H, Hapten, Histamin, Histokompatibilität oder die schwere Kette der Immunglobulinmoleküle.

H-2-System. Das Histokompatibilität-Hauptsystem der Mäuse wurde parallel von *Snell, Dausset* und *Benacerraf* charakterisiert, die 1980 den Nobelpreis für Physiologie dafür erhielten. Es befindet sich am Chromosom 17 und wird in Unterabschnitte *K, I, S* und *D* unterteilt. Der Bereich *K* kodiert Histokompatibilitätsmoleküle der I. Klasse, die als H-2K-Antigene bezeichnet werden. Bereich *I* hat zwei Unterbereiche *I-A* und *I-E*, dessen Gene Histokompatibilitätsantigene der II. Klasse kodieren. Sie kommen analog in den menschlichen HLA-D-Bereichen (→ HLA) kodierten Histokompatibilitätsantigenen vor. Bereich *S* enthält Gene für Antigene der III. Klasse, Bereich *D* hingegen Gene für Antigene der I. Klasse, die als H-2D und H-2L bezeichnet werden.

Hämagglutination → Agglutination.

Hämagglutinin. (1) Hüllprotein einiger Viren, bindet an Sialinsäurereste der Kohlehydratanteile von Glykoproteinen, die an Epithelien der Atemwege exprimiert sind. → Influenza-Hämagglutinin bindet aber auch an Sialinsäurereste an Erythrozyten von Hühnern und kann diese agglutinieren (→ Agglutination). Virales Hämagglutinin ist durch → Antigendrift antigenetisch extrem variabel und erschwert die immunologische Abwehr gegen Viren, z.B. durch virusneutralisierende Antikörper. (2) IgM-Antikörper gegen Sialinsäurereste der Erythrozyten, welche auch Hämagglutination verursachen können, werden ebenfalls manchmal als Hämagglutinine bezeichnet (→ Blutgruppen).

Hämagglutinationshemmtest (HAH). Methode der Virologie zum Nachweis von spezifischen anti-Virusantikörpern. Manche Viren können Erythrozyten mittels ihrer → Hämagglutinine agglutinieren, das heißt zur Verklumpung bringen. Werden Viren mit einer Serumprobe eines Patienten vermischt, der anti-Virus-Antikörper hat (positiv ist), kommt es *nicht* zu einer Agglutination. Umgekehrt bedeutet Agglutination, dass der Patient negativ ist, er hat keine Antikörper.

Hämoglobinurie, paroxysmale nächtliche → paroxysmale nächtliche Hämoglobinurie, → DAF.

Hämolyse. Beschädigung der Erythrozyten-Membran *in vivo* oder *in vitro* führt zu Freisetzung ihres Inhalts in die Umgebung, es kann eine hämolytische → Anämie entstehen.

Hämolysine. (1) *Virulenzfaktoren* von Bakterien, besonders → Streptokokken werden nach ihrem Hämolyseverhalten eingeteilt. Es sind Phospholipasen, welche die Membranen der Wirts-Zellen zytotoxisch schädigen. (2) *Antikörper*, oder Autoantikörper, die Erythrozyten lysieren. Antikörper gegen Erythrozyten, können mittels → Coombs-Test bewiesen werden. Der direkte Coombs-Test erfasst an Erythrozyten ge-

hämolytische Anämie der Neugeborenen

bundene Antikörper, der indirekte Test die im Plasma vorkommenden. Zu diesen gehören: *Kälteagglutinine*, die meistens der IgM-Klasse angehören und sich an Erythrozyten bei einer Temperatur niedriger als 37 °C binden, verursachen Hämolyse nur in Anwesenheit von Komplement (inkomplette Kälte-Antikörper). Sie sind gegen I- und H-Antigene (→ Blutgruppen) ausgerichtet, und das Temperaturoptimum ihrer Interaktion mit Erythrozyten liegt bei 4 °C, die Reaktion ist jedoch auch bei 25 °C und 31 °C positiv. Sie werden meist als → Agglutinine bezeichnet. *Bithermische Kältehämolysine* (Donath-Landsteiner-Antikörper) sind Antikörper der IgG-Klasse, hämolysieren wenn Blut zuerst abgekühlt und dann wieder erwärmt wird (Bindung bei 0°, Lyse bei 15°). Sie führen zur paroxysmalen Kältehämoglobinurie, einer akuten schweren Hämolyse mit Fieber, Schüttelfrost, Hämoglobinurie, primär oder als Begleiterscheinung bei kindlichen viralen Infektionserkrankungen beobachtet (z.B. Maserninfektion und -impfung). *Wärmehämolysine* der Klasse IgG führen zu hämolytischer Anämie mit optimalem Verlauf der Reaktion bei 37 °C (inkomplette Wärmeantikörper). Sie erscheinen bei → autoimmuner hämolytischer Anämie und begleitend bei Erkrankungen, wie z.B. → Wiskott-Aldrich-Syndrom, → Hodgkin-Lymphomen, einige → Leukämien, → systemischem Lupus erythematodes (SLE), → rheumatoide Arthritis, → infektiöse Mononukleose, → Sarkoidose, → Colitis ulcerosa, Mykoplasmeninfektionen, sowie bei der Verabreichung einiger Arzneimittel. Auch die Antikörper, welche bei Rhesusinkompatibilität auftreten (Rh-System), sind inkomplette Wärmehämolysine.

hämolytische Anämie der Neugeborenen. Ist zumeist durch Unverträglichkeit im → Rh-System zwischen Mutter und Kind begründet.

Hämophilie A oder B. X-chromosomal rezessive Erbkrankheiten, deren Ursache Mangel an Faktoren VIII oder IX der Blutgerinnungskaskade ist. Sie äußert sich durch erhöhte Blutungsbereitschaft, ein besonderes Problem bei Verletzungen. Hämophilie A, die durch den Mangel an Faktor VIII bedingt ist, wird erfolgreich durch die Verabreichung von, aus dem Blut von gesunden Spendern isolierten, neuerdings auch als → rekombinantes Protein vorliegenden Faktor VIII behandelt.

HBeAg. Antigen des Nukleokapsids des → Hepatitis-B Virus. Seine Anwesenheit im Serum ist ein Zeichen für das infektiöse Stadium der Krankheit.

HBGF (Heparin-binding growth factor) → Fibroblasten-Wachstumsfaktor.

HBsAg (surface antigen of hepatitis B virus). Das Oberflächenantigen des Hepatitis-B Virus.

häufiger variabler Immundefekt → variabler Immundefekt.

Hagemann-Faktor. Faktor XII der Blutgerinnungskaskade. Durch seine Aktivierung wird der intrinsische Weg der Blutgerinnung ausgelöst.

HAMA (humane anti-Maus-Antikörper). Werden nach diagnostischer oder therapeutischer Applikation von monoklonalen Antikörpern beobachtet und können zur → Serumkrankheit führen. Daher werden heute vielfach → humanisierte Antikörper verwendet.

H-Antigen. (1) Flagellares Antigen von Bakterien, welches für ihre Beweglichkeit genutzt wird. Es gehört wie das → O-Antigen mit zu den → Serotypen. (2) H-Antigen ist auch ein Bestandteil des → AB0(H)-Systems.

Haplotyp. Ein Set aus zwei Sätzen von zusammenhängenden Genen aus mehreren → Allelen in einem Chromosomensatz. Die einzelnen Allele stammen jeweils einmal von der mütterlichen, und einmal von der väterlichen Zelle. Z.B. Daraus ergibt sich ein gemischter genetischer Haplotyp. Die dominanten Gensätze setzen ihre Eigenschaften durch, was den → Phänotyp eines Individuums bestimmt. Bei der → HLA-Typisierung spielen Haplotypen eine wichtige Rolle.

Hapten. Eine niedermolekulare Substanz oder abgespaltenes → Epitop eines Antigens, welches mit Antikörpern oder Rezeptoren reagieren kann, aber selbst keine Immunantwort bei Immunisierung einleiten kann. Z.B. Peptide oder → Mimotope könnten als Peptidtherapien passiv Patienten appliziert werden, um eine schädigende Antikörperantwort zu neutralisieren. Ein Problem dabei ist deren kurze Halbwertszeit *in vivo*. Durch die Konjugation eines Haptens an einen makromolekularen Träger kann ein komplettes → Antigen entstehen, das daher auch immunogen ist. Anti-Hapten Antikörper werden z.B. für den quantitativen Nachweis von Hormonen und anderen niedermolekularen Substanzen in biologischen Flüssigkeiten erzeugt. Haptene sind komplett, wenn sie eine Präzipitationsreaktion mit Antikörpern ergeben, oder einfach (Semihaptene), wenn sie dies nicht tun.

Hashimoto-Thyreoditis. Erstbeschreibung 1912 durch *Hashimoto*, wird Autoimmun-Thyreoditis genannt, da in ihrer Pathogenese IgG-Autoantikörper gegen Thyreoglobulin sowie Peroxidase der Schilddrüse beteiligt sind. Es wird aber angenommen, dass die entscheidende Rolle die zellvermittelte Autoimmunreaktion (T-Helfer und zytotoxische T-Zellen) spielt, die multifaktoriell, eventuell durch Infektionen, ausgelöst wird. Sie wird in der Regel durch eine langsam angehende, chronisch entzündliche Entwicklung charakterisiert, die nach anfänglicher Hyperthyreose in eine Hypothyreose mit extremer Verlangsamung des Stoffwechsels und der Aktivität des Patienten, und in ein → Myxödem mündet. Sie befällt zehnmal öfter Frauen als Männer, und zwar zumeist zwischen der dritten und fünften Dekade.

HAT-Medium. Ein selektives Gewebekultur-Medium, das in der → Hybridomtechnologie bei der Erzeugung von → monoklonalen Antikörpern Anwendung findet. Der Name ist davon abgeleitet, dass es Hypoxanthin, Aminopterin und Thymin enthält.

Hauptallergen. Wenn mehr als 50% der allergischen Patienten IgE-Antikörper gegen eine Komponente des Allergenextraktes haben, wird es als Hauptallergen (engl. *major allergen*) bezeichnet. Die Identifizierung erfolgt mittels → Immunoblot. In Birkenpollen (Betula verrucosa) sind dies Bet v 1, in Gräserpollen (Phleum pratense) Phl p 5, Phl p 1 etc., in Katzenepithelien (Felina domestica) Fel d 1, Hausstaubmilbe (Dermatophagoides pteronyssinus) Der p 1 etc. (→ Allergen-Nomenklatur).

Hauttest. Ein Test, bei dem der zu prüfende Stoff (in der Regel ein → Antigen oder → Allergen) an oder in die Haut gebracht wird, um die Immunreaktivität des Patienten, festzustellen. Auf Grund der Dynamik der Reaktion kann auf die immunologischen Auslöser rückgeschlossen werden, sowie eine Diagnose gestellt werden. Der Test kann als A) Intrakutantest durch Antigen-Injektion in die Haut (z.B. → Tuberkulin-Test, Mantoux-Test), B) als Skin prick Test durch Auftragen eines vermuteten Allergens auf die Hautoberfläche und darauf folgendes Anritzen der Epidermis mit einer Lanzette und Ablesung nach 20 Minuten, oder C) als Epikutantest an der Haut mit Ablesung nach 48–72 Stunden durchgeführt werden. Am häufigsten wird der Skin Prick Test als Allergie-Test für IgE-vermittelte → Überempfindlichkeit Typ I des Patienten gegen verschiedene Allergene (→ Allergie), sowie der Epikutantest (engl. auch Patch-Test) zur Feststellung einer Kontaktallergie (verzögerte → Überempfindlichkeit Typ IV) durchgeführt.

Heat shock proteins (HSP, hsp oder Hsp). Hitzeschock-Proteine; HSP bilden eine Großfamilie, zu der einige Dutzend Moleküle gehören, die sich durch ihr Molekulargewicht und Funktion in der Zelle unterscheiden. Sie gehören zu den Stressproteinen und werden auf zwei Wegen synthetisiert: (1) Nach der Induktion durch eine erhöhte Temperatur oder einen anderen Stressfaktor – **induktive HSPs**. (2) Ständig, ohne jegliche Stress-Wirkung – **konstitutive** oder verwandte (engl. *cognate*) HSPs, die öfter als **HSCs** bezeichnet werden. Die Bildung von HSPs kann durch Stressumweltbedingungen (ionisierender Strahlung, Schwermetallen, Anoxie, Glukosemangel etc.), aber auch durch pathophysiologische Faktoren (Infektionen, Malignome usw.), immunlogische Faktoren (z.B. Phagozytose, einige Zytokine, freie Radikale, Gewebetransplantation), aber auch unter normalen physiologischen Bedingungen (Zellzyklus, Embryonalentwicklung, Zelldifferenzierung usw.) ausgelöst werden. HSPs in den Zellen verschiedener Organismen, von Einzellern bis zum Menschen weisen eine ähnliche Aminosäurenzusammensetzung auf. Sie wirken als → Chaperone, indem sie die richtige (biologisch aktive) Struktur anderer Proteine schützen. Hsp60 bindet an Toll-like Rezeptoren (→ Toll/IL-1-Rezeptoren) und aktiviert so die → natürliche Abwehr.

Helfer T-Zellen (T$_H$- oder T$_{H/I}$-Zellen). Eine Subgruppe der T-Lymphozyten, die Immunantwort induzieren (daher auch „Induktor"- [I] Zellen) und in deren Verlauf anderen Zellen zu Immunantwort helfen (daher „Helfer"- [H] Zellen). In letzterer Zeit werden sie nur als T$_H$-Zellen bezeichnet. Diese Regulatoraktivitäten betreffen nur die → Thymus-abhängigen Antigene (→ T-Lymphozyten, Helfer).

Helicobacter pylori (H.p.). Ein begeißeltes, langsam wachsendes, Gram-negatives Bakterium mit spezifischer Adhärenz an Epithelzellen des Magens und, durch gastrale Metaplasie der duodenalen Epithelzellen (Veränderung zum gastralen → Phänotyp), auch des Duodenums. Die Immunantwort gegen H.p. wird durch alarmierte → Epithelzellen über → IL-8 Produktion ausgelöst, man findet neutrophile Granulozyten, Lymphozyten und Plasmazellen im Gewebe sowie Antikörper gegen H.p. und seine Urease (s.u.). Vermutlich wegen der Lokalisation von H.p. im Magenlumen, ist die Abwehr jedoch insuffizient, und es kommt zu einer langsam angehenden, chronischen Entzündung über viele Jahre (→ slow bacterial disease). H.p. ist in → 90% der Ulcus-Fälle (Magengeschwüre) im Magen und Duodenum ursächlich beteiligt. Er besitzt das Enzym Urease, das aus dem Harnstoff des Magensaftes Ammoniak herstellt, welcher H.p. als alkalische, neutralisierende Wolke dient und sein Überleben in saurem Magenmilieu ermöglicht. Ammoniak fördert auch die Umsetzung von Nitriten der Nahrung in die kanzerogenen Nitrosamine. Daher ist H.p. Infektion auch assoziiert mit der Entstehung von Magenkarzinomen.

Heparin. Ein → Glykosaminoglykan, dessen Grundeinheit ein aus D-Glukosamin und L-Iduronsäure zusammengesetztes Disaccharid ist. Es enthält viele Sulfatgruppen. Es wird in → Mastzellen, → basophilen Granulozyten und Endothelzellen gebildet, und zwar besonders in den Lungen, in der Leber, Haut und Schleimhaut des Verdauungssystems. Es ist ein wichtiger Blutgerinnungshemmender Stoff und wird daher bei der Behandlung von Thrombophlebitiden und

Phlebitiden (Venenentzündungen) eingesetzt.

Hepatitis. Leberentzündung, die sich durch Gelbsucht (Ikterus) äußern kann. Sie kommt in mehreren Formen vor, die entweder akut oder chronisch sind. **Infektiöse Hepatitiden** werden durch Viren hervorgerufen, es gibt mehrere Typen: A, B, C (non-A-non-B), D oder E. Die **Hepatitis A** (infektiöse Gelbsucht) wird durch das RNS-Virus des **Typs A** aus der Familie *Picornaviridae* verursacht. Sie äußert sich als Müdigkeit, Mattigkeit, Appetitlosigkeit, Störungen der Leberfunktion bzw. durch Gelbsucht. Die Infektion wird durch kontaminierte Nahrungsmittel und Wasser übertragen, wobei die Quelle immer der Mensch ist (faekoorale Übertragung). **Hepatitis B** gehört zu den weltweit häufigsten Infektionserkrankungen. Der Virus, der Hepatitis B verursacht, gehört zu der Gruppe der „hepadna"-Viren (Hepatitis-DNS-Virus). Er enthält die folgenden Antigene von diagnostischer Bedeutung: das Oberflächen- (Surface) Antigen HBsAg, und die Kern- (core) Antigene HBcAg und HBeAg. Die Infektion wird auf parenteralem Weg (durch Blut), durch kontaminierte Nadeln (Drogenmissbrauch) und durch Sexualkontakte übertragen. Die Inkubationszeit beträgt 2 bis 7 Wochen. HBsAg erscheint im Serum von Patienten während der Inkubationszeit, 4–6 Wochen nach der Infektion. Ein Patient mit HBV-Infektion kann zum HBsAg-Träger werden, das HBsAg ist dann im Serum über 6 Monate oder länger anwesend. Auch eine chronische Hepatitis mit fortsetzender Virusreplikation kann sich entwickeln. Während der Rekonvaleszenz kommt es zur Serokonversion. Aus HBsAg-Positivität wird Positivität der anti-HBsAg-Antikörper, ein Zeichen für eintretende Immunität und Überwindung der Infektion. Anti-HBcAG Antikörper findet man schon etwa 3 Monate nach Infektion. Anti-HBsAg Antikörper findet man auch nach Hepatitis B Impfung. HBV hat keinen direkten zytopathischen Effekt. Für die Schädigung der Leberzellen ist die zellvermittelte Immunreaktion mittels zytotoxischer T-Zellen verantwortlich, deren Ziel es ist, die infizierten Zellen zu eliminieren. Von Bedeutung ist die Aktion des HBV als ein virales → Onkogen in der Tumorentstehung. Er integriert sich als Provirus in die Leberzell-DNS und kann nach Jahren ein hepatozelluläres Karzinom (HCC) verursachen Der Erreger der **Hepatitis C** ist ein kleiner RNS-Virus mit einer lipidischen Hülle (HCV). Sein Genom ist den Viren der Familien *Flaviviridae* und *Pestiviridae* am ähnlichsten. Er ist sehr variabel, und es gibt mindestens 6 Hauptgenotypen davon. Er wird mit Blut und Blutprodukten übertragen. Die Infektion verläuft meist unerkannt und hat ein hohes Risiko (75%) für einen chronischen Verlauf. Es gibt heute noch keine HCV Impfungen. Bislang ist es nicht bekannt, zu welchem Grad die auftretende Leberschädigung durch den direkten zytopathischen Effekt des Virus bedingt wird und wie die immunpathologischen Mechanismen mitwirken. Antikörper erscheinen erst in einem Abstand von 7–8 Wochen nach der Infektion. Für Hepatitiden B und C besteht ein Restrisiko bei der Übertragung von Fremdblut (in Deutschland für Hepatitis B ca. 1:100.000, für Hepatitis C nach Einführung des HCV- → PCR-Screenings ca. 1:200.000). Hepatitis Infektionen kommen als Doppelinfektion mit → HIV häufig im Drogenmilieu durch Wiedergebrauch von Injektionsnadeln vor.

Hepatozyt. Die Epithelzelle der Leber.

HER. Humaner Epidermaler Wachstumsfaktor-Rezeptor (→ Epidermaler Wachstumsfaktor-Rezeptor).

hereditäres angioneurotisches Ödem oder: **hereditäres Angioödem (HAE).** Wird durch genetisch bedingtes Fehlen des C1-

Inhibitor des Komplementsystems (→ Komplement) verursacht. Dabei kann es sich um das Fehlen des den C1-Inhibitor kodierenden Gens, um ungenügende Expression dieses Gens oder um Funktionsunfähigkeit handeln (das entstehende Protein ist funktionsunfähig). Das Komplementsystem wird dabei leichter über den klassischen Weg aktiviert und führt über Entstehung von → Anaphylatoxinen und Histaminfreisetzung zur akuten vaskulären Permeabilitätserhöhung. Die Krankheit wird durch rezidivierende Anfälle von Ödemen der Unter-Schleimhaut und Unterhaut, an unterschiedlichen Körperstellen, besonders im Gesichtsbereich charakterisiert. Das Quincke Ödem ist die maximale Form mit massivem Ödem des Gesichtes und Schlundes, kann zusammen mit einem Larynxödem Atemnot und Ersticken (Asphyxie) auslösen (verringerte Durchlässigkeit der Luftröhre infolge des Luftröhrenödems). Wenn der Darm betroffen ist, können massive Koliken auftreten. Therapeutisch kann man Plasmininhibitoren und anabolische Steroide einsetzen.

Heregulin. Wachstumsfaktor, gehört zur → Neuregulin-Familie.

Herpes gestationis. Ein vesiko-bullöser (Bläschen und Blasen) Ausschlag nicht-viraler Ätiologie, der während der Schwangerschaft (2. oder 3. Trimester) oder im Wochenbett (Tage nach der Geburt) vorkommt. Der Name „Herpes" ist unrichtig, da dieser Zustand weder mit dem Herpesvirus noch mit einem anderen Virustyp zu tun hat. Wahrscheinlich handelt es sich um eine autoimmune Störung, da Komplement und Immunglobuline in der Nähe der Basalmembran der Haut zu finden sind, also dort, wo die meisten histopathologischen Änderungen auftreten.

Herpes-Viren. Herpesviridae, eine Gruppe großer DNS-Viren. Zu ihnen zählen: Herpes simplex mit zwei Typen (*HSV-1* und *HSV-2*). Herpes-Viren haben die Eigenschaft, sich in immunologisch priviligierte sensible Neurone (Ganglien des Trigeminus, oder Spinalganglien) zurückzuziehen, um in eine Phase des Ruhezustandes (Latenz) zu verfallen. In diesen Geweben gibt es praktisch keine MHC Klasse I Antigenexpression, daher sind die Virus-infizierten Zellen hier nicht durch zytotoxische T-Zellen erkennbar. Nach einem exogenen Trigger (z.B. Stress, Sonnenbestrahlung etc.) gelangen sie entlang des sensiblen Nerven wieder in die Haut und Schleimhaut, wo sie erneut Epithelzellen infizieren und zu bläschenartigen Entzündungen führen. *HSV-1* verursacht Herpes labialis (Fieberblase), *HSV-2* löst Genitalherpes aus. *Varicella zoster*-Virus verursacht Windpocken (Varicellen) und, als deren Spätkomplikation, Gürtelrose (Herpes zoster). Wieder kann nach Latenzzeit im sensiblen Nervenganglion eine endogene, sehr schmerzhafte Reinfektion des zugehörigen Hautsegmentes eingeleitet werden, und zwar durch exogene Reize, wie z.B. durch Systemerkrankungen des Bindegewebes, Tumorerkrankungen und bei immunsuppressiver Therapie. *Zytomegalovirus* (CMV – Virus der Speicheldrüse) ist ein opportunes Pathogen. Nach einer Ansteckung bleibt man Virusdauerträger. Bei geschwächtem Immunsystem kann es zur Reaktivierung des Zytomegalie-Virus und zu Krankheitserscheinungen kommen. Durch diaplazentare intrauterine Infektion kann es zu Frühabort, intrauterinem Fruchttod oder zu generalisierter Zytomegalie-Infektion, mit Enzephalitis mit nachfolgenden Verkalkungen im Gehirn und Missbildungen, kommen (Zytomegalie-Syndrom). → Epstein-Barr-Virus (EBV) kann schwere Immunschwäche auslösen und ist an der Pathogenese der → infektiösen Mononukleose, → Burkitt-Lymphom und weiteren Tumorkrankheiten beteiligt.

Heterodimer. Ein Molekül, das sich aus zwei verwandten aber nicht-identischen

Teilen (Ketten) zusammensetzt, z.B. α- und β-Ketten des → T-Zell-Rezeptors, → Integrine, → Epidermaler-Wachstumsfaktor-Rezeptor etc.

heterophile Antigene. Antigene mit ähnlichen Determinanten, die sich in phylogenetisch nicht miteinander verwandten Organismen befinden, wie in den Zellen von Tieren und Mikroben. Die durch solche Antigene hervorgerufen gebildeten Antikörper weisen dann Kreuzreaktivität mit den einzelnen heterophilen Antigenen auf. Eine solche Heterophilie, d.h. molekulare Verwandtschaft, gibt es z.B. zwischen den Antigenen der beta-hämolysierenden → Streptokokken der Gruppe A und den Antigenen des menschlichen Herzens. Heterophile Antigene können in der Pathogenese einiger Erkrankungen mitspielen, z.B. bei → infektiöser Mononukleose, → rheumatischem Fieber, → Glomerulonephritis, usw. Heute werden die Begriffe → molekulare Mimikry oder → Kreuzreaktivität für dieses Phänomen verwendet.

heterozytotrope Antikörper. Antikörper, die in einer Tierart gebildet werden, aber eine hohe Affinität auch für Fc-Rezeptoren an Zellen einer anderen Tierart zeigen.

Heuschnupfen. Volkstümliche Bezeichnung für → allergische Rhinitis.

HEV → high endothelial venules.

Hexosemonophosphat-Shunt (HMPS). Ein metabolischer Weg, der via oxidativer Decarboxylierung von Glukose zur Bereitstellung von Pentosephosphaten dient, die für die Nukleotidbiosynthese gebraucht werden. Bei den dehydrierenden Schritten entsteht NADPH, das für weitere Reaktionen, wie z.B. respiratorischen Burst professioneller Phagozyten genutzt werden kann. In dieser Weise wird aus einem Mol Glukose 12 Mol NADPH gewonnen.

H-Faktor. Ein Regulatorglykogen des Komplementsystems. Es befindet sich im Serum und inhibiert die C3-Konvertase des alternativen Weges der Komplementaktivierung, indem er C3b verdrängt. Seine autosomal rezessiv bedingte Defizienz ist sehr selten und manifestiert sich als wiederholte pyogene (eitrige) Infektionen.

high endothelial venules (HEV) (Venolen mit hohem Endothel). Spezialisierte Gefäße mit hohem Endothel. Sie kommen vor allem in lymphatischen Geweben vor, wo sie den Übertritt der Lymphozyten aus dem Blut ermöglichen (→ Lymphknoten).

Histamin. Ein bioaktives Amin, ein Gewebshormon, das durch Dekarboxylierung der Aminosäure Histidin entsteht (→ APUD). Es ist in vielen Geweben zu finden, in konzentrierter Form befindet sich es aber nur in den Granula der → Mastzellen und → basophilen Leukozyten. Es bindet an H1, H2, H3 oder H4-Rezeptoren (→ H-Rezeptoren) an unterschiedlichen Zellen, was seine unterschiedliche Wirkung erklärt: physiologisch wirkt es, indem es z.B. die Sekretion des Magensaftes durch gastrische Belegzellen über *H2-Rezeptoren* steigert. Die H1-Rezeptoren nehmen an der Regelung der Glukoneogenese und Glykogenolyse teil. Über H1-Rezeptoren spielt Histamin eine Rolle in der akuten → Entzündung sowie in der Auslösung der Allergie (→ Überempfindlichkeit Typ I), wo es Kontraktionen der glatten Muskeln der Bronchioli hervorruft und die Durchlässigkeit der Blutgefäße und Sekretion an der Schleimhaut erhöht. Histamin kann auch über Nahrungsmittel in hohen Mengen exogen zugeführt werden, eine Ursache für → Histaminintoleranz.

Histaminintoleranz. Unverträglichkeit gegenüber Histamin beinhaltende Nahrungsmittel. Es entstehen Histamin-assoziierte

Histaminase

Symptome wie Kopfschmerz, Übelkeit, Erbrechen, Diarrhöen oder Nesselausschlag (Urtikaria). Die Unverträglichkeit kommt entweder durch den Genuss großer Mengen histaminhältiger Nahrungsmittel (Thunfisch, Sauerkraut, Weißweine, fermentierte Nahrungsmittel wie Käse etc.) zustande, kann aber auch auf einem angeborenen Mangel des Histamin abbauenden Enzyms Diaminooxidase (DAO) beruhen.

Histaminase. Ein Enzym, das auch als Diaminooxidase (DAO) bezeichnet wird und welche → Histamin zu Imidazolessigsäure umwandelt und dadurch inaktiviert.

Histamin-Rezeptoren → H-Rezeptoren.

Histatine. Histidin-reiche α-helikale Peptide mit bakteriostatischer Aktivität. Im Speichel der wichtigste anti-fungale Faktor, z.B. gegen Candida albicans. Gehören zu den → Peptidantibiotika.

Histiozyten. Makrophagen des Bindegewebes (→ Makrophagen, → dermale Dendrozyten).

Histiozytosis X. Eine Erkrankung mit Vermehrung von als Histiozyten postulierten Zellen, die um 1960 durch den französischen Arzt *Christian Nezelof* durch ihre Birbeck-Granula (X-bodies) als → Langerhans-Zellen identifiziert wurden. Die Erkrankung wird daher heute als Langerhanszell-Histiozytosis bezeichnet.

Histoinkompatibilität. Unverträglichkeit von Geweben, das Gegenteil der → Histokompatibilität.

Histokompatibilität. Gewebe-Verträglichkeit zwischen zwei Individuen. Sie korreliert mit dem Grad der Übereinstimmung der Histokompatibilitätsantigene (→ HLA-Antigene) zwischen Spender- und Empfängergewebe (→ Transplantation).

Histokompatibilitätsantigene. Im Haupthistokompatibilitätskomplex kodierte Antigene. Klasse I Histokompatibilitätsantigene befinden sich an der Oberfläche aller kernhältigen Zellen des Menschen und von Säugetieren, Klasse II Histokompatibilitätsantigene an der Oberfläche von allen Zellen, die exogene Antigene verarbeiten (Antigenpräsentierende Zellen, Epithelzellen etc.). Zuerst wurden sie bei der Maus erkannt und beschrieben (H-2 Antigene), später wurde das humane Pendant als → HLA (humanes Leukozyten-Antigen) bezeichnet. Zu ihren Hauptfunktionen gehört die Teilnahme an der → Antigenpräsentation körpereigener, fremder oder veränderter eigener Peptide durch immunkompetente Zellen, sowie an der Abwehr gegen Virusinfektionen und Tumoren. Da sie die immunologische Individualität jedes Einzelnen festlegen, wirken sie ursächlich in der → Transplantatabstoßung mit. Anfänglich weniger wichtig, aber ursächlich in der chronischen Transplantatabstoßung sind die → NHC (Nebenhistokompatibilitätsantigene).

Histokompatibilitätsgene. Genkomplexe, die Haupthistokompatibilitätsantigene (→ MHC, bei der Maus auch als H-2 bezeichnet, bzw. im Menschen → HLA) kodieren. Beim Menschen liegen sie auf Chromosom 6, bei der Maus auf Chr. 17. Für die HLA Klasse I Antigene sind dies die Abschnitte HLA-A, -B oder -C (klassische) und HLA-E, -F, -G (nicht klassische), für HLA II sind es HLA-DP, -DQ, -DR (klassische) und HLA-DN, -DM, -DO (nicht klassische). Diese Antigene haben ihre physiologische Funktion in der → Antigenpräsentation, wo sie prozessierte Peptide an T-Zellen präsentieren und aktivierende oder supprimierende Immunantworten einleiten *(Abb. 33)*. Um ein großes Spektrum an Peptiden binden zu können, muss es viele unterschiedliche HLA-Moleküle geben. Daher ist der Genkomplexe **polygen**, es gibt mehrere Subgenexons, die z.B. die α-Kette von HLA I kodieren (HLA-A, -B, -C). Das β2-Mikroglobulin, das die zweite Kette des HLA I-Moleküls bildet, wird unabhängig davon am Chromosom 15 kodiert. Alle HLA-Gene sind zusätzlich hochgradig **polymorph**, das heißt, es gibt multiple Allelen dafür *(Abb. 36)*. Es ist unwahrscheinlich, dass an beiden Chromosomen dasselbe HLA-Allel verwendet wird, die Produkte beider Chromosomen werden kodominant exprimiert und erhöhen so einmal mehr die Vielfalt. Polygene und polymorphe Vielfalt bestimmen daher gesamt den individuellen → HLA-Haplotyp, der durch → HLA-Typisierung durch serologische oder genetische Methoden (Southern Blot, PCR) festgestellt werden kann. Die Variabilität der HLA-

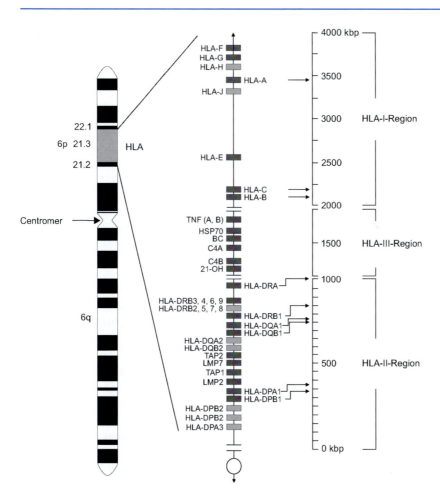

Abb. 33. Genkarte des HLA-Komplexes. Dieser Genkomplex beinhaltet nicht nur die Allele der HLA Klasse I und II Antigene, sondern auch für Proteine, die in der Prozessierung (LMP) und Transport von endogenen Peptiden eine Rolle spielen (TAP). In der HLA III-Region findet man Loci für einige Komplementfaktoren und die 21-OH-Hydroxylase.

Histone

Haplotypen bestimmt das Aussehen der Bindungsgrube für Peptide im fertigen Molekül, welche besonders durch die α1-, α2- und β1-Domänen der HLA I, bzw. HLA II Antigene gebildet werden. Individuen haben daher bessere oder schlechtere Anlagen, bestimmte Peptide zu binden und Antigene spezifisch abzuwehren *(Abb. 35)*. Viele Autoimmunerkrankungen sind mit bestimmten HLA-Haplotypen assoziiert. HLA-Moleküle sind aber auch für die Verträglichkeit (→ Histokompatibilität) oder Unverträglichkeit (Histoinkompatibilität) der Gewebe, die von zwei Individuen stammen, ausschlaggebend. Dies spielt in der unphysiologischen Situation der → Transplantation eine Rolle.

Histone. Gewebsunspezifische einfache Eiweißkörper aus vielen basischen Aminosäuren, befinden sich im Zellkern in Assoziation mit Nukleinsäuren. Sie bilden mit der DNS irreversible Komplexe (Nukleohistone) und wirken vermutlich als nichtspezifische Gen-Repressoren.

Histotop. Ein Teil des Moleküls des → MHC-Antigens (Histokompatibilitätsantigens) an einer Antigen präsentierenden Zelle, das vom T-Zell-Rezeptor eines Lymphozyten erkannt wird. Der Name ist vom Ausdruck *histocompatibility molecule epitope* abgeleitet.

Hitzeschock-Proteine → heatshock proteins.

HIV-Virusinfektion. HIV besteht aus einem *Envelope* (Hülle), welches das *Nukleokapsid* beinhaltend das genetische Material (RNS), schützt. HIV beinhaltet zwei idente Stränge von Virus-RNS, assoziiert mit einem Nukleokapsidprotein (p6/9). Am Nukleokapsid befinden sich auch die Virusenzyme *reverse Transkriptase*, *Polymerase* und *Integrase*, die für die erfolgreiche Replikation benötigt werden *(Abb. 34)*. HIV infiziert Zellen, die an ihrer Oberfläche das CD4 Antigen tragen, vor allem T_H-Lymphozyten und Makrophagen. Er bindet an CD4 über sein Hüllprotein gp120 und benutzt den → Chemokinrezeptor CCR-5 der Zielzelle als Korezeptor. Zusätzlich benötigt HIV für den Eintritt in die Zelle das Hüllprotein gp41, mit dem er an den → Chemokinrezeptor CXCR-4 (= Fusin) der Zielzelle andockt. Dann kann die Fusion mit der Zellmembran stattfinden. In der Folge schreibt die Reverse Transkriptase virale RNS in komplementäre DNS um (Transkription) (Angriffspunkt für Reverse Transkriptase-Inhibitoren bei der HIV-Therapie; → AIDS). Virale DNS wird dann in die DNS der Zielzelle durch die Virus-Integrase eingebaut. Hier kann die Virus-DNS lange Zeit still verweilen (Latenz). Wird der Lymphozyt aktiviert (z.B. durch eine weitere Infektion), wird die DNS wieder in RNS umgeschrieben, resultierend in multiplen Kopien der RNS, die für die viralen Proteine (Hüllproteine, Enzyme) kodiert. Diese unterschiedlichen Proteine werden zuerst in *einer* langen Kette synthetisiert (Translation) und erhalten erst durch Zuschnitt durch die virale Protease ihre Funktion (Angriff für Proteaseinhibitoren bei HIV-Therapie; → AIDS). Viruspartikel werden dann assembliert und verlassen durch „budding" (Aussprossen) die Zelle. Dabei nehmen die Partikel auch Membran der Wirtszelle mit, die Hüllproteine des HIV (gp120, gp41) enthält. Budding ist, neben Apoptose und immunologischer anti-viraler Abwehr, eine Ursache für den Untergang der $CD4^+$ T_H-Zellen bei der HIV-Infektion (→ AIDS).

HLA (Humanes Leukozyten Antigen). HLA-Antigene werden auch als → MHC Antigene bezeichnet, diese Bezeichnung sollte korrekterweise nur bei der Maus verwendet werden, wo dieser Begriff geprägt wurde. In beiden Fällen handelt es sich um Antigene, welche für die Gewebeverträglichkeit unterschiedlicher Individuen ausschlaggebend sind. Beim Menschen sind dies besonders die HLA-Antigene der Klassen I und II als auch → NHC (Nebenhistokompatibilitäts-Antigene). HLA-Antigene I und II stammen aus der Immunglobulin-Superfamilie, werden durch die → Histokompatibilitätsgene auf Chromosom 6 kodiert, und haben charakteristischerweise extrazelluläre, transmembranöse und intrazelluläre Domänen (Abb. 35). HLA I bestehen aus einer α–Kette mit drei extrazellulären Domänen (α1, α2, α3). Das β2-Mikroglobulin ergänzt diesen Komplex, wird aber an einem anderen Chromosom kodiert und hat auch keine Transmembrandomäne. HLA II-Antigene bestehen aus zwei Ketten (α und β), deren extrazelluläre Domänen gemeinsam die Antigen-Bindungsgrube bilden. HLA-Antigene dienen physiologisch zur → Antigenpräsentation eigener oder von Fremdantigenen zur nachfolgenden → Aktivierung (→ Kostimulation) oder spezifischen Unterdrückung von Zellen (→ Toleranz). HLA-Antigene der Klasse I präsentieren endogene Peptide, zumeist viraler Herkunft oder von Tumoren stammend, die an zytotoxische $CD8^+$-T-Zellen angeboten werden, HLA II-Antigene präsentieren Peptide exogener Antigene zur Erkennung von $CD4^+$-T-Helferzellen. Damit dient die unterschiedliche Präsentation zur Aktivierung vollkommen unterschiedlicher Effektorwege der Abwehr. Neben den klassischen HLA-Antigenen der Klassen I und II kennen wir auch eine Reihe von nicht-klassischen, die auch für die Präsentation, anderer als Peptidantigene wie Lipide (→ Saposine), eine Rolle spielen, aber auch regulative Funktionen haben. Die bekannten HLA-Antigene sowie deren Funktionen sind in den Tabellen 6 und 7 zusammengefasst.

HLA-Haplotyp. Jedes Individuum (außer eineiige Zwillinge) hat einen individuellen Satz an HLA-Antigenen, die durch die →

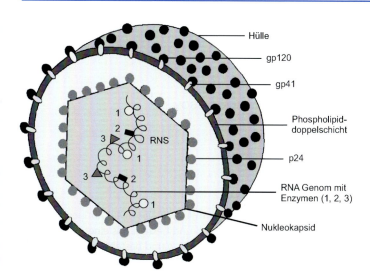

Abb. 34. Der Aufbau des menschlichen HIV-1-Virus (human immunodeficiency virus 1). Gp120, gp41 – transmembranes Hüllglykoprotein; p24 – Nukleokapsid-Hüllprotein; 1 – reverse Transkriptase (Enzym, welches die Transkription der Virus-RNS in die Wirtszellen-DNS ermöglicht); 2 – Integrase (Enzym, welches die durch die Transkription von RNS entstandene Virus-DNS in das Genom der Wirtszelle integriert); 3 – Protease.

HLA-Typisierung

Histokompatibilitätsgene festgelegt sind. Neben Verwendung eines bestimmten HLA Subtyps (HLA-A, -B oder -C für HLA Klasse I Moleküle, -DR, -DQ, -DP für HLA II) wird ein bestimmtes der beiden von den Eltern vererbten Allele für jedes HLA-Antigen ausgewählt *(Abb. 36)*. Dies ergibt ein besonders individuelles HLA-Antigenmuster. Von Bedeutung ist dies in der Transplantationsmedizin und die Bestimmung geschieht durch → HLA-Typisierung.

HLA-Typisierung. Vor → Transplantationen und in der forensischen Medizin, z.B. zu Vaterschaftsbestimmungen, werden Bestimmungen der HLA-Haplotyps des betreffenden Spenders und Empfängers bzw. zweier zu vergleichender Individuen durchgeführt. Für die vor Transplantationen routinemäßige serologische Typisierung der Klasse I-Antigene HLA-A, -B, -C und der Klasse II-Antigene HLA-DR und -DQ wird der Mikro-Lymphozytotoxizitätstest (LCT) eingesetzt. Sind zytotoxische Antikörper in der Serumprobe einer Person vorhanden, lysieren sie die Lymphozyten der anderen Person in Anwesenheit von Komplement. Lysierte Zellen nehmen einen Farbstoff auf, die Auswertung erfolgt optisch. Weiters können auch monoklonale Testseren zur serologischen Bestim-

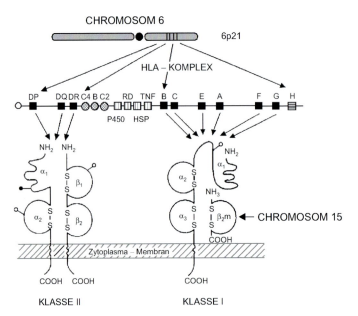

Abb. 35. Der HLA-Komplex und Klasse I und II HLA-Antigenstrukturen. Das HLA II. Antigen ist für die Präsentation von Peptiden exogener Antigene verantwortlich und besteht aus einer α- und einer β-Kette. Das HLA I. Antigen präsentiert Peptide endogener Antigene und besteht aus einer α-Kette sowie dem für die Komplettierung notwendigen $β_2$-Mikroglobulin. Die Konformation der exponierten Molekülteile bestimmt den Aufbau der Bindungsgrube für Peptide. Die Spezifität der HLA-Moleküle wird durch Verwendung unterschiedlicher Allele am Chromosom 6 individuell bestimmt und ergibt den HLA-Haplotyp eines Menschen. Das erklärt die individuellen und genetisch determinierten Unterschiede in der Handhabung und Abwehr von Antigenen. Z.B. sind viele Autoimmunerkrankungen assoziiert mit gewissen HLA-Typen, und manche Patienten können Infektionen besser oder schlechter bekämpfen.

mung mittels LCT verwendet werden, besonders für Typisierung der HLA I-Antigene -A, -B, -C und der HLA II-Antigene -DR und -DQ, die wegen ihrer zahlreichen Allelen die größte Bedeutung haben (→ Histokompatibilitätsgene). Damit gelingt neben Identifizierung der HLA-Subtypen (*public antigens*) (z.B. HLA-DR) auch die Identifizierung der individuellen HLA-Unterschiede (*private antigens*) (z.B. HLA-DRB1*0101), die durch allelische Variationen begründet sind. Ein Problem kann Kreuzreaktivität zwischen ähnlichen Epitopen durch eine Allel-übergreifende Epitopgemeinschaft sein. Dies bedingt kreuzreaktive Gruppen (*cross reactive groups* – CREG), die nach Transplantation *in vivo* zu kreuzreaktiven Antikörpern führen können. Neben Typisierung auf Ebene der Genprodukte können auch gentechnologische Methoden angewandt werden, um im

Tabelle 6. Klassische und nicht-klassische Klasse I HLA-Antigene

Bezeichnung	Funktion
Klassische	
HLA-A, -B, -C	Präsentation immunogener Peptide, Liganden für NK-Zellrezeptoren
Nicht-klassische	
HLA-E	Wenn sie an Zielzellen fehlen, werden NK-Zellen zur zytotoxischen Aktivität aktiviert
HLA-F	Mutter-Fetus-Toleranz
HLA-G	Mutter-Fetus-Toleranz, Schutz des Fetus vor Infektionen
MICA, MICB[1]	Zielstrukturen für einige Aktivierungsrezeptoren der NK-Zellen
CD1a, b, c	Präsentation lipidischen und glykolipidischer Antigene
CD1d	Präsentation glykolipidischer Antigene, Regulierung der NKT-Zellfunktionen

[1] MICB – MHC class I – chain related B

Tabelle 7. Klassische und nicht-klassische Klasse II HLA-Antigene

Bezeichnung	Funktion
Klassische	
HLA-DR, -DQ, -DP	Transmembranglykoproteine, vor allem an Antigenpräsentierenden Zellen, sind an der Präsentation immunogener Peptide beteiligt
Nicht-klassische	
HLA-DO, -DM	Befinden sich nur im Zytosol, sind an der Präsentation von Proteinantigenen beteiligt
LAMP (LMP)[1]	Proteolytische Enzyme, die ein Bestandteil der Proteasomen sind
TAP	Transportproteine, die immunogene Peptide durch Membranen des endoplasmatischen Retikulums bei der Antigenpräsentation übertragen

[1] LAMP – Large multifunctional protease, TAP – Transporter of antigen peptides

Rahmen einer Typisierung HLA-Polymorphismen zu identifizieren.

HMPS → Hexosemonophosphat-Shunt.

Hodgkin Lymphom. Anstelle von M. Hodgkin wurde dieser Begriff von der WHO vorgeschlagen. Es ist ein Malignom des lymphatischen Gewebes der Lymphknoten, Milz, Leber und des Knochenmarkes, mit Bildung von Granulomen aus Lymphozyten, eosinophilen Granulozyten und atypischen Retikulumzellen, den einkernigen Histiozyten sowie mehrkernigen Sternberg-Reed → Riesenzellen. Es hat seinen Namen nach dem Erstbeschreiber, dem Londoner Arzt *Thomas Hodgkin* (1798–1866). Die maligne Zelle scheint eine antigenpräsentierende Zelle zu sein, die in einigen Patienten T-Zell-Vermehrung durch Stimulation der Proliferation induzieren. Das erste Zeichen sind oft plötzlich auftretende, schmerzlose Lymphknotenvergrößerungen, spätere Disseminierung erfolgt in Lungen, Leber, Knochen oder Knochenmark. Hodgkin-Lymphome werden niemals leukämisch. Unter den Lymphomen ist die Prognose hier relativ günstig. Der Tod tritt meist wegen Immundefizienz durch Verdrängung ein. Die Ursache ist nicht geklärt, jedoch wird → Epstein-Barr-Virus (EBV) damit in Zusammenhang gebracht. Die Inzidenz liegt bei etwa 2 von 100.000 Erwachsenen, das Alter zwischen 15 und 35, und ein zweiter Gipfel zwischen 55 und 65. Nahezu alle Typen dieser Erkrankungen stellen B-Zell-Neoplasien dar. Man unterscheidet klassische Hodgkin-Lymphome (Noduläre Sklerose mit Proliferation der retikulären Zellen in 65%, weiters Mischtypen und lymphozytenarme Formen mit dem zellulären Phänotyp CD30+, CD15+, EBV-/+, CD20-/+, J-Kette-) von Lymphozyten-prädominanten Formen (CD20+, J-Kette+, CD30-, CD15-, EBV-).

Bereiche	D																	
Unterbereiche	DP				DN	DM	DO		DQ				DR					
Loci	B2	A2	B1	A1	A	A	B	A	B	B3	B2	A2	B1	A1	A	B1	B2	B3	B4	B5	B6	B7
Allelenzahl bis 2000	–	–	93	19	–	46	88	–	–	–	–	45	21	2	273	–	30	10	15	3	2
HLA-Antigene	Klasse II																	

					B	C	E	J	A	H	G	F	Bereiche
													Unterbereiche
C4B	C4A	B	C2	HSP	TNF								Loci
20	14	11	5	3	2	414	101	6	–	200	–	15	1	Allelenzahl bis 2000
Klasse III						Klasse I							HLA-Antigene

Abb. 36. Die Bereiche, Unterbereiche und Loci des HLA-Genkomplexes. Die Gen-Bereiche für Klasse I, Klasse II und Klasse III HLA-Antigene sind gezeigt. Die Genbereiche ohne Allelenzahl (–) enthalten Pseudogene statt funktionsfähiger Allele. Der Unterbereich DR enthält zusätzlich Loci B7, B8 und B9, in denen sich aber nur Pseudogene befinden. In den mit *A* gekennzeichneten Loci befinden sich α-Ketten kodierende Allele, in den *B*-Loci befinden sich β-Ketten kodierende Allele. Bei Klasse I HLA-Antigenen kodieren alle Allele nur α-Ketten. Loci für Komplementbestandteile (C4B, C4A, C2) und Faktor B können außer funktionsfähigen Allelen auch funktionsunfähige (Null-) Allelen enthalten. TNF – Tumor-Nekrose-Faktor, HSP – Heatshock Proteine.

Homing. Zelloberflächen-Glykoproteine auf Lymphozyten (→ CD44) und anderen Leukozyten. Sie mediieren spezifische Adhäsion an spezialisierte Blutgefäße, die als hohe endotheliale Venolen (HEV) bezeichnet werden. Homing spielt eine wichtige Rolle im geregelten Verkehr (Trafficking) von Lymphozyten und anderen Immunzellen.

Homoantikörper → Idiotyp.

homologer Restriktionsfaktor (HRF). Ein Regulatorglykoprotein des Komplementsystems, dessen Funktion ist es, Erythrozyten vor Lyse durch autologes (körpereigenes) Komplement zu schützen (→ Komplementregulation). Er verhindert den Einbau der C8- und C9-Komponenten und Bildung des Membranangriffskomplexes (MAC). Bei HRF-Mangel entsteht → paroxysmale nächtliche Hämoglobinurie.

homozytotrope Antikörper. Antikörper, die an Fc-Rezeptoren derselben Spezies binden, in der sie gebildet wurden, nicht jedoch an Rezeptoren aus anderen Tieren. Beim Menschen gehören in diese Kategorie die IgE-Antikörper, die zwar mit niedrigerer → Affinität an die IgE-Rezeptoren → FcεRI von Affen binden, jedoch gar nicht an FcεRI-Rezeptoren nichtverwandter Spezies.

Homöostase. Die Erhaltung biochemischer und biophysikalischer Prozesse des Körpers in einem dynamischen Gleichgewichtzustand mit der Umwelt.

Homopolymer. Ein aus sich wiederholenden gleichen Grundeinheiten zusammengesetztes Molekül. So ist z.B. Polylysin ein aus Lysin Aminosäuren zusammengesetztes Homopolymer.

Host. Engl. für Wirt oder Empfänger.

Host-versus-Graft-Reaktion → Transplantatabstoßung.

5-HPETE. 5-Hydroperoxyeikosatetraensäure, ein in der metabolischen Kaskade der Arachidonsäure entstehendes Zwischenprodukt *(Abb. 19)*. Durch die Wirkung den *Lipoxygenasen* entstehen aus ihr → Leukotriene und → Lipoxine. Ähnlich wie LTB$_4$ ist auch 5-HPETE ein wirkungsvoller Chemotaxisfaktor für neutrophile Granulozyten, Monozyten und Makrophagen. Sie löst auch Degranulation der Mastzellen mit nachfolgender Freisetzung von Histamin und anderen Mediatoren aus.

hnRNS. Heterogene nukleäre-RNS, oder Prä-RNS; sie fertigt ein Primärtranskript der genetischen Information aus der DNS an, welches noch Introns und Exons des Mosaikgens enthält. Durch eine Anpassung durch → Splicing entsteht aus der hnRNS die funktionsfähige → mRNS, an der im proteosynthetischen Apparat der Zelle das jeweilige Protein synthetisiert wird.

H-Rezeptoren. Rezeptoren für Histamin. Alle vier heute bekannten haben Transmembrandomänen mit *signaling* Funktion über G-Proteine und sind an vielerlei Zellen exprimiert, z.B. Immunzellen wie T-Lymphozyten, Monozyten, Neutrophile und Gliazellen und Nervenzellen. Viele haben unterschiedliche H-Rezeptoren an ihrer Oberfläche, die konträre Effekte haben können. An lymphatischen Zellen ist die Zytokinproduktion abhängig von der Histaminwirkung an H1- oder H2-Rezeptoren. Per definitionem dominieren *H1-Rezeptoren* an Endothelien, wo sie nach der Bindung von Histamin besonders die Durchlässigkeit der postkapillären Venolen erhöhen (→ Entzündung). An der glatten Muskulatur der Brochien wird Kontraktion ausgelöst, ein Problem beim → Asthma bronchiale. *H2-Rezeptoren* haben Ähnlichkeiten mit dopaminergen und adrenergen Rezeptoren und befinden sich an Zellen des Verdauungstrakts, wo sie an der Regulation der Magensaftsekretion beteiligt sind. *H3-Rezeptoren* sind an Zellen des zentralen und peripheren Nervensystems präsynaptisch exprimiert, wo sie die Histaminsynthese und -freisetzung negativ steuern. *H4-Rezeptoren* sind an hämatopoetischen Stammzellen im Knochenmark und an Eosinophilen und Mastzellen in der Peripherie exprimiert. H1-Rezeptor-Inhibitoren werden in der Therapie der allergischen Erkrankungen und → Urtikaria, H2-Rezeptorblocker bei Magenerkrankungen mit Hyperazidität (Überschuss an Magensäure), Ulcus und Gastritis eingesetzt. H3-Rezeptor Antagonisten könnten Anwendung als Schmerzmodulatoren und bei Fettleibigkeit finden und erhöhen den Wachheitsgrad bei verkürzten Schlafphasen. H4-Rezeptor-Antagonisten hemmen die Histamin-vermittelte Chemotaxis der Eosinophilen und Mastzellen sowie die → IL-16 Produktion aus T-Lymphozyten und könnten bald in der Allergietherapie eingesetzt werden.

HRF → homologer Restriktionsfaktor.

HSP → heat shock proteins.

HTC (homozygous typing cell). Lymphozyten von einem Individuum, das für HLA-D Antigene homozygot ist. Sie werden für die Typisierung der HLA-Antigene Klasse II in der Lymphozytenmischkultur (→ MLC) eingesetzt (→ HLA-Typisierung).

HTLV (humanes T-lymphotropes Virus). Ein RNA → Retrovirus der → Onkornaviren. Es verursacht T-Zell-Leukämie und -Lymphome in Erwachsenen.

humanisierte Antikörper. Monoklonale Antikörper, die mit Hilfe der rekombinanten DNS-Technologie hergestellt werden. Antikörper werden aus diagnostischen oder therapeutischen Gründen an Patienten verabreicht und können, wenn sie aus einer anderen Spezies stammen, als Fremdantigene → Überempfindlichkeit Typ III durch Bildung von HAMAs (humane anti-Maus Antikörper) hervorrufen. Daher werden heute vielfach humanisierte Antikörper oder deren Fragmente angewandt. Chimärische, teilweise humanisierte Antikörper haben nur mehr die variable Domänen, chimärische, voll humanisierte Antikörper nur mehr die hypervariablen Abschnitte des originalen monoklonalen Antikörpers aus der Maus oder Ratte, während die anderen Molekülteile (konstante Domänen) durch menschliche Domänen ersetzt (humanisiert) sind *(Abb. 37).* Ein Hybridantikörper kann als Vehikel für Enzyme, Toxine oder radioaktive Stoffe dienen und diese an das gewünschte Gewebe zielgerichtet transportieren (*targeting*). In der Tumortherapie werden z.B. bereits die Antikörper → Trastuzumab, → Rituximab oder → Cetuximab klinisch angewandt. → Infliximab ist ein Antikörper gegen TNF-α. Kleinere Antikörperfragmente wie Fab oder scFv Antikörper penetrieren das Gewebe noch besser und interagieren nicht mit Fc Rezeptoren von Zellen.

humoral. Löslich. In der spezifischen (adaptiven) Immunabwehr stellen typisch Antikörper die humorale Komponente dar, in der natürlichen Abwehr u.a. das Komplementsystem. Vorteil der löslichen Fraktionen ist die rasche Vor-Ort-Verfügbarkeit.

Hühnergrippe. Eine Erkrankung primär bei Hühnern auftretend und durch das Virus H5N1, ein mit dem menschlichen Grippe-Virus verwandtes → Influenza-Virus, übertragen. Die Symptome bei Hühnern (Hühnerpest) sind hohes Fieber, Durchfall, Fress- und Bewegungsunlust, Atemnot, verminderte Legeleistung und Schwarzfärbung von Kamm und Kehllappen. Durch Massentierhaltung konnte es sich explosionsartig vermehren und riesige Geflügelbestände vernichten. Zwischen 1997 und heute hat H5N1 Mutationen erlebt, und seither ist der Artensprung möglich. In Vietnam und Thailand hat Übertragung des H5N1 bereits von Tier auf Mensch mit den Symptomen extrem hohes Fieber, Lungenentzündung, starke Schmerzen und Durchfall stattgefunden, und es gab Todesopfer. Eine Übertragung

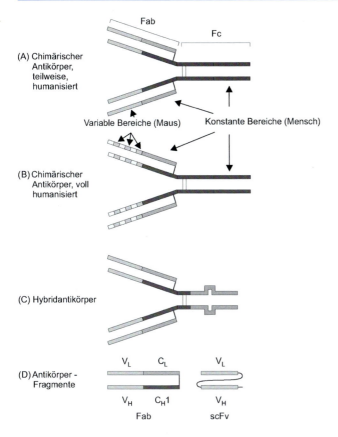

Abb. 37. Humanisierte, und chimärische Antikörpermoleküle, sowie Antikörperfragmente. **A** Chimärischer Antikörper: Ein monoklonaler Antikörper der Maus wurde durch humane Fc Domänen teilweise humanisiert. Bei Immuntherapie mit solchen Antikörpern können HAMAs (humane anti-Maus Antikörper) gegen die verbleibenden murinen Domänen des variablen Bereiches im Patienten induziert werden und zu Überempfindlichkeitsreaktionen führen. **B** Wenn in diesem chimärischen Antikörper die Framework Regionen (Rahmensequenzen) um die eigentlichen Antigen-bindenden Sequenzen (CDR – *complementary determining regions*) der variablen Domänen ebenfalls humanisiert werden, kann die unerwünschte Patient anti-Maus Reaktivität weiter reduziert werden. **C** Hybridantikörper haben ihre Fc-Teil durch ein Enzym, Toxin o.ä. ersetzt und dienen dazu, die Substanzen an Antigene im Gewebe zu targeten (engl. *target* – Ziel). **D** Fab und scFv-Antikörper- (*single chain fragment variable*) Fragmente stellen rekombinante Produkte dar, welche die Spezifität des ursprünglichen Antikörpers behalten haben, durch ihre Kleinheit aber leichter Antigene in Geweben erreichen können. Sie dienen ebenfalls zum Targeting von Substanzen an bestimmte zelluläre Antigene (z.B. Tumore) bzw. zur anti-idiotypischen Vakzinierung bei aktiver Immuntherapie. Fab-Fragmente können auch aus Antikörpern durch Papainspaltung erhalten werden.

von Mensch zu Mensch ist nicht auszuschließen. Ein Austausch von genetischer Information durch → Antigenshift zwischen Viren ist nämlich leicht, wenn sie nahe verwandt sind. Wenn jemand zur selben Zeit an einer normalen Grippe erkrankt und mit dem Hühnergrippe-Virus infiziert wird, kann so ein Austausch von Genen (z.B. für → Hämagglutinine) stattfinden, wodurch ein völlig neuer Grippe-Virus entsteht, der den Artensprung vollziehen kann. 2003 gab es eine Epidemie in den Niederlanden durch das Vogelvirus H7N7.

H-Y Antigen (Histokompatibilitäts-Y Antigen). Ein Histokompatibilitäts-Antigen an Zellen von männlichen Individuen (→ NHC-Antigene).

Hyaluronidase. Hyaluronsäure-spaltendes Enzym mancher Bakterien, welches die Invasion in die → extrazelluläre Matrix ermöglicht und einen Virulenzfaktor darstellt.

Hybridantikörper. Ihre Fc-Teile sind durch ein Enzym, Toxin (→ Immuntoxine) oder ein anderes Molekül ersetzt *(Abb. 37)*.

Hybridisierung. Eine Methode, zur Separation und Identifizierung von DNS, z.B. DNS-DNS-Hybridisierung in → Southern Blot oder DNS-RNS-Hybridisierung im → Northern Blot, angewandt. Es werden sogenannte DNS Sonden angefertigt, die aus einer kurzen Nukleotid-Sequenz, komplementär zu dem zu untersuchenden Genabschnitt, bestehen und mittels z.B. Radionukleotiden markiert. Falls die Sonde auf einen Abschnitt der DNS passt, kommt es zu Bindung (Hybridisierung) der Nukleinsäuren.

Hybridom. Eine Zellpopulation, die aus einer Zelle gewachsen ist, die durch eine Fusion von zwei unterschiedlichen somatischen Zellen entstanden ist (→ Hybridomtechnologie).

Hybridomtechnologie. Eine Methode, mit der aus zwei verschiedenen Zellen Hybridzellen erzeugt werden können, die Tochterzellen vereinen dann die Eigenschaften beider Mutterzellen. In der Regel wird ein B-Lymphozytenklon mit Myelomzellen fusioniert, wodurch ein → Hybridom entsteht, dessen Zellen wie der B-Zellklon → monoklonale Antikörper produzieren, aber auch wie die Myelomzelle unbegrenzte Vermehrung zeigen.

Hydrolasen. Hydrolytische Enzyme, die verschiedene Biopolymere und kompliziertere Moleküle zu einfacheren Teilen zersetzen. Sie sind ein typischer Bestandteil der Lysosomen eukaryotischer Zellen.

Hydroxylradikal. Es hat ein ungepaartes Elektron (·OH) und ist daher ein sehr wirksamer Oxidationsstoff. Es kann Elektronen vielen Verbindungen entreißen, wodurch ein Hydroxylanion und ein freies Radikal entstehen: ·OH + R = OH$^-$ + R·. Es entsteht bei mehreren Reaktionen, vor allem in professionellen Phagozyten und wird als eine der stärksten toxischen Substanzen betrachtet (→ reaktive Sauerstoffintermediate).

5-Hydroxytryptamin (5HT) → Serotonin.

Hypergammaglobulinämie. Erhöhte Konzentration zirkulierender Immunglobuline, kann in der → Serumelektrophorese nachgewiesen werden.

Hyper-IgE-Syndrom (HIE). Eine seltene autosomal-dominante Erbkrankheit, bei der die betroffenen Personen IgE-Spiegel im Serum haben, die 3.000 IU/mL übersteigen. Eine Multisystemerkrankung, charakterisiert durch Ekzeme der Haut, wiederholte Infektionen des Respirationstraktes wie Pneumonien mit Pneumatozelenbildung und Candidainfektionen sowie Skelettanomalien

Typisch sind sog. „Kälteabszesse" der Haut, die durch *Staphylococcus aureus* und *Candida albicans* verursacht werden. Es handelt sich um eine primäre Phagozytose-Immundefizienz, die durch eine unzureichende Aktivität der Enzyme Glutathion-Reduktase und Glukose-6-Phosphat-Dehydrogenase verursacht wird. Dabei werden auch IgG-Autoantikörper gegen IgE gebildet, und ihre Komplexe induzieren nach ihrer Bindung an mononukleäre Phagozyten die Freisetzung von Zytokinen, welche die Kalziumresorption aus Knochen stimulieren. Das führt zur Osteoporose mit folgenden Knochenfrakturen. Die an HIE leidenden Patienten zeigen eine verringerte Antikörperantwort auf Vakzinen, sowie eine verringerte Zahlen von CD8$^+$ Lymphozyten im peripheren Blut. Die Krankheit setzt bereits im Kindesalter ein und wird auch das **Job-Syndrom** genannt, nach Job, der nach der Beschreibung in der Bibel wahrscheinlich an dieser Krankheit litt und dessen Glaube sein Leben lang durch die Hauteffloreszenzen auf die Probe gestellt war.

hyper-IgM-Syndrom. Eine der primären → Immundefizienzen, die die Antikörperbildung betreffen. Im Blutserum findet man einen normalen oder erhöhten IgM-Spiegel, die IgG und IgA-Spiegel sind aber markant reduziert oder überhaupt nicht messbar. Durch defekten CD40L kann kein Isotyp-Switch eingeleitet werden. Die von diesem Syndrom betroffenen Patienten leiden an wiederholten Infektionen, schlechtem Ansprechen auf Impfungen, und Malignome können bei ihnen bereits im Kindesalter vorkommen. Die Krankheit wird X-chromosomal oder autosomal-dominant vererbt.

Hypersensitivität. Abnorm erhöhte Empfindlichkeit (→ Überempfindlichkeit) gegen ein oder mehrere prinzipiell ungefährliche, exogene Antigene, die zu → Allergenen werden.

Hypoallergen. Gentechnisch erzeugte Variante eines → Allergens, das z.B. durch Punktmutationen oder Fragmentierungen immunologisch dem Originalallergen zwar noch ähnlich ist, jedoch eine verminderte IgE-Bindung aufweist. Hypoallergene sind hoffnungsvolle Alternativen für die → Allergen-Immuntherapie.

Hypogammaglobulinämie. Kann eine Folge eines Defekts der Antikörperbildung sein, wie bei → Bruton Agammaglobulinämie (Fehlen von IgA und IgM, IgG < 200 mg/dl), oder → selektiver Agammaglobulinämie (IgG und IgA vermindert) sein (→ Immunglobulinschwäche). Bei Kindern beobachtet man eine vorübergehende Hypogammaglobulinämie durch verzögerte Eigenproduktion von IgG nach Abklingen der mütterlichen Leihantikörper. Hypogammaglobulinämie kommt häufiger in Familien mit anderen Immundefekten vor. Die allgemeine variable Hypogammaglobulinämie beginnt meist im 2.–3. Lebensjahrzehnt und zeigt variable Defekte. Seltene Defekte sind das nicht X-chromosomale Hyper-IgM-Syndrom, Leichtkettenmangel, Schwerketten-Gendeletion, sowie der selektive IgG-Subklassenmangel (mit oder ohne IgA-Mangel). Sie kann auch als Folge einer → Transkobalamin-II-Defizienz auftreten.

Hypoparathyreoidismus. In der Parathyreoidea (Nebenschilddrüse, Epithelkörperchen) wird das Parathormon gebildet, welches die Kalzium- und Phosphat-Homöostase über Osteoblasten und Osteoklastenaktivierung kontrolliert und unter anderem die Kalziumrückresorption in der Niere steigert. Osteoblasten vermitteln die Parathormonwirkung vermutlich über Zytokine (IL-6, GM-CSF) an die Osteoklasten. Bei Hypoparathyreoidismus kommt es zu Hypokalzämie mit Neigung zu Krämpfen (Tetanie) und Hyperphosphatämie. Die häufigste Ursache ist die operative Entfernung der Drüsen im

Rahmen von Schilddrüsenoperationen. Die Parathyreoidea ist aber, wie andere endokrine Drüsen, auch das Ziel von Autoimmunreaktionen und gehört mit ins Bild der → polyglandulären Autoimmunsyndrome.

Hyposensibilisierung → Allergen-Immuntherapie.

Hypoxie. Abnorm niedrige Sauerstoffkonzentration im Blut und in Organen.

I

Ia-Antigene. Die veraltete Bezeichnung für Immunantwortantigene. Sie bestimmen die Intensität der Immunantwort auf exogene Antigene. Heute gilt als bewiesen, dass Ia-Antigene den Klasse II HLA-Antigenen des Menschen entsprechen.

IAACI. Internationale Vereinigung für Allergie und Klinische Immunologie (*www.iaaci.org*).

ICAM (intercellular adhesion molecule) (interzelluläres Adhäsionsmolekül). Es sind vier Typen bekannt: ICAM-1, ICAM-2, ICAM-3 und ICAM-4, die strukturell alle zur Immunglobulin-Superfamilie gehören *(Abb. 2)*. ICAM-1 (→ CD54) ist ein Membranglykoprotein, das sich an vielen Zelltypen, einschließlich Endothel- und Dendritenzellen befindet. Es bindet spezifisch an den β2-Integrinrezeptor → LFA-1, wodurch es verschiedene Interaktionen zwischen T-Lymphozyten und antigenpräsentierenden Zellen (Initiierung der Immunantwort), zwischen neutrophilen Leukozyten und Gefäßendothelien (Initiierung der Entzündungsantwort, → Diapedese), bzw. zwischen anderen Zellenpaaren ermöglicht. ICAM-2 (→ CD102), ICAM-3 und ICAM-4 (CD242) haben ähnliche Eigenschaften wie ICAM-1. Außer an LFA-1 können sie auch an die Komplementrezeptoren CR3 und CR4 binden. Ihre Produktion wird durch IFN-γ (→ Interferon), TNF-α (→ Tumor-Nekrose-Faktoren) und → IL-1 stimuliert.

ICE → IL-1 konvertierendes Enzym.

idiopathische Myositiden. Immunpathologische Krankheiten aus der Gruppe der systemischen diffusen Autoimmunerkrankungen des Bindegewebes. Zu ihnen gehört vor allem Polymyositis (PM) und Dermatomyositis (DM). Die pathologische Grundveränderung ist eine Entzündung der Skelettmuskel, bei DM auch der Haut mit Schmerzen und Schwäche in der Folge. Zu den weiteren in Mitleidenschaft gezogenen Organen zählen Gelenke, Lungen, das Herz und das Verdauungssystem. Zu 60% ist die Altersgruppe der 30–60-Jährigen betroffen. Die Ätiologie ist nicht geklärt, möglich sind HLA-Assoziationen, Autoimmunität und exogene triggernde Faktoren. Assoziationen mit Malignomen kommen in 15–20% der Patienten vor. Bei einigen Patienten gibt es „*Overlap*"- (Überlappungs-) Syndrome mit anderen → Kollagenosen. Bei einem Teil der Patienten findet man Myositis-spezifische Antikörper, die eine Unterteilung in Subgruppen zulassen, z.B. Anti-Synthetase-Syndrom mit Anti-JO-1 Antikörpern, gerichtet gegen Histidyl-t-RNA Synthetase.

Idiotop. Eine einzelne Antigendeterminante, die sich in den variablen Domänen eines Immunrezeptors (B- oder T-Zell-Rezeptor) befindet. Sie steht den Epitop des eigentlichen Antigens gegenüber und ist in der Lage, selbst als ein Epitop zu fungieren, z.B. in der Entstehung von → Anti-Idiotypischen Antikörpern, die typischerweise gegen Idiotope gerichtet sind.

Idiotyp. Ein Satz von Antigendeterminanten (→ Idiotop) in der Bindungsstelle eines

Antikörpers. Gegen Idiotypen können → Anti-Idiotypische Antikörper gebildet werden, die eigentlich anti-Antikörper sind. Der Idiotyp wird durch die variable Domäne von Immunrezeptoren gestaltet (→ Antikörper).

IEL → intraepitheliale Leukozyten.

I-Faktor. Eine Serinprotease, die C3b und C4b des → Komplementsystems spaltet und daher als C3b/C4b-Inaktivator bezeichnet wird. Faktor I ist ein Kofaktor für Faktor H (→ H-Faktor). In der Folge kann die Komplementkaskade nicht weiter aktiviert werden. Die sehr seltene autosomal rezessiv bedingte Defizienz ist durch wiederholte pyogene Infektionen gekennzeichnet.

IFN. Die Abkürzung für → Interferon.

Ig. Die Abkürzung für Immunglobuline.

Ig-α. Eine Polypeptidkette (es wird auch als → CD79a bezeichnet), die zur Immunglobulin-Großfamilie gehört. Zusammen mit **Ig-β** (C79b) bildet sie ein Heterodimer, das ein Bestandteil des Antigenrezeptors der B-Lymphozyten ist *(Abb. 23)*. Das Heterodimer Ig-α/Ig-β hilft bei der Verankerung des Immunglobulinmoleküls in der Zytoplasmamembran und ist an der Übertragung des Antigensignals in das Innere des B-Lymphozyten beteiligt (→ B-Zell-Rezeptor). Die Übertragung wird durch die Aminosäurensequenzen (→ ITAMs) im zytoplasmatischen Teil von Ig-α und Ig-β realisiert, an die sich → Tyrosinkinasen binden.

IgA. IgA-Antikörper gibt es in Form des Monomers – mIgA oder Serum-IgA (0,82–4,53 g/L), oder des Dimers – sekretorisches IgA (sIgA). sIgA ist die wichtigste → Immunglobulinklasse des → MALT. Besonders das Zytokin → TGF-β (TGF) bewirkt den → Isotypswitch zu IgA. → IL-5 und → IL-25 unterstützen die IgA-Produktion. Im peripheren Kompartiment des Immunsystems hält sich IgA mehrheitlich als Monomer auf. Monomeres IgA bindet mit hoher Affinität an FcαRI (→ CD89), der u.a. an Makrophagen, Monozyten, → dendritischen Zellen, → Kupffer-Zellen, → eosinophilen und anderen Granulozyten, an den meisten myeloiden und einigen B- und T-Zellsubpopulationen zu finden ist. Zusammen mit Granulozyten vermittelt IgA → ADCC-Reaktionen. Im mukosalen Kompartiment tritt IgA als Dimer auf, welches eine etwas höhere → Avidität zu Antigenen hat und resistent gegen Proteolyse ist. Im Dimer sind zwei IgA-Moleküle durch eine → Joining-Kette verbunden *(Abb. 38)*. Um in die Mukosa sezerniert zu werden, muss IgA Epithelien, z.B. des Darmes, der Milchgänge oder der Leber durchqueren. Dies geschieht durch Bindung and den Poly-Immunglobulin-Rezeptor (polyIgR) der Epithelien und → Transzytose *(Abb. 39)*, ein Teil des polyIgR wird dem IgA-Dimer als sekretorische Komponente mitgegeben und verleiht ihm besondere Stabilität in den unwirtlichen Bedingungen der Mukosa. Daher ist IgA so besonders gut angepasst und dominiert die Sekrete. 60% der gesamt im Körper gebildeten Immunglobuline sind IgA. Physiologisch spielt es eine wichtige Rolle als passive orale Immunisierung beim Neugeborenen. Im Colostrum sind 10–20 mg/ml, in der Muttermilch 0,5 mg/ml sIgA enthalten. Man kennt im Menschen zwei Subklassen: IgA_1, welches hauptsächlich im Serum vorkommt, und IgA_2, welches die Hälfte der mukosalen IgA-Fraktion bildet. IgA_2 wieder hat zwei Allotypen, A2m(1) und A2m(2) (→ Am). → Selektive IgA-Defizienz ist die häufigste primäre → Immundefizienz.

IgA-Defizienz → selektive IgA-Defizienzen.

IgA-Nephropathie. Ein Typ der Glomerulonephritis, bei dem → IgA- und Komplementfragment → C3-enthaltende Ablagerungen im mesangialen Raum in der Immunfluoreszenz- Mikroskopie zu beobachten sind. Diese Erkrankung kommt öfter bei jungen Männern nach einer Infektion der Atemwege vor und wird durch Hämaturie bzw. leichte Proteinurie begleitet. Im Blutserum werden erhöhte IgA-Werte und zirkulierende IgA-Immunkomplexe gemessen.

IgD. Eine Immunglobulinklasse mit Bedeutung innerhalb der B-Lymphozyten Reifung. Zusammen mit IgM ist es als frühe Klasse an der B-Zelle koexprimiert, solange kein → Isotyp-Switch unternommen wurde, und es wird nur in sehr geringen Mengen sezerniert.

IgE. Ist die wichtigste → Immunglobulinklassen in der (Soforttyp- → Allergie), es hat eine besonders hohe Affinität zum IgE-Rezeptor → FcεRI und kommt daher hauptsächlich membrangebunden in den Geweben vor und in niedrigsten Mengen im Serum (normal: < 20 kU/L in → CAP-Klassen) *(Abb. 7)*. Niedrigaffine Rezeptoren für IgE sind → CD23 und → Galektin-3. Die IgE-Rezeptorexpression an Makrophagen bewirkt → Antigen-Fokussierung und wird z.B. in der → atopischen Dermatitis durch → Langerhans-Zellen vermittelt. IgE gebunden an FcεRI der Basophilen und Mastzellen vermittelt Überempfindlichkeit Typ I (→ Anaphylaxie, → Asthma bronchiale, → allergische Rhinokonjunktivitis und → Nahrungsmittelallergien, → Urtikaria). In chronisch allergischen Erkrankungen spielen auch FcεRI-positive eosinophile Granulozyten eine Rolle. Ob IgE in der Wurmabwehr eine natürliche Funktion hat ist bis heute umstritten, allerdings sind Zellen wie eosinophile Granulozyten hier, mit IgE, wirksame Effektoren und man findet auch erhöhte IgE Spiegel bei parasitären Erkrankungen. → IL-4 und → IL-13 sind bedeutende Zytokine für den → Isotypswitch nach IgE.

IGF → insulinähnlicher Wachstumsfaktor.

IgG. Ist der konventionellste Antikörper einer sekundären Immunantwort (7,51–15,6 g/L Serum). Die Antikörper der Klasse IgG bilden sich vor allem bei der Antwort auf wiederholte Verabreichung von löslichen Antigenen. IgG und seine Subklassen 1–4 entstehen nach Zytokin-Einwirkung durch → Isotypswitch und gehören daher zur → Thymus-abhängigen Antikörperantwort (T-Lymphozyten, Helfer). Die IgG Subklassen haben unterschiedliche Fähigkeit, → Komplement zu

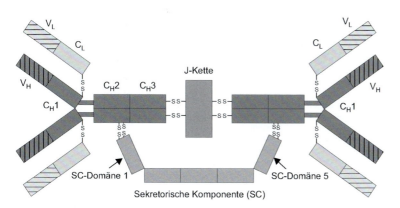

Abb. 38. Das sekretorische IgA-Molekül. Durch die sekretorische Komponente (SC) entsteht ein Dimer.

IgM

binden und zu aktivieren (IgG3 > IgG1 > IgG2; IgG4 bindet nicht Komplement). IgG ist wichtig für die → Opsonisation von Antigenen und Kooperation mit Phagozyten und vielen anderen Zellen, denn über ihre konstanten Fc-Teile binden sie an hochaffine (CD64) und niedrigaffine (CD32, CD16) Fc-Rezeptoren für IgG (→ FcγR), oder an den FcRn-Rezeptor (→ FcRn) für den maternofetalen Transport über die Plazenta. Sie haben Bedeutung als → blockierende Antikörper, indem sie Allergene und Antigene neutralisieren können, manche Spezifitäten können auch als → stimulierende Antikörper wirken (→ Morbus Basedow).

IgM. Hat das größte Molekulargewicht (900.000, Sedimentationskoeffizient 19S) (0,46–3,04 g/L Serum). Das Molekül ist aus fünf gleichen Untereinheiten zusammengesetzt (jede mit M_r von 180 000 und 8S), sodass ein Pentamer gebildet wird, das außer 10 leichten und 10 schweren Immunglobulin-Ketten auch eine J-Kette enthält *(Abb. 40)*. Nur kleine Mengen zirkulierenden IgM (weniger als 5%) bilden ein Hexamer. Es wird schon als ein polymeres Immunglobulin (ein → Makroglobulin) von der B-Zelle sezerniert. IgM wird ohne Einwirkung von → Zytokinen gebildet, es ist hier also kein → Isotypswitch erforderlich. Die IgM-Produktion erfolgt daher unabhängig von T-Lymphozyten-Hilfe (Thymus-unabhängige Immunantwort), und IgM ist charakteristischerweise die → Immunglobulinklasse der primären Immunantwort. Durch zehn gleichartige Antigenbindungsstellen hat es eine hohe → Avidität zum Antigen und erkennt ähnliche, nebeneinander liegende (repetetive) → Epitope. Alle konstanten Teile des IgM sind durch eine Joining-Kette verbunden. Es besteht die Möglichkeit für Interaktionen mit dem → poly-IgR für polymere Immunglobuline. Es ist ideal geeignet für die

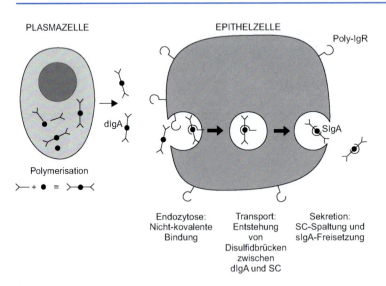

Abb. 39. Transzytose von IgA-Immunglobulinen. Eine Plasmazelle produziert dimerisches IgA (dIgA) durch Verwendung einer J-Kette (engl. *join* – verbinden). Gelangt IgA an eine epitheliale Barriere (z.B. intestinales Epithel), haftet es an einen Polyimmunglobulin-Rezeptor (Poly-IgR) an und wird endozytiert und transzytiert. Bei Exozytose behält das IgA-Dimer den Poly-IgR als die sekretorische Komponente (SC).

Aktivierung von → Komplement auf dem klassischen Weg mittels → C1q.

IL. Eine Abkürzung für Interleukin.

IL-1. Ein Glykoprotein, kommt in zwei Isoformen vor: als IL-1α (18 kDa) und IL-1β (17,5 kDa), die beide am Chromosom 2 kodiert werden und sich in ihrer Peptidsequenz unterscheiden, aber eine ähnliche Funktion haben. Sie wirken über einen gemeinsamen Rezeptor, IL-1R, der an verschiedenen Zelltypen zu finden ist. Aus diesem Grund sind die biologischen Auswirkungen von IL-1 pleiotrop. Es handelt sich um ein typisches entzündungsstimulierendes („Alarm-") Zytokin, das von hauptsächlich mononukleären Phagozyten aber auch von vielen anderen Zellen wie dendritische Zellen, Astrozyten, Keratinozyten, vaskulärem Endothel und Nieren-Mesangiumzellen, synthetisiert wird. IL-1 aus Makrophagen spielt eine wichtige Rolle bei der Aktivierung und Proliferation von → T- und → B-Lymphozyten in der Anwesenheit von Antigen, Expression des → IL-2-Rezeptors, und von Leukoadhäsionsmoleküle an neutrophilen Granulozyten und Endothelzellen sowie deren Chemotaxis. IL-1 spielt eine wichtige Rolle in chronischen Entzündungen durch

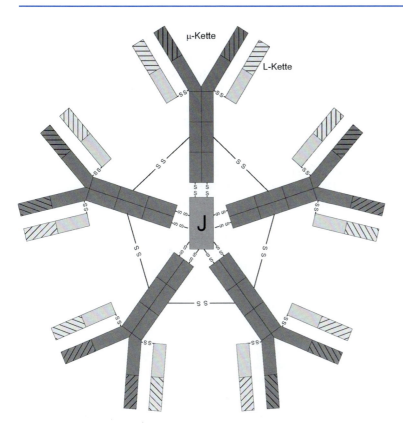

Abb. 40. Das Serum-IgM-Molekül. Durch ein verbindendes Element (J-Kette) entsteht die typische pentamerische (fünffache) Form des sezernierten IgM. Die konstanten Domänen sind daher nicht für Bindung an zelluläre Rezeptoren verfügbar, können aber sehr gut mit C1q des Komplementsystems interagieren und den klassischen Weg der Komplementaktivierung einleiten.

Stimulation von Fibroblasten zur Kollagensynthese. Weitere biologische Aktivitäten sind: Induktion von Fieber durch Induktion der Prostaglandinsynthese im Hypothalamus (→ endogenes Pyrogen), Schmerz- und Schlaf, sowie Induktion von → Akute-Phase-Proteinen in Hepatozyten *(Abb. 41)*. Es ist an der Mehrheit pathologischer Immunreaktionen beteiligt. Es wird zerstörerisch z.B. in den Gelenken bei → rheumatoider Arthritis oder bei chronischen Darmentzündungen (Colitis ulcerosa, Morbus Crohn). Seine schädigende Wirkung kann therapeutisch mit monoklonalen Antikörpern gegen IL-1 oder mit dem natürlichen Antagonisten seines Rezeptors (IL-1Ra) blockiert werden.

IL-1β-konvertierendes Enzym (ICE). Zytoplasmatische Zysteinprotease, die spezifisch den Präkursor proIL-1β unter Entstehung des reifen IL-1β spaltet. Es gehört zu der Familie der → Kaspasen.

IL-1Ra. IL-1 Rezeptor Antagonist; ein Zytokin, das eine bedeutende Rolle in normalen physiologischen Prozessen sowie in der Kontrolle der Entzündungsantwort spielt. Es sind drei Isoformen beschrieben worden: eine von ihnen ist sekretorisch (sIL-1Ra), die anderen zwei sind intrazellulär (icL-1RaI und icIL-RaII). Die Aufgabe des sIL-1Ra beruht in lokaler Hemmung von IL-1 und Blockierung der Proteine der akuten Phase. Die Funktionen der beiden intrazellulären Varianten von IL-1Ra hingegen bleiben unklar.

IL-1RAcP (IL-1 receptor accessory protein). Ein Zusatzprotein des Rezeptors für IL-1. Nach der Bindung von IL-1 an seinen Rezeptor (IL-1R), bildet IL-1RAcP einen Komplex mit IL-1R, was die erste Stufe seiner Aktivierung darstellt.

IL-2. Dieses 15 kDa große Interleukin, kodiert an Chromosom 4, wird nach Kontakt mit Antigen durch T_H1-Lymphozyten gebildet, die noch naiv sein können oder schon durch Antigenkontakt oder IL-1 geprimt sind. IL-2 ist einer der bedeutendsten Wachstumsfaktoren sowohl für $CD4^+$ und $CD8^+$ Zellen. Es aktiviert auch NK-Zellen zu → LAK-Zellen. IL-2 stimuliert T-Lymphozyten Differenzierung (→ T-Lymphozyten, Aktivierung), und wird auch als T-cell growth factor (TCGF) bezeichnet. Es stimuliert aber auch B-Lymphozyten zur Produktion von Antikörpern. IL-2 kann autokrin

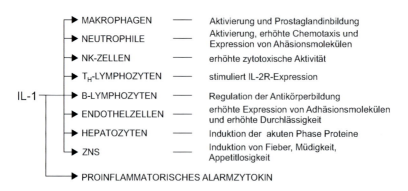

Abb. 41. Die biologischen Grundfunktionen von IL-1. Es gehört wie IL-6 und TNF-α zu den endogenen Pyrogenen. Auch Keratinozyten der Haut produzieren IL-1, dieses ist nach Sonnenbestrahlung verantwortlich für die Einleitung der Entzündungsreaktion (Sonnenbrand).

die → IL-2R (IL-2-Rezeptor) Expression erhöhen, und die Produktion anderer Lymphokine (→ Interferone, → Kolonienstimulierende Faktoren, → Lymphotoxin, → IL-3). Verringerte IL-2-Produktion beobachtet man bei Patienten mit schwerer kombinierter Immunschwäche (→ SCID), → Nezelof-Syndrom, → AIDS, → Diabetes mellitus Typ I und → systemischem Lupus erythematosus (SLE). IL-2 stimulierte LAK-Zellen haben bereits Anwendung in der Onkologie bei der Behandlung einiger Tumoren gefunden.

IL-2R. Der Rezeptor von IL-2 ist aus drei Untereinheiten aufgebaut, eine α-, β- und γ-Kette, die nur zu komplexiert zu dritt hochaffin IL-2 binden (→ T-Lymphozyten, Aktivierung). Die α-Kette wird als → CD25 bezeichnet und ist ein Zeichen aktivierter T-Lymphozyten.

IL-3. Ist 15 kDa groß, und wird am Chromosom 5 in der Nähe des Gens für → GM-CSF kodiert. Es wird vor allem von T_H1- und T_H2-Lymphozyten *(Tabelle 20)*, NK-Zellen und Mastzellen sezerniert und wirkt als Wachstumsfaktor auf blutbildende Stammzellen, Megakaryozyten, Erythrozyten, Granulozyten, Mastzellen und Makrophagen. Es wird auch als multi-CSF bezeichnet und gehört zu den → Kolonien-stimulierenden Faktoren. Ursprünglich wurde es als multipotenter Kolonienstimulierender Faktor (multi-CSF, → Kolonienwachstum-stimulierende Faktoren) bezeichnet. Es wirkt über den gemeinsamen Rezeptor für IL-3 und GM-CSF.

IL-4. Ursprünglich als B-Zell-Wachstumsfaktor (BCGF) beschrieben, und stammt vor allem aus T_H2-Lymphozyten aber auch von Mastzellen und basophilen Leukozyten. Es wird durch ein Gen des menschlichen Chromosoms 5 kodiert. IL-4 wirkt autokrin auf T-Zellen in Abwesenheit von IL-2. Es kann Proliferation der T-Lymphozyten und auch Mastzellen bewirken. Es stimuliert die Proliferation früher B-Zellen, induziert ihre Differenzierung und ist ein → Isotyp-Switch-Faktor für B-Zellen, wo es IgE (und in der Maus IgG1), später auch IgG4 induziert. Außerdem stimuliert IL-4 auch Expression von HLA-Antigenen, wirkt aber entzündungshemmend.

IL-5. Steigert die Antikörperproduktion (IgM, IgG, IgA) aktivierter B-Zellen, ist jedoch hauptsächlich ein Wachstums- und Aktivierungsfaktor für die Hämatopoese von → eosinophilen Granulozyten (zusammen mit IL-3 und GM-CSF). Es wird hauptsächlich durch T_H2-Lymphozyten und aktivierten Mastzellen sezerniert. Sein Gen befindet sich am Chromosom 5. Zu seinen wichtigsten pleiotropen Wirkungen gehört noch Stimulierung der zytotoxischen T-Lymphozyten, → Isotyp-Switch in B-Zellen nach IgA, und die Expression von Rezeptoren für IL-2 (→ IL-2R) zu erhöhen. Es wirkt synergistisch besonders mit IL-2 und IL-4.

IL-6. Ein Glykoprotein (25 kDa), dessen Gen sich am Chromosom 7 befindet. Es hat auch viele andere Namen: B-Zell-Differenzierungsfaktor, Hepatozyten-stimulierender Faktor, B-Zell stimulierender Faktor, ursprünglich wurde es als IFN-β bezeichnet. Es wird durch verschiedene Zellen synthetisiert, einschließlich der T_H2- und B-Lymphozyten, Makrophagen, Endothelzellen, Fibroblasten, Mastzellen und vieler Tumorzell-Linien. Es hat im Wesentlichen die Eigenschaften eines Kolonien-stimulierenden Faktors. IL-6 ist ein Wachstums-Endfaktor bei der Differenzierung von B-Zellen zu Plasmazellen. Es wird für ein typisches entzündungsstimulierendes Zytokin gehalten. IL-6 ist einer der Faktoren, welche die Synthese der Akuten-Phase-Proteine in der Leber anregen. Es wirkt als ein → endogenes Pyrogen *(Abb. 42)*. Seine Produktion wird auch von vielen anderen Zytokinen stimuliert (IL-1, IL-2, TNF-α, IFN-γ usw.). Abnormale Synthese von IL-6 wird bei mehreren Erkrankungen, z.B. bei rheumatoider Arthritis, systemischem Lupus erythematosus (SLE), AIDS, bei vielen Neoplasien sowie bei akuter Transplantatabstoßung beobachtet.

IL-6-Zytokine-Familie. Ihre Mitglieder wirken über Rezeptoren, welche die identische Untereinheit gp130 enthalten. Zu dieser Familie gehören → IL-6, → IL-11, der → neurotrophe Ziliarfaktor, → Onkostatin M und Kardiotrophin-1.

IL-7. Ein hämatopoetischer Wachstumsfaktor (25 kDa), produziert aus Knochenmarks-Stromazellen, der auf B-Zell-Vorstufen, Prothymozyten, Thymozyten und CD4-/CD8-T-Zellen wachstumsstimulierend wirkt, und nur als Kostimulator, z.B. mit IL-2 auch auf reife Zellen wirkt. Es wirkt über hochaffine Rezeptoren, die zur Großfamilie der Hematopoietinrezeptoren gehören.

IL-8. Ein 8 kDa Peptid, kodiert an Chromosom 4; wird besonders von Monozyten, Makrophagen, aber auch → T-Lymphozyten, Fibroblasten, Synovialzellen, Endothelzellen und Keratinozyten bei Gefahr (*Danger-Signal*) gebildet. IL-8 ist ein Mitglied der beta-Thromboglobulin Superfamilie und strukturell verwandt mit Plättchenfaktor 4. Es ist sehr resistent gegen Trypsinverdau, pH-Veränderungen und Hitze. Immunkomplexe sind ein guter Stimulus für IL-8-Produktion in Makrophagen. IL-8 wird auch „Neutrophilen-aktivierender-Faktor 1 (NAP-1)" genannt. IL-8 wirkt chemotaktisch für Granulozyten, und verursacht deren Austritt aus der Blutbahn ins Gewebe *(Abb. 28)*, denn es wirkt über einen spezifischen Rezeptor, der nur an neutrophilen Granulozyten zu finden ist. Außerdem induziert es die Expression von β_2-Integrinen an Neutrophilen.

IL-9. Ein 32–39 kDa großes Zytokin. Es wird vor allem durch T_H2-Lymphozyten unter der Wirkung von IL-1 produziert. Es wirkt als ein Hilfs-, Kostimulierungsfaktor anderer Zytokine während der Entwicklung von blutbildenden Zellen, wie z.B. die Proliferation der Helfer-T-Zellen, Megakaryozyten, fetalen Thymozyten in Anwesenheit von IL-2, und der Mastzellen nach ihrer Induktion durch IL-3. IL-9 fördert besonders – zusammen mit Erythropoietin – die Proliferation von Erythroblasten. IL-9 gehört zu einer Superfamilie von hämatopoetischen Rezeptoren. Sein Gen befindet sich am Chromosom 5 zusammen mit den Genen für IL-3, IL-4, IL-5 und GM-CSF. Die Deletion dieses chromosomalen Abschnittes ist

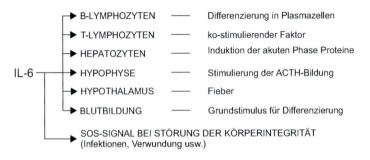

Abb. 42. Die biologischen Grundfunktionen von IL-6. Es gehört wie IL-1 und TNF-α zu den endogenen Pyrogenen.

mit dem Vorkommen bösartiger Tumore assoziiert (myelodysplastisches Syndrom, akute nicht-lymphozytäre Leukämie).

IL-10. Ein Protein von 18 kDa; gehört zur IL-10 Familie der Zytokine, wie auch IL-19, IL-20, IL-22, IL-24, und IL-26. Es wird vor allem durch T_H2-Lymphozyten und in kleinerem Maße auch durch T_H0-Lymphozyten produziert sowie durch Monozyten, LPS-aktivierte Makrophagen und aktivierte B-Lymphozyten. IL-10 zeigt extensive Homologie mit dem Produkt des *bcrfi*-Gens von → Epstein-Barr-Virus. Es ist ein Koregulator des Mastzellwachstums und ist auch als die Zytokin-Synthese inhibierender Faktor (CSIF) bekannt: IL-10 inhibiert die Bildung von IFN-γ, IL-1-, IL-6- und TNF-α von Makrophagen und NK-Zellen. Es blockiert die Antigenpräsentation von Proteinen. Außerdem spielt IL-10 eine wichtige Rolle bei der Regulation von IgE-dominierten Immunantworten. Es wirkt als ein natürlicher immunsuppressiver und entzündungshemmender Stoff, daher wird die Möglichkeit seiner Anwendung bei der Behandlung chronischer Entzündungen und Autoimmunerkrankungen erwogen.

IL-11. Pleotropes Zytokin, ursprünglich aus Knochenmarks-Stromazellen isoliert; sein Gen befindet sich am Chromosom 5. Viele seiner biologischen Eigenschaften sind der von IL-6 ähnlich. Beide diese Zytokine haben unterschiedliche Rezeptoren, wahrscheinlich mit Tyrosinkinase-Funktion, die die gleiche Untereinheit gp130 enthalten. IL-11 hat regulatorische Wirkung vor allem auf das lymphopoetische und blutbildende System: es hat die Fähigkeit, Antigen-spezifische Immunantworten zu modulieren, stimuliert T-Zell-abhängige B-Zell-Reifung und induziert die Bildung von Megakaryozyten und Fettzellen (Adipozyten) im Knochenmark. Es ist ein Wachstumsfaktor für Megakaryozyten und – zusammen mit IL-3 – beteiligt es sich an der Entwicklung der Thrombozyten. IL-11 hat vielleicht das Potential, gastrointestinale Nebenwirkungen von Chemotherapien zu mildern.

IL-12. Ein 75 kDa heterodimerisches Zytokin, gebildet aus einer 35 kDa und einer 40 kDa Untereinheit. Die Gene für beide Ketten sind beim Menschen an zwei verschiedenen Chromosomen angesiedelt: das Gen für die Polypeptidkette p35 befindet sich am Chromosom 3 und das Gen für p40 ist am Chromosom 5. Ursprünglich wurde es durch seine Fähigkeit, zytotoxische Zellen zu rekrutieren, identifiziert und danach als zytotoxischer Lymphozyten-Reifungsfaktor bezeichnet. Es wird von Makrophagen bei Antwort auf Infektionen gebildet und unterstützt IFN-γ Produktion und Zell-mediierte Immunität. Besonders bewirkt IL-12 auch die Reifung der CD4+ T_H-Zellen, CTLs, und die NK-Zellaktivität, indem es bei vermehrter → CD56 Expression ihre Zytotoxizität u.a. in → ADCC-Reaktionen stimuliert. Durch seine Wirkung entstehen aus NK-Zellen wirksamere → LAK-Zellen, es unterstützt daher die Tumorabwehr. Allerdings wirkt es schwächer als IL-2. Es könnte in der Wahl der Antikörper-Isotypen eine Rolle spielen, und inhibiert die IgE-Synthese. Es wird für den Hauptstimulator der Produktion von IFN-gamma durch T_H1-Lymphozyten gehalten. In dieser Hinsicht wirkt es synergisch mit IL-18. In Hinsicht auf diese immunregulatorische Wirkung wird IL-12 bei der Behandlung von parasitären und neoplastischen Krankheiten getestet. Es gilt als wahrscheinlich, dass IL-12 eine wichtige Rolle bei der Abwehr viraler Infektionen spielt und ist ein Kandidat für HIV-Therapie. Seine schwache Toxizität und nur minimale unerwünschte Nebenwirkungen sind dabei ein Vorteil.

IL-13. Ein entzündungshemmendes Zytokin. Das Gen liegt in einem Cluster von Genen auf Chromosom 5q des Menschen, wo auch das IL-4 Gen liegt. Es hat auch ähnliche biologische Wirkungen wie IL-4. Es wird hauptsächlich durch aktivierte T_H2-Lymphozyten gebildet. Es treibt, wie IL-4, unreife B-Zellen zu Proliferation, Antikörper-Isotypswitch nach IgE und Immunglobulinproduktion. Es spielt daher eine Rolle in → Allergie und → atopischer Dermatitis. Im → Asthma bronchiale steigert es die Mukusproduktion aus Goblet-Zellen. Es inhibiert die Produktion von IL-6, sowie anderen proinflammatorischen Zytokinen wie TNF, IL-1 und IL-8. Es hat regulierende Wirkung auf Monozyten, Makrophagen, B-Lymphozyten und NK-Zellen. Es wirkt als ein chemotaktischer Faktor auf Monozyten und Makrophagen, hemmt aber dabei die Produktion von entzündungshemmenden Zytokinen in diesen Zellen und kann daher als ein bedeutender endogener entzündungshemmender Regulator betrachtet werden – ähnlich wie IL-10. In den Makrophagen und Monozyten hemmt es die Replikation von HIV-1, wodurch es sich von IL-3 und GM-CSF unterscheidet; die letztgenannten Zytokine stimulieren nämlich die Replikation des AIDS-Erregers.

IL-14. Ein 55 kDa Glykoprotein-Zytokin. Es wurde früher als *hochmolekularer Wachstumsfaktor der B-Zellen* bezeichnet. Es wird vor allem von dendritischen Follikelzellen, T-Zellen der Keimzentren und einigen Tumorzellen sezerniert. Seine Hauptfunktion besteht in der Verstärkung der B-Zell-Proliferation, in der Induktion und Erhaltung der Bildung von → Memory-B-Zellen. Der Rezeptor für IL-14 befindet sich nur an aktivierten B-Lymphozyten, aber nicht an diesen Zellen im Ruhezustand. Das IL-14-Molekül hat eine ähnliche Aminosäurensequenz wie Faktor Bb, der bei → Komplement-Aktivierung über den alternativen Weg entsteht.

IL-15. Ein Glykoprotein von 15 kDa und der Funktion eines entzündungsstimulierenden Zytokins. Es wird durch viele Zellen und Gewebe produziert, einschließlich aktivierter Makrophagen, Fibroblasten, Skelettmuskel und Nieren. Es verstärkt die Zytotoxizität von CTL und NK-Zellen. In dieser Hinsicht ist es dem IL-2 und IL-12 ähnlich. Es bindet sich an einen aus drei Polypeptidketten zusammengesetzten Rezeptor. Zwei der Ketten sind mit dem IL-2-Rezeptor (→ IL-2R) identisch. Es löst die Proliferation der Mastzellen, der Helfer- sowie zytotoxischen T-Zellen aus, einschließlich derer, die den Antigenrezeptor gamma/delta (TCR1) tragen. Es stimuliert die Produktion von IL-5 durch allergenspezifische T-Zellklone und verschiebt dadurch das Gleichgewicht zwischen T_H1- und T_H2-Zellen in Richtung T_H2-Zellen. Daraus folgt, dass IL-15 an allergischen Antworten, die durch diese Subpopulation der T-Lymphozyten vermittelt werden, teilnimmt. IL-15 ist ein wirksames Chemotaxin der T-Lymphozyten, hemmt ihre Apoptose und induziert die Expression von Liganden für β- → Integrine. Es wird ihm eine Schlüsselrolle bei der Erhaltung chronischer Entzündungen in der Synovialflüssigkeit bei → rheumatoider Arthritis zugeschrieben. Weiters ist IL-15 auch bei anderen chronischen Prozessen beteiligt, z.B. bei Lungensarkoidose, Asthma bronchiale oder Colitis ulcerosa.

IL-16. Ein immunmodulatorisches und entzündungsstimulierendes Zytokin, dessen Struktur bei den verschiedenen Tierarten weitgehend konserviert blieb. Es wird durch zytotoxische (CD8+) Lymphozyten in Form eines hochmolekularen Präkursors (80 kDa) synthetisiert, aus dem Polypeptidketten mit 14 kDa entstehen, die dann unter der Bildung von Tetrameren, welche die biologisch wirksame Form von IL-16 sind, polymerisieren. CD8+ Lymphozyten sezernieren IL-16 als Antwort auf Antigene, Mitogene, Histamin oder Serotonin. Die Epithelzellen aus den Atemwegen von asthmatischen Patienten können biologisch aktives IL-16 freisetzen, die Epithelzellen von gesunden Personen aber nicht. IL-16 benutzt als Rezeptor das CD4 Molekül und wirkt daher nicht nur auf Helfer-T-Lymphozyten sondern auch auf Makrophagen und eosinophilen Leukozyten, die an ihrer Oberfläche dieses Differenzierungsantigen tragen. Für alle diese Zellen stellt IL-16 einen wirksamen chemotaktischen Faktor dar, es induziert in ihnen die Synthese anderer Zytokine und die Expression von Histokompatibilitätsantigenen HLA-DR. Andererseits hemmt IL-16 CD4+ Lymphozyten sowie die Virulenz und Replikation von HIV-1 (des → AIDS-Errebers) in ihrem Zellinneren. Das deutet auf eine mögliche therapeutische Wirkung von IL-16 hin.

IL-17. Ein Glykoprotein, das 155 Aminosäureeinheiten enthält und das 1995 beschrieben wurde. Seine Aminosäurensequenz zeigt eine weitreichende Homologie mit einem Protein des lymphotropen Herpesvirus (HVS13). Es wird durch aktivierte Helfer-T-Lymphozyten (CD4+CD45RO+ → Memory T-Helferzellen), in Form eines Dimers produziert. Es kann einen Anstieg von IL-6, IL-8, GM-CSF und Prostaglandin-E2, sowie erhöhte Expression von → Adhäsionsmolekülen in Stroma-Fibroblasten induzieren. T-Zellen regulieren nach Zell-Zell-Kontakten mit Fibroblasten IL-17 und auch IL-17-Rezeptor hinauf. Zur IL-17 Familie gehört auch IL-25.

IL-18. Ein entzündungsstimulierendes Zytokin, das ursprünglich 1989 als der IFN-γ-induzierender Faktor (IGIF) beschrieben wurde. Diese Aktivität wird nur im Zusammenwirken mit einem sekundären Stimulus ausgelöst, wie durch IL-12, Mitogene oder mikrobielle Erreger. Beide Zytokine (IL-18 und IL-12) wirken synergisch und haben eine entscheidende Rolle bei Induktion und Produktion von IFN-γ, vor allem durch T_H1-Lymphozyten. IL-18 wird vor allem durch aktivierte Makrophagen in Form eines inaktiven Präkursors produziert. Der Präkursor wird dann durch Kaspase 1 (in der Vergangenheit wurde diese Protease als → IL-1β-konvertierendes Enzym, ICE bezeichnet) zum aktiven Zytokin gespalten. Strukturell ist IL-18 dem IL-1β ähnlich und wird von einem am Chromosom 9 befindlichen Gen kodiert. Es wirkt über einen spezifischen Rezeptor, IL-18R, dessen lösliche (soluble) Form (sIL-18R) die Wirkungen von IL-18 neutralisieren kann. Die wichtigste von seinen entzündungsstimulierenden Aktivitäten ist die Fähigkeit, die Produktion von TNF-α, IL-1β, GM-CSF, von → Chemokinen CXC und CC, Fas-Liganden und dem nuklearen Faktor κB (→ NF-κB) zu induzieren. Die Stimulierung der Expression des Fas-Liganden an NK-Zellen und T-Lymphozyten mündet in eine Verstärkung ihrer zytotoxischen Aktivität. Andererseits ist IL-18 ein sehr wirksamer Aktivator der HIV-1-Replikation (AIDS-Erreger) in menschlichen Makrophagen. Die normalen Konzentrationen von IL-18 im Blut betragen 50 bis 150 pg/mL. Bei Patienten mit akuter lymphoblastischer → Leukämie, chronischer lymphatischer Leukämie, akuter und chronischer myeloischer Leukämie erhöhen sich diese Werte auf 200 bis 1200 pg/mL. Eine Überproduktion von IL-18 hat eine verstärkte Produktion von → Stickstoffmonoxid (NO) zur Folge, welches dann direkt an vielen pathologischen Reaktionen beteiligt ist.

IL-19. Ein (~21 kDa) Zytokin aus Monozyten und B-Zellen. wurde im Jahre 1998 beschrieben, sein Gen befindet sich am Chromosom 1 neben dem Gen für → IL-10, dem es durch seine chemische Struktur (21% Homologie der Aminosäurensequenzen) und durch biologische Eigenschaften ähnlich ist. Es wirkt aber nicht über den IL-10 Rezeptor (IL-10R). Man vermutet, dass rekombinantes IL-19 ein wirksames entzündungshemmendes Arzneimittel sein könnte, indem es erhöhte Spiegel von IFN-γ, TNF-α und IL-6 senkt. Es sollte auch zur Behandlung von Infektionen, die von Viren und anderen intrazellulären Pathogenen hervorgerufen werden, eingesetzt werden können. IL-19 ist auch bekannt als Melanoma Differenzierungs-assoziiertes Protein (*melanoma differentiation associated like protein*).

IL-20. Ursprünglich aus einer Keratinozyten-Bibliothek isoliert, stammt auch aus Monozyten. Es wurde 1999 beschrieben. Das Gen ist auf Chromosom 1 in der Nähe des Gens für IFN-γ lokalisiert. IL-20 besteht aus einer Polypeptidkette aus 183 Aminosäureeinheiten und wird hauptsächlich im Thymus exprimiert. Es hat eine 26%ige Sequenzidentität mit IL-10, und zwischen IL-19 und IL-20 gibt es eine 41%ige Homologie. Es gehört zu den entzündungsstimulierenden Zytokinen, denn es stimuliert die Produktion mehrerer → Akute-Phase-Proteine.

IL-21. Wurde 2000 beschrieben. Es wird vermutlich nur durch aktivierte periphere T-Lymphozyten produziert. Ein, aus 162 Aminosäureeinheiten bestehender Präkursor wird durch ein Gen am menschlichen Chromosom 4q26-q27, nahe dem IL-2 Gen, kodiert. Nach posttranslationeller Bearbeitung entsteht aus ihm ein biologisch aktives Polypeptid mit 15 kDa, das 131 Aminosäureeinheiten enthält. Es wirkt über IL-21R, der an peripheren B-Zellen sowie an Linien der B-, T- und NK-Zellen zu finden ist. IL-21 hat Homologie zu → IL-15, das auch die γ-Kette seines Rezeptors für die Signaltransduktion benutzt, beide haben aber auch ihre privaten Rezeptoren. IL-21 unterstützt die Reifung von NK-Zellen aus dem Knochenmark, sowie die Proliferation reifer B- und T-Zellen. Es unterstützt daher die natürliche Abwehr und T_H1-dominierte Antworten. Es wird in anti-Tumortherapie getestet.

IL-22. Wurde im Jahre 2000 beschrieben. Es ist dem IL-10 ähnlich (22%ige Sequenzhomologie) und wird durch aktivierte → T-Lymphozyten produziert. Beim Menschen ist sein Gen am Chromosom 12q15 lokalisiert. Im Unterschied zu IL-10 kann IL-22 die Produktion der entzündungsunterstützenden Zytokine aus Monozyten bei Antworten auf Lipopolysaccharid nicht hemmen. Es hat aber eine hemmende Wirkung auf die IL-4-Produktion durch T_H2-Lymphozyten.

IL-23. Ein im Jahre 2000 beschriebenes Zytokin, das aus einer Kombination der Faktoren p19 und p40 der Untereinheit von IL-12 zusammengesetzt ist. Es wird von aktivierten dendritischen Zellen sezerniert. Das menschliche IL-23 stimuliert die Produktion von IFN-γ und die Proliferation von → T-Lymphozyten in → Mitogen-induzierter blastischer Transformation, sowie die Proliferation von CD45RO+ T-Memory-Zellen (→ CD45).

IL-24. Ein Mitglied der Interleukin-IL-10-Familie, zu der neben IL-24 auch IL-19, IL-20, IL-22 und IL-26 zählen. IL-24 wurde ursprünglich als Differenzierungsfaktor der Melanozyten (mda-7) bezeichnet. Es wirkt über zwei heterodimerische Rezeptoren (IL-22R1/IL-20R2 und IL20R1/IL-20R2). Das menschliche IL-24 wird von aktivierten peripheren mononukleären Zellen sezerniert. Es induziert Apoptose in mehreren Typen von Krebszellen und wird daher in der Therapie von Tumoren getestet (klinische Tests sind in Phase 2).

IL-25. Ein Mitglied der Interleukin-IL-17-Familie. Es wird von T_H2-Zellen sezerniert. Es stimuliert die Produktion weiterer Zytokine, die für diese Subpopulation der Helfer-→ T-Lymphozyten typisch sind, vor allem IL-4, IL-5 und IL-13. Diese Zytokine erhöhen intensiv die Serumspiegel von Serum-

IgE, IgG1 und IgA, induzieren eine gesteigerte Produktion von → Eotaxin in den Lungen, Eosinophilie im Blut und Gewebe, besonders in Lungen und Verdauungstrakt, mit gesteigerter Schleimbildung und Hyperplasie von Epithel- und Becherzellenzellen. Auf der Grundlage dieser Eigenschaften kann IL-25 die allergische Entzündungsantwort verstärken.

IL-26. Ein heterodimeres Zytokin, produziert von CD4$^+$CD45RO$^+$ T-Zellen und NK Zellen, das zusammen mit → IL-24 ein Mitglied der IL-10-Familie ist. Bis heute ist kein Maus-homologes IL-26 gefunden worden.

IL-27. Ein frühes Produkt von aktivierten antigenpräsentierenden Zellen. Synergistisch mit IL-12 induziert es eine rasche Expansion von naiven (nicht aber → Memory-) CD4$^+$ T-Zellen. Es wirkt über den Zytokinrezeptor WSX-1/TCCR.

IL-28. Wurde im Jahre 2003 zusammen mit IL-29 beschrieben. Es wurde bei der Analyse der Produkte dreier Gene (IFN-λ1, IFN-λ2 und IFN-λ3) am Chromosom 19 im Rahmen des „Humangenom"-Projektes (HUGO) entdeckt. IL-28 und IL-29 sind teilweise mit → Interferonen (IFN) und der → IL-10-Familie homogen und wirken gegen Viren.

IL-29 → IL-28.

IL-30. Der neue Name für die P28 Untereinheit von IL-27.

IL-31. Ein Zytokin aus aktivierten T-Zellen, welches durch einen heterodimerischen Rezeptorkomplex der Haut signalisiert. IL-31 Überexpression in Mäusen bewirkt einen Phänotyp ähnlich der → atopischen Dermatitis.

immun. Ein Adjektiv, das die allgemeine oder spezifische Beziehung zum Substantiv „Immunität" ausdrückt. Aus diesem Grund kann der Begriff „immun" nur als eine Bezeichnung für eine positive, die Immunität betreffende Eigenschaft verwendet werden, z.B. wenn eine Person *immun* gegen eine gewisse Infektion ist, ähnlich ist ein Serum als *immun* zu bezeichnen, falls es spezifische Antikörper enthält.

Immunadhäsionsrezeptoren. Sie sind vor allem an der Oberfläche von professionellen Phagozyten zu finden, wo sie an Immun- → Phagozytose beteiligt sind, was die effektivste Bindung und Aufnahme von Bakterien, Immunkomplexen und anderen Partikeln darstellt. Mit Antikörpern opsonisierte Antigene werden von → Fc-Rezeptoren erkannt. Mit C3b, iC3b bzw. C4b-Komplementfragmenten opsonisierte Antigene binden an → Komplementrezeptoren CR1 und CR3. Bei Primaten ist CR1 auch an Erythrozyten zu finden, und er beteiligt sich an der Beseitigung von Immunkomplexen aus dem Blutkreislauf.

Immunadherenz. Die Fähigkeit professioneller Phagozyten, opsonisierte Bakterien oder andere Partikel über → Immunadhäsions-Rezeptoren zu erkennen.

Immunadsorbent. Eine Matrix aus Gel, Silikat oder anderen adsorbierenden festen Stoffen, die mit Antigen oder Antikörper kovalent gekoppelt wird und zur präparativen Reinigung des passenden Liganden aus einem Antigen- oder Antikörper-Gemisch dient. Das Adsorbans kann in eine Glassäule gepackt werden, oder im „batch" (im Ganzen) in einem Röhrchen weiter bearbeitet werden. Nach Absorption des möglichen Liganden wird er durch pH-Änderung oder sterische Verdrängung eluiert.

Immunadsorption. *Ex vivo* Methode zur ausschließlichen Entfernung von Immunglobulinen, im Unterschied zur → Plasmapherese. Anwendungen u.a. indiziert bei neurologischen (Guillain-Barré-Syndrom), rheumatologischen (→ rheumatoide Arthritis), nephrologischen (→ Goodpasture-Syndrom), endokrinologischen (→ Diabetes mellitus Typ I), dermatologischen (→ Pemphigus), und hämatologischen Erkrankungen (→ autoimmune thrombozytopenische Purpura).

Immunantwort. Wird durch die Mechanismen der → natürlichen und → spezifischen Abwehr ausgeübt. Sie kann nutzvoll sein, wenn sie ein Antigen erfolgreich abwehrt, oder schädigend sein, wenn sie im Rahmen der Reaktion Entzündung hervorruft *(Abb. 43)*. Die natürliche Antwort geschieht durch lösliche und zelluläre Faktoren unmittelbar nach dem Antigenkontakt, hinterlässt aber keine Immunität. Die spezifische Antwort umfasst die B- und T-Zellantwort auf ein Antigen. Man unterscheidet primäre von sekundärer Immunantwort. Bei der *primären Immunantwort* können B-Zellen innerhalb weniger Tage → IgM Antikörperantwort bilden. Es sind oft Kohlenhydrat- oder Lipid-, aber keine Proteinantigene, die hier eine Rolle spielen. Innerhalb der Antwort werden wenige höherdifferenzierte Effektorzellen, aber doch → Memory-Zellen gebildet. Bei einem zweiten Antigenkontakt (vielleicht nach Jahren), kommt es zur *sekundären Immunantwort*, die mit Hilfe der T-Lymphozyten erfolgt und durch andere Immunglobulinklassen dominiert ist (IgG), und viel stärker und schneller erfolgt. Bei wiederholtem Antigenkontakt kann diese Antwort noch weiter verbessert werden (→ Booster, → Impfung, → Affinitätsreifung).

Immunantwortgene (Ir-Gene). Sie bestimmen die Intensität der Immunantwort eines Individuums auf verschiedene Antigene. Sie liegen dort, wo Gene für T-Zell-Hilfe und -Suppression liegen und sind ein Bestandteil des Histokompatibilitäts-Haupt-

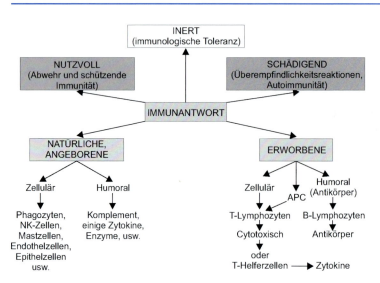

Abb. 43. Die Immunantwort kann günstig oder schädigend ausfallen. Es interagieren die natürliche mit der erworbenen Immunität, mit jeweils löslichen (humoralen) und zellulären Faktoren. Oft überschneiden sich die beiden Schenkel. So können Antikörper mit natürlichen K-Zellen interagieren u.v.m.

komplexes (→ MHC). Ihre Produkte wurden ursprünglich als → Ia-Antigene bezeichnet.

Immunbiologie. Ein Bestandteil der Immunologie; sie untersucht die immunologischen Faktoren welche für Entwicklung, Wachstum und Gesundheit eines Organismus verantwortlich sind.

Immunchemie. Eine Wissenschaftsdisziplin an der Grenzlinie von Immunologie und Chemie. Sie untersucht Immunprozesse auf molekularer Ebene, vor allem die Struktur, Biosynthese, Eigenschaften und Interaktionen von Molekülen, die an Immunreaktionen teilnehmen (→ Antigene und → Antikörper) oder die den Verlauf solcher Reaktionen regulatorisch beeinflussen (→ Immunhormone, → Zytokine, → Komplement, Rezeptoren, Enzyme, Inhibitoren, usw.). Auch Fragen der Entwicklung verschiedener immunchemischer und immunologischer analytischer und diagnostischer Methoden gehören in den Bereich der Immunchemie.

Immunchemische Methoden. Alle Methoden, deren Grundlage die Reaktion zwischen Antigen-Epitop und der variablen Domäne eines Antikörpers (Paratop) oder Rezeptors ist. Prinzipiell unterscheidet man präparative oder analytische immunchemische Methoden. In Abhängigkeit von der Form des Antigens und des Antikörpers (löslich oder unlöslich), dem Medium, in dem sich die Reaktion abspielt (Lösung, Gel, → Immunadsorbent) und der Detektionsmethode (freies Auge, optische Dichte, Färbeintensität, Radioaktivität, Fluoreszenz, Chemilumineszenz, andere), gibt es eine Vielzahl von Anwendungen, wie z.B. → Agglutinationsreaktion, → Präzipitationsreaktion, → Immundiffusionsmethoden, → Immunoblot, → ELISA, → Radioimmunanalyse (RIA), → Immunfluoreszenz-, → Chemilumineszenz-, → Spin-Immunanalyse (SIA) und andere Methoden.

Immundefizienz. Man unterscheidet primäre (angeborene) von sekundären Immundefizienzen. Erworbene Abwehrschwächen treten z.B. im Rahmen maligner Erkrankungen (z.B. → Burkitt Lymphom) durch Verdrängung der lymphatische Organe, oder nach HIV-Infektion (→ AIDS) auf *(Tabelle 8)*. Eine physiologische Abwehrschwäche erlebt das Baby im Alter von etwa 6 Monaten, nachdem der mütterliche „Leih-Schutz" an IgG-Antikörpern verbraucht ist, die eigene Produktion anderer Klassen als IgM jedoch noch nicht genügend angelaufen ist. Primäre Immundefizienzen werden oft autosomal rezessiv oder X-chromosomal vererbt, selten autosomal dominant, und äußern sich als eine Anfälligkeit für Infektionen ab dem ersten Lebensjahr, die durch relativ harmlose Keime (Opportunisten wie *Pneumozystis carinii*) wiederholt (mehrmals pro Jahr) auftreten. Kinder fallen z.B. durch häufige Otitis media, Sinusitis oder Pneumonien auf. Es können die Zellen und Faktoren der spezifischen oder natürlichen Abwehr betroffen sein. Syndrome mit schlechter Prognose sind die sogenannten schweren kombinierten Immundefizienzen (→ SCID) *(Tabelle 9)*, in diese Kategorie fallen auch das → DiGeorge- und das → Nezelof-Syndrom. Relativ harmlos ist die sporadisch auftretende → selektive IgA-Defizienz und die → variable Immundefizienz (engl. common variable immunodeficiency, CVID), welche die häufigsten primären Defizienzen darstellen. Indirekt können T-Zelldefekte durch Ausfall der Helferfunktion, oder direkt B-Zelldefekte selbst die Antikörperproduktion beeinträchtigen (→ Agammaglobulinämie, → Hyper-IgM Syndrom, → Hyper-IgE-Syndrom, → selektive IgA-Defizienz, → selektive Immunglobulindefizienzen)

Immundiffusion. Antigen- und Antikörpermoleküle bewegen sich im → Agar- oder Agarosegel diffus aufeinander zu. Die Geschwindigkeit der Bewegung ist von den *Kon-*

zentrationen beider Komponenten und von den *Diffusionskonstanten* abhängig. In dem Punkt, wo sich das Antigen mit dem Antikörper treffen, entsteht ein → Präzipitat im Gel, das die Anwesenheit des gesuchten Antigens oder des Antikörpers beweist. Aus der Fläche der Präzipitats kann die Konzentration der geprüften Komponente geschätzt werden, wie es bei der einfachen radialen Immundiffusion (→ Ouchterlony) gemacht wird.

Immundiffusionsmethoden. Sie werden im Agar- oder Agarosegel durchgeführt und werden zur Bestimmung der Anwesenheit oder der Konzentration von löslichen Antigenen oder Antikörpern eingesetzt, z.B. → Ouchterlony.

Immunelektrophorese. Ein kombiniertes Verfahren aus Elektrophorese und Immundiffusion im Agarose- oder Agargel. Mit dieser Methode kann man die Anwesenheit als auch die Menge (Konzentration) der Antigene bestimmen, und dies geschieht viel schneller als nur durch → Immundiffusion. Je nach der Arbeitstechnik kann man die immunelektrophoretischen Methoden in fünf Gruppen einteilen: (1) klassische Immunelektrophorese nach Grabar und Williams (wird vor allem zum Nachweis der Myelomimmunglobuline verwendet), (2) Rocket-Immunelektrophorese mit raketenförmigen Präzipitaten, (3) Gegenstromelektrophorese, (4) gekreuzte Immunelektrophorese (CIE, CRIE) und (5) Immunfixation.

Immunenzym-Methoden → Enzym-Immunanalyse (EIA).

Immunfluoreszenz. Die Fähigkeit eines Moleküls, das Licht oder eine andere Energie zu absorbieren und dann sie in Form eines Photons auszustrahlen (Licht mit längerer Wellenlänge als die des absorbierten Lichtes) (→ Fluoreszenz). Sie findet bei histochemischen und immunanalytischen Techniken

Tabelle 8. Übersicht sekundäre (erworbene) Immunschwächen

Sekundäre Immundefizienzen der spezifischen Abwehr	
Antikörper-Immundefizienzen	– Fehler oder Defekte der Immunglobulin-Synthese – selektive IgG-Reduktion beim nephrotischen Syndrom – langfristige immunsuppressive oder zytostatische Therapie – B-Lymphozyten betreffende Malignomen (z.B. Burkitt Lymphom)
Zelluläre Immundefizienzen	– nach Virusinfektionen (Masern, Röteln) – AIDS
Kombinierte Immundefizienzen	– Stoffwechselkrankheiten (fortgeschrittener Diabetes mellitus, Nierenversagen) – nutritive Faktoren (Proteine, Vitamine, Selen und andere Mikroelemente) – Splenektomie
Sekundäre Defizienzen der natürlichen Abwehr	
Phagozytosestörungen	– Neutropenie
Komplementstörungen	– Immunkomplex-Krankheiten – schwere Leberschäden

Tabelle 9. Übersicht der primären Immunschwächen beim Menschen

Primäre Defizienzen der spezifischen Abwehr	
Antikörper-Immundefizienzen	
	X-chromosomal gebundene Agammaglobulinämie
	selektive Defizienzen der Immunglobulinklassen (meist IgA)
	selektive Defizienzen der IgG-Unterklassen
	selektive Defizienzen spezifischer Antikörper
	zeitweilige Hypogammaglobulinämie im Kindesalter
	variable Immundefizienz (CVID)
Defizienzen der zellulären Immunität	
Schwere kombinierte Immundefizienz (SCID)	Adenosindeaminase-Defizienz (ADA)
	SCID T$^-$ B$^-$ (fehlende T- und B-Lymphozyten, NK-Zellen erhalten)
	SCID T$^-$ B$^+$ (fehlende NK und T-Lymphozyten, B-Zellen vorhanden)
	Jak-3-Proteinkinase-Defizienz
	retikuläre Dysgenese
Störungen der T-Lymphozyten	DiGeorge Syndrom
	Syndrom der nackten Lymphozyten (fehlende HLA-Antigene)
	Störung der Expression der HLA-Antigene der Klasse I (TAP-Defekte)
	Hyper-IgM-Syndrom
	Wiskott-Aldrich-Syndrom
	Chédiak-Higashi-Syndrom (CHS)
	Omenn-Syndrom
	familiäre hämophagozytierende Lymphohistiozytose
	X-chromosomal gebundenes lymphoproliferatives Syndrom
	Familiäres lymphoproliferatives Syndrom mit Autoimmunität
	CD3-Defizienz
Weitere Antikörper- und zelluläre Immundefizienzen	Hyper-IgE-Syndrom (Job-Syndrom)
	Hyper-IgD-Syndrom
	mukokutane Candidiasis
	Ataxia teleangiectasia
Primäre Defizienzen der natürlichen Abwehr	
Phagozytosedefizienzen	
Neutrophilenzahl-Störungen	Kostmann-Syndrom
	zyklische Neutropenie
	retikuläre Dysgenese
	Glykogenosen des Typs IIb
Phagozyten-Funktionstörungen	chronisch granulomatöse Krankheit (CGD)
	LAD-Syndrom I
	LAD-Syndrom II
	Defizienz von Lysosomalenzymen (Thesaurismosen)
	Defizienz der α-Kette des IFN-γ-Rezeptors
	Defizienz spezifischer Granula
Komplementdefizienzen	Defekte der einzelnen Komponenten
	C1-Inhibitordefizienz
	Störungen des Rezeptors für iC3b (LAD-Syndrom-I)
	Defizienz des Mannose-bindenden Proteins (MPB)

Verwendung. Mit Hilfe von Antikörpern, die mit Fluoreszenzfarbstoff markiert sind, können in histologischen Schnitten die anwesenden Antigene unter dem Fluoreszenzmikroskop lokalisiert werden. Das gleiche Prinzip wird auch bei empfindlichen Fluoreszenzimmunanalysen (→ Durchflusszytometrie) angewandt. Die Immunfluoreszenz-Techniken können direkt oder indirekt sein. Bei direkter Immunfluoreszenz reagieren die Antigene direkt mit dem spezifischen, mit Fluorochrom markierten Antikörper. Bei indirekter Immunfluoreszenz bindet zuerst ein unmarkierter Antikörper das Antigen, dieser Immunkomplex wird dann mittels sekundärem, mit Fluorochrom markierten Antikörper, detektiert. Indirekte Immunfluoreszenz ist empfindlicher als direkte, weil hier das Signal amplifiziert wird.

Immungenetik. Eine Wissenschaftsdisziplin an der Grenzlinie zwischen Immunologie und Genetik, die sich mit der genetischen Analyse von Effektor- und Regulatormolekülen des Immunsystems, besonders mit Antigenen des Hauptthistokompatibilitätskomplexes, Immunglobulinen, Zytokinen, Komponenten und Faktoren des Komplements, sowie mit der genetischen Regulierung der Immunantwort befasst.

Immunglobulin (Ig). Auch → Antikörper; es handelt sich um das Produkt einer Plasmazelle (→ B-Lymphozyten), einen Eiweißkörper mit spezifischer Bindungsmöglichkeit an das → Epitop eines → Antigens (→ Antikörper). Man unterscheidet die Antigen-Bindungsdomäne, die variabel ist und auch *Idiotyp* genannt wird, von der konstanten Domäne, die mit Immunglobulinrezeptoren unterschiedlicher Zellen oder mit → Komplement interagieren kann, und welche *Isotyp* genannt wird und die Effektorfunktion des Antikörpermoleküls festlegt *(Abb. 44).* Nach dem Typ der leichten Kette werden Ig in zwei Typen klassifiziert (K und L), nach der Art der schweren Kette in fünf Klassen (IgA, IgD, IgE, IgG und IgM).

Immunglobulin-Allotypen. Genetisch bestimmte Merkmale (Allotope) in der Antigenstruktur der Immunglobuline, welche individuelle Unterschiede begründen. Sie stellen Produkte verschiedener Allelen des gleichen Gens dar. Allotypdeterminanten sind bisher in konstanten Domänen der schweren *Gamma-*, (sie werden als Gm bezeichnet), A*lpha-* (Am) und *Epsilon-*Ketten (Em) gefunden, sowie in der konstanten Domäne der leichten *Kappa-*Ketten (Km). Ihre Bestimmung ist für Populationsstudien, bei genetischer Charakterisierung einer Person, bei der Beurteilung von Neigung zu bestimmten Krankheiten sowie bei der Beurteilung des Erfolges bei allogener Knochenmarkstransplantation von Bedeutung.

Immunglobulindefizienzen → selektive Immunglobulindefizienzen.

Immunglobulin-Domänen. An einem Immunglobulin (→ Antikörper) unterscheidet man prinzipiell *konstante Domänen*, verantwortlich für Komplementbindung und Rezeptorbindung, von *variablen Domänen*, die für die Antigenbindung zuständig sind. Abhängig vom Antikörper-Isotyp gibt es eine unterschiedliche Anzahl von konstanten Domänen der schweren Kette, z.B. sind dies $C\varepsilon 1$–$C\varepsilon 4$ für IgE oder $C\gamma_1 1$–$C\gamma_1 3$ für IgG1 *(Abb. 44).* Die variablen Domänen (V) bestehen aus den variablen Teilen jeweils der H-Kette und einer L-Kette (κ oder λ). Innerhalb der V-Domänen gibt es noch die → hypervariablen Regionen (HVR) für die Feinspezifität des Antikörpers. Die Aminosäurensequenz der HVRs ist von Antikörper zu Antikörper verschieden, und erklärt die Spezifität und auch → Affinität eines Antikörpers zu einem Antigen oder Allergen. Innerhalb einer wiederholten Immunisierung kann die Bindungsfähigkeit in diesem Bereich gezielt durch → Affinitätsreifung verbessert werden.

Immunglobuline, Gelenksbereich (engl. *hinge*). Der flexible Teil des Immunglobulinmoleküls, der sein → Fab-Fragment mit dem → Fc-Fragment verbindet *(Abb. 44)*. Es handelt sich um den Abschnitt zwischen der ersten und zweiten konstanten Domäne der schweren Ketten, wo sich die disulfidische Bindungen zwischen den Ketten befinden und wo es auch zur Spaltung durch proteolytische Enzyme kommen kann *(Abb. 45)*.

Immunglobuline, Fragmente. Sie entstehen bei enzymatischer oder chemischer Fragmentierung (Spaltung) von Ig-Molekülen. Durch die Wirkung des Enzyms Papain entsteht ein antigenbindendes Fragment – Fab (*fragment antigen binding*) und das kristallisierbare Fragment Fc (*fragment crystallizable*), während durch die Wirkung von Pepsin Fragmente F(ab')$_2$ und Fc' gebildet werden. Fab enthält eine, und F(ab')$_2$ zwei Antigen-Bindungsstellen des ursprünglichen Ig-Moleküls *(Abb. 45)*. Chemische Degradation verursacht die Spaltung der disulfidischen oder einiger peptidischer Bindungen zwischen den Ketten. Auch einige Bakterien haben als Immune-Escape Mechanismus Proteasen entwickelt, die Immunglobuline hier spalten (→ IgA).

Immunglobuline, Genorganisaton → Immunglobuline-kodierende Gene.

Immunglobuline, hypervariable Bereiche. Sind diejenigen Abschnitte der varia-

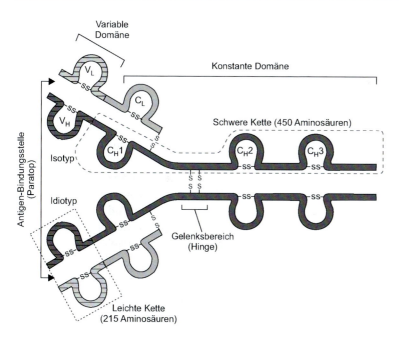

Abb. 44. Die Domänen des humanen IgG1-Moleküls. Die variable Domäne wird aus Teilen der schweren Kette (V$_H$) und der leichten Immunglobulinkette (V$_L$) gebildet. Exponierte Teile daraus bestimmen den Idiotyp (auch Paratop) des Antikörpers und sind für die Antigenbindung verantwortlich. Der restliche Teil des Immunglobulins bildet die konstante Domäne. Sie bestimmt in diesem Beispiel durch Verwendung der schweren Immunglobulinketten γ1 den Isotyp IgG1.

blen Immunglobulin-Domänen, wo einzelne Aminosäuren-Positionen in verstärktem Maße mutiert werden können. Insgesamt gibt es sechs solche Abschnitte, die gemeinsam durch die leichte *(Abb. 46)* und schwere Kette gebildet werden. In der räumlichen Anordnung gelangen diese Abschnitte nebeneinander und bilden gemeinsam die Antigen-Bindungsstelle des Antikörpers. Die hypervariablen Abschnitte bezeichnet man auch als CDR-Bereiche (*complementarity determining region*). Sie spielen in der → Affinitätsreifung der Antikörper eine wichtige Rolle.

Immunglobuline. Isotypen. Die Immunglobulin-Isotypen stellen die einzelnen → Immunglobulinklassen, beinhaltend Unterklassen der Immunglobuline dar. Sie werden durch Determinanten in der konstanten Domäne der schweren Kette bestimmt. Isotypen können mit Hilfe xenogener Antisera bestimmt werden, z.B. Kaninchen-Antiserum gegen menschliches IgG wird mit IgG aller Individuen der menschlichen Population, nicht aber mit IgG anderer biologischen Arten reagieren.

Immunglobuline, Ketten. Bilden das Immunglobulinmolekül. Jedes Immunglobulin setzt sich aus zwei identischen leichten (L) und zwei identischen schweren Polypeptidketten (H) zusammen. Es gibt zwei Arten von leichten Ketten: kappa (κ) und lambda (λ) und sie bestimmen den Typ des Immunglobulinmoleküls (K oder L). Es gibt fünf

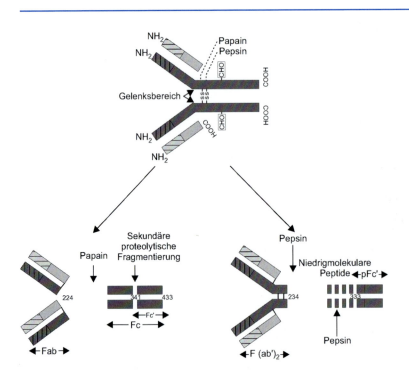

Abb. 45. Fragmentierung des menschlichen IgG1-Moleküls durch proteolytische Enzyme. Papain-Spaltung resultiert in Fab-Fragmenten, die jeweils eine Antigenbindungsstelle aufweisen, Spaltung mittels Pepsin erzeugt verbundene F(ab)$_2$-Fragmente mit zwei Antigenbindungsstellen. Die Zahlen geben die Aminosäuren der Schnittstellen an.

Immunglobuline, Subklassen

verschiedene Typen von schweren Ketten: mü (μ), delta (δ) gamma (γ), epsilon (ε), und alpha (α), jede bestimmt die Zugehörigkeit zu einer speziellen Klasse der Immunglobuline (IgM, IgD, IgG, IgE, IgA). Polymere Immunglobuline (→ IgM und das sekretorische → IgA) enthält außerdem noch eine Verbindungskette (J), das Molekül des sekretorischen IgA auch die → sekretorische Komponente (SC) aus Epithelzellen.

Immunglobuline, Normalwerte. ihre Bestimmung im Blutserum ist von diagnostischer Bedeutung, denn sie hilft, unzureichende oder abnormale Synthese von Antikörpern bei den einzelnen Personen zu diagnostizieren. Es werden die Konzentrationen der verschiedenen Immunglobulinklassen bzw. Unterklassen bestimmt. Die Ergebnisse werden in Gramm per Liter Serum (g/L) oder in internationalen Einheiten (IU), die durch internationalen Standard festgelegt werden, ausgedrückt. Durchschnittliche Normalwerte in unserer Population mittleren Alters sind wie folgt: IgG – 140 IU/mL oder 12,0 g/L, IgA – 125 IU/mL oder 2,3 g/L, IgM – 130 IU/mL oder 1,1 g/L, IgD – 35 IU/mL, IgE – 50 IU/mL. Frauen weisen in der Regel etwas höhere Normalwerte als Männer auf.

Immunglobuline, Subklassen. Immunglobulinvarianten, die durch charakteristische Antigendeterminanten in den konstan-

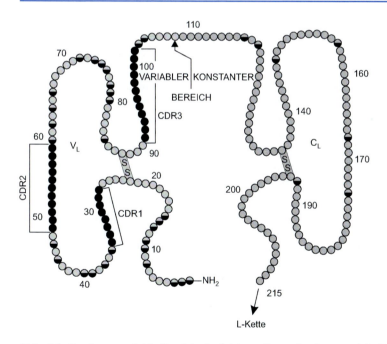

Abb. 46. Der hypervariable Bereich der leichten Kette des Immunglobulinmoleküls. Drei hypervariable Bereiche (schwarze Kreise) in der variablen Region des Immunglobulinmoleküls sind für die Antigenbindung besonders ausschlaggebend. Sie bildet die zum Antigen-Epitop komplementären Regionen (CDR1, CDR2, CDR3 – *complementary determining regions*), auch Paratop genannt. Hier kann die B-Zelle nach wiederholtem Antigenkontakt durch Punktmutationen (somatische Hypermutationen) ihre Antigenbindungsstärke (Affinität) verbessern. Der Effekt der Affinitätsreifung ist wichtig z.B. bei Infektionen oder Impfungen.

Immunglobuline, V-Bereich

ten Domänen der schweren Ketten bestimmt werden. Beim Menschen sind vier Unterklassen von → IgG – IgG1, IgG2, IgG3 und IgG4, und zwei Unterklassen der Klasse → IgA – IgA1 und IgA2 bekannt. Sie unterscheiden sich in ihren biologischen Effekten, weil sie mit unterschiedlichen → Fc-Rezeptoren interagieren, und auch ihre Komplementbindungsfähigkeit variiert.

Immunglobuline, V-Bereich. Der variable Bereich der Polypeptidketten der Immunglobulinmoleküle, welcher die Antigenbindungs-Domäne bildet. Die Aminosäurensequenz variiert hier und begründet die große Vielfalt der möglichen Antigen-Spezifitäten.

Immunglobulin-kodierende Gene. Sie gehören zu den → Komplexgenen und kodieren für Antikörper, die, solange sie an der B-Lymphozytenmembran sitzen, als → B-Zell-Rezeptoren bezeichnet werden. Wir unterscheiden variable (V), verbindende (*joining*, J) und konstante Gensegmente (C) sowie – nur in den Genloci für die schweren Ketten – Diversitätssegmente (D). Sie können in drei Gruppen klassifiziert werden, die sich an verschiedenen Chromosomen befinden: Das die *kappa-Leichtkette* (κ) kodierende Gen entsteht durch die Umgruppierung der Subgene Vκ, Jκ und des Cκ-Gens. In ein konkretes Gen wird dabei ein Vκ-Subgen (aus 40 möglichen), ein Jκ-Gen (5 mögliche) und das Cκ zusammengefügt, die zusammen für eine gesamte kappa-Kette kodieren. Die für die *lambda-Leichtkette* kodierenden Genabschnitte werden auch aus Subgenen gewählt und umgruppiert: eines aus 30 möglichen Vλ, eines aus 4 Jλ und einem Cλ wird ausgewählt und rekombiniert, bis ein DNS für eine gesamte lambda-Kette entsteht. Das die *schwere Kette* kodierende Gen wird durch eine Umgruppierung und Auswahl von jeweils einem Subgen V_H (n = 65), D (n = 27), J_H (n = 6), und durch ihre Verbindung mit DNS für die konstante Domäne des jeweiligen Isotyps geformt *(Abb. 47)*. Durch diese Rekombinationen von Genen und weitere Mechanismen der → Diversität wird die Grundlage für das → Repertoire der B-Zellen hergestellt, das etwa mit 10^{13} angenommen wird. Jedes der Gene für die konstanten Domänen (Cμ, Cδ, $Cγ_{1-4}$, Cε, $Cα_{1-2}$) setzt sich aus mehreren Exonen und Intronen zusammen.

Immunglobulinklassen. Sie unterscheiden sich voneinander durch die konstanten Domänen der schweren Ketten ihrer Moleküle, welche den → Isotyp bestimmen. Beim Menschen und bei anderen Säugetieren gibt es fünf Klassen: IgG (mit der schweren Kette γ), IgM (μ), IgA (α), IgD (δ) und IgE (ε). Der Isotyp der Antikörper bestimmt die Möglichkeit, mit Zellen zu interagieren, die verschiedene Effektorfunktionen haben. z.B. IgE mit → FcεRI an Mastzellen in der Soforttyp- → Allergie, oder IgG mit → FcγR der NK-Zellen in der Tumorabwehr. Weiters ist durch die Immunglobulinklasse die mögliche Interaktion mit Komplementbausteinen festgelegt (IgM > IgG3 > IgG1 > IgG2).

Immunglobulinschwäche. Sie kann durch eine abnormale Funktion der → B-Lymphozyten oder → T-Lymphozyten ausgelöst werden. Bei den betroffenen Personen können diese Zustände als zu niedrige Immunglobulinspiegel (→ Hypogammaglobulinämie), ihre gestörte Funktion (→ Gammopathien), sekundär durch Hyperkatabolismus (übermäßig schnelle Zerstörung von Immunglobulinmolekülen), übermäßigen Verlust (bei starker Blutung) oder nach Lymphozyten-Schäden (z.B. durch Arzneimittel oder lymphozytotropische Viren) auftreten. Man kann sie bei mehreren Krankheiten beobachten, wo sie immer mit rekurrenten Infekten verknüpft sind. Zu den primären Immunglobulin-Defizienzen gehören hauptsächlich: → Agammaglobulinämie, selektive → IgA-Defizienz und Defizienz von anderen

Klassen und Subklassen der Immunglobuline, → Transkobalamin-II-Defizienz, schwere kombinierte → Immundefizienzen (SCID), → Ataxia teleangiectasia.

Immunglobulin-Superfamilie. Ig-Superfamilie oder -Großfamilie (engl. *immunoglobulin superfamily*). Ein Komplex von in der Evolution konservierten Glykoproteinmolekülen. Ihre Mitglieder haben einige Abschnitte in ihrem Molekül mit der gleichen Raumstruktur wie Immunglobulin-Domänen, nämlich aus variablen (V), und konstanten (C) Domänen. Bislang sind mehr als 40 Mitglieder dieser Großfamilie bekannt, deren Grundfunktionen *Erkennungs-* (Immunglobuline, T-Zell-Rezeptoren, HLA-Antigene der Klasse I und II, Differenzierungsantigene CD2, CD3, CD4, CD8, Rezeptoren für die Fc-Domänen der Immunglobuline, → FcR, → poly-IgR), *Adhäsions-* (→ Adhäsionsmoleküle) oder *regulierende Interaktionen* zwischen den Zellen einschließen (z.B. Rezeptor für den von Thrombozyten stammenden Wachstumsfaktor, PDGFR).

Immunhämatologie. Eine Wissenschaftsdisziplin an der Grenzlinie von Immunologie und Hämatologie. Sie untersucht vor allem Antigene an Erythrozyten (Blutgruppen), Leukozyten oder Thrombozyten und Antikörper dagegen bei Gesunden und Kranken.

Immunhormone. Immunregulatorische Substanzen, die den Charakter von Hormonen haben. Sie werden in einem Typ immunologisch aktiver Zellen synthetisiert, und sie beeinflussen mittels spezifischer Rezeptoren die Entwicklung, Differenzierung und funktionelle Aktivitäten anderer Zellen. Einige von ihnen haben den Charakter typischer Hormone (Thymushormone→ Thymosine), andere wirken meistens als lokale Hormone (→ Zytokine). Die Hormone werden *endokrin* sezerniert, und ihre Zielzellen, auf die sie ein bestimmtes Signal übertragen, können an einer beliebigen Stelle im Organismus sein. Die Sekretion der lokalen Hormone erfolgt *parakrin* oder *autokrin*, und ihre grundlegende Wirkung bleibt üb-

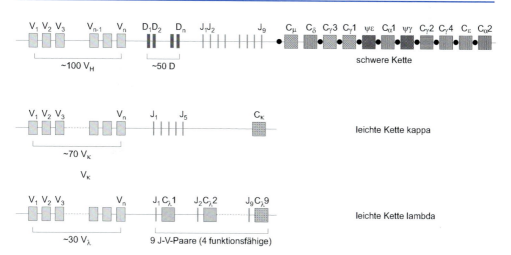

Abb. 47. Die Immunglobulinketten kodierenden Gene. Während jeweils V (variable), J (*joining* – verbindende) und C (konstante) Regionen für schwere und leichte Immmunglobulinketten kodieren, gibt es nur für die schwere Kette auch D- (Diversitäts) Segmente. V(D)J-Kombinationen bestimmen die Spezifität und den Idiotyp, die C-Domänen den Isotyp des resultierenden Immunglobulins.

licherweise nur auf die umgebenden Zellen beschränkt.

Immunisierung. Verfahren, mit dem im Organismus eines bestimmten Individuums ein Zustand der → Immunität ausgelöst wird. Dies kann entweder unter natürlichen Bedingungen (z.B. bei Infektionserkrankungen) oder künstlich durch Gabe von Antigenen (vor allem abgetötete oder abgeschwächte Mikroorganismen oder ihre Bestandteile) durch → Impfung erzielt werden. Wir unterscheiden eine **aktive Immunisierung** (dem Organismus wird ein Antigen verabreicht und der Organismus selbst bildet Effektorlymphozyten und spezifische Antikörper) von einer **passiven Immunisierung** (dem Organismus werden spezifische Antikörper bzw. Lymphozyten verabreicht, die in einem anderen Individuum entstanden sind). Die aktive Immunisierung wird mit dem Ziel des Schutzes vor einer bestimmten Infektionserkrankung (Prophylaxe, Vorbeugung) durchgeführt, während bei der passiven Immunisierung das Ziel meistens der therapeutische Eingriff in die bereits bestehende Erkrankung ist.

Immunität. Die Abwehrfähigkeit des Körpers gegen Infektionserreger (Viren, Bakterien, Pilze, Protozoen), gegen körperfremde und entfremdete Zellen (Transplantate von einem genetisch unterschiedlichen Individuum und eigene aber tumorös veränderte oder durch Viren befallene Zellen) und ihre Produkte. Sie beschreibt die adaptive (erworbene) Fähigkeit, auf Antigene durch eine, für den Körper günstige Immunantwort zu reagieren. Diese Widerstandsfähigkeit (Abwehr) kann natürlich (durch überstandene Infektionskrankheiten) oder künstlich (durch → Impfungen) erworben sein. Beide sind durch die genetische Ausstattung (Genom) des Individuums bestimmt. Im Unterschied zur Immunität, die durch spezifische Abwehr erzielt wird, sind die Mechanismen der → natürlichen Abwehr unabhängig von vorhergegangenen Kontakten mit einem Antigen. Sie sind daher in gleichbleibender Stärke gegen verschiedene Antigene wirksam und bewirken keine Immunität. Die Mechanismen der → spezifischen Abwehr sind Voraussetzung für Immunität, werden nur nach dem Kontakt mit einem konkreten Antigen aktiviert und wirken nur gegen das Antigen, das sie aktiviert hat. An spezifischer Immunität können sich Zellen sowie humorale (lösliche) Faktoren beteiligen: → T-Lymphozyten mit Helfer- und zytotoxischer Funktion sowie B-Lymphozyten mit Antikörperproduktion. Es wird immunologisches Gedächtnis gebildet (→ Memory-Zellen).

Immunkompetente Zellen. Zellen mit genetisch determinierter Fähigkeit, auf Antigene durch eine spezifische Immunantwort zu reagieren. Meist werden Lymphozyten dazu gerechnet, jedoch auch viele andere Zellen wirken spezifisch immunmodulierend nach ihrer Interaktion mit Antigenen (z.B. Epithelzellen).

Immunkompetenz. Genetisch bestimmte Fähigkeit einiger Lymphozyten, durch spezifische Immunantwort auf Antigen quantitativ sowie qualitativ zu reagieren. Sie bestimmt, ob das Individuum auf das jeweilige Antigen mit einer starken oder schwachen Reaktion, oder überhaupt nicht reagieren wird. Patienten mit Immundefizienzen sind nicht immunkompetent.

Immunkomplexe. Komplexe, die bei der Reaktion zwischen einem Antigen (bzw. Hapten) mit Antikörper entstehen. Sie können unter *in vitro* (in analytischen und diagnostischen Methoden) oder *in vivo* Bedingungen vorkommen. Fallen zu viele Immunkomplexe an, entstehen → Immunkomplexerkrankungen.

Immunkomplexerkrankungen. Sie werden durch Immunkomplexe aus IgG-, IgA- und/oder IgM-Antikörpern mit Selbst- oder Fremdantigenen verursacht. Abhängig von ihrer Menge, Größe, Struktur und physikochemischen Eigenschaften können sie, anstelle durch phagozytierende Zellen abgebaut zu werden, in Geweben abgelagert werden. Besonders durch Ablagerungen betroffen sind die Glomerula der Nieren (→ Glomerulonephritis), Gelenke (Arthritis), Blutgefäße (→ Vaskulitis), Lunge (Alveolitis), und Haut (→ Dermatitis). Dort aktivieren Immunkomplexe → Komplement oder sie binden über Fc-Rezeptoren an neutrophile Granulozyten und aktivieren diese. In beiden Fällen führt die Immunkomplex-Reaktion zu Entzündung in den Geweben. Systemische Immunkomplex-Reaktionen sieht man z.B. bei → Serum-Krankheit unter Beteiligung von Fremdantigenen, bei → rheumatischer Arthritis oder beim → systemischen Lupus erythematosus (SLE), ausgelöst durch Autoantigene. Eine typische lokale Immunkomplexreaktion gegen Fremdantigene stellt die → Arthus-Reaktion oder die → exogen allergische Alveolitis dar.

Immunkonglutinine. Antikörper, die gegen Komponenten des → Komplements oder ihre Spaltprodukte, besonders C3b und C4b gerichtet sind. Hohe Titer werden im Serum von Patienten mit → rheumatoider Arthritis gemessen.

Immunmodulation. Eine Behandlung, deren Ziel es ist, in einer geregelten Weise in die Hypoaktivität, Aktivität oder Überaktivität des Immunsystems eines Individuums einzugreifen. Daher kann Immunmodulation eine Steigerung der aktuellen Aktivität des Systems (→ Immunstimulation) bewirken, oder umgekehrt, eine Verringerung der Aktivität (→ Immunsuppression). Im idealen Fall erzielt man Immunnormalisierung, wobei verringerte sowie gesteigerte Aktivität des Immunsystems zu Normalwerten gebracht werden. Man zählt auch Immunprophylaxe (→ Impfung) und → Immuntherapie zu immunmodulierenden Maßnahmen. Einigen Zytokinen wird immunmodulierende Wirkung zugeschrieben, z.B. → IL-10 und TGF-β in der Allergie, durch Suppression der Produktion anderer Zytokine, ähnlich könnten hier CpG-Motive (→ CpG) therapeutisch eingesetzt werden. Eine immunmodulierende Wirkung haben → regulatorische T-Zellen (ältere Begriffe → Suppressor-T-Zellen, Kontrasuppressor-T-Zellen) oder einige Medikamente (→ Levamisol).

Immunonephelometrie. Die Messung der Mengen von Immunkomplexen, die bei der Reaktion eines Antigens mit einem Antikörper in Lösung entstehen, und zwar basierend auf der, durch die Suspension entstehenden, Streuung von Licht (*nephelometrisch*). In der Regel erfolgt die Messung mit Hilfe eines Laser-Nephelometers.

Immunoblot. Eine immunologische analytische Methode, die manchmal auch als Western Blot bezeichnet wird. Immunoblot wird in drei Phasen durchgeführt: Zuerst wird die Proteinmischung in Polyakrylamidgelen elektrophoretisch getrennt, und zwar entweder nach dem Molekulargewicht in der → SDS-Polyakrylamidelektrophorese, oder entsprechend den isoelektrischen Punkten der Proteine in der → isoelektrischen Fokussierung. Dann erfolgt der elektrophoretische Transfer der Probe auf eine Nitrozellulosemembran (Elektroblot). In der dritten Phase wird die Probe mittels Enzym- oder radioaktiv markiertem Antikörper immunologisch detektiert und sichtbar gemacht (Detektion). Immunoblot wird z.B. zur Diagnostik von Infektionskrankheiten (→ HIV), oder Autoimmunerkrankungen angewandt, oder in der Forschung zur Analyse komplexer Antigen- oder Allergengemische, sowie zur Identifizierung antigener oder allergener Moleküle.

Immunodot (dot-immunobinding assay, DIBA). Eine immunchemische Methode, die als eine Modifikation der → Immunoblot-Technik entstand. Sie verwendet eine Nitrozellulosemembran, an der die Menge des anwesenden Antigens punktförmig aufgebracht wird und mit einem spezifischen Antikörper detektiert werden kann.

Immunogen. Ein Stoff, der nach Einführung in einen geeigneten (immunkompetenten) Organismus eine Immunantwort auslöst. Im Grunde handelt es sich um eine andere Bezeichnung für komplettes → Antigen (→ Impfung).

Immunologie. Eine Wissenschaftsdisziplin über die Zusammensetzung, Funktionen und Reaktionen des Immunsystems (→ Immunsystem), die im Laufe seiner Antworten auf Antigene und andere Umweltfaktoren, sowie auf Änderungen im inneren Milieu des Körpers geschehen. Durch ihre Inhalte gehört sie zu biologischen und medizinischen Wissenschaften. Sie wird in mehrere Bereiche unterteilt *(Abb. 48)*, unter welchen folgende zu den wichtigsten gehören: Die → Immunchemie, Molekulare Immunologie, Zellimmunologie (untersucht Herkunft, Entwicklung, Funktion und Interaktionen der Zellen des Immunsystems), *Infektionsimmunologie* (untersucht bakterielle, virale und Protozoenantigene, Infektionskrankheiten, den Schutz des Wirtsorganismus vor Infektionen, Entwicklung von Vakzinen und Immunseren), *Allergologie* (befasst sich mit Zuständen, die aus Überempfindlichkeiten entstehen; → Allergie), *Transplantationsimmunologie* (verfolgt die immunologischen Gesetzmäßigkeiten, die erfolgreiche Gewebs- und Organtransplantation bedingen), *Tumorimmunologie* (behandelt die mit Tumorzellen verbundene → Tumorantigene und die Mechanismen der Antitumor-Immunität), *Immunität des Alterns* (untersucht die Veränderungen der Reaktionsfähigkeit und der Kapazität der Immunmechanismen während der ontogenetischen Entwicklung eines Individuums), → Immunbiologie (befasst sich mit Untersuchungen der phylogenetischen Entwicklung verschiedener biologischer Arten), *Psychoneuroimmunologie* (untersucht Beziehungen zwischen psychosozialen Prozessen, d.h. den Reaktionen des neuroendokrinen Systems und den Äußerungen des Immunsystems), und *Ökoimmunologie* (Umweltimmunologie – untersucht den Einfluss der Allgemein- und Arbeitsumwelt auf die Immunität). An den Grenzen von Immunologie und anderen Wissenschaftsbereichen entwickeln sich auch weitere Disziplinen, wie z.B. → Immuntoxikologie, → Immunpharmakologie, → Immungenetik und → Immunpathologie. Abhängig von den erzielten Ergebnissen wird die Immunologie in zwei große Teile unterteilt – **theoretische** (grundlegende, experimentelle) Immunologie und **praktische** (applizierte, klinische) Immunologie, welche die Anwendung der Ergebnisse der experimentellen Immunologie in medizinischer (Human- und Veterinär-) Praxis sichert. Zur Zeit verbreitet sich die praktische Anwendung von immunologischen Erkenntnissen auch in mehrere biologische und biochemische Bereiche sowie einige Produktionsbereiche (z.B. Biotechnologien).

immunologisches Enhancement. Ein Mechanismus, welcher verlängertes Überleben von Allotransplantaten (Grafts) entweder von Tumoren (im Tierexperiment) oder normalen Geweben bewirkt, die normalerweise abgestoßen würden. Es kann passiv induziert werden, indem anti-Graft-spezifische Antikörper aus vormalig immunisierten Spendern verabreicht werden. Diese binden an die Oberflächenantigene des Transplantates und maskieren es vor T-Zell Erkennung. Immunologisches Enhancement kann aber auch aktiv durch vorhergehende Immunisierung des Empfängers mit Graft-Oberflächenantigenen erfolgen, welche Antikörper induzieren und Antigen-Antikörper Komplexe bilden, welche die zytotoxische Aktivität von T-Lymphozyten verhindern. Ein ähnlicher Mechanismus wird auch bei langzeitigem Überleben transplantierter allogener Organe angenommen.

Immunokine. → Zytokine, die im Rahmen einer Immunantwort wirken.

immunologisches Gedächtnis. Die Fähigkeit des Organismus, auf wiederholtes Verabreichen des gleichen Antigens mit einer schnelleren, intensiveren und noch spezialisierteren Immunantwort zu reagieren. Es kommt bei spezifischer Antikörper- sowie zellulärer Immunantwort vor. Immunologisches Gedächtnis ist langandauernd und die Memory-Zellen schließen B- wie auch → T-Lymphozyten ein. Memory T-Lymphozyten haben das Oberflächenantigen CD45RO (→ CD45), Memory B-Zellen → CD27.

immunologische Toleranz → Toleranz.

Immunophiline. Intrazelluläre Proteine mit Peptidyl-Prolyl-cis-trans-Isomeraseaktivität, die spezifisch immunsuppressive Arzneimittel, z.B. → Ciclosporin A (CyA), → FK506 und Rapamycin, binden. Es existiert ein spezifisches zytosolisches Immuno-

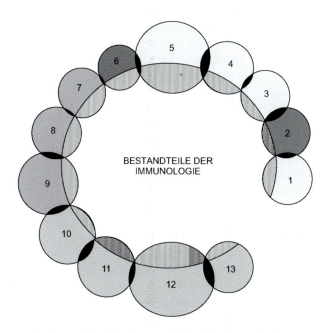

1 – Immunohämatologie
2 – Immunogenetik
3 – Transplantationsimmunologie
4 – Allergologie
5 – Klinische Immunologie
6 – Antiinfektionsimmunologie
7 – Tumorimmunologie
8 – Neuroimmunologie
9 – Immunpathologie
10 – Immuntoxikologie
11 – Immunpharmakologie
12 – Immunchemie
13 – Ökoimmunologie

Abb. 48. Die Sparten der Immunologie.

Immunpathologie 168

philin für jedes dieser Mittel (für CyA ist es → Zyklophillin), das nach der Bindung des jeweiligen Immunsuppressivums unter Mitwirkung von → Kalzineurin seine Enzymaktivität, und dadurch auch die Fähigkeit, das Aktivierungssignal vom T-Lymphozyten-Rezeptor in den Kern zu übertragen, verliert. Auf diesem Prinzip beruht die immunosuppressive Wirkung dieser Medikamente.

Immunpathologie. Eine Disziplin an der Grenzlinie zwischen Immunologie und Pathologie. Sie untersucht krankhafte Veränderungen, die als Folge abnormaler, schlecht koordinierter (→ Überempfindlichkeiten) oder defekter (→ Immunschwächen) Immunantworten entstehen, die Ursachen für diese Veränderungen und die Möglichkeiten ihrer Diagnostik untersucht.

Immunpharmakologie. Eine Wissenschaftsdisziplin an der Grenzlinie von Immunologie und Pharmakologie, die sich mit Untersuchungen der hemmenden (immunsuppressiven) oder stimulierenden (immunstimulierenden, immunpotenzierenden) Wirkungen natürlicher und synthetischer oder rekombinanter Arzneimittel auf das Immunsystem und seine Komponenten befasst, mit dem Zweck einer gezielten (therapeutischen) Beeinflussung ihrer Aktivität. Sie schließt auch das Studium von immundiagnostischen Mitteln (Bestimmung diagnostisch bedeutender Allergene und Antikörper) und immuntherapeutischen Stoffen (Vakzinen, Sera und Immunglobuline, antiallergische Arzneimittel, immunstimulatorische und immunsuppressorische Agenzien) mit ein.

Immunpotenzierung. Verstärkung der Wirksamkeit (Stimulation) des Immunsystems.

Immunpräzipitationsmethoden. Die Reaktion eines löslichen Antigens mit einem löslichen Antikörper führt zur Bildung eines Immunkomplexes, der abhängig von seiner Größe, unlöslich wird und präzipitiert (→ Präzipitation). In der Regel geschieht dies in einem Agar-Gel, wo Antigen und Antikörper (Patientenserum) gegeneinander diffundieren oder im Gleichstromfeld wandern, z.B. → Ouchterlony, CRIE, Radioimmun-Elektrophorese.

Immunradioisotop-Methoden. Immunchemische Methoden, bei welchen das Antigen oder Hapten (→ RadioImmunanalyse, RIA) bzw. der spezifische Antikörper (→ Immunradiometrische Analyse, IRMA) mit einem Radioisotop (^{125}I, ^{3}H, ^{14}C) markiert wird.

immunradiometrische Analyse (immunoradiometric assay, IRMA). Eine der Radio-Immunanalyse (RIA) ähnliche immunchemische Methode. Der Unterschied liegt darin, dass der Antikörper und nicht das Antigen mit einem radioaktiven Isotop markiert wird.

Immunschwäche → Immundefizienz.

Immunsuppression. Hemmung der Immunantworten durch externe Eingriffe, gezielt bei immunosuppressiver Behandlung (→ Immunsuppressiva) oder zufällig und unerwünscht, z.B. bei Bestrahlung mit ionisierenden Strahlen, durch die Wirkung einiger Arzneimittel (besonders Zytostatika), Xenobiotika und bakterieller Toxine.

Immunsuppressiva. Sie werden in der Therapie der Autoimmunerkrankungen, einigen Überempfindlichkeitsyndromen auf exogene Antigene (Allergien) und bei Organtransplantationen zur Unterdrückung der Immunreaktion gegen das Transplantat verwendet. Zu den Immunsuppressiva gehören: (a) → Glukokortikoide, (b) Immunsuppressiva, die in den DNS-Stoffwechsel eingreifen – alkylierende Stoffe (→ Cyclophosphamid), Antagonisten der Purinbasen (Azathioprin), Antimetaboliten der Folsäure (→ Methothrexat) und Inhibitoren der Inosinmonophosphat-Dehydrogenase (Mycophenolatmofetil), (c) T-Lymphozyten selektiv hemmende Immunsuppressiva (→ Ciclosporin A, → FK506 (Tacrolimus), Rapamyzin (Sirolimus), (d) Antikörper gegen Oberflächenmoleküle der T-Lymphozyten – antilymphozytäres Serum, antithymozytäres Serum, murine oder humanisierte monoklonale Antikörper (anti-CD3, anti-CD4, anti-CD5, anti-CD8). Alle diese immunsuppressiven Stoffe wirken auch unspezifisch, d.h. sie attackieren nicht nur unerwünschte autoreaktive oder alloreaktive Lymphozyten, sondern auch normale Lymphozyten und weitere zelluläre Akteure des Immunsystems, und sind daher mit erhöhtem Risiko für Infektionen und Tumorentstehung verbunden.

Immunserum → Antiserum.

Immuntherapie. Kann als passive oder aktive → Immunisierung verstanden werden. Bei der passiven werden z.B. Zellen (→ Immuntherapie, adoptive) oder lösliche Faktoren (→ IVIG) dem Patienten verabreicht, bei der aktiven Immuntherapie werden Antigene in der Art einer → Impfung appliziert, um das Immunsystem zur Produktion zellulärer und humoraler Effektoren (Antikörper) anzuregen. Aktive Immuntherapie wird (1) bei Tumorerkrankungen klinisch experimentell angewandt, indem Tumorzellen, deren Lysate, Tumorantigene in rekombinanter Form, oder Peptidderivate und → Mimotope subkutan, intramuskulär oder peroral verabreicht werden; (2) bei der Behandlung von Typ I → Allergien als → Allergen-Immuntherapie.

Immuntherapie, adoptive. Passive Immuntherapie zur Regression eines Tumors durch die Gabe von Zellen mit anti-Tumor Aktivität an ein tumortragendes Individuum. In der Regel werden → LAK-Zellen oder → TIL-Zellen verabreicht.

Immuntherapie mit Allergenen → Allergen-Immuntherapie.

Immuntoxikologie. Sie untersucht toxische und unerwünschte Wirkungen verschiedener natürlicher und industriell hergestellter Gifte, schädlicher Stoffe und giftiger Agrochemikalien (Xenobiotika) in der allgemeinen und Arbeitsumwelt, sowie unerwünschte (Neben-) Wirkungen von Arzneimitteln auf das Immunsystem. Die immuntoxische Wirkung solcher Stoffe kann sich als Hemmung der Reaktionen des Immunsystems (→ Immunsuppression) und geschwächter Widerstandsfähigkeit gegenüber Infektions- und Tumorkrankheiten äußern, oder umgekehrt als eine pathologische Verstärkung (→ Immunstimulierung), wenn in der Folge eine verstärkte Neigung zu allergischen und Autoimmunerkrankungen beobachtet wird.

Immuntoxine. Konjugate (Komplexe) aus monoklonalen Antikörpern und zytotoxischen Verbindungen. Der Antikörper vermittelt die Bindung an ein passendes Antigen der Zielzelle, meistens einer Tumorzelle. Durch Einwirkung der toxischen Substanz wird die Zielzelle getötet, ohne dabei die anderen Zellen im Organismus zu schädigen. Als toxische Komponente der Immuntoxine werden verschiedene pflanzliche (z.B. → Rizin) und Bakterientoxine, zytostatische Medikamente und Radionukleotide verwendet. Experimentell wird versucht, Immuntoxine in der Therapie einiger Tumore einzusetzen.

Immunturbidimetrie. Eine Präzipitationsmethode zur Bestimmung der Menge eines Antigens oder Antikörpers nach ihrer Reaktion in einer Lösung. Präzipitation verursacht Trübung. Ein Spektrophotometer wird verwendet, um die Intensität des Lichtes nach Durchtritt durch die Trübung zu messen (basiert nicht auf Lichtstreuung wie die → Immunnephelometrie),

Immunüberwachung (engl. *immunologic surveillance*). Eine Funktion des Immunsystems, durch welche die Erkennung und Beseitigung beschädigter oder antigenetisch veränderter körpereigener Zellen und ihrer Bestandteile gesichert wird. Durch diesen Mechanismus werden vor allem Tumorzellen, die während der Lebenszeit jedes Individuums spontan im Körper entstehen, liquidiert. Bei der Tumoraufsicht (Überwachung) wirken besonders NK-Zellen, aktivierte Makrophagen und zytotoxische → T-Lymphozyten mit. Die Immunüberwachung überwacht auf diese Weise ständig die fehlerfreie Zusammensetzung der Zellen, Gewebe sowie des ganzen Körpers.

Impfung. Vakzination. Ein Immunogen bestehend aus einer Suspension abgeschwächter oder toter pathogener Zellen wird wiederholt injiziert, um eine schützende Antikörperantwort, und auch T-zelluläre Antwort, zu induzieren. Vor knapp zwei Jahrhunderten wurde die Idee, das Immunsystem durch Verabreichung des krankmachenden Agens für Abwehraufgaben zu trainieren, geboren. Damals hatte der britische Arzt *Edward Jenner* Material aus einer von Kuhpocken hervorgerufenen Pustel zur „Impfung" gegen Pocken eingesetzt. 80 Jahre später entwickelte *Louis Pasteur* Impfstoffe unter anderem gegen Milzbrand und Tollwut. Er war es, der zu Ehren *Jenners* den Begriff der → Vakzine einführte: *vacca* – die Kuh, *vaccinia* – Kuhpocken. Heute wird der Begriff Vakzine auch für die Anwendung von Peptid-, → Mimotop- und → anti-Idiotyp Antikörper-Impfstoffen für die aktive Immuntherapie bei Allergien, Tumoren oder Infektionserkrankungen verwendet.

Inbred mice → Inzucht-Mäuse.

Induktor-T-Zellen → T-Lymphozyten, Helfer.

inflammatory bowel disease (entzündliche Darmerkrankungen) → Morbus Crohn, → Colitis ulcerosa.

Infektiöse Mononukleose. Auch Pfeiffersches Drüsenfieber oder engl. *kissing disease* (durch Küssen übertragene Krankheit). Durch → Epstein-Barr-Viren hervorgerufene fieberhafte Infektion bei Jugendlichen und jungen Erwachsenen mit pseudomembranöser Angina bzw. Pharyngitis mit Schwellungen der Halslymphknoten, der Milz, hohem Fieber und bei etwa 15% mit einem Hautausschlag. Im Blutbild treten Pfeiffer'sche Zellen (mononukleärer Zellen = atypische Lymphozyten) auf. Zumeist selbstheilend und hinterlässt eine gute Immunität.

Infektionskrankheiten. Krankheiten, die durch sich replizierende Infektionserreger, vor allem Viren, Bakterien, Pilze, Protozoen und vielzellige Parasiten verursacht werden. Sie entwickeln sich dann, wenn die Geschwindigkeit ihrer Replikation (Vermehrung) höher ist als ihre Inaktivierung durch Abwehrmechanismen, die das einzelne Individuum zur Zeit der Infektion zur Verfügung hat. Zusätzlich sind Erreger durch Faktoren, die Invasivität und → Virulenz bestimmen, besser oder schlechter infektiös. Wenn es sich um Individuen mit einem geschwächten Immunsystem handelt, können nicht nur pathogene Mikroorganismen sondern auch Mikroben, die z.B. die Haut besiedeln (*Opportunisten*) und für ein gesundes Individuum nicht pathogen sind, eine infektiöse Erkrankung verursachen. Dies ist ein besonderes Problem im Krankenhaus, wo geschwächte Individuen empfänglicher sind für Krankenhauskeime (Hospitalismus), die als zusätzliche Komplikation in erhöhtem Maße Resistenzen gegen Antibiotika aufweisen.

Infliximab. Chimärischer monoklonaler Antikörper (→ Humanisierter Antikörper) gegen → Tumor-Nekrose-Faktor-α bei chronisch entzündlichen Erkrankungen, wie z.B. → chronischer Polyarthritis, → Morbus Crohn, und ankylosierender Spondylitis.

Influenza. Die Grippe, hervorgerufen durch das Grippe-Virus (Influenza A oder B). Eine akute, fieberhafte, über Tröpfcheninfektion ansteckende Erkrankung, die sich epidemisch verbreitet und bei geschwächten Personen, Kindern und älteren auch zum Tod führen kann. Es handelt sich um RNS-Viren der Gruppe *Orthomyxoviren*, mit einer hohen genetischen Variabilität durch → Antigenshift und → Antigendrift. Daher besteht immunologischer Schutz nur gegen die → Serotypen der gerade durchgemachten Infektion, jedoch nicht gegen neue. Man schätzt etwa 2000 Grippetote pro Jahr in Österreich. Impfungen mit den aktuellen Stämmen der Saison werden empfohlen. Durch → Antigenshift mit anderen Viren können sie mutieren und noch gefährlicher werden (→ Hühnergrippe).

Inkomplette Antikörper → Agglutinine.

Inkubationszeit (lat. *incubare* – ausbrüten). Der Zeitraum zwischen einer Infektion und dem Auftreten der Symptome einer Erkrankung, sie kann zwischen Stunden bis zu Jahrzehnten liegen (→ slow bacterial oder → slow virus disease).

Instruktionstheorien → Theorien über die Antikörperbildung.

insulinähnlicher Wachstumsfaktor (IGF). Er kommt in zwei Isotypen vor: IGF I und IGF II. Es sind Polypeptidzytokine mit einer dem Insulin sehr ähnlichen Aminosäuresequenz. Sie wirken über zwei Rezeptorentypen, die dem Insulinrezeptor sehr ähnlich sind. Sie haben ähnliche biologische Aktivitäten, einschließlich der Mitogenese von Zellkulturen. IGF I wird aus der Leber als Antwort auf STH (Somatotropes Hormon) synthetisiert und wird auch als Somatomedin A oder C bezeichnet, IGF II als MSA (Multiplikations-Stimulations-Aktivität).

Integrine. Gehören zu den → Adhäsionsmolekülen *(Abb. 49)*. Sie haben eine Schlüsselfunktion in Zell-Zell und auch Zell-Matrix Kontakten, daher integrieren sie die → extrazelluläre Matrix in den Vorgang des → Trafficking von Zellen. Sie sind eine Familie aus heterodimerischen transmembranen Proteinen aus einer konservierten β-Untereinheit und einer variableren α-Untereinheit. Man unterteilt sie in $β_1$- (VLAs), $β_2$- (Leukozytenintegrine) und $β_3$- (Zytoadhäsine) Integrine. $β_1$-Integrine oder *very late antigens* (VLA; sehr spät auftretende Antigene) haben das → CD29 Antigen kombiniert mit → CD49, $β_2$-Integrine das → CD18 mit → CD11 Antigenen, und $β_3$-Integrine das → CD61 Antigen. Zu den erstbeschriebenen Integrinen zählen Fibronectin- und Vitronectin-Rezeptoren der Fibroblasten, die ein typisches Sequenzmotiv RGD (Arg Gly Asp) der Liganden aus der extrazellulären Matrix erkennen. Später kamen LFA-1 (Leukozyten Funktions-assoziiertes Antigen) sowie VLA-1 usw. hinzu. Integrine sind in enger Assoziation mit Zytoskeletonproteinen, wie z.B. Aktin, und könnten als mögliche Kommunikationsverbindung zwischen intrazellulärem Kompartiment und der extrazellulären Matrix dienen. Praktisch vermitteln sie z.B. die Adhäsion der neutrophilen Granulozyten an das Endothel *(Abb. 28)*, bevor diese ins Gewebe austreten. Manche Schlangengifte binden an Integrine der Blutplättchen und hemmen so deren Interaktion mit Fibrin und damit die Blutgerinnung, sie werden → Disintegrine genannt (Albolabrin).

interdigitierende Zellen. Intermediäre Zellen, die sich vor allem im parakortikalen

Integrine

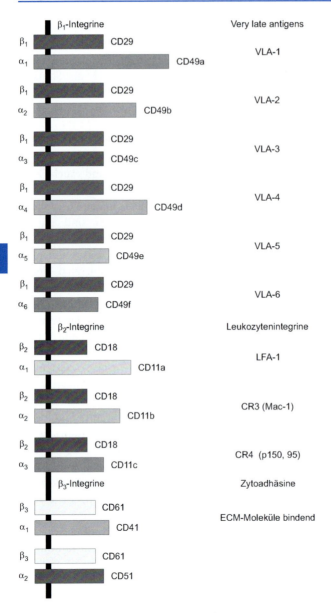

Abb. 49. Integrine. Sie setzen sich jeweils aus einer α- und einer β-Kette zusammen, wobei die β-Kette die jeweilige Familie der Integrine bezeichnet (CD29 – β1-Integrine, CD18 – β2-Integrine, CD61 – β3-Integrine) und die α-Kette variabler und für das jeweilige Integrin spezifisch ist. VLA – sehr späte Antigene (*very late antigens*), LFA – Leukozyten Funktions-assoziiertes Antigen, CR – Komplementrezeptor, ECM – extrazelluläre Matrix (interzelluläre Substanz).

Bereich der Lymphknoten in der T-Zellzone befinden. Haben die Funktion der → dendritischen Zellen (Antigenverarbeitung und → Antigenpräsentation mit HLA Klasse II Antigenen).

Interferone (IFN). Gehören zu den Zytokinen und vermitteln speziesspezifisch autokrine und parakrine Signale an Zellen. Bei Säugetieren sind 5 Interferontypen bekannt (IFN), die in zwei Klassen unterteilt werden. In die erste Klasse gehören IFN-α, IFN-β, IFN-ω und IFN-τ, die zweite Klasse wird von IFN-γ repräsentiert. → Interferon-α (mindestens 15 verschiedene Subtypen, stammt aus Leukozyten – Leukozyten-IFN) und → Interferon-β (ein Subtyp, aus Fibroblasten stammend – Fibroblasten-IFN) sind Glykoproteine und in der Abwehr viraler Infektionen wichtig, sie leiten den → antiviralen Zustand ein. Als Klasse I-Interferone werden sie nach Einwirkung von doppelsträngiger RNS gebildet, welche die Repression der Interferon-Gens ausschaltet. IFN-α und IFN-β binden an → CD118 als Rezeptor an vielerlei Zellen. Ein weiteres Klasse I-Interferon ist → Interferon-ω. Als das einziges Klasse II-Interferon wird → Interferon-γ (auch Immun-IFN) nach Exposition gegenüber Virus-Antigenen, aber auch nach → Endotoxinen, → Mitogenen und anderen → Antigenen gebildet. IFN-γ stammt aus → T-Lymphozyten, ist ein Protein und wirkt eher antibakteriell, aber auch antiviral. Es induziert Klasse-II HLA Moleküle, Fc-Rezeptoren an Phagozyten, es stimuliert IL-1 und IL-2 Synthese, leitet Zytotoxizität gegen Tumorzellen und antimikrobielle Aktivität von Makrophagen und Neutrophilen ein, inhibiert Wachstum intrazellulärer Bakterien und Protozoen und regt die Antikörperproduktion an (→ Isotyp-Switch nach IgG). IFN-γ bindet an den IFN-γ Rezeptor → CD119. IFN-γ ist die Hauptkomponente in → MAF und → MIF. Therapeutisch werden Interferone z.B. bei Haarzell-Leukämie, einigen seltenen Hämoblastosen, → chronischer Granulomatose und bei viralen Erkrankungen, Hepatitis B und C, Rhinovirusinfektion (als Nasenspray) und genitalen Warzen angewandt.

Interferon-α (IFN-α). Ist der Haupttyp, der durch Leukozyten produziert wird. Seine Produktion wird durch körperfremde Zellen, Virus-infizierte Zellen, Tumorzellen und Bakterien ausgelöst. Es kommt in etwa 15 Isotypen vor, deren Gene sich beim Menschen am Chromosom 9 befinden. Das rekombinante IFN-α wird bei der Behandlung der Haarzellleukämie, chronischen myeloischen → Leukämie, des → Kaposi-Sarkoms, des malignen Melanoms, des → multiplen Myeloms, der chronischen → Hepatitis B und C und einiger weiterer Krankheiten eingesetzt.

Interferon-β (IFN-β). Wird vor allem in Fibroblasten produziert und seine Produktion wird durch Nukleinsäuren viralen oder anderen Ursprungs ausgelöst. Auch sein Gen befindet sich am 9. Chromosom. Das rekombinante IFN-β verwendet man bei der Behandlung der rezidivierenden multiplen Sklerose. IFN-α und IFN-β haben hauptsächlich antivirale und antiproliferative Wirkungen, in einem geringeren Maße haben sie auch immunregulatorische Wirkungen.

Interferon-γ (IFN-γ). Ist ein Produkt der Helfer- (T_H1) und zytotoxischen T-Lymphozyten, oder NK-Zellen, die es bei der Antwort auf ein spezifisches Antigen oder auf Mitogene synthetisieren. Es wird daher als ein typisches Lymphokin betrachtet, dessen Gen sich am Chromosom 12 befindet. Außer seiner antiviralen und antiproliferativen Wirkung ist es vor allem immunregulatorisch. Es kann einige Dutzend verschiedener anderer Gene aktivieren. So aktiviert es besonders Makrophagen, die unter seinem Einfluss die Fähigkeit erwerben, intrazelluläre Bakterien abzutöten, viele Tumorzellen zu lysieren, an ihrer Oberfläche HLA-Antigene zu exprimieren und dadurch empfindlicher gegenüber die Wirkung der zytotoxischen T-Lymphozyten zu werden. Es erleichtert die Differenzierung von B- sowie T-Lymphozyten. Auch rekombinantes IFN-γ steht zur Verfügung, das zur Prävention und Therapie der → chronischen Granulomatose und einiger Virusinfektionen verwendet wird. IFN-α und IFN-β wirken über einen gemeinsamen Rezeptor, während IFN-γ einen anderen Rezeptor hat.

Interferon-τ (IFN-τ). Wird nur im Körper von Wiederkäuern (Rinder, Schafe, Ziegen) gebildet. Es wird vor allem durch embryonale Trophoblasten sezerniert. Es hat antivirale und antiproliferative Wirkungen. Strukturell ist es mit IFN-ω am meisten verwandt.

Interferon-ω (IFN-ω). Wurde ursprünglich als IFN-α$_2$ bezeichnet. Es hat ähnliche Eigenschaften wie IFN-α.

Interkrine. Eine Familie kleiner Zytokine, die öfter als → Chemokine bezeichnet werden.

Interleukine. → Zytokine, die an regulatorischen Interaktionen zwischen Leukozyten teilnehmen.

intraepitheliale Lymphozyten (IEL). Durch ihre große Mobilität können Lymphozyten auch zwischen Epithelzellen eindringen und so die intraluminalen Antigene am Bürstensaum erreichen. Sie sind Effektorzellen des → MALT. 50% sind γδ-T-Zellen, sie tragen den TCR1 (→ T-Zell-Rezeptor-1) und reifen im Epithel. Zu ihnen werden auch die dendritischen epidermalen T-Zellen (DETC) gezählt. 50% der IEL haben den TCR2 (αβ-T-Lymphozyten) und reifen Thymus-abhängig. Darunter gibt es auch TCR2-Varianten, die zwei α-Ketten tragen. 80% aller IEL sind CD8+, trotzdem dies normalerweise ein Marker der → zytotoxischen T-Lymphozyten ist, können IEL nach Aktivierung einen sekretorischen Phänotyp erwerben. γδ- und αα-Antigenrezeptoren erlaubt den IEL das Scannen von Antigenen an nicht-klassischen → HLA Molekülen. Die IEL-Funktion ist nicht vollständig geklärt, vermutlich spielen sie in Wundheilung, Abwehr von Virusinfektionen und Toleranzphänomenen eine Rolle.

Introne. Polypeptidabschnitte im DNS-Molekül, die bei der Gentranskription in das Proteinprodukt des jeweiligen Gens nicht übersetzt werden. In den Genen trennen sie die kodierende Abschnitte (Exone) voneinander.

intravenöse Immunglobuline (IVIG). Antikörper werden aus großen Mengen von menschlichen Seren gewonnen und therapeutisch intravenös als → passive Immunisierung verabreicht. Mögliche Anwendungen sind in *Tabelle 10* beschrieben.

INT-Test. Eine analytische Methode, bei der Iodnitrotetrazoliumlösung (INT) verwendet wird: Inkubation von Granulozyten in Anwesenheit von phagozytierbaren Partikeln und INT ergibt einen Farbumschlag, welcher ihre Fähigkeit, → Superoxid und weitere Reaktivformen von Sauerstoff (→ ROI) zu produzieren, beweist. Die Intensität der Färbung ist der Fähigkeit der Leukozyten, Bakterien nach der Phagozytose abzutöten, direkt proportional.

Invasine. Durch verschiedene Bakterien produzierte Proteine, die ihr Eindringen in die Zellen der Säugetiere erleichtern.

in vitro (lat. – im Glase). Im experimentellen Gefäß im Labor durchgeführter Versuch an lebenden Zellen, oder an Zelllinien.

in vivo (lat. – im Leben). Am lebendigen Organismus durchgeführte Studie im Menschen oder Tier. In beiden Fällen ist die ethische Komponente stark abzuwägen. Bei Überwiegen des Nutzens kann die Ethik-Kommission bzw. die Tierversuchs-Kommission diese Studien bewilligen.

Inzucht-Mäuse. Werden durch Bruder-Schwester-Paarungen über mehrere Generationen hinweg erzeugt, und zeigen vermehrt Mutationen und daher Erkrankungen. Inzucht-Mäuse mit bestimmten genetischen Eigenschaften werden bevorzugt für Tierstudien verwendet, um mit Tiergruppen mit einem möglichst homogenen genetischen Hintergrund zu arbeiten.

Ionophore. Moleküle, die Ionen ermöglichen, die phospholipidische Doppelschicht der Zellmembranen durchzuqueren. Es gibt zwei Typen: *Trägerionophore*, wie z.B. das Antibiotikum Valinomyzin, bilden käfigartige Strukturen um die Ionen und diese können durch die hydrophoben Bereiche der Phospholipid-Doppelschicht frei diffundieren. *Kanalionophore* wie z.B. Gramizidin bilden in dieser Schicht hydrophile Poren (Kanäle), durch welche Ionen frei passieren können.

IRMA → immunradiometrische Analyse.

Ir-Gene → Immunantwortgene.

Ischämie. Unzureichender Blutfluss (Blutversorgung), die zur Gewebshypoxie führt.

Isoagglutinine. IgM-Antikörper in einem Individuum, welche direkte Agglutination von Erythrozyten anderer Individuen derselben Spezies verursachen. Sie sind sogenannte komplette Antikörper, denn durch ihre pentamere Struktur können sie mehrere Erythrozyten binden und agglutinieren (→ Blutgruppen).

Isoantigene. Eine Bezeichnung für Antigene, durch die sich zwei nichtidentische

Tabelle 10. Krankheiten, bei denen Behandlung mit IVIG wirksam sein kann

Mit hoher Wahrscheinlichkeit	
Primäre Immundefizienzen	X-chromosomal gebundene Agammaglobulinämie CVID: Gewöhnliche variable Immundefizienz selektive IgG-Defizienz schwere kombinierte Immunschwäche (SCID)
Sekundäre Immundefizienzen	Transplantatempfänger Risikoneugeborene AIDS im Kindesalter
Andere Krankheiten	Kawasaki-Krankheit idiopathische Thrombozytopenische Purpura (akute) Myasthenia gravis Guillain-Barré-Syndrom Dermatomyositis (bei Erwachsenen)
Möglicherweise wirksam	juvenile idiopathische Arthritis multiple Sklerose autoimmune hämolytische Anämie

Individuen der gleichen biologischen Art voneinander unterscheiden. Ursprünglich wurden sie als homologe Antigene bezeichnet. Der Name Isoantigene wird noch in der Hämatologie verwendet, in der Immunologie wurde er aber durch den Begriff → Alloantigene ersetzt.

isoelektrische Fokussierung. Eine analytische Methode zur Trennung (Separation) komplexer Molekülmischungen im elektischen Feld nach ihren isoelektrischen Punkten. Sie wird in freier Lösung oder in Gelen, ähnlich wie → Elektrophorese durchgeführt. Ampholyte sind Stoffe, z.B. Proteine, die in ihrem Molekül mehrere positive und negative Ladungen haben. Der isoelektrische Punkt ist der pH-Wert des Ampholyten, bei dem die Zahl der positiven Ladungen (Kationen) gleich der Zahl der negativen Ladungen (Anionen) in seinem Molekül ist. Bei diesem Wert ist die Gesamtladung der Stoffmoleküle gleich Null und sie bewegen sich im Stromfeld nicht. Da im Gel ein pH-Gradient besteht, sammeln sich die Moleküle mit gleichem isoelektrischem Punkt in der gleichen Zone, sie werden fokussiert.

Isogen-Antigene. Antigene von genetisch identen Individuen der gleichen biologischen Art, z.B. von eineiigen Zwillingen.

Isohämagglutinine. Antikörper gegen die Hauptantigene der roten Blutkörperchen, die bei einigen Mitgliedern einer biologischen Art anwesend sind, und die gegen Antigendeterminanten an Erythrozyten anderer Mitglieder der gleichen biologischen Art gerichtet sind (→ AB(0)-System, → Isoagglutinine).

Isoimmunisierung. Immunisierung mit → Isoantigenen.

Isoprinosin. eine Mischung des komplexen Azetaminobenzoat-Salzes mit N,N-Dimethylamino-2-Propanol und Inosin in einem Verhältnis von 3:1. Ursprünglich wurde es als ein antivirales Chemotherapeutikum entwickelt (besonders wirksam bei der Behandlung von Infektionen, die durch Herpes- und Grippeviren verursacht sind), es wird als ein immunstimulatorisches Arzneimittel angewendet. Es verstärkt die Lymphozytenproliferation nach dem Antigen- und Mitogenstimulus, und stimuliert die Produktion einiger Zytokine, vor allem IL-1, IL-2 und IFN-gamma.

Isotyp → Immunglobulinklassen.

Isotyp-Exklusion. Ausscheiden von Isotypen; ein Mechanismus, der sichert, dass eine B-Zelle nur einen der möglichen Isotypen der Immunglobulin-Leichtketten synthetisieren kann, d.h. nur die Kappa- oder die Lambda-Kette.

Isotyp-Switch. Induzierter Wechsel der B-Zelle zur Produktion anderer Immunglobulinklassen als IgM. Interleukine aus T-Helferzellen induzieren den Isotyp-Switch, um den für die jeweilige Anforderung erforderlichen Antikörpertyp zu produzieren. Sie unterstützen die Bildung und das → Splicing von RNS aus switch-Rekombinationsstellen im Genom für die konstanten Domänen der schweren Immunglobulinkette (C_H) *(Abb. 22).* Im Menschen induzierten z.B. IFN-γ IgG$_1$ und IgG$_2$, IL-4 IgE und IgG$_4$, und TGF-β IgA Antikörper. In der Maus gibt es kein IgG$_4$, dafür aber zwei Subklassen von IgG$_2$. Hier induzieren IFN-γ IgG$_{2a}$ und IgG$_3$, IL-4 IgG$_1$ und IgE, TGF-β, IgG$_{2b}$ und IgA. Die umprogrammierte („geswitchte") B-Zelle verliert ihre Möglichkeit, die vorangegangene Immunglobulinklasse wieder zu produzieren, da der entsprechende Genabschnitt verloren wird. Theoretisch kann die B-Zelle von IgM zu IgD, IgG$_3$, IgG$_1$, IgA$_1$, IgG$_2$, IgG$_4$, IgE und dann nach IgA$_2$ wechseln. Der Switch kann sprunghaft erfolgen, muss daher nicht die im Genom benachbarte Isotypklasse betreffen. Tatsächlich ist Switch der B-Zelle über mehrere Immunglobulin-Klassen möglich.

ITAMs. Immunrezeptor-Tyrosin-Aktivatorsequenzen vermitteln Signalübertragung nach Rezeptorligation (→ B-Zell-Rezeptor, → T-Zell-Rezeptor, → FcεRI).

IUIS. International Union of Immunological Societies (Internationaler Verband der Immunologischen Gesellschaften) (*www.iuisonline.org*).

I-Zellen-Krankheit. Eine Krankheit, bei der Lysosome → Hydrolasen verlieren, hohe Konzentrationen dieser Enzyme sich aber in extrazellularen Räumen finden.

J

J-Gensegment. Ein den Verbindungsabschnitt zwischen der variablen und der konstanten Domäne in den leichten und schweren Ketten der Immunglobuline kodierendes Segment (→ Immunglobulin-kodierende Gene).

JAK/STAT. Eine der wichtigsten Signaltransduktionswege, über die, nach Besetzung vieler Zytokinrezeptoren durch das jeweilige Zytokin, das Aktivierungssignal in das Zellinnere der T-Lymphozyten übertragen wird. **JAK** ist eine Abkürzung für Janus-Kinase (→ Kinasen) und **STAT** (*signal transducer and activator of transcription*) für Signalüberträger und Transkriptionsaktivator. Es gibt mehrere Typen der JAK-Kinasen, die mit einer Polypeptidkette des jeweiligen Rezeptors verbunden sind. Z.B. JAK3 ist mit der gamma-Kette der Rezeptoren für IL-2, IL-4, IL-7, IL-9 und IL-15 verbunden. Nach der Bindung des jeweiligen Zytokins wird JAK aktiviert und phosphoryliert den Rezeptor. Das ergibt das Signal für die Mobilisierung von STAT, der sich mit dem Rezeptor assoziiert, wo er ebenfalls durch JAK phosphoryliert wird. Die phosphorylierte JAK dissoziiert von dem Rezeptor-JAK-Komplex ab und verlagert sich in den Zellkern, wo sie STAT-empfindliche Gene aktiviert.

Jerne-Plaque-Technik. Eine Methode, die einen direkten Beweis der Antikörperproduktion durch einzelne Lymphozyten im Agar oder Agarose-Milieu durch Plaque-bildende Zellen erlaubt. Sie kann in mehreren Modifikationen durchgeführt werden. Bei der *direkten* Methode wird die Produktion von Komplement-bindungsfähigen Antikörpern (in der Regel IgM) bewiesen, bei der *indirekten* Technik wird die Sekretion von Antikörpern, vor allem des IgG-Isotyps festgestellt. Die reverse Plaque-Technik erlaubt es, die Gesamtzahl der Immunglobulin-produzierenden Zellen festzustellen, ohne Hinsicht auf ihre Antikörperspezifizität.

J-Kette → Joining Kette.

Job-Syndrom → Hyper-IgE-Syndrom.

Joining Kette. J-Kette; verbindendes Element, welches → IgA zur Dimerformation, und → IgM zur Pentamerformation bei der Sekretion aus Plasmazellen mitgegeben wird.

J-Segment. Junktions-Segment innerhalb der Genabschnitte für die variable Domäne der schweren und leichten Immunglobulinketten (→ Immunglobulin kodierende Gene).

Junktionale Diversität. Mechanismus, der teilweise die Vielfalt der Antigenerkennungsmöglichkeiten der Lymphozyten erklärt. Es werden P-Nukleotide mit palindromischen Sequenzen (→ Palindrom), als auch N-Nukleotide, in dem Fall durch das Enzym → TdT in die variable Domänen der T- und B-Zell-Rezeptoren eingebaut. Gemeinsam mit → kombinatorischer Diversität, sowie (bei Antikörpern) → somatischen Hypermutationen bilden sie das immunologische → Repertoire.

juvenile idiopathische Arthritis. Eine heterogene Gruppe systemischer Entzündungserkrankungen bei Kindern jünger als 16 Jahre. Sie ist charakterisiert durch eine Schädigung von Gelenken und Sehnen durch die Entzündung sowie das Risiko einer Augenschädigung (→ Uveitis) und wird nicht immer gleich erkannt.

juveniler Diabetes mellitus. Ein Synonymbegriff für Insulin-abhängigen → Diabetes mellitus (Typ I).

K

Kachektin → Tumor-Nekrose-Faktoren.

Kälteagglutinine → Hämolysine.

Kältehämolysine → Hämolysine.

Kallidin. Ein Dekapeptid (Lysyl-Bradykinin), das in den Nieren gebildet wird und ähnliche Eigenschaften wie → Bradykinin aufweist.

Kallikrein. Ein proteolytisches Enzym, das ein Bestandteil des → Kinin- und Blutgerinnungssystems ist. Es beteiligt sich an der Bildung von → Bradykinin, aktiviert den Hageman-Faktor und kann die C5 → Komplement-Komponente direkt spalten.

Kalnexin. Ein Protein im endoplasmatischen Retikulum. Es stabilisiert neusynthetisierte HLA I-Antigene, um zu verhindern, dass diese zufällig mit ungeeigneten Peptiden reagieren (→ Antigenpräsentation) *(Abb. 10)*. Es wirkt auch bei der Biosynthese von HLA II-Antigenen, der Ketten des T-Zell-Rezeptors und der Immunglobuline mit.

Kalpain. Durch Kalziumionen aktivierbare Zytoplasmaprotease.

Kalpastatin. Der Inhibitor von → Kalpain.

Kalzineurin. Eine für Serin und Threonin spezifische Proteinphosphatase. Es ist ein Enzym, das Phosphatgruppen an diesen Aminosäuren beseitigt. Diese Proteindephosphorylierung hat einen bedeutenden Regulationseffekt auf die Aktivitäten der Proteine. In T-Lymphozyten stimuliert Kalzineurin den Transkriptionsfaktor NF-AT, der den Promotorbereich des Gens für → IL-2 stimuliert. Die immunsuppressiven Arzneimittel → Ciclosporin A und → FK506 verbinden sich in Lymphozyten mit den anwesenden → Immunophilin-Molekülen, und der so entstandene Komplex wird durch Kalzineurin inhibiert. Das Ergebnis ist Mangel an IL-2, gehemmte Aktivität der T-Lymphozyten und Immunsuppression.

Kalzitonin. Ein Polypeptidhormon, das von den C-Zellen der Schilddrüse produziert wird und das den Spiegel der → Kalzium-Ionen im Blut senkt.

Kalzitonin-Peptidfamilie. Eine Familie sehr homologer Peptide aus 32–51 Aminosäuren, die über mit G-Protein assoziierte *Siebenmembranrezeptoren* (engl. *seven-membrane-receptors*) wirken. Dieser Name wurde davon abgeleitet, dass die Polypeptidkette dieser Rezeptoren die Zytoplasmamembran der Zelle siebenmal durchquert. Zu diesen Peptiden zählen auch **Adrenomedullin**, der ein wirksamer Gefäß-erweiternder Stoff ist und Rezeptoren an Astrozyten hat; **Amylin**, von dem angenommen wird, dass er die Magenfunktion und den Kohlenhydratstoffwechsel reguliert; → Kalzitonin und Kalzitonin-verwandte Peptide 1 und 2, die die Präsentation von Antigenen, neuromuskuläre Verbindungen und den Gefäßtonus regeln.

Kalzium. In ionisierter Form (Ca^{2+}) stellt es ein physiologisches Grundsignal in der lebenden Zelle dar, es kann aber auch den Tod der Zelle induzieren. Eine kleine Erhöhung der intrazellulären Ca^{2+}-Konzentration (aus extrazellulären oder intrazellulären Quellen über Kalzium-Kanäle in der Zytoplasma-, Endoplasma- oder Sarkoplasma-Membran), hat regulatorische Funktionen. Längerfristig hohe intrazelluläre Ca^{2+}-Konzentrationen hingegen haben eine schädigende Wirkung und führen zur Zellnekrose oder Apoptose. Ca^{2+} reguliert auch die Lymphozyten-Proliferation bei der Antwort auf Antigene. B- sowie → T-Lymphozyten erkennen das Antigen über Antigenrezeptoren. Nach der Bindung des Antigens oder seines immunogenen Fragments an einen solchen Rezeptor (→ BCR oder → TCR) beginnt die Zelle Inositol-1,4,5-Triphosphat zu bilden, welches die Freisetzung von Ca^{2+} aus intrazellulären Vorräten stimuliert. Dadurch wird die intrazelluläre Ca^{2+} Konzentration (meistens in einer oszillierenden Weise) binnen kurzem erhöht, wodurch Transkriptionsfaktoren (→ Nuklearfaktoren) wie → NF-AT aktiviert werden, um die Transkription einer Serie von Genen einzuleiten. Diese realisieren dann die jeweilige Immunantwort. Immunsuppressive Mittel, z.B. → Ciclosporin A, hemmen die Aktivierung von Ca^{2+}-abhängigen NF-AT. Extrazelluläre Ca^{2+}-Konzentrationen haben auch eine Einfluss auf die Barrierefunktion bzw. die Permeabilität von Epithelien. Ca^{2+} Entzug kann zur Aktivierung des Zytoskeletons und zu aktiver Öffnung der interzellulären Verbindungen (*tight junctions, Zonula occludens*) führen, damit wird transepithelialer parazellulärer Transport von größeren Molekülen ermöglicht.

K-Antigene. Oberflächen-Antigene der → Gram-negativen Bakterien. Es können Proteine oder saure Polysaccharide sein.

Kaposi-Sarkom. Eine Form von Hautkrebs in Afrikanern und in jüngerer Zeit in Assoziation mit → AIDS gefunden. Bezeichnung nach *Moritz Kohn Kaposi* (1837–1902), einem ungarischen Dermatologen. Ausgelöst durch Infektion mit → Kaposi Sarkom Herpesvirus / humanes Herpesvirus 8 (KSHV/HHV8), ein gamma-2 Herpesvirus (Rhadinovirus).

Kaposi Sarkom Herpesvirus / humanes Herpesvirus 8 (KSHV/HHV8). Ein gamma-2-Herpesvirus (Rhadinovirus). Enthält konservierte Herpesvirus Gene für Strukturproteine sowie Gene ähnlich bekannter viraler und zellulärer Onkogene, für ein Homologes von → IL-6, das antiapoptotische Protein bcl-2, ein D-Typ Zyklin und einen → Chemokin Rezeptor. Spielt eine Rolle bei → Kaposi-Sarkom und → Castleman-Erkrankung.

Kappa (κ)-Kette. Ein der zwei leichten Kettentypen der Immunglobuline.

Kapsel. Eine dicke Gelschicht, welche die Oberfläche von Bakterien umhüllt. Sie ist aus sehr hydrophilen, sauren Polysacchariden zusammengesetzt und kann zur → Pathogenität der Bakterien, vor allem durch Inhibition der Adhäsionsphase (attachment) der → Phagozytose beitragen.

Kapsid. Eine Proteinhülle, welche den Nukleoproteinkern oder die Nukleinsäure eines → Virus umhüllt.

Kardiolipin. Ein stickstofffreies Phospholipid (Phosphatid) mit Diphosphatidylglycerid, kann aus dem Herzmuskel isoliert werden. → Anti-Kardiolipin-Antikörper treten beim → Antiphospholipid-Syndrom auf.

Kardiotrophin-1 (CT-1). Ein Zytokin aus 201 Aminosäureeinheiten, es gehört zur Familie der IL-6-Zytokine. Seine Rezeptoren befinden sich an Leberzellen, in denen es die Synthese verschiedener → Akute-Phase-Proteine induziert.

karzinoembryonales Antigen → CEA.

Karzinogene. Auch Kanzerogene; krebsauslösende Stoffe. Man unterscheidet chemische und physikalische, die → Mutationen bewirken können, sowie karzinogene Viren (Tumorviren) wie → HIV, → Hepatitis B sowie → Epstein-Barr-Virus (→ Onkogene).

Karzinogenese. Krebsbildung aus epithelialen Zellen. Der Begriff Karzinogenese wird oft als Synonym mit den etwas allgemeineren Begriffen *maligne Transformation, Tumorigenese* oder → Onkogenese, die alle möglichen Zelltypen ansprechen, verwendet.

Karzinom. Bösartiges Wachstum von epithelialen Zellen, der häufigste Typ von Krebs. Karzinome, die aus Drüsengeweben entstehen, werden oft als *Adenokarzinome* bezeichnet.

Kaspasen. Zystein-enthaltende Aspartatspezifische Proteinasen (engl. *caspases – cysteinyl aspartate-specific proteinases*), also Enzyme, welche die Polypeptidkette zwischen Asparaginsäure und einer beliebigen anderen Aminosäure spalten. Sie spielen eine grundlegende Rolle bei der Einleitung der → Apoptose, bei Entzündungsreaktionen (besonders im Nervengewebe) sowie bei der proteolytischen Konversion inaktiver Zytokinvorstufen, wie z.B. Pro-Interleukin-1β, das Kaspase-1 (sie wird auch als → ICE – das IL-1β-konvertierende Enzym bezeichnet) zu aktiven IL-1β umwandelt. Bisher sind 14 verschiedene Kaspasen bekannt, die als Kaspase-1 bis Kaspase-14 bezeichnet werden. Kaspasen-1 bis 11 spalten Vorstufen und lassen aktive Zytokine entstehen, Kaspasen-1, -4 und -5 nehmen vor allem an Entzündungsreaktionen teil, während Kaspasen-8 und -9 an der Apoptose-Einleitung mitwirken und Kaspasen-3, -6 und -7 im Rahmen der Apoptose einige wichtige Proteine spalten. Über die Funktionen einzelner Kaspasen hat man aus Versuchen mit sogenannten → knock-out-Mäusen gelernt, denen gentechnisch einzelne Kaspasen-Gene entfernt bzw. lahmgelegt wurden. Fehlt das Gen für Kaspase-1, können Mäuse IL-1 nicht bilden, weisen stark reduzierte IFN-gamma-Spiegel auf und sind gegen durch LPS ausgelösten Endotoxinschock resistent. Mäuse, denen das Gen für Kaspase-3 fehlt, können apoptotische Neurone nicht aus dem Nervengewebe abräumen. Kaspasen werden als enzymatisch inaktive Vorstufen synthetisiert. Ihre Umwandlung zur aktiven Form geschieht nach Kontakt des → Fas-Rezeptors mit dem Fas-Liganden, von TNF-α (→ Tumor-Nekrose-Faktoren) mit seinem Rezeptor, durch die Wirkung von Granzym B (→ Granzyme) und → Perforinen, die aus zytotoxischen → T-Lymphozyten und NK-Zellen freigesetzt werden, oder durch Autoproteolyse. Dann leiten sie Apoptose, mit dem Ziel der kompletten Elimination der Zelle, ein. Kaspasen unterbrechen den Zellzyklus, indem sie verschiedenste Proteine spalten und inaktivieren, und damit die Expression von Genen verhindern. Das Zellskelett und der Zellkern werden abgebaut. Es erfolgt eine enorme Umgestaltung der Zellmembran und Abschnürung einzelner Zellabschnitte (apoptotische Körperchen). Kaspasen wirken mit in der Umgestaltung der Lipid-Doppelschicht der Zellmembran, es werden nun auch Lipide, die normalerweise innerhalb des Zytoplasmas vorkommen, in die Membran eingebaut und durch Phagozyten erkannt. Kaspasen markieren daher auch absterbende Zellen, damit diese von Makrophagen phagozytiert werden können. Die Aktivitäten der Kaspasen werden durch mehrere natürliche oder synthetische Inhibitoren geregelt.

katalytische Antikörper. Antikörper, an deren Fc-Domänen ein Enzym kovalent gebunden ist. Sie können daher als wirksame

Katalysatoren chemischer Reaktionen im Gewebe wirken. Antikörper, die selbst enzymatische Funktion haben, nennt man → Abzyme.

Katheline. Vorstufen von Leukozytenpeptiden mit antimikrobieller Breitbandwirkung, die ursprünglich aus neutrophilen Leukozyten der Schweine isoliert wurden. Durch eine limitierte Proteolyse wandeln sich zu Protegrinen um, die 16–18 Aminosäureeinheiten enthalten (→ Peptid-Antibiotika).

Kathelizidine. Eine Familie von Präkursorproteinen, die an ihrem Carboxy-Ende eine hochkonservierte Kathelindomäne enthalten (→ Katheline).

Kathepsine. Proteolytische Enzyme, die in Zellen (Granula der Granulozyten Makrophagen, Mastzellen, etc.) und Geweben zu finden sind. Zu den wichtigsten zählen *Kathepsin D*, das im sauren pH-Bereich wirkt und an der Degradation verschiedener intrazellulärer Proteine teilnimmt; *Kathepsin G*, welches in den azurophilen Granula der neutrophilen Leukozyten zu finden ist und zu den Serinproteasen gehört (→ neutrophile Granula). Es zählt zu den → kationischen Proteinen, wirkt bei neutralem pH und hat auch antimikrobielle Wirkungen; *Kathepsine B, L* und *S* zählen zu den Thiol- (Serin-) Proteasen.

kationische Proteine der Granulozyten. Basische Proteine, die in den Granula (Lysosomen) der professionellen Phagozyten zu finden sind, ihre Polypeptidkette trägt überwiegend positive Ladungen. Sie sind vor allem für die Granula der neutrophilen und eosinophilen Granulozyten typisch. In den azurophilen Granula der → neutrophilen Granulozyten gibt es zwei Gruppen solcher Proteine: solche mit Enzymaktivität (→ Myeloperoxidase und neutrale Proteasen, wie → Elastase und → Kathepsin G) oder ohne Enzymaktivität (→ BPI und → Defensine). Kationische Proteine der eosinophilen Granulozyten befinden sich in den großen spezifischen Granula der eosinophilen Leukozyten (→ eosinophile Granulozyten). Vier Typen sind bekannt: basisches Hauptprotein – MBP (*major basic protein*), das Eosinophilen kationische Protein – ECP, das aus Eosinophilen stammende Neurotoxin – EDN (*eosinophil derived neurotoxin*) und die Eosinophilen-Peroxidase – EPO. In kleinen Mengen sind sie auch in basophilen Granulozyten zu finden. Sie spielen eine Rolle in der Abwehr gegen Würmer sowie in allergischen und anderen Entzündungsreaktionen, an denen eosinophile Granulozyten teilnehmen.

Kaveolen. Kleine Invaginationen der Zytoplasmamembran in vielen Zellen von Säugetieren. Sie erinnern an mikropinozytotische Bläschen, wobei sie keinen für Endosomen (→ Endozytose) → Klathrin-Mantel aufweisen. Sie gehören zu den → Lipid rafts und ihre Membranen enthalten → Kaveoline, außerdem sind sie mit Cholesterol und Sphingolipiden angereichert. Es wird angenommen, dass Kaveolen die Sekretion von neusythetisierten Lipiden aus den Zellen ermöglichen.

Kaveoline. Transmembranproteine, sie sind für die Formation von → Kaveolen essentiell.

Kawasaki-Syndrom. Infantile Polyarteritis mit nichteitriger Lymphadenopathie, Haut- und Schleimhautentzündungen. Es wurde von *Tomisaku Kawasaki* 1961 beschrieben und damals infantiles mukokutanes Lymphknotensyndrom genannt. Es kommt vor allem in Japan, sporadisch aber auch in anderen Ländern vor. Es handelt sich um eine akute, fiebrige Erkrankung bei Kindern im Alter unter 5 Jahren mit Exanthem und einer Vaskulitis der mittleren und großen Arterien, mit Bevorzugung der Koronargefäße. Bei etwa 2% der Patienten endet die Erkrankung jedoch fatal durch eine nekrotisierende Angiitis der Herzkranzarterien, akuter Myokarditis mit Herzrhythmusstörungen, Aneurysmen, Thromboembolie etc. Die genaue Ätiologie ist nicht bekannt. Es wird aber angenommen, dass die Erkrankung durch eine Infektion und ein durch die Mikroorganismen produziertes Toxin ausgelöst wird. Andererseits wird die Assoziation mit HLA-Bw22 in den japanischen, mit HLA-Bw51 in kaukasischen Patienten gefunden. Es werden mehrere immunologische Abnormitäten beobachtet, z.B. verstärkte Produktion von IL-1, TNF-α, Anti-Endothelzell-Antikörpern (AECA) und Antikörpern gegen das Neutrophilenzytoplasma (→ ANCA), sowie Auftreten von zirkulierenden Immunkomplexen. Diese sind die Ursache für den Endothelschaden, welcher im akuten Stadium der Erkrankung auftritt. Im akuten Stadium wird als Therapie → IVIG und Acetylsalicylsäure oral während der ersten 10 Tage empfohlen.

Keimbahn-Theorie → Theorien über die Antikörperbildung.

Kinasen. Biokatalysatoren, die enzymatisch Proteine phosphorylieren und dadurch deren biologische Aktivitäten modifizieren.

Kininasen. Enzyme, die → Kinine inaktivieren. Es gibt zwei von ihnen im Humanplasma: Kininase I (oder Karboxypeptidase N), welche Arginin vom C-Terminus der Kinine und → Anaphylatoxine abspaltet, und Kininase II, die eine Peptidylpolypeptidase ist und von Kininmolekülen das Dipeptid Phe-Arg vom C-Terminus abspaltet. Auf diese Art setzt sie auch Angiotensin II aus Angiotensin I frei, und aktiviert damit einen der stärksten vasokonstriktorischen Mediatoren, und Regulator des intravaskulären Flüssigkeitshaushaltes. Vielfach gebräuchlich für Kininase II ist der Begriff Angiotensin-konvertierendes Enzym (ACE), oder → CD143. ACE-Inhibitoren haben heute Bedeutung in der Therapie der Hypertonie.

Kinine. Sind kleine Peptide, die als Entzündungsmediatoren wirken; Kinine entstehen aus Vorstufen (→ Kininogenen) durch die Wirkung von Kallikrein oder anderen Enzymen (Kininogenasen), und werden durch Kininasen abgebaut. Kinine aktivieren die Phospholipase A2 und erhöhen die Produktion von Arachidonsäure-Metaboliten, besonders Prostaglandin (PGE2). Zu den wichtigsten Kininen gehören Bradykinin (ein Nonapeptid: RPPGFSPFR), Lysyl-Bradykinin (auch Kallidin; ein Dekapeptid, KRPPGFSPFR) sowie Met-Lys-Bradykinin (MKRPPGFSPFR), welche die Gefäßdurchlässigkeit wirksam erhöhen (an den Nierengefäßen führt dies zu Harnausscheidung), chemotaktisch wirken (→ Chemotaxis), Kontraktion der glatten Muskulatur und Schmerz auslösen. Bradykinine spielen eine Rolle in der Auslösung von → Angioödemen.

Kininogene. Glykoprotein-Vorstufen von Kininen. Sie werden in der Leber synthetisiert und kommen in einer niedrigmolekularen und einer hochmolekularen Form vor.

Kissing Disease → Infektiöse Mononukleose.

Klon. In der klassischen Biologie stellt er jene Population von Einzelzell- oder Vielzellorganismen dar, die von einer einzigen Keimzelle abgeleitet ist. Solche Zellen und Organismen sind genetisch identisch, obwohl → Mutationen eine Ursache von Ausnahmen sein können. Eineiige Zwillinge sind natürliche Klone. Bei Tieren werden bereits Mäuse, Kaninchen, Katzen, Rinder und Schweinen erfolgreich geklont. Das erste künstlich klonierte Lebewesen war das walisische Schaf *Dolly*, und wurde von einer Firma in Schottland am 5. Juli 1996 vorgestellt. Der Name stammt von der Country-Sängerin *Dolly Parton*. Das italienische Pferd *Prometea* war das erste Klon-Pferd der Welt und wurde 2003 geboren (Forscherteam um *Cesare Galli* aus Cremona). Auch in der Produktion → monoklonaler Antikörper spielt Klonierung eine Rolle. In der Molekulargenetik versteht man unter Klon ein geklontes DNS-Molekül.

klonale Anergie. Ein Zustand, bei dem die Lymphozyten funktionsunfähig sind, auch wenn sie das Antigen durch ihre Antigenrezeptoren erkennen können. Was ihnen fehlt ist das zweite – kostimulierende Signal (→ Kostimulation), das für ihre Aktivierung benötigt wird. Klonale Anergie spielt z.B. eine Rolle bei der Entstehung von immunologischer → Toleranz gegenüber körpereigenen (zentrale Toleranz) und fremden (periphere Toleranz) Antigenen.

klonale Deletion. Erklärt die Entstehung immunologischer → Toleranz gegenüber körpereigenen Antigenen. Potentiell autoreaktive Zellklone werden während der ontogenetischen Entwicklung des Individuums durch Einleitung von → Apoptose beseitigt. Bei der Reifung der T-Zellen werden nicht-MHC reaktive Spezifitäten in der positiven Selektion, sowie autoreaktive in der negativen Selektion beseitigt. Ein ähnlicher Mechanismus kontrolliert die B-Zellreifung im Knochenmark. Kontakte der B-Zellen mit multivalenten Autoantigenen führt zur klonalen Deletion, von löslichen Autoantigenen zur → klonalen Anergie.

klonale Selektion. Immunologische Theorie zur Erklärung der Spezifität der Immunantwort von B- und T-Zellen und Grundmechanismus der Lymphozytenaktivierung. Aus einer Lymphozytenvorstufe reifen Lymphozytenklone mit vielen unterschiedlichen Antigenrezeptoren (→ B-Zell-Rezeptor, → T-Zell-Rezeptor). Wird durch eine dieser Zellen ein Antigen erkannt und gebunden, dann kommt es zur Proliferation und damit klonalen Expansion nur des entsprechend benötigten Lymphozytenklones, die Zellen differenzieren zu Effektor B- oder T-Zellen. Nach Beseitigung des Antigens durch die Effektorzellen endet die Immunantwort. Einige Zellen des Klones werden zu → Memory- (Gedächtnis-) Zellen, die dann eine bedeutend schnellere und intensivere Immunantwort bei wiederholtem Kontakt mit dem gleichen Antigen auslösen. Die → klonale Selektions-Theorie stammt von *McFarlane Burnet* aus den fünfziger Jahren des letzten Jahrhunderts und stimmt eigentlich auch mit der Seitenkettentheorie von *Paul Ehrlich* überein (→ Theorien über die Antikörperbildung).

klonale Selektionstheorie. Sie besagt, dass in der spezifischen Abwehr die Erkennung eines Antigens durch Antigenrezeptoren an B- oder T-Lymphozyten Proliferation nur des einen, passenden, spezifischen B- oder T-Lymphozytenklones eintritt. Diese Theorie wurde 1949 vom australischen Immunologen *McFarlane Burnett* vorgestellt. Dies ist auch heute noch das Hauptprinzip der Immunität. Sie erklärt die Entstehung spezifischer Effektorzellen, ist aber abhängig von erfolgter → Kostimulation. Ohne diese tritt klonale Anergie (Nichtreaktivität) ein. Siehe auch → Theorien über die Antikörperbildung.

Klonen. Das Multiplizieren der genetischen Information einer Zelle oder eines Organismus (→ Klon).

Klonierung, klonieren. Eine Methode der Molekularbiologie, bei der eine Fremd-DNS-Sequenz, z.B. das Insulin-Gen oder Gen eines Allergens, in einen kompatiblen → Vektor integriert wird, der sie in einen Wirt zur Vermehrung einschleust. Einbringung der Fremd-DNS in die Wirtszelle

(Host), z.B. *E. coli*-Bakterien, Hefepilze, chinesische Hamster-Ovarien-Zellen, Tabakpflanzen, hat zur Folge, dass das entsprechende Protein überexprimiert (vermehrt produziert) wird. Das → rekombinante Protein kann aus dem Gewebe oder dem Zellüberstand gewonnen werden und für Diagnose oder Therapie Verwendung finden.

Klonierungsvektoren. Sind kleine DNS-Vehikel, die verwendet werden, um bestimmte genetische Information in eine Wirtszellen (Bakterium) zu bringen und dort zu vermehren. Die Insertion der DNS (z.B. aus → PCR, → cDNS-Bibliothek oder → genomischer Bibliothek) in die Vektoren wird mittels Restriktionsenzymen durchgeführt. Die zumeist gebrauchten sind → Plasmide und → Bakteriophagen.

Km-Merkmal. Ein allotypisches Merkmal an der kappa-Kette menschlicher Immunglobuline. Synonym: Inv-Faktor oder Inv-Gruppenantigen.

Knockout-Mäuse. → Inzucht-Mäuse, aus deren Genom ein bestimmtes Gen vollkommen eliminiert (beseitigt) oder stillgelegt wurde. Der Begriff wurde 1987 von *Mario Capecci* geprägt, der gezielt Gene lahm legte (Gene-Targeting-Methode). Solche Tiermodelle dienen als Werkzeug, die Funktion eines bestimmten Genproduktes zu erforschen. Aus Inzucht-Mäusen werden Stammzellen gewonnen, die durch homologe Rekombination genetisch verändert werden: in ihre DNS wird an der gewünschten Stelle (das Gen muss bekannt, also → kloniert und lokalisiert sein) eine beliebige andere künstlich hergestellte Sequenz (z.B. Nonsense oder Anti-Sense-Sequenz mit umgekehrter Leserichtung) eingesetzt. Dies gelingt durch Elektroporation (elektrische Durchlöcherung der Zellmembran) oder Mikroinjektion der Stammzelle. Damit die gewünschte Sequenz an der richtigen Stelle eingesetzt wird, und dies auch kontrolliert werden kann, werden der DNS drei Eigenschaften mit dem → Klonierungsvektor mitgegeben: (1) ein Antibiotikaresistenzgen als einen Marker: bei Zugabe von z.B. Neomycin sterben alle Zellen, die die Sequenz nicht integriert haben, ab; (2) Sequenzen, die dafür sorgen sollen, dass die DNS an der richtigen Stelle im Erbgut der Stammzelle eingesetzt werden kann; (3) ein zweiter Marker, der bei einer homologen Rekombination nicht mit in das Erbgut integriert wird, jedoch bei mehrfacher oder Integration an einer unerwünschten Stelle. Damit können Zellen mit fehlerhaften Genmanipulationen abgetötet werden. Resistente Zellen werden selektioniert und durch → Southern blotting oder → PCR genetisch überprüft. Die genetisch veränderte Stammzelle wird in eine Blastozyste und dann in ein → pseudoträchtiges Weibchen implantiert, die den Embryo austrägt. Dieses Tier ist chimärisch, also beinhaltet genetische Information der Mutter als auch der manipulierten Stammzelle. Bei Kreuzung mit einem normalen Tier tragen einige Abkömmlinge das veränderte Gen, sind also heterozygot. Werden zwei heterozygote Tiere gekreuzt, sind nach der Vererbungslehre von *Gregor Johann Mendel* (→ Genetik) ein Viertel der Nachfahren homozygot erkrankt und man kann das Fehlen des Genproduktes und daraus entstehende Veränderungen *in vivo* phänotypisch beobachten. In allen diesen Schritten werden die genetischen Veränderungen der Individuen durch Southern blotting oder PCR kontrolliert.

Kodon. Ein Nukleotid-Triplett im → mRNS-Molekül, das letztendlich bei der Proteinsynthese in den Ribosomen für eine Aminosäure kodiert und in diese umgeschrieben (translatiert) wird (→ genetischer Kode).

Kokarzinogen. Ein Faktor, welcher Zellwachstum unspezifisch (chronische Entzündung) oder chemisch (→ PMA) stimuliert und zum Tumorwachstum beiträgt, ohne selbst ein Karzinogen (→ Mutagen) zu sein. Wird auch als Promotor bezeichnet. Ohne Tumorinitiation durch Mutationen kann ein Promotor nicht zum Tumor führen.

Kollagenasen. Proteolytische Metalloenzyme, die native Kollagenmoleküle spalten. Sie werden in die Gewebe in einer latenten (inaktiven) Form als Proenzyme freigesetzt. Um Kollagenfasern der → extrazellulären Matrix degradieren zu können, müssen sie vorher durch andere Proteasen aktiviert werden. Sie spielen eine Rolle bei physiologischen (z.B. Wundheilung) und pathophysiologischen Prozessen (Entzündung, z.B. Parodontitis führt zur Auflockerung des Zahnhalteapparates; Tumore breiten sich in der Umgebung mittels Kollagenasen aus).

Kollagenosen. Chronisch-rheumatische Erkrankungen des Bindegewebes. Vielfältige immunologische und Autoimmunreaktionen sind beteiligt. Hauptvertreter dieser Gruppe sind: → Systemischer Lupus erythematosus, → Sklerodermie (progressive systemische Sklerose), Dermato-/Polymyositis (→ idiopathische Myositiden), Mischkollagenosen, das → Sjögren-Syndrom etc.

Kollektine. Humorale (lösliche) → Lektine, die im Blut von Säugetieren und Vögel vorkommen. Ihre Moleküle setzen sich aus Polypeptidketten zusammen, aus denen jede einen Kollagen-ähnlichen Abschnitt und eine Lektindomäne am C-Terminus (C-Typ Lektindomäne) enthält. Die Lektindomänen binden spezifisch Kohlenhydratdeterminanten an der Oberflächen von Mikroorganismen (→ Opsonisation), während die Kollagenbereiche die Liganden für den Kollektinrezeptor an Phagozyten sind, als auch den Lektinweg der Komplementaktivierung (→ Komplement) vermitteln. Auffällig in diesem Zusammenhang ist auch die strukturelle Ähnlichkeit mit der Komplementkomponente C1q. Die typischen Vertreter der Kollektine beim Menschen sind: Konglutinin, Mannose-bindendes Protein (→ MBP), sowie die Lungen-Surfaktantproteine A und D (SP-A, SP-D).

Kolonien-stimulierende Faktoren (CSF). Es sind Glykoproteinzytokine, die die Proliferation und die Reifung blutbildender Vorläuferzellen sowie die Aktivität reifer Zellen regeln. Am besten charakterisiert sind jene CSF, welche die Bildung von Granulozyten und Makrophagen regulieren: Makrophagen-CSF (MCSF), Granulozyten-CSF (G-CSF), Granulozyten-Makrophagen-CSF (GM-CSF) und multi-CSF (→ IL-3). Einige stehen bereits in rekombinanter Form zur Verfügung, und man beginnt damit, vor allem GM-CSF auch in der Immuntherapie von Tumoren und einigen Immunschwäche-Erkrankungen einzusetzen.

Kolonien-bildende Einheit → CFU.

kombinatorische Diversität. Mechanismus, der teilweise die Vielfalt der Antigenerkennungsmöglichkeiten der Lymphozyten über ihre Rezeptoren (→ B-Zell-Rezeptor, → T-Zell-Rezeptor) erklärt. Es gibt mehrere Kombinationsmöglichkeiten: (1) Unterschiedliche leichte Immunglobulinketten (κ oder λ) können mit den schweren (H-) Ketten kombiniert werden. (2) Weiters besteht jede B- und T-Zell-Rezeptorkette aus einem variablen – V-, junktionalen (verbindenden) – J- und konstanten – C-Segment, ein Bauplan der charakteristisch für die Immunglobulin-Superfamilie ist. Die H-Ketten haben zusätzlich ein D-Segment zur Verfügung. Für jedes der V-, J- und D-Segmente steht eine größere Anzahl von Gensegmenten zur Verfügung, aus welchen eines gewählt und mit den anderen kombiniert werden kann. Gemeinsam mit → junktionaler Diversität sowie (bei Antikörpern) → somatischen

Hypermutationen bildet die kombinatorische Diversität die Grundlage für das immunologische → Repertoire.

kombinierte B- und T-Zelldefizienz. Äußert sich durch Funktionsstörungen der B- sowie T-Zellen, in derer Folge sich eine Schwäche der Antikörper- und spezifischen zelluläre Immunität, und manchmal auch der Phagozytose entwickelt. Typische Beispiele sind: schwere kombinierte → Immundefizienz (SCID), → Ataxia teleangiectasia und → Wiskott-Aldrich-Syndrom (→ Immundefizienz).

Komplement. Abkürzung C; das Komplementsystem wird von einer Gruppe von ungefähr 40 Effektor- und regulatorischen Glykoproteinen gebildet, von denen sich einige im Serum befinden, andere auf Zelloberflächen. Die Serumkomponenten sind wärmelabile Proteine, die in vitro bei 56°C inaktiviert werden. Die löslichen Komplement-Komponenten befinden sich im Serum im inaktiven Zustand und können über drei Wege kaskadenartig aktiviert werden: klassischer, alternativer und Lektinweg *(Abb. 50)*. Die gemeinsamen Ziele aller drei Wege sind → Opsonisation mit Komplement (→ C3b) sowie → Chemotaxis zur Kooperation mit → Phagozyten, welche → Komplementrezeptoren *(Tabelle 11)* tragen, und Bildung des Membranangriffskomplexes (MAC) (→ Komplement, MAC), der verantwortlich für die Beschädigung und Lyse der Zielzellen ist *(Abb. 51)*. Die C-Komponenten des *klassi-*

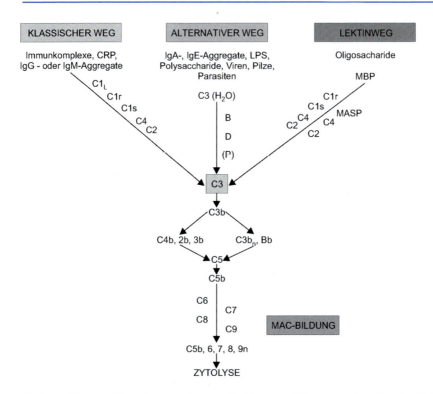

Abb. 50. Die drei Wege der Komplement-Aktivierung. CRP – C-reaktives Protein, MBP – Mannose-bindendes Protein, MASP – mit MBP assoziierte Serinprotease, MAC – Membranangriffskomplex.

schen Weges der Komplementaktivierung sind → C1, → C4, → C2 und → C3, die Aktivierung erfolgt hier durch die Bindung von Antigen-Antikörperkomplexen an C1. Beim Lektinweg spielt besonders das → Akute-Phase-Protein → MBL (Mannan bindendes Lektin) für die Aktivierung eine Rolle, welches zusammen mit den Komponenten des klassischen Weges die Aktivierung der Kaskade einleitet. Nach Bindung des MBL an Saccharidkomponenten der Mannose an Bakterienmembranen, werden MASP (MBP-assoziierte Serin-Protease) -1 und -2 aktiviert, die (wie C1q) beginnen, C4 zu spalten. Beim klassischen und Lektin-Weg entstehen als wichtige Nebenprodukte C3a und C4a, die als → Anaphylatoxine für die Entzündung Bedeutung haben. Bestandteile des *alternativen Weges* sind die Komponente C3 und Faktoren B und D, er funktioniert in Abwesenheit von IgG und IgM und ist daher entwicklungsgeschichtlich der ältere Weg. Aktivierung erfolgt hier (1) durch C3b, welches in kleinen Mengen andauernd im Plasma gebildet wird. Körpereigene Zellen sind davor durch hohen Sialinsäuregehalt geschützt, Bakterienzellen aber nicht. Der alternative Weg hat in diesem Fall als Verstärkereffekt für den klassischen Weg Bedeutung. (2) Oder Aktivierung erfolgt durch iC3b, das durch spontane Öffnung des internen Thioesters von C3 entsteht *(Abb. 24)* und das nur an sogenannten „Aktivatoroberflächen" von infektiösen Erregern stabilisiert wird. Solche sind pathogene Oberflächen, → Lipopolysaccharid, Teichonsäure oder Zymosan. Nach der Entstehung der C5 Konvertase (C3bBbC3b) kann diese zusätzlich durch den Faktor → Properdin stabilisiert werden. Der alternative Weg wird daher auch

Tabelle 11. Komplement Rezeptoren

Rezeptor	Liganden	Funktionen
CR1 (CD35)	C3b, C3bi, C4b, C4bi	Opsonisation und Antigen-Beseitigung (Clearance) durch Phagozyten Antigen Persistenz in FDC (follikulären dendritischen Zellen) Immunkomplex-Clearance über Erythrozyten Komplementregulation
CR2 (CD21)	C3d, C3dg, C3bi, EBV	B-Zell-Aktivierung (B Zellen, FDC)
CR3 (MAC-1, CD11b/CD18)	C3bi	Adhäsion, Extravasation, Phagozytose (Makrophagen, Neutrophile)
CR4 (p150.95, CD11c/CD18)	C3bi	Adhäsion, Extravasation, Phagozytose (Makrophagen, Neutrophile)
C1qR	C1q	Immunkomplexbindung an Phagozyten (Makrophagen, Neutrophile)
C5aR	C5a	Adhärenz, Phagozytose, CR1 und CR3 Expression (Makrophagen, Neutrophile)
C3aR, C4aR, C5aR	C3a, C4a, C5a	Mastzell-Degranulation Kontraktion der glatten Muskulatur

als Properdinweg bezeichnet. Dann läuft die terminale Kaskade des Komplementsystems unter Beteiligung von C5b, C6, C7, C8 und C9 ab. Dabei entsteht C5a als Nebenprodukt, das stärkste → Anaphylatoxin. Die laufende Aktivierung des Komplementsystems wird streng durch regulatorische Proteine kontrolliert (→ Komplementregulation).

Komplement-abhängige Zytotoxizität → CDC.

Komplement-Bindungs-Reaktion (KBR). Eine empfindliche serologische Methode der klassischen Infektionsimmunologie zur Bestimmung der Anwesenheit eines Antigens oder Antikörpers. Bei der Reaktion eines Antigens mit einem Antikörper entstehen zumeist nur kleine Mengen von Immunkomplexen, die kein sichtbares Präzipitat geben. Diese Mengen genügen aber, um gleichzeitig zugegebenes Komplement (z.B. Meerschweinchen-Komplement) zu aktivieren und zu verbrauchen. In einem zweiten Schritt werden IgG- (→ Ambozeptor) markierte Schaferythrozyten als Indikatorsystem zugegeben, die nur dann nicht lysiert werden, wenn bei der ersten Reaktion Komplement verbraucht wurde. Nach dem Prinzip der KBR verläuft auch die Wassermannreaktion zur klassischen Diagnostik der Lues (Syphillis), welche 1906 von den deutschen Bakteriologen *Wassermann*, *Neisser* und *Bruck* definiert wurde.

Komplementdefizienz. Sie kann die einzelnen Komponenten, Faktoren oder Regulatorglykoproteine des Komplementsystems (C) betreffen. Die überwiegende Mehrheit der primären C-Defizienzen wird als autosomal-rezessives Merkmal vererbt. Das Fehlen der ersten Komponenten, die an dem klassischen Aktivierungsweg beteiligt sind (C1q, C1r, C4, C2) führt zu gestörtem Abtransport von Immunkomplexen und hat ein dem → systemischen Lupus erythematosus (SLE) ähnliches klinisches Bild zur Folge. Zu den schwerwiegendsten gehört die C3-Defizienz, die durch Opsonisations-Probleme in chronische pyogene Infektionen mündet. Die Defizienz der terminalen Komponenten (C5 bis C9) führt zur mangelhaften MAC-Bildung (Komplement, MAC) und zeigt sich als verstärkte Neigung zu Infektionen, vor allem durch *Neisseria gonorrhoeae* und *N. meningitidis*. In Hinsicht auf Regulatorglykoprotein-Mangel ist die schwerwiegendste die C1-Inhibitor-(C1INH) Defizienz, die zu hereditärem angioneurotischen → Angioödem führt, sowie die → DAF (CD55), → homologer Restriktionsfaktor oder → CD59 (MAC-Inhibitor)-Defizienz, die das Vorkommen von → paroxysmaler nächtlicher Hämoglobinurie verursachen.

Komplementfixation. Unrichtige Bezeichnung für Komplementbindung (→ Komplement-Bindungs-Reaktion).

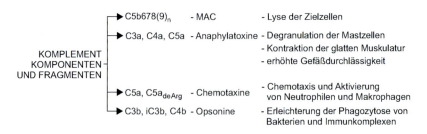

Abb. 51. Die biologischen Grundfunktionen von Komplement.

Komplement, Genetik. Ein Bestandteil der Immungenetik, die sich mit der Lokalisation, Organisation und Regulation von Genen, welche die einzelnen Komponenten des Komplementsystems kodieren, befasst. Die Gene für die meisten Glykoproteine des Komplementsystems weisen zwei Hauptformen der genetischen Variabilität auf: (1) Fehlen des entsprechenden Gens oder Existenz von Nullallelen in dem jeweiligen Lokus bei einigen Individuen in der Population. Eine *Nullallele* kodiert ein funktionsunfähiges Protein oder wird in das Proteinprodukt überhaupt nicht überschrieben, wodurch Defizienz entsteht, die sich in verschiedenen Erkrankungen äußern kann (→ Komplementdefizienzen). (2) Existenz eines Polymorphismus der Komplementproteine. Das Vorkommen polymorpher Formen ist bislang bei den meisten Komplementbestandteilen und -faktoren festgestellt worden, aber auch bei einigen Komplementregulatoren wie z.B. C4BP (das C4-bindende Protein) und CR1 (Rezeptor für C3b). Die Bestimmung solcher polymorpher Formen (Allotypvarianten) ist bei der genetischen Charakterisierung eines Individuums und in Populationsstudien von Bedeutung.

Komplementkaskade. Bezeichnet die dominoartige Aktivierungs-Abfolge des → Komplement-Systems.

Komplement, MAC. Die Abkürzung für den Membranangriffskomplex, der durch Aktivierung der terminalen Komplementkomponenten C5, C6, C7, C8 und C9 induziert wird. Der Komplex C5b678 insertiert Poren in die Zytoplasmamembran der Zielzelle. Damit können einige Erreger und heterologe Erythrozyten lysiert werden. Für die Lyse von Zellen tierischen Ursprungs und von Gram-negativen Bakterien wird aber der Komplex C5b678(9)$_n$ benötigt. Assoziation von C567 an die Pathogenoberfläche erfolgt über lipophile Seiten des C7. Dann treten C8 und C9 hinzu. C9 spielt eine entscheidende Rolle, da es ein typisches → Perforin ist. Im MAC polymerisieren 6 bis 18 C9-Moleküle (polyC9). Der ganze Komplex stanzt Löcher in die Zytoplasmamembran der Zielzelle. Da der osmotische Druck im Zellinneren höher als in der Zellumgebung ist, führt dies zum Anschwellen der Zelle, zu Rissen in der Zytoplasmamembran und ihrer Lyse. MAC ist ein Mechanismus der → Komplement-abhängigen Zytotoxizität (CDC). Ein einzelner MAC kann einen Erythrozyten lysieren, kernhaltige Zellen können MAC aber endozytieren und den Schaden reparieren. Erst mehrere MACs schädigen diese Zellen. Gram-negative Bakterien und Viren mit Hüllen sind generell empfindlicher für MAC-Lyse. Defekte in der MAC-Bildung durch → Komplementdefizienzen haben daher erhöhte Anfälligkeit für Neisserieninfekte zur Folge.

Komplementregulation. Durch die andauernd ablaufende Komplementaktivierung sind *körpereigene Zellen* potentiell gefährdet und müssen daher durch humorale und Membranständige Regulatoren laufend geschützt werden. Die Aktivierung von C1 wird durch das Plasmaprotein C1INH (C1-Inhibitor) gebremst. C1INH-Mangel führt zum → hereditären angioneurotischen Ödem. C4-bindendes Protein (C4BP) ist ein Serumprotein, bindet an C4b, verdrängt dadurch C2b aus dem C4b2b Komplex und leitet C4b Spaltung durch die Plasmaprotease Faktor I ein. CD55 (DAF - delay accelerating factor), ein Zelloberflächenprotein, baut entstandene Konvertasen aller Komplementaktivierungs-Wege ab. Negativ regulierend wirken auch Faktoren H und CR1 (→ Komplementrezeptoren), die C3b aus den Konvertasen verdrängen, und für die weitere Spaltung durch Faktor I als Kofaktoren fungieren. Faktor H bindet besonders gut Sialinsäure-Reste der körpereigenen Zellen. Das

Membran-assoziierte Membran-Cofaktor Protein (→ MCP; CD46) unterstützt ebenfalls die Spaltung durch Faktor I. Einige Regulatorproteine kontrollieren auch die terminalen Komplementkomponenten, bekannt ist u.a. → CD59, das an C7 und C8 bindet. → Protein S verhindert ebenfalls die Bildung des MAC, indem es sich an C5b67 setzt. Mangel an → CD59 (MAC-Inhibitor), → homologen Restriktionsfaktor und → DAF führen zur → paroxysmalen nächtlichen Hämoglobinurie. Der *Oberfläche von Mikroorganismen* fehlen die schützenden regulativen Proteine wie CR-1, MCP und DAF, sie werden daher angegriffen. Zusätzlich können entstandene Konvertasen durch Faktor P (→ Properdin) stabilisiert werden. Einige Erregen haben sich jedoch angepasst und entwischen der Komplementattacke durch z.B. einen hohen Gehalt an Sialinsäureresten und das fälschliche Binden des schützenden Faktors H.

Komplementrezeptoren. Sie befinden sich an verschiedenen Zellen und erkennen und binden spezifisch Fragmente einiger Komplement-Komponenten. Man kann zwischen zwei Gruppen unterscheiden: (1) CR1 bis CR5, deren Liganden u.a. C3b und aus ihm abgeleitete Fragmente sind. Diese haben Bedeutung in der Aktivierung von Zellen, die Komplement-opsonisierte Partikel phagozytieren sollen. Nur CR1 ist an Erythrozyten exprimiert und hat maßgebliche Bedeutung am hämatogenen Abtransport von Immunkomplexen in die Milz. (2) Rezeptoren für andere Komponenten als C, z.B. Rezeptor für C1q (C1qR), Anaphylatoxine (C5aR) oder für Faktor H (HR). Wichtige Rezeptoren sind in Tabelle 11 dargestellt.

Komplementsystem → Komplement.

Komplexgen (assembled gene). Ein Gen, das durch Umgruppierung (Rearrangement) und Zusammensetzung einzelner unabhängiger Gensegmente (Subgene) entsteht. In der Regel versteht man darunter lediglich die kodierenden DNS Abschnitte (→ Exone). Durch Komplexgene werden z.B. die variablen Domänen der leichten und schweren Immunglobulinketten *(Abb. 22)* (→ B-Zell-Rezeptor) sowie die variablen Domänen des → T-Zell-Rezeptors kodiert.

Komplotypen. Polymorphe Gene für die C2- und C4-Komponenten des Komplements und Faktor B, die sich im Bereich des → HLA-Komplexes befinden und als ein Ganzes, d.h. als ein → Haplotyp vererbt werden. Zwischen den Komplotypen und den HLA-Haplotypen existiert eine charakteristische Assoziation. Das heißt, dass einige HLA-Haplotypen immer mit gewissen Komplotypen verbunden sind.

kongen. Ein Adjektivum, das sich auf eine Gruppe (ein Stamm) von gezüchteten Tieren bezieht, derer Mitglieder in einem Teil des Genoms (einigen Genen), nicht aber im ganzen Genom identisch sind.

kongenitale Bruton-Agammaglobulinämie → Agammaglobulinämie.

Konglutinin. Ein → Lektin, das im Blutserum und an der Oberfläche verschiedener Zellen des Menschen und anderer Säugetiere zu finden ist. Es erkennt und bindet spezifisch die Monosaccharide N-Azetylglukosamin, L-Fukose, L-Glukose oder Mannose. Basierend auf Lektin-Saccharid-Interaktion kann es Zellaggregation oder, über den Lektinweg, Komplementaktivierung auslösen (→ Komplement). Es gehört zu den → Kollektinen.

Kontaktdermatitis → Kontaktekzem.

Kontaktekzem. Entzündliche Hauterkrankung (→ Dermatitis) mit toxischer oder allergischer Ursache. Exposition, z.B. berufsbedingt, gegenüber aggressiven Chemikalien wie Farben, Detergentien, Lösungsmitteln oder Metallsalzen kann toxische Ekzeme an der Stelle der Kontakte, oft mit chronisch-atrophischer Komponente und Hyperkeratosen sowie schmerzhaften Fissuren (Rissen), bewirken. Die Zerstörung der Hautbarriere kann auch die Grundlage für ein allergisches Kontaktekzem bilden. Durch erhöhte Hautdurchlässigkeit können niedermolekulare Allergene (organische Verbindungen oder Metallionen) besonders gut in die Haut eindringen und sensibilisierend wirken, indem sie sich als Haptene mit körpereigenen Trägerproteinen zu Komplettantigenen verbinden und durch Antigenpräsentierende Zellen (APCs) der Haut als exogene Antigene mit HLA II präsentiert werden, oder indem sie durch ihre lipophilen Eigenschaften in das Zytosol der APCs eindringen und den Weg der endogenen Antigene mit HLA I Präsentation gehen (→ Antigenpräsentation). Nach Transport der Antigene mit APCs in die regionalen Lymphknoten, werden hier passende T_H1- oder Tc-Lymphozyten (→ T-Lymphozyten, Helfer; → T-Lymphozyten, zytotoxische) aktiviert und rekrutiert, die wieder in die Haut auswandern und hier Entzündung verursachen. Weiters spielen in der Entstehung des allergischen Kontaktekzemes auch aktivierte Makrophagen eine Rolle. Auch das allergische Kontaktekzem findet sich zumeist an der Stelle des Allergenkontaktes, typisch ist jedoch das Phänomen der Streuung an nicht exponierte Körperstellen. Diese zellvermittelte Überempfindlichkeitsreaktion (→ Überempfindlichkeit Typ IV) erreicht ein Maximum nach 24–72 Stunden und ist histologisch durch ein mononukleäres Zellinfiltrat mit Epidermisödem charakterisiert. Ursachen können verschiedene Metalle (z.B. Nickel in Armbändern, Ketten, Uhren usw.), chemische Stoffe (Formaldehyd, Farbstoffe, Lanolin aus verschiedenen Cremen) oder einige Arzneimittel sein. Die beste Therapie ist, jeden Kontakt mit solchen Allergenen zu vermeiden. Die Diagnose wird durch allergologische Anamnese sowie einen positiven → Hauttest (Epikutantest, Patch-Test) gestellt.

Kontrasuppressor-T-Zellen. Eine hypothetische Subpopulation von CD4+ T-Zellen, welche die Aktivität der CD8+ → T-Zellen kontrollieren und inaktivieren können. Wie auch der Terminus Suppressor-T-Zelle umschreibt der Begriff eine momentane regulative Funktion der T-Zelle, und sollte durch den Begriff → regulatorische T-Zelle ersetzt werden.

konventionelle Antikörper. Sie entstehen im Organismus eines Individuums nach einer zufälligen, gezielten oder experimentellen Immunisierung mit einem kompletten Antigen (Immunogen). Jedes Epitop im und am Antigenmolekül stimuliert einen → B-Lymphozyten-Klon zur Antikörperbildung. Die entstandenen Antikörper sind daher durch *Heterogenität* charakterisiert, es werden vielen unterschiedlichen Molekültypen, mit unterschiedlichen Spezifitäten und Affinitäten zu den einzelnen Epitopen gebildet. Da komplette Antigene oft mehrere Epitope besitzen, aktivieren sie mehrere B-Zellklone, und entstehende Antikörper werden dann auch (im Gensatz zu → monoklonalen Antikörpern) als *polyklonale* Antikörper bezeichnet.

Konvertasen. Proteolytische Enzyme, die bei der Aktivierung der Komplementkomponenten und -faktoren entstehen und derer Aufgabe ist es, die löslichen C3- oder C5-Komponente zu den opsonisierenden größeren Bruchstücken C3b und C5b, und zu den → Anaphalyktogenen C3a und C5a zu zerlegen. Es gibt daher zwei Typen von Konvertasen: *C3-Konvertasen* und *C5-Konvertasen*. Diese unterscheiden sich voneinander in Abhängigkeit davon, ob sie über klassischen und Lektin- oder alternativen Weg der Komplementaktivierung entstehen *(Abb. 50)*. Die C3-Konvertase des klassischen Weges setzt sich aus Fragmenten C4b2b, die des alternativen Weges aus Fragmenten C3bBb zusammen, währenddessen die C5-Konvertase des klassischen Weges die Zusammensetzung C4b2b3b und die des alternativen Weges C3bBb3b aufweist.

Kortikosteroide. Eine Gruppe von Steroidhormonen, die aus der Nebennierenrinde sezerniert werden. Sie werden in drei Gruppen unterteilt: *Glukokortikoide, Mineralokortikoide* und *Sexualsteroide*. Therapeutisch werden → Glukokortikoide wegen ihrer entzündungshemmenden und immunsuppressiven Wirkungen eingesetzt.

Kostimulation. Spezifische T- oder B-Zellen werden nach Antigenerkennung über ihren → T-Zell- oder → B-Zell-Rezeptor (erstes Signal) durch ein zweites, bestätigendes (Kostimulations-) Signal erst wirklich aktiviert. Dies geschieht durch die Interaktion von kostimulatorischen Molekülen der Antigenpräsentierenden Zelle (APC) mit deren Liganden, die an T- oder B-Zellen unterschiedlich sind. Für die T-Zellaktivierung sind es die → B7-Moleküle CD80 (B7.1) und CD86 (B7.2), die vom Kostimulationsrezeptor CD28 an der Oberfläche der → T-Lymphozyten erkannt werden, es kommt zur Zellaktivierung. Diese Phase der Aktivierung ist gefolgt von Expression von CTLA-4, das CD28 sehr ähnlich ist. Es hat eine 20-mal höhere Bindungsaffinität zu B7, wirkt hemmend auf die T-Lymphozyten und ist daher ein negativer Regulator der T-Zellproliferation. Für → B-Lymphozyten am bedeutendsten ist die Interaktion zwischen dem Kostimulationsrezeptor CD40 und seinem Ligand CD40L (CD154) an der Oberfläche aktivierter T_H-Lymphozyten. Der B-Zell-Korezeptorkomplex kann das Signal bedeutend verstärken, er besteht aus → CD19, dem Komplementrezeptor CR2 (→ CD21), und → CD81 (TAPA-1). Bleibt Kostimulation aus, fällt die spezifische Zelle in → Anergie, ein Mechanismus für periphere → Toleranz.

Kreuzprobe → Crossmatch.

Kreuzreaktivität. Phänomen der → molekularen Mimikry bei Antigenen oder Allergenen. Eine Sensibilisierung mit Antigen/Allergen A führt zu Antikörpern oder T-Zellen, welche auch mit Antigen/Allergen B reagieren. Solche Antigene werden auch als → heterophil bezeichnet. Die durch das Originalantigen induzierten, kreuzreaktiven Antikörper reagieren mit dem zweiten Antigen oft mit geringerer → Affinität. In der Allergie kann IgE-Kreuzreaktivität klinische Symptomatik mit einem Antigen verursachen, gegen den der Patient ursprünglich nicht sensibilisiert war. Bekannt ist das Phänomen der Sensibilisierung durch Inhalation (z.B. von Pollen) und Entstehung einer Kreuzreaktivität mit Nahrungsmitteln (z.B. Früchten). Klinisch kennt man schon lange Kreuzreaktivitätsyndrome wie das Beifußpollen-Sellerie-Gewürzsyndrom, das Birkenpollen-Apfel-Syndrom oder das Latex-Frucht-Syndrom. Die Ursachen sind Moleküle, die (1) in den unterschiedlichen Spezies wegen ihrer besonderen biologischen Wichtigkeit konserviert sind und ähnliche räumliche Strukturen (B-Zellepitope), (2) ähnliche Kohlenhydrat- (CCD – kreuzreaktive Kohlenhydratdeterminanten) oder andere räumliche Determinanten aufweisen, die als kreuzreaktive Strukturen für Antikörper fungieren. Lange Zeit glaubte man, dass ein T-Zell-Rezeptor und sein Antigen hochspezifisch nach dem Schloss-Schlüssel-Prinzip ineinander passen. Aus neueren Erkenntnissen verschiedener Arbeitsgruppen geht jedoch hervor, dass T-Zell-Rezeptoren auch Peptide erkennen, die in ihrer Aminosäuresequenz von dem eigentlichen Epitop abweichen. Damit liegt nahe, dass auch T-Zellen zur Kreuzreaktivität beitragen. Heterophile Antigene sind an der Pathogenese einiger Erkrankungen beteiligt, so können vorangehende Infektionen Immunantworten auslösen, die sich auch gegen körpereigenes Material richten, z.B. bei → rheumatischem Fieber.

Kryoglobulin. Abnormales Globulin (IgG oder IgM), das nach der Abkühlung des Blutserums präzipitiert (→ Paraprotein).

Kupffer-Zellen. Auch Kupffer'sche Sternzellen. Benannt nach dem Entdecker *Karl Wilhelm von Kupffer* (1829–1902), einem deutschen Anatomen. Es handelt sich um Makrophagen, welche sich in Lebersinusoiden niedergelassen haben und Antigene wie Bakterien oder zerfallene Erythrozyten aufsammeln und phagozytieren. Als ein Bestandteil der mukosalen Immunität exprimieren sie den hochaffinen IgA-Rezeptor, FcαRI, und erkennen IgA-opsonisierte Partikel. Zusammen mit Endothelzellen grenzen sie den Dissé'schen Raum, den Produktionsort der Leberlymphe, von den Leberzellen ab.

Kuru. Infektion in ca. 1% der Einheimischen in Neuguinea, verursacht durch → Prionen. Kannibalismus könnte Ursache der Übertragung hier sein. Besonders erkrankten Frauen und Kinder, die rituelle Mahle vorbereiteten. Es kam zur progressiven neurologischen Symptomatik (Gangunsicherheit, Zittern etc.). Die Inkubationszeit liegt bei 15 Jahren, die Erkrankung bis zum Tod dauerte etwa 3 Monate.

K-Zellen. Heute weniger gebräuchliche Bezeichnung; es handelt sich eigentlich um → NK-Zellen, die durch Interaktion mit Antikörpern Zytotoxizität auslösen. K-Zellen haben → Fc-Rezeptoren und besitzen dadurch die Fähigkeit, Zielzellen nach ihrer Markierung durch spezifische Antikörper zu töten (→ ADCC). Ein solcher Antikörper (IgG1 oder IgG3) erkennt die passende Antigendeterminante an der Oberfläche der Zielzelle, und bindet dann mittels seines Fc-Teiles an den → Fc-Rezeptor (→ CD16) der K-Zelle. Dadurch erfolgt ein Signal zur Tötung der Zielzelle, über Freisetzung von → Granzymen und → Perforinen wird → Apoptose ausgelöst *(Abb. 1)*.

L

LADA (engl. *late autoimmune diabetes in the adult* – spät einsetzender Autoimmun-Diabetes des Erwachsenen) → Diabetes mellitus, → Langerhans-Inseln.

LAD-Syndrom (Leukocyte Adhesion Deficiency). Leukozyten-Adhäsionsdefizienz, eine genetisch autosomal-rezessiv bedingte Phagozytosestörung der neutrophilen Granulozyten und Makrophagen. Auf der Oberfläche von neutrophilen Granulozyten und mononukleären Phagozyten fehlen Adhäsionsmoleküle, die zu der Gruppe der → Integrine gehören. Diese Adhäsionsmoleküle sind Heterodimere, die aus zwei Polypeptidketten zusammengesetzt sind – α (→ CD11) und β (→ CD18), ihre Vertreter sind Moleküle LFA-1 (CD11a/CD18), CR3 (CD11b/CD18) und CR4 (CD11c/CD18). In der Folge können die Leukozyten aus postkapillären Venolen nicht ins Gewebe migrieren und eingedrungene Mikroorganismen phagozytieren. Beim LAD-1-Syndrom gibt es die schwere Form, bei der die Adhäsionsmoleküle vollständig fehlen. Die Kinder sind durch schwere lebensbedrohende Infektionen betroffen und man verzeichnet eine hohe Sterblichkeitsrate (sie überleben das zweite Lebensjahr nur selten). Bei einer milderen Form ist die Anzahl der LFA-1-, CR3- und CR4-Moleküle auf der Phagozytenoberfläche auf 6,0–2,5% der Normalwerte verringert. Das LAD-2-Syndrom ist klinisch ähnlich, seine Ursache ist die defekte Expression des Sialyl-Le^x-Moleküls (Lewis-Antigen X → CD15), eines Liganden für → Selektine. Dann beobachtet man rekurrente Hautinfektionen. Im Unterschied zum LAD-1-Syndrom zeigen sich weitere Begleitmerkmale wie Wachstums- und geistige Retardation und Anwesenheit der seltenen Blutgruppe Bombay. Die ältere Bezeichnung für LAD-Syndrom war das Syndrom der faulen Leukozyten.

Laktoferricin → Laktoferrin.

Laktoferrin. Ein eisenbindendes Protein in der Milch und in den spezifischen Granula der neutrophilen Granulozyten. Es wirkt antimikrobiell, indem es Eisen, welches für das Wachstum und die Vermehrung von Mikroorganismen notwendig ist, aus der Umgebung einfängt und damit die äußere Bakterienwand destabilisiert. Seine Affinität zu Eisen ist viel höher als im verwandten Eisentransportprotein Transferrin. Die Laktoferrin-Konzentration im Speichel ist 10–20 mg/L, in der Milch bei 1 g/L. Bei oraler Aufnahme über Milch wird Laktoferrin durch die gastrische Protease Pepsin gespalten, und das entstandene mikrobizide Peptid (Laktoferricin – RRWQWRMKKLG) greift dann auch die innere Bakterienwand an.

LAK-Zellen. Durch Lymphokine aktivierte Killerzellen (engl. *lymphokine-activated killer cells*). Man versteht darunter durch → IL-2 aktivierte → NK-Zellen, die auch solche Zielzellen abtöten, welche gegen nicht-aktivierte NK-Zellen resistent sind. Es werden Strategien entwickelt, LAK-Zellen als → adoptive Immuntherapie bei der Behandlung einiger Tumoren einzusetzen.

lambda-Bakteriophage. Ein bakterielles DNS-Virus, das zum ersten Mal aus den Bakterien *E. coli* isoliert wurde. Es wird in der Molekularbiologie als → Klonierungsvektor verwendet, der bis 15.000 Nukleotidbasenpaare große DNS-Fragmente zu übertragen ermöglicht.

lambda-Kette. Eine der zwei leichten Kettentypen der Immunglobuline.

Laminin. Ein hochmolekulares Glykoprotein, das aus drei Polypeptidsubeinheiten zusammengesetzt ist: eine A-Kette (400 kDa) und zwei B-Ketten (je 200 kDa). Diese Untereinheiten beinhalten EGF-ähnliche (*epidermal growth factor*-like) Domänen, die für die Interaktion mit → Integrinen eine Rolle spielen. Laminin und EGF gehören in dieselbe Superfamilie von Proteinen. Es zählt zu den Adhäsionsmolekülen und bildet einen Teil der → extrazellulären Matrix, wo es sich mit Kollagen Typ IV, Heparan und Glykosaminoglykanen verbindet. Es bildet somit Basalmembranen vieler Gewebe, einschließlich der Blutgefäße und nimmt physiologisch an Adhäsion und Chemotaxis von neutrophilen Granulozyten teil. Weiters wird die Bindung von Epithelzellen an die Basalmembran durch Lamininrezeptoren dieser Zellen (ein 67 kDa Glykoprotein) vermittelt und Laminin hat Bedeutung in der Adhäsion von Keratinozyten in der Wundheilung. Es unterstützt auch die Aussprossung von Axonen und Dendriten aus Nervenzellen. Laminin wird durch Makrophagen, Endothelzellen und Schwannsche Zellen in verschiedenen Isoformen, die Produkte von unterschiedlichen Genen sind, produziert. Autokrine Lamininproduktion aus Tumorzellen unterstützt den Vorgang der Metastasierung.

Langerhans-Zellen. → Dendritische Zellen, die in der Epidermis der Haut vorkommen (→ Antigen-präsentierende Zellen), haben typische Granula (*Birbeck Granula*), aber weder Desmosomen noch Melanosomen. Sie wurden 1868 vom deutschen pathologischen Anatomen *Paul Langerhans* (1847–1888) mittels Goldimprägnierungstechnik entdeckt. An ihrer Oberfläche exprimieren sie HLA-Antigene der Klasse I und II, die → Komplementrezeptoren CR1, CR3 und → Fc-Rezeptoren für IgG, sowie den hochaffinen IgE Rezeptor FcεRI, welche zum Sammeln von Antigenen/Allergenen dienen. Sie exprimieren auch Chemokinrezeptoren CCR5 and CXCR4, über welche → HIV andocken und infizieren kann. Als unreife Dendritenzellen transportieren sie diese Antigene von der Haut in die regionären Lymphknoten, wo sie zu reifen Zellen werden und es dann erst zur Einleitung der spezifischen Immunantwort kommt. Langerhans-Zellen haben pathophysiologische Bedeutung beim → Kontaktekzem und bei der → atopischen Dermatitis.

Langerhans-Inseln. Endokrine Zellgruppen des Pankreas; regulieren Blutzuckerspiegel und u.a. Glukagon- (alpha-Zellen) und Insulinausschüttung (beta-Zellen). Die beta-Zellen sind ein Autoimmuntarget bei → Diabetes mellitus (DM) Typ I. Ihr Untergang führt zum absoluten Insulinmangel und daher zu Insulinpflichtigen DM (IDDM, *insulin-dependent DM*) des Juvenilen oder zu LADA des Erwachsenen (*late autoimmune diabetes in the adult*). Im Rahmen von EUROTRANSPLANT konnte zum ersten Mal in Gießen, Deutschland, am 26. 2. 1992 Inselzellen erfolgreich autolog transplantiert werden. Es wurden 350.000 Langerhans-Inseln aus dem Spenderorgan isoliert und transkutan-transhepatisch der Empfängerin infundiert. Wie die davon unabhängigen → Langerhans-Zellen der Haut wurden die Langerhans-Inseln entdeckt und benannt nach dem deutschen Arzt *Paul Langerhans* (1847–1888).

LATS (long-acting thyroid stimulator). Langfristig wirkender Stimulator der Schilddrüse, ein IgG-Autoantikörper; → Morbus Basedow.

lazy leucocyte syndrome → LAD-Syndrom.

LCA (leukocyte common Ag) → CD45.

Lebensmittelallergie → Nahrungsmittelallergie.

Lektine. Lösliche Proteine und Glykoproteine, die über mindestens zwei Bindungsstellen verschiedene Mono-, Di- und Trisaccharide erkennen und binden können. Sie rufen Verklumpung (→ Agglutination) der roten Blutkörperchen und anderer Zellen hervor und wirken als polyklonale (unspezifische) → Mitogene für Lymphozyten (z.B. Phytohämagglutinin, Concanavalin-A → ConA, Weizenkeim-Agglutinin – WGA), denn die meisten Zellen haben an ihrer Oberfläche eine Glykokalix beinhaltend verschiedene Oligosaccharidenketten. Ursprünglich wurden Lektine aus höheren Pflanzen (z.B. Leguminosen) isoliert, es zeigte sich aber später, dass sie auch bei Tieren und Mikroorganismen als lösliche oder membrangebundene Komponenten vorhanden sind (beim Menschen und anderen Säugetieren werden sie als → Kollektine bezeichnet). → Galektine sind Beispiele für Lektine an und in vielen Immun- und Nicht-Immunzellen. Lektine an der Oberfläche von Mikroorganismen vermitteln auch nicht-immun → Phagozytose von Partikeln (Lektinphagozytose) über spezifische Lektinrezeptoren an Zellen, z.B. Makrophagen haben membranständige → Glykan- und Mannoserezeptoren. Auch NK-Zellen haben Lektin-ähnliche Rezeptoren und erkennen so veränderte Oligosaccharide der Zellmembranen von Tumorzellen. Das Akute-Phase-Protein → MBL (Mannose-bindendes Lektin) ist ein Beispiel für ein lösliches Serum-Lektin, mit opsonisierenden Eigenschaften.

Lektin-Saccharid-System. Neben dem Komplement-System das vielleicht älteste, vielfältige System der → natürlichen Abwehr, und für die Aufnahme von Sacchariden zur Energiegewinnung. Es ist in niederen Würmern und Weichtieren, aber eben auch im Menschen zu finden. Es besteht einerseits aus Lektinrezeptoren (→ Lektine) an Zelloberflächen, und andererseits ihren spezifischen Liganden (Mono-, Di- und Trisaccharide) an der Oberfläche anderer Zellen, oder an Glykoproteinen. Beispiele sind die → MBL-Interaktion mit Saccharid, → CRP mit C-Polysaccharid, → CD14 der Makrophagen mit Lipopolysacchariden, Glykanrezeptoren an Makrophagen (Mac-1, Mac-2), → Galektine mit β-Galaktosid, Lipopolysaccharid, → Selektine mit Sialyl-Lewis$_x$-Tetra-Saccharid etc.

Lektinphagozytose. Phagozytose, bei der es zu einem Erkennen und einer spezifischen Interaktion zwischen dem Lektinrezeptor an der Oberfläche des Phagozyten und dem Oligosaccharid (→ Lektine) an der Oberfläche eines Pathogens oder eines anderen Partikels kommt. Die Interaktion ist von niedriger Affinität und wird auch als nicht-immun Phagozytose bezeichnet.

Lentinan. Ein β-Glukan Polysaccharid (→ Glukane) mit immunstimulatorischer Wirkung aus dem Pilz *Lentinus edodes*, wurde als Tumortherapeutikum vorgeschlagen.

Lepra. Eine durch *Mycobacterium leprae* verursachte Erkrankung in den Tropen und Subtropen, zerstört Haut- und Schleimhaut sowie Nervengewebe. Die Inkubationszeit bewegt sich zwischen Monaten bis 20 Jahren. Nur etwa 20% der Bevölkerung ist für die Infektion anfällig. Der Erreger vermehrt sich intrazellulär (→ Lepra-Zellen). Es kommt zu knotigen Hautveränderungen und dem Absterben von Akren bis größeren Gliedern bis zu schweren Mutilationen bei Gefühlsverlust bis Schmerzfreiheit. Schon in der Antike war Lepra als Aussatz bekannt. Sie kommt in mehreren Formen vor. Die polaren Grundformen sind *lepromatöse Lepra* (LL) und *tuberkuloide Lepra* (TT). Die lepromatöse Lepra ist sehr ansteckend und zeigt eine Menge sich vermehrender Lepra-Mykobakterien (multibazillär – MB-Form) sowie eine starke Bildung von spezifischen Antikörpern, aber Fehlen zellvermittelter Immunität. Bei der tuberkuloiden Lepra findet man nur kleine Mengen von Erregern (pauzibazillär – PB-Form) und es wird nur eine sehr schwache oder keine Antikörperantwort, aber eine starke T-Zell-Antwort beobachtet. Die anderen Lepra-Formen sind Übergangsformen zwischen diesen beiden Grundformen. Die Therapie erfolgt bei paucibazillärer Lepra mit Dapson und Rifampicin, bei multibazillärer wird zusätzlich Clofazimin verabreicht.

Lepra-Reaktion. Es handelt sich um 2 Reaktionstypen. Die Typ I-Reaktion ist charakterisiert durch Verschlechterung des Krankheitsbildes (Erythem und Nervenschädigung), es überwiegt zelluläre Immunantwort. Prophylaxe: Clofazimin und Glukokortikoide. Die Typ II-Reaktion zeigt → Erythema nodosum, Fieber, → Arthritis, Polyneuritis, → Glomerulonephritis. Es liegt plötzlich viel Antigen aus sterbenden Bazillen, z.B. bei Antibiotikatherapie, vor, welches zusammen mit spezifischen Antikörpern Immunkomplexe bildet. Prophylaxe: Thalidomid.

Lepra-Zellen. Typische Zellen im histologischen Präparat der lepromatösen → Lepra, mononukleäre, oft mehrkernige Phagozyten mit schaumartig verändertem Zytoplasma (auch Schaumzellen). Der Erreger *Mycobacterium leprae* vermehrt sich intrazellulär und kann verklumpt als Lepraglobi gesehen werden.

Leukämie. Ausschwemmung von Tumorzellen in die Blutbahn bei neoplastischen Erkrankungen des Knochenmarkes, der Milz und/oder Lymphknoten. Der Begriff Leukämie (weißes Blut) stammt von *Virchow* und wurde bei Betrachtung des Augenhintergrundes geprägt. Volkstümliche Bezeichnung: Blutkrebs. Es kommt zu einem Aufkommen von sehr großen Mengen von weißen Blutkörperchen im Blut, die sich bei den akuten Leukämien meist aus unreifen Vorstufen entwickeln. Die L. ist eine schwere allgemeine Erkrankung und mündet durch Verdrängung des Knochenmarkes in sekundäre → Immundefizienz und in Anämie. Alle Ursachen sind noch nicht geklärt, es besteht jedoch ein Zusammenhang mit Hochdosis- oder langdauernder Niedrigdosis-Exposition gegenüber Radioaktivität. In Abhängigkeit vom Typ der betroffenen Zellen gibt es lymphozytäre Leukämien, myelozytäre oder monozytäre Leukämien, akute oder chronische; z.B. AML (akute-myeloische Leukämie mit Ausschwemmung myeloischer Blastenzellen), ALL (akute-lymphatische L.), CML (chronisch-myeloische L.) und die CLL (chronisch-lymphatische L.) als eine Form der → Non-Hodgkin-Lymphome. Die Klassifikation nach immunologischen und genetischen (Risikogene) Gesichtspunkten der ALL erfolgt nach dem EGIL-Schema (Europäische Gruppe für Immunologische Klassifikation der Leukämien), der AML nach dem FAB-Schema (Französisch-Amerikanisch-Britische Arbeitsgruppe für Klassifikation der Leukämien). Therapie: Zytostatika, Imatinib-Mesylat und autologe Knochenmarkstransplantation.

Leukopenie. Verringerte Zahl der Leukozyten im peripheren Blut unter 4000/µl. Sie kann angeboren sein, einige Infektionskrankheiten begleiten, sekundär nach lymphoproliferativen Erkrankungen (→ Lymphome) auftreten, oder eine Blutbildungsstörung durch einige Arzneimittel, z.B. Analgetika sein.

Leukosen. Ältere Bezeichnung für pathologische Vermehrung von blutbildenden Zellen im Rahmen von Hämoblastosen, daher Tumoren des blutbildenden Systems, besonders → Leukämien. Die Diagnostik wird anhand von → Blutbild, Differentialblutbild, immunzytologisch anhand der Bestimmung der → CD-Antigene mittels → Durchflusszytometrie, zytochemisch oder zytogenetisch vorgenommen. Als Ursachen werden ionisierende Strahlen, virale Infektionen und Chemikalien angenommen.

Leukotriene (LT). Metabolite der Arachidonsäure, die durch die Wirkung des Enzyms 5-Lipoxygenase enstehen *(Abb. 19)*. Die wichtigsten von ihnen sind LTB_4, der als der Chemotaxisfaktor für neutrophile Leukozyten, Monozyten und Makrophagen wirkt. LTC_4, LTD_4 und LTE_4 werden auch als SRS-A (langsam reagierende Substanz der Anaphylaxis) bezeichnet, bewirken eine verstärkte Durchlässigkeit der Blutgefäße und lösen langfristige Kontraktion der glatten Muskulatur (besonders in den Bronchien) aus. Sie tragen zur zweiten Phase der Typ 1 → Allergie (→ Asthma bronchiale) bei.

Leukozyten. Weiße Blutkörperchen, Zellen mesenchymalen Ursprungs. Sie beteiligen sich an Abwehrreaktionen des Körpers. Sie werden in → Lymphozyten (B-, T- und NK-Zellen), → Granulozyten (neutrophile, eosinophile und basophile Granulozyten) und **mononukleäre Phagozyten** (Blutmonozyten und Gewebsmakrophagen) unterteilt.

Leukozytenadhäsion-Defizienz → LAD-Syndrom.

Leukozytose. Eine Erhöhung der Leukozytenzahl im peripheren Blut über 10.000/µl, zum Großteil aus → neutrophilen Granulozyten. Sie kommt oft reaktiv bei Infektionskrankheiten vor. Abzugrenzen von malignen → Leukosen.

Levamisol. Phenylimidothiasol, ursprünglich ein Arzneimittel gegen Helminthen (parasitierende Würmer), wird therapeutisch als Immunstimulans bei Tumoren eingesetzt. Es normalisiert die Funktionen der → T-Lymphozyten, Makrophagen und neutrophilen Granulozyten, und wird deswegen von einigen Autoren als der Prototyp eines Immunmodulators betrachtet (→ Immunmodulation).

Lewis-Antigene. Neben den Antigenen des AB0-Systems zählen sie zu den wichtigsten → Blutgruppen-Antigenen, obwohl sie nicht an der Erythrozytenmembran synthetisiert werden, sondern aus dem Plasma stammen. Ihre Determinanten sind aus Oligosacchariden gebildet, die aus Glykoproteinmolekülen ragen. Im Lewis-System kennen wir Le^x, Le^y, Le^a, Le^b und H1. Die Le^a-Determinanten sind aus L-Fucose und L-Azetylglukosamin, die Le^b-Determinanten aus dem Trisaccharid L-Fucose-L-Fucose-N-Azetylglukosamin zusammengesetzt. Das Le^X (→ CD15) an neutrophilen Granulozyten ist der Rezeptor für Selektine E und P an Endothelzellen und ist von grundlegender Bedeutung für die Diapedese der Leukozyten aus postkapillären Venolen in das Gewebe, wo sich eine Entzündungsreaktion entwickelt *(Abb. 28)*. Le^Y-Antigen ist in manchen Tumoren überexprimiert und ein Target für Antikörpertherapie zur Tumorregression mittels ADCC.

LE-Zellen. Polymorphkernige neutrophile Granulozyten (PMN), welche freigesetztes Kernmaterial eines anderen Leukozyten phagozytiert haben. Serum eines an → Systemischem Lupus erythematosus (SLE) erkrankten Patienten enthält Antikörper gegen Nukleosomen (→ ANAs – antinukleäre Antikörper). Inkubiert man gesunde PMNs mit diesem Serum, binden die Antikörper an den Kern und opsonieren diesen. Dadurch kommt es schließlich zur Phagozytose und

Herausschälen des Kernes durch einen weiteren gesunden PMN, der zur LE-Zelle wird: Ein Leukozyt beinhaltet einen bleichen phagozytierten Kern, der gesunde Kern des phagozytierenden Leukozyten erscheint gegen die Zellmembran gepresst. Das LE-Zell-Phänomen ist für → Systemischen Lupus erythematosus (SLE) typisch, kann aber in seltenen Fällen auch bei → rheumatoider Arthritis oder → Sklerodermie gefunden werden.

LFA. *Leucocyte functional antigens* (Leukozytenfunktions-assoziierte Antigene). Eine Gruppe von drei Molekülen (→ LFA-1, LFA-2, LFA-3), die interzelluläre Adhäsion zwischen Leukozyten und anderen Zellen in Antigen-unabhängiger Art vermitteln (→ Integrine). LFAs stammen aus der Immunglobulin- als auch → Integrin-Familie.

LFA-1. (-1), → CD11a/CD18. Gehört zu den leukozytären → Integrinen. Es ist von besonderer Bedeutung für Adhäsionsinteraktionen der Leukozyten mit Endothelzellen im Rahmen von Entzündungen, mit Antigen-präsentierenden Zellen bei Immun- und Entzündungsantworten. Defekte an LFA-1 verursachen das → LAD-Syndrom.

LFA-2. Leukozytenfunktions-assoziiertes Antigen-2 (→ CD2). Gehört zur Immunglobulin-Superfamilie und ist an T-Zellen exprimiert. Interagiert mit LFA-3 (CD58) im Rahmen von Adhäsionsreaktionen.

LFA-3. Leukozytenfunktions-assoziiertes Antigen-3 (→ CD58). Gehört zur Immunglobulin-Superfamilie, und ist exprimiert an Lymphozyten und Antigenpräsentierenden Zellen. Ligand für → LFA-2 (CD2).

LGL (large granulated lymphocytes). Große granulierte Lymphozyten. Es ist eine Subpopulation von peripheren Lymphozyten mit typischen Granula im Zytoplasma, welche → Perforine, → Granzyme und andere zytotoxische Stoffe enthalten. Sie weisen NK-Aktivität auf (→ NK-Zellen) und können Tumor- und Virus-infizierte Zellen durch Apoptoseinduktion abtöten *(Abb. 1)*. Aktiviert durch IL-2 werden sie zu noch potenteren → LAK-Zellen.

LIF. (1) Leukozyten-inhibierender Faktor (engl. *leukocyte migration-inhibition factor* oder *leucocyte inhibitory factor*). Ein (dem → MIF ähnliches) Lymphokin, das die Migration von neutrophilen Granulozyten aus dem Ort der Entzündungsreaktion hemmt, die Freisetzung deren Granulainhalte fördert und potenziert so deren Antwort auf → Chemotaxis durch → fMLP. T-LIF von T-Zellen stammend und B-LIF aus B-Zellen sind noch nicht weiter charakterisiert. (2) Leukämie inhibitorischer Faktor (engl. *leukemia inhibitiory factor*). Ein löslicher Polypeptid-Wachstumsfaktor, reguliert Wachstum und Differenzierung von Keim- und Stammzellen. Seine Effekte können durch → IL-6, → Onkostatin M und den ziliären Neurotrophen Faktor imitiert werden, welche auch an der Transduktionseinheit gp130 (→ CD130) angreifen.

Ligand. Eine Atomgruppe oder ein Molekül, die in einer spezifischen Weise mit einer Bindungsstelle eines anderen Moleküls, wie eines Rezeptors reagieren. So sind z.B. Hormone spezifische Liganden für ihre jeweiligen Rezeptoren. Falls es sich um einen pharmakologisch wirksamen Stoff handelt, wird der Begriff *Agonist* verwendet.

Lipid-A. Der hydrophobe Teil des → Lipopolysaccharids der → Gram-negativen Bakterien.

lipid rafts. Spezielle Membranabschnitte einer Zelle, die hauptsächlich aus Cholesterol und Sphingolipiden aus gesättigten Fettsäuren zusammengesetzt sind, und eng gepackte, gelartige Mikrodomänen darstellen. Man kennt drei Arten: (1) → Kaveolen, (2) Glycosphingolipid-reiche Membranen, (3) Polyphosphoinositol-reiche Membranen. Nach Aktivierung der Zelle sammeln sie sich an einem Zellpol. Membranrezeptoren, die durch Antigenbindung kreuzvernetzt wurden, gelangen durch laterale Diffusion in der Membran zu den Lipid rafts zu, um internalisiert werden zu können. Sie kooperieren dann mit Clathrin- → Coated pits und stellen also die Pforten zur → Endozytose dar. Lipid rafts spielen weiter mit in Transzytose, Internalisierung von Viren, Bakterien und Toxinen, in der Kalzium-Homöostase und Signaltransduktion, denn in ihnen akkumulieren Signaltransduktionsmoleküle wie Tyrosinkinasen aus der → Src-Familie. Unter anderem wird signalling über IL-2-Rezeptor, den hochaffinen IgE-Rezeptor → FcεRI, → B-Zell-Rezeptoren, und Wachstumsfaktorrezeptoren → EGFR sowie PDGF-Rezeptor innerhalb der Lipid rafts eingeleitet. Auch für den Eintritt von → Prionen spielen sie eine Rolle.

Lipoarabinomannan (LAM). Ein Arabinose (Zucker, ein Epimer von Ribose) beinhaltendes Lipopolysaccharid, ein Resistenzfaktor der → Tuberkelbazillen.

Lipokortin-1. Zählt zu den Anexinen, einer im Tier- und Pflanzenreich sehr verbreiteten Protein-Superfamilie, welche eine Ca^{2+}-bindende Domäne enthalten, die auch negativ geladene Phospholipide binden kann. Lipokortin-1 ist in vielen menschlichen Zellen zu finden, v.a. aber in Makrophagen, neutrophilen Granulozyten und in Neuronen im Gehirn. Seine Bildung und Sekretion aus der Zelle wird durch Glukokortikoide stimuliert. An der Zellmembran hemmt es die Freisetzung von Arachidonsäure und folglich die Bildung von Prostaglandinen und Leukotrienen, und vermittelt damit die entzündungshemmende Wirkung der → Glukokortikoide. Bei Patienten mit → rheumatoider Arthritis und → systemischem Lupus erythematosus findet man Autoantikörper gegen Lipokortin-1. Sie haben auch eine verringerte Fähigkeit, die Freisetzung der → Arachidonsäure zu hemmen. Außer der entzündungshemmenden Wirkung, reguliert Lipokortin-1 die Glukokortikoidsekretion aus Hypophyse und Hypothalamus (negatives Feedback – Rückkopplungseffekt). Es reguliert auch die Expression der induktiven → Stickstoffmonoxid-Synthase.

Lipopolysaccharid (LPS). Ein hitzestabiles Endotoxin aus der äußersten Schicht der Zellhülle der → Gram-negativen Bakterien. Es setzt sich aus Lipid-A, dem Kernpolysaccharid (Core) und einer O-spezifischen Polysaccharidkomponente zusammen. Es zählt zu den exogenen → Pyrogenen und wird beim Zerfall Gram-negativer Bakterien freigesetzt. LPS hat verschiedene biologische Funktionen, einschließlich mitogener Aktivität für → B-Lymphozyten. Es ist einer der stärksten Makrophagenaktivatoren und führt zu massiver TNF-α-Freisetzung. Falls es im Körper in großen Mengen freigesetzt wird, kann es über diesen Mechanismus → Endotoxinschock (→ Sepsis) auslösen. Experimentell erzeugt es die → Sanarelli-Shwartzman-Reaktion.

Lipoproteine. Proteine, derer Moleküle auch lipidische Bestandteile enthalten. Zu den wichtigsten zählen **Serumlipoproteine**, die als Struktur- und Erkennungskomponenten *Apolipoproteine* beinhalten. In Abhängigkeit von ihrer Dichte werden sie in **Chylomikronen** (mit sehr niedriger Dichte), Lipoproteine mit niedriger (LDL – *low density lipoproteins*), mit sehr niedriger (VLDL – *very low density lipoproteins*) und mit hoher Dichte (HDL – *high density lipoproteins*) unterteilt (Abb. 52). Im Körper sind alle am Lipidtransport, v.a. von Cholesterol und Triglyceriden, beteiligt. Störungen von Lipoproteinbildung, -transport oder -abbau können eine Erhöhung einer oder mehrerer Liporoteinfraktionen im Serum zu Folge haben, was als *Hyperlipoproteinämie* bezeichnet wird und einen bedeutenden Risikofaktor der Entstehung von → Atherosklerose und dadurch auch der ischämischen Herzkrankheit ist. Dabei binden LDL über den Scavenger-Rezeptor (→ CD204) an Makrophagen, die sich in → Schaumzellen umwandeln und in der Entstehung der → Atherosklerose pathophysiologisch Bedeutung haben.

Liposome. Künstliche sphärische Partikel in Mikrometergröße, mit einschichtiger oder mehrschichtiger Membran. Sie werden aus Lipidlösungen in organischen Lösungsmitteln durch Dispersion im Wassermedium hergestellt. Sie werden experimentell bei Untersuchungen der Funktionen von biologischen Membranen verwendet. In der Pharmakologie dienen Liposome zum Transport von Arzneimitteln und anderen Stoffen in das Zellinnere, denn sie können vorteilhaft mit Zellmembranen fusionieren. In der Molekularbiologie verwendet man sie als Transduktionsvektor für Nukleinsäuren,

Lipoxine (LX). Gut charakterisiert sind LXA_4 und LXB_4. Beide entstehen in der metabolischen Kaskade der → Arachidonsäure durch die Wirkung der 15-Lipoxygenase. Durch die Stimulation der Prostaglandinsynthese regulieren sie die Synthese der anderen Eikosanoide. Sie hemmen die Aktivität der NK-Zellen.

Lipoxygenasen. Zwei am Metabolismus der → Arachidonsäure beteiligte Enzyme:

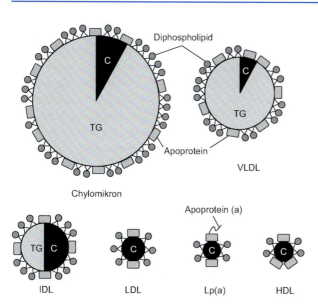

Abb. 52. Schematische Darstellung der Lipoproteinpartikel-Struktur. Exogene (Nahrungs-) Fette werden in Chylomikronen transportiert, endogene aus Leber oder Peripherie in Partikeln unterschiedlicher Dichte (engl. *density*): VLDL – *very low density lipoproteins*; IDL – *intermediate DL*; HDL – *high DL*. Lp(a) stellt ein Partikel dar aus LDL und einem Apoprotein (a) und stellt ein besonderes Risiko für Arteriosklerose dar. Sie transportieren unterschiedliche Arten und Mengen von Fetten: C – Cholesterol, TG – Triglyzeride.

15-Lipoxygenase lässt → Lipoxine entstehen, 5-Lipoxygenase → Leukotriene.

L-Kette. Die leichte Kette im Immunglobulinmolekül; es gibt zwei Typen davon: kappa (κ) und lambda (λ) (→ Immunglobuline, V-Bereich).

Locus (Mz. Loci). Eine physikalische Stelle im DNS-Molekül am Chromosom, oder an einem DNS-Teil. Es handelt sich um einen abstrakten Begriff, während → Allel dessen Verkörperung darstellt. Ein Lokus liegt daher dort, wo auch ein Allel liegt. Lokus ist aber nicht gleichbedeutend mit Gen, denn er kann auch auf einem DNS-Abschnitt liegen, der kein Gen kodiert. Da Menschen diploide Organismen sind, besitzen sie 2 Allelen pro Lokus (eines vom Vater, eines von der Mutter), beide tragen zum → Genotyp bei.

Löfgren-Syndrom → Sarkoidose.

LPS → Lipopolysaccharid.

LTB$_4$, LTC$_4$, LTD$_4$ → Leukotriene.

Lungenfibrose. Narbiger Endzustand bei chronischer → Entzündung der Lungen durch Vermehrung des Bindegewebes (Fibrosierung), ausgezeichnet durch Verlust der respiratorischen Oberfläche und Elastizität des Lungengewebes. Sie entsteht idiopathisch (die Ursache ist nicht erkennbar, möglicherweise genetisch bedingt), durch einen Alveolarschaden (z.B. nach → exogen allergischer Alveolitis oder Infektionen), oder infolge einer Systemerkrankung (→ systemischer Lupus erythematodes, → Sklerodermie). Mit den Gewebeveränderungen gehen verringerter Sauerstoffpartialdruck, sowie erhöhter Kohlendioxid-Partialdruck im Blut, in der Folge Belastungs- und später Ruhe-Dyspnoe einher. Der erhöhte Druck im Lungenkreislauf hat eine erhöhte Belastung des rechten Herzens, dessen Erweiterung und Insuffizienz zur Folge (*Cor pulmonale*). Die maximale Form der Lungenfibrose wird als Wabenlunge bezeichnet.

Lupus-Antikoagulans. Es handelt sich um Antikörper der Klasse IgG, IgA oder IgM, die sich bei Patienten mit primärem oder sekundärem → Antiphospholipid-Syndrom, mit Neoplasien oder mit manchen Arzneimittel-Überempfindlichkeiten finden. Lupus-A. kommt aber auch bei Patienten mit AIDS mit opportunistischen Infektionen vor. Diese Antikörper sind spezifisch gegen Phospholipide und Phospholipidkomponenten der Blutgerinnungsfaktoren gerichtet und hemmen *in vitro* die Phospholipid-abhängige Blutgerinnung. Patienten zeigen daher verlängerte Gerinnungszeiten.

Lyme-Krankheit. Chronische, durch *Borrelia burgdorferi* ausgelöste Infektion, die der Immunabwehr entflieht. Die Bezeichnung stammt von der Stadt Lyme (CT, USA), wo die Erkrankung zum ersten Mal 1976 als eine Epidemie von juveniler rheumatoider Arthritis beobachtet wurde. Ihr Übertragungsvektor sind Zeckenarten. Sie ist die in den USA sowie in vielen anderen Ländern am häufigsten vorkommende Anthropozoonose. Es werden 3 Stadien unterschieden: (1) → Erythema migrans; (2) frühe disseminierte Infektion mit kardialen und neurologischen Störungen, 1–9 Monate nach Infektion; (3) chronisches Stadium (Arthritis, Enzephalopathie, Myositis, Augenschädigungen, lymphoretikuläre und Hauterscheinungen).

Lymphadenitis. Lymphknotenentzündung ist so wie Lymphangitis (Lymphgefäßentzündung) eine häufige Folge bakterieller, viraler, Pilz- und anderer Infektionen, wird aber auch bei Tumorerkrankungen durch Tumorzellen verzeichnet. Es sind in der Regel jene Lymphknoten betroffen, welche das entsprechende betroffene Gebiet drainieren.

Lymphadenopathie. Erkrankung der Lymphknoten selbst oder Beteiligung der Lymphknoten an Entzündungen durch Infektionen oder an Tumorerkrankungen (→ Lymphome), die mit einer Vergrößerung einhergehen.

Lymphgefäßsystem. Ist neben dem Blutkreislauf das wichtigste Transportsystem des Körpers. Gewebsflüssigkeit des Interstitiums und darin beinhaltete Zellen und Antigene, zusammen Lymphe genannt, werden in Lymphgefäßen transportiert und in die nächste höhere Struktur der Lymphgefäße, meist einen Lymphknoten, geleitet. VEGFR-3 (engl. *vascular endothelial growth factor receptor-3*) und Podoplanin sind Marker für lymphatische Endothelien und könnten dazu dienen, über immunologisches Targeting (engl. *target* – Ziel) z.B. Medikamente oder Toxine in die Lymphgefäße von Tumoren zu bringen.

Lymphangitis → Lymphadenitis.

lymphatisch. Ein Adjektiv, bezeichnet eine allgemeine Beziehung zum Substantiv *Lymphe* oder zum Lymphsystem. Oft werden mit diesem Begriff Gewebe oder Organe bezeichnet, die nur aus Lymphozyten bestehen. Der Begriff lymphoid hat eine leicht unterschiedliche Bedeutung (→ Lymphoidzellen). Die lymphatischen Zellen werden in Organen und Geweben organisiert, wie z.B. Lymphknoten, → Thymus, → Milz, → Peyer'sche Plaques, Mukosa-assoziiertes Lymphatisches Gewebe (→ MALT, *mucosa associated lymphoid tissue*), Darm-assoziiertes lymphatisches Gewebe (→ GALT, *gut associated lymphoid tissue*), bronchial assoziiertes lymphatisches Gewebe (BALT), vaskulär assoziiertes lymphatisches Gewebe (→ VALT) und SALT der Haut (engl. *skin*).

lymphatisches Gewebe. Das Gewebe, dessen Hauptbestandteil → Lymphozyten sind.

Es befindet sich konzentriert in den → lymphatischen Organen.

lymphatische Organe. Organe, in welchen Lymphozyten die überwiegenden Zellen sind. Sie enthalten aber auch andere Zellen, wie z.B. Epithelzellen und → Antigen-präsentierende Zellen. Man unterscheidet zwischen primären und sekundären lymphatischen Organen. Zu den **primären** lymphatischen Organen des Menschen gehört der Thymus, wo T-Zellen reifen, und das Knochenmark (Äquivalent der → Bursa Fabricii der Vögel), wo die B-Zellen reifen. **Sekundäre** lymphatische Organe schließen → Lymphknoten, → Milz und lymphatisches Gewebe z.B. der Schleimhäute ein (→ MALT) *(Abb. 53)*. Hier kommen naive B- und → T-Lymphozyten, die bereits ihre spezifischen → Antigenrezeptoren haben, mit Antigenen durch Hilfe der Antigen-präsentierenden Zellen oder der → follikulären dendritischen Zellen zum ersten Mal in Kontakt. Sekundäre lymphatische Organe sind daher die Orte, wo spezifische Immunantwort durch Proliferation des jeweiligen Zellklones eingeleitet wird und dadurch ein Lymphfollikel entsteht. Am Lymphknoten z.B. bemerkt man klinisch eine Schwellung.

Lymphknoten. Ein verhältnismäßig kleines (Durchschnitt etwa 0,5 cm) sekundäres → lymphatisches Organ, in dem sich in geordneten Strukturen Lymphozyten, Makrophagen und dendritische Zellen befinden. Er sammelt die Lymphe aus einem definierten Einstromgebiet der → Lymphgefäße. Er ist von einer Kapsel umhüllt, die Rinde (Cortex) und Mark (Medulla) einschließt. Die Lymphe beinhaltet proteinreiche Gewebsflüssigkeit, Lymphozyten und Antigene sowie Antigen-transportierende Phagozyten. Sie tritt in den Lymphknoten durch afferente Lymphgefäße vom Cortex aus ein, verlässt ihn in den efferenten Lymphgefäßen der Medulla. Im Kortex befinden sich Keimzentren mit → B-Lymphozyten, der tiefer liegende Parakortex (Nebenrinde) beinhaltet vorwiegend → T-Lymphozyten und dendritische Zellen *(Abb. 54)*. Einige der B-Zell-Follikel proliferieren nach Antigenkontakt zentral und bilden sogenannte sekundäre Keimzentren (lymphatische Follikel). Die Medulla besteht aus Strängen mit Immunglobulin-produzierenden Plasmazellen und Makrophagen. Im Parakortex befinden sich postkapilläre Venolen mit hohem Endothel (engl. *high endothelial venules,* HEV), die den im Blut patroullierenden Lymphozyten über → CD34 (ein → Addressin) den Eintritt aus dem Kreislauf ermöglichen. Der Lymphknoten ist also der Ort, an dem lymphogen transportierte Antigene aus dem Gewebe an immunkompetente Lymphozyten präsen-

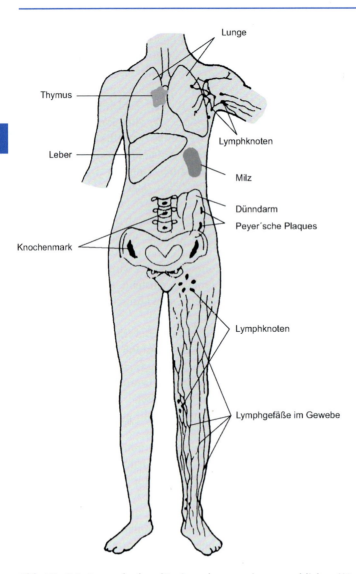

Abb. 53. Primäre und sekundäre Lymphorgane im menschlichen Körper.

tiert werden, und wo eine primäre oder sekundäre Immunantwort eingeleitet wird: Lymphozyten mit geeigneten → Antigenrezeptoren proliferieren und differenzieren sich und wandern als Effektorzellen in die Peripherie aus. Bei Entstehung von Keimzentren kann der Lymphknoten anschwellen, ein wichtiges klinisches Zeichen für Entzündungen jeglicher Art.

Lymphoblast. Ein vergrößertes Lymphozyt, in dem RNS-, DNS und Proteinsynthese vermehrt und mit einer größeren Geschwindigkeit ablaufen (Blasten werden als unreife, proliferierende Zellen verstanden). Er entsteht nach Stimulation von Lymphozyten durch → Antigene oder → Mitogene, und tritt dann wieder aktiv in die S-Phase der Zellteilung ein. Das Ziel ist die Proliferation und Vermehrung der jeweiligen Effektorzell-Spezifität, welche für die Immunantwort benötigt werden. Bei → Leukämien können Lymphoblasten vermehrt sein (Lymphoblastosis) (→ Leukämien).

lymphoide Linie. Sie entwickelt sich aus einer pluripotenten → Stammzelle und ergibt zuletzt B- und T-Lymphozyten, NK- und NKT-Zellen *(Abb. 55)*.

Lymphoidzellen (engl. *lymphoidocytes*). Kommen bei 0–5% der Gesunden im Blut vor und sind als aktivierte → T-Lymphozyten zu interpretieren. Sie wurden früher als atypische Lymphozyten, Drüsenfieberzelle, Virozyten, etc. bezeichnet. Man kennt große basophile Lymphoidzellen, große helle, oder kleine helle Lymphoidzellen, lymphoide Plasmoblasten und lymphoide Plasmazellen (Unterscheidung nach *Jorke*). Bei → lymphotropen Viruserkrankungen wie infektiöser Mononukleose oder Röteln sind sie vermehrt. Lymphoidzellige Reaktionen findet man auch bei → Allergien, Intoxikationen, Malignomen, Zytomegalie oder Listeriose.

Lymphokine. → Zytokine, die hauptsächlich durch → T-Lymphozyten produziert werden. Sie sind immunregulatorische Proteine oder Glykoproteine, welche die Zellproliferation, -wachstum und -differenzierung erleichtern. Zu den am besten untersuchten Lymphokinen zählen → MAF, → MIF, → LIF, → Tumor-Nekrose-Faktoren (TNF – Kachektin und → Lymphotoxin), der Makrophagen-Chemotaxisfaktor (MCF), der Lymphozyten-Mitogenfaktor (LMF), → Interferone und mehrere → Interleukine.

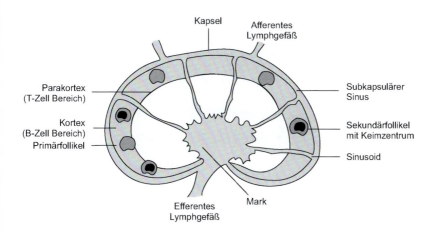

Abb. 54. Schematische Darstellung der Struktur eines Lymphknotens.

Lymphome. Neoplasien des lymphatischen Gewebes, am häufigsten von den Lymphknoten ausgehend. Lymphome können jedoch bei Ausschwemmung der Zellen ins Blut auch leukämisch verlaufen (→ Leukämie). Lymphome leiten sich von Zellen der lymphoiden Linie oder von mononunkleären Zellen ab. Man unterscheidet drei große Gruppen: (1) → Hodgkin- und → Non-Hodgkin-Lymphome (NHL), ausgehend von (2) B-Zellen (B-NHL) oder von (3) T-Zellen (T-NHL). Die Einteilung erfolgt nach dem von der WHO übernommenen REAL-Schema (Revidierte Europäisch-Amerikanische Lymphom Klassifikation) *(Tabelle 17)*, in Deutschland nach dem Kiel-Schema *(Tabelle 16)*.

Lymphotoxin. Einer der → Tumor-Nekrose-Faktoren (TNF-β). Es wird hauptsächlich durch T_H1-Lymphozyten nach Stimulation durch Antigen oder Mitogen produziert. Es hemmt das Wachstum von Tumoren *in vivo* und *in vitro* und blockiert die durch Karzinogene ausgelöste maligne Transformation (tumoröse Umwandlung) von Zellen. Weiters beteiligt es sich auch an der Abwehr gegen virale und parasitäre Infektionen. Es gehört zu den ersten entdeckten → Lymphokinen.

lymphotrop. Bezeichnet einen viralen Infektionsweg via → T- oder → B-Lymphozyten, z.B. → HIV-Virus ist CD4-lymphotrop, → Epstein-Barr-Virus → CD21(CR2)-lymphotrop.

Lymphozyten. Die Schlüsselzelle für die spezifische Immunabwehr durch lösliche oder zelluläre Mechanismen. Sie sind kugelförmig mit einem Durchmesser von 7 bis 12 μm, mit einem großen, durch einen schmalen Zytoplasma-Saum umhüllten Kern. Nur große granuläre Lymphozyten (→ LGL) enthalten in ihrem Zytoplasma Granula. Nach ihrer Funktion, Oberflächenmerkmalen und Ultrastruktur unterscheidet man drei

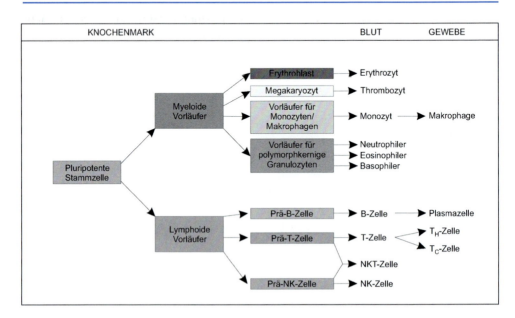

Abb. 55. Die Entstehung myeloider und lymphoider Zelllinien aus der pluripotenten hämatopoetischen Stammzelle.

Hauptpopulationen: → B-Lymphozyten (B-Zellen), → T-Lymphozyten (T-Zellen) und → NK-Zellen, die in der Regel mit LGL identisch sind. B-Lymphozyten sind für die spezifische Antikörperimmunität, → T-Lymphozyten für die spezifische zelluläre Immunität und NK-Zellen für die unspezifische zelluläre und Antikörper-abhängige zelluläre Abwehr (→ ADCC), vor allem gegen Tumor- und Virus-infizierte Zellen, verantwortlich. Die einzelnen Lymphozytenpopulationen können nach ihren Differenzierungsantigenen (→ CD) unterschieden werden – diese sind übersichtlich in Tabelle 12 aufgeführt. Ein ruhender Lymphozyt wird durch Erkennung eines → Antigens oder → Mitogens über seinen → Antigenrezeptor zum metabolisch aktiven → Lymphoblast aktiviert, der dann unter Einwirkung verschiedener Zytokine sich teilt und differenziert, wobei Memory- und Effektor-Lymphozyten entstehen, die für die spezifische Immunantwort verantwortlich sind.

Lymphozyten, Zirkulation. Lymphozyten verkehren im Körper zwischen dem Blut- und lymphatischen System mit den → lymphatischen Organen, und den Geweben. Weniger als 10% der Gesamtmenge an Lymphozyten sind ständig im Umlauf, der Rest befindet sich stationär in Geweben und Organen. 70% der Lymphozyten werden andauernd rezirkuliert, d.h. sie bewegen sich in einem geschlossenen Kreislauf. Die Zellen in dieser zirkulierenden Bereitschaft sind meistens langlebende reife → T-Lymphozyten, aber auch Memory-T- oder B-Lymphozyten, die den Gefäßraum verlassen können, wenn sie aktiviert werden. Etwa 30% der Lymphozyten im Blutkreislauf untergehen Rezirkulation nicht, dies sind meist kurzlebige unreife T- und B-Zellen, die ihr Leben intravaskulär beenden, wenn sie ihr Antigen nicht treffen. Rezirkulation ermöglicht den Lymphozyten, Immunüberwachung in allen Körperteilen durchzuführen, sich rasch zu Stellen, wo eine Immunantwort notwendig erscheint, zu bewegen, und nicht voll funktionsfähige Zellen ständig zu erneuern.

Lymphozyten-Transformationstest (LTT). Auch Lymphozyten-Proliferations-Test genannt. Misst die Lymphozytenreaktivität eines sensibilisierten Patienten auf ein

Tabelle 12. Charakteristika der Lymphozyten-Subpopulationen im menschlichen Blut

Charakteristik	B-Zellen	T-Zellen	NK-Zellen	NKT-Zellen
Relativer Anteil (%)	20–30	60–70	10–15	3–4
Typische Differenzierungsmerkmale	CD19, CD20, CD24, CD72	CD2, CD3, CD4 oder CD8	CD16, CD56, CD57	CD3, CD122
Andere Merkmale	BCR, FcR, LFA-3	TCR, LFA-1, LFA-3	LFA-1	TCRα/β, FasL
Biologische Hauptfunktion	Antikörperbildung	Spezifische zelluläre Abwehr	Natürliche Abwehr gegen Tumoren, Viren	Einige Aktivitäten der T- und NK-Zellen

BCR – Antigenrezeptor der B-Zellen, TCR – Antigenrezeptor der T-Zellen, LFA – mit Lymphozytenfunktion assoziiertes Antigen (*lymphocyte function-associated antigen*), FasL – Fas-Ligand

Antigen. Wenn spezifische Lymphozyten vorhanden sind, tritt nach Antigenexposition Proliferation dieser Zellen ein. Als Kontrolle werden Lymphozyten eines nichtsensibilisierten Patienten mitgeführt, die nicht proliferieren sollen. Wird mit gereinigten Lymphozyten gearbeitet, müssen Antigen-präsentierende Zellen (APC) (sog. Feeder-Zellen) mitinkubiert werden, welche die Antigen-Verarbeitung und HLA-Präsentation übernehmen, damit die spezifischen MHC-restringierten T-Zellen über ihren Antigenrezeptor (T-Zell-Rezeptor) aktiviert werden können. In der Regel werden jedoch periphere Blut-mononukleäre Zellen (PBMC) verwendet, die APCs beinhalten. Die Messung der Proliferation erfolgt durch vorherige Zugabe (Pulsen) von ^{3}H-Thymidins in das Kulturmedium und Bestimmung des inkorporierten ^{3}H-Thymidins in die neugebildete DNS nach der Zellvermehrung.

Lysine. Alle Faktoren, welche eine Schädigung der Zytoplasmamembran und dadurch die Lyse der Zielzelle einleiten können. Zu ihnen zählen z.B. → Perforine, Komplement (→ Komplement, MAC), Produkte zytotoxischer → T-Lymphozyten und → NK-Zellen, aber auch mehrere Toxine von Mikroorganismen und Tieren.

lysosomale Enzyme. Enzyme, die sich in Lysosomen von Zellen, vor allem Granulozyten (→ neutrophile Granula) und anderen phagozytierenden Zellen befinden *(Tabelle 14)*. Die meisten von ihnen weisen ein pH-Optimum für ihre Aktivität im sauren Bereich auf und können Proteine, Polysaccharide, Polynukleotide und komplexe Lipide in ihre Grundeinheiten zersetzen. Leukozyten enthalten außer dieser sauren Hydrolasen auch Enzyme, die direkt an antimikrobiellen und zytotoxischen Reaktionen teilnehmen, Proteinasen, die bei neutralem pH wirken, und Enzyme die → reaktive Sauerstoffintermediate bilden. Mittels lysosomaler Enzyme erfolgt nicht nur Tötung von in den Körper gelangten und phagozytierten Mikroorganismen, sondern nach Freisetzung aus den Phagozyten können sie auch körpereigene Zellen und Geweben durch Nekrose schädigen.

lysosomale Speicherkrankheiten. Thesaurismosen; angeborene, autosomal rezessive Speichererkrankungen, die auf einem Defekt lysosomaler Enzyme beruhen. Etwa 40 Formen sind bekannt. Bei Morbus Fabry besteht Mangel des lysosomalen Enzyms α-Galaktosidase mit Nerven-, Nieren-, ZNS-Beteiligung. Die häufigste Form ist der Morbus Gaucher, und entsteht durch Mangel an β-Glucocerebrosidase, mit Cerebrosid-speichernden Makrophagen (Gaucherzellen), Leber- und Milzvergrößerung, und Knochenmarksbeteiligung. Mangel an Sphingolipase führt zum selteneren Morbus Niemann-Pick. Bei Mukopolysaccharidosen (MPS) gibt es unterschiedliche Unterformen. Es kommt zur Heparan-, Dermatan-, Keratan- und Chondroitinsulfat-Speicherung in verschiedenen Organsystemen (Nervensystem, Skelett, Herz, Lunge, Leber, Milz, Ohr, Auge). Bei allen kann systemisch Enzymersatztherapie verabreicht werden, in Ausnahmefällen wird Knochenmarkstransplantation durchgeführt.

Lysosomen. Organellen, die sich im Zytoplasma aller kernhaltigen Zellen befinden. In besonders großen Mengen sind sie im Zytoplasma professioneller → Antigen-präsentierender Zellen zu finden (→ Phagolysosom). Sie beinhalten typische → lysosomale Enzyme *(Tabelle 14)*. Lysosomen enthalten auch verschiedene antimikrobielle Stoffe, charakteristische neutrale Proteasen und Bestandteile einiger Rezeptoren (→ neutrophile Granula). Gegen einige der lysosomalen Enzyme von Leukozyten können Autoantikörper entstehen (→ ANCA).

Lysozym. Ein Enzym (EC 3.2.1.17), welches Murein (→ Peptidoglykan), einen Bestandteil von Bakterienwänden, angreift, indem es die β-1,4-glykosidische Bindung zwischen N-Acetylglukosamin (NAG) und N-Acetylmuraminsäure (NAM) der Polysaccharide spaltet. Es wurde 1922 vom britischen Bakteriologen und Nobelpreisträger *Alexander Fleming* (1881–1955) entdeckt. Eine ältere Bezeichnung ist *Muramidase*. Es ist verschiedenen Körperflüssigkeiten wie Tränen, Speichel, Nasensekret, in der Darmschleimhaut (Produktion durch → Paneth-Zellen), Haut sowie im Blut und in spezifischen → neutrophilen Granula der Leukozyten zu finden. Es gehört zur humoralen natürlichen Abwehr, denn es wirkt bakterizid, weil es Glykopeptide der Zellwand einiger → Gram-positiver Bakterien zersetzen kann und dadurch ihre osmotische Lyse auslöst. Andere Mikroorganismen kann es nur im Zusammenwirken mit weiteren antimikrobiellen Faktoren (Komplement, sekretorisches IgA, Proteasen der Leukozyten) schädigen.

LYST-Gen. Kodiert Regulatoren der Lysosomenbewegung *(lysosomal trafficking regulator protein)*; → Chediak-Higashi-Syndrom.

M

MAC. Der Membranangriffskomplex (→ Komplement, MAC).

Mac-1. Makrophagen-Antigen-1 (CD11b/CD18) → CD11.

Mac-2. Makrophagenantigen-2 (ε-BP, → Galektin-3).

MAF. Makrophagen aktivierender Faktor (engl. *macrophage-activating factor*); Lymphokine, welche die Fähigkeit der Makrophagen, Tumorzellen und intrazellulär parasitierende Mikroorganismen abzutöten, verstärken. Es handelt sich um eine heterogene Mischung von Proteinen, die mit → MIF identisch ist, der Hauptfaktor ist jedoch → Interferon-γ, weitere Faktoren sind GM-CSF, M-CSF (→ Kolonien-stimulierende Faktoren), → IL-3 oder DBP-MAF (Vitamin D bindendes Protein-MAF).

Magainine. Peptide mit antimikrobieller Aktivität, die ursprünglich aus der Haut von Fröschen und anderen Amphibien isoliert wurden. Ihre Moleküle haben 23 Aminosäureeinheiten und ein breites Wirkungsspektrum gegen Gram-negative sowie Gram-positive Bakterien. Sie zählen zu den → Perforinen und es wird angenommen, dass homologe Peptide auch im Organismus der Säugetiere, einschließlich des Menschen, zu finden sind. Ihre Sequenz hat Homologien zu Mellitin.

major basic protein (MBP) (basisches Hauptprotein). Zusammen mit → ECP die kationische Hauptkomponente der Abwehr in den Granula der → eosinophilen Granulozyten. Zeigt bakterizide Wirkung, Heparin-bindende Eigenschaften und hat strukturelle Ähnlichkeit mit der C-Typ Lektin Superfamilie (→ Galektine).

major Histokompatibilitäts-Antigene → MHC, → HLA.

Makroglobulin. Die Bezeichnung für hochmolekulare Serumglykoproteine wie das Immunglobulin → IgM oder → α2-Makroglobulin.

Makroglobulinämie. Erhöhte Serumkonzentration von → Makroglobulinen, z.B. bei → MGUS und → Waldenström-Makroglobulinämie, aber auch bei einigen → Leukämien, → Kollagenosen, bei Retikulose, bei chronischen Infektionszuständen und Karzinomen.

Makrokryoglobulin. Ein → Makroglobulin mit den Eigenschaften eines → Kryoglobulins.

Makrophagen. Große, meistens einkernige Zellen mit einem Durchmesser von 16 bis 22 μm, die in der Regel aus Blutmonozyten nach ihrer Niederlassung in verschiedenen Geweben gebildet werden. Ein Teil der normalen Makrophagen, die in Organen niedergelassen sind, z.B. in den Lungen, können sich sogar lokal vermehren. Sie sind ein Bestandteil des → mononukleären Phagozytensystems (MPS) und zählen als Phagozyten zu den antimikrobiellen und tumoriziden Grundkomponenten der → natürlichen

Abwehr des Körpers gegen pathogene Mikroben ist (→ Phagozytose), durch ihre Eigenschaften als professionelle → Antigenpräsentierende Zellen vermitteln sie aber auch die Einleitung der → spezifischen Abwehr. Im menschlichen Körper stellen sie eine sehr heterogene Zellpopulation dar, die sich voneinander durch ihre Entwicklung, funktionelle Aktivität, anatomische Lokalisation und biologische Rolle unterscheiden. Dazu zählen Makrophagen des Bindegewebes (Histiozyten, auch dermale Dendrozyten genannt), der Leber (→ Kupffer-Zellen), der Lungen (Alveolar-Makrophagen), der Lymphknoten und der Milz, des Knochenmarks, der serösen Flüssigkeiten (pleurale und peritoneale Makrophagen), der Haut (Histiozyten, Langerhans-Zellen) und anderer Gewebe, die stationär sein können, oder patrouillieren. Aus funktioneller Sicht können sich Makrophagen in drei verschiedenen Zuständen befinden: ruhend, geprimt (präaktiviert) und aktiviert. Zur Antigenerkennung haben sie an ihrer Membran Rezeptoren für bakterielle Oberflächenantigene, wie für Lipopolysaccharid (→ CD14), den Mannoserezeptor, Glykanrezeptor und → Scavenger-Rezeptor. Weiters finden sich hier Komplementrezeptoren CR3 (→ CD11b/CD18, Mac-1) und CR4 (→ CD11c/CD18), sowie FcγR und Galektin-3 (Mac-2). Im Rahmen von entzündlichen Geschehen bzw. durch Antigenkontakt und Zytokinstimulation können sie zu *aktivierten Makrophagen* (Entzündungsmakrophagen) werden *(Abb. 56)*. Aktivierung ist notwendig, damit bereits phagozytierte Erreger abgebaut, neue weiterhin phagozytiert werden können und die → Antigenpräsentation eingeleitet werden kann. Die Aktivierung leiten Zytokine (→ MAF, → MIF, → Interferone), wie im Besonderen → IL-2 aus → T-Lymphozyten und IFN-γ aus T- und → NK-Zellen (→ Interferone, → antiviraler Status) und → TNF-α (→ Tumor-Nekrose-Faktoren) oder einige Komponenten von Mikroorganismen ein (→ Lipopolysaccharide, → fMLP). Aktivierung bewirkt auch eine stärkere Expression von Membran-Rezeptoren, z.B. → FcγR und → Komplementrezeptoren, welches eine bessere Erkennung opsonisierter Partikel (→ Opsonisation) und → Phagozytose erlaubt. Aktivation bewirkt erhöhte Expression von → HLA I und HLA II, → CD40, → TNF-Rezeptor und →

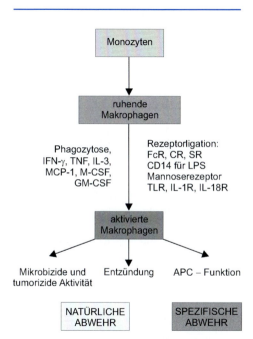

Abb. 56. Aktivierung und Funktionen der Monozyten/Makrophagen. Durch Phagozytose, Rezeptorligation oder IFN-gamma aktivierte Makrophagen nehmen an der natürlichen Abwehr teil, vermitteln und potenzieren aber auch die spezifische Immunabwehr. APC – Antigenpräsentierende Zelle, IFN – Interferon, TNF – Tumor-Nekrose-Faktor, GM-CSF – Granulozyten- und Makrophagen-Kolonien-stimulierender Faktor, MCP – Monozyten chemotaktisches Protein, CR – Rezeptor für das iC3b-Fragment des Komplements, SR – Scavenger Rezeptor *(scavenge* – abräumen), TLR – *Toll-like* Rezeptoren (Toll-ähnliche), IL-1RI – Rezeptor Typ I für Interleukin-1.

B7-Molekülen. Aktivierte Makrophagen sezernieren eine Reihe von Zytokinen, wie die endogenen → Pyrogene → IL-1, → IL-6 und TNF-α, → IL-12, und → IL-8. Außerdem ist ihre anti-mikrobielle Aktivität gesteigert, indem mehr reaktive Stickstoff- und Sauerstoffintermediate gebildet werden. Ihre Sekretionsprodukte sind in *Tabelle 13* aufgelistet. Sie beinhalten antimikrobielle und zytotoxische Stoffe, bioaktive Lipide, Komplementkomponenten, einige Blutgerinnungsfaktoren, Zytokine, proteolytische und andere Enzyme, aber auch ihre Inhibitoren, Stressproteine und Faktoren, die an der Gewebereorganisation teilnehmen. Makrophagen in Entzündungsherden können sich zu mehrkernigen → Riesenzellen zusammenschließen.

MALT (mucosa-associated lymphoid tissue). Lymphatisches Gewebe der Schleimhaut. Es repräsentiert etwa 85% aller lymphatischen Gewebe und ist Ort von 67% der gesamten Antikörperproduktion des Körpers. MALT umfasst Memory- und Effektor-B- und T-Lymphozyten sowie Lymphozyten in der Epithelschicht (→ intraepitheliale Lymphozyten, IEL) und in der *Lamina propria* unter der Schleimhautoberfläche, weiters alle Arten von → Antigen-

Tabelle 13. Sekretionsprodukte der Makrophagen

Gruppe	Produkte
Mikrobizide und zytotoxische	
Reaktive Sauerstoffintermediate	Superoxid, Wasserstoffperoxid, Chloramine
Reaktive Stickstoffintermediate	Stickstoffmonoxid, Nitrite, Nitrate
Sauerstoff- und Stickstoff-unabhängig	Defensine, neutrale Proteasen, Lysozym, Lysosomalenzyme
Tumorizide	Wassserstoffperoxid, Stickstoffmonoxid, TNF-α, C3a, Proteasen, Arginase
Endogene Pyrogene	IL-1, IL-6, TNF-α, MIP-1
Entzündungsregulatoren	
Bioaktive Lipide	Prostaglandine, Prostazyklin, Thromboxane, Leukotriene
Bioaktive Oligopeptide	Glutathion
Komplementkomponenten/ -faktoren	C1, C4, C2, C3, C5, B, D, P, I, H
Blutgerinnungsfaktoren	V, VII, IX, X, Prothrombin, Plasminogenaktivator
Zytokine	IL-1, IL-6, IL-8, IL-12, TNF-α, IFN-γ, Makrophagen-Entzündungsproteine (MIP-1, MIP-2, MIP-3), Kolonien-stimulierende Faktoren (M-CSF, GM-CSF, G-CSF), PDGF
Neutrale Proteasen	Elastase, Kollagenase, Stromelysin, Angiotensin-Konvertase
Protease-Inhibitoren	α$_2$-Makroglobulin, α-1-Protease-Inhibitor, Plasmin- und Kollagenase-Inhibitor
Lysosomale hydrolytische Enzyme	Saure Proteasen (Kathepsin D und L), Peptidasen, Lipasen, Lysosym und andere Glykosidasen, Ribonukleasen, Phosphatasen, Sulfatasen
Stressproteine	Hitzeschockproteine, Glukose-regulierte Proteine

präsentierenden Zellen (→ dendritische Zellen) sowie Mastzellen. MALT findet man im Darm (GALT – *gut-associated lymphoid tissue*) und Bronchien (BALT – *bronchial-associated lymphoid tissue*). Bei Antigenkontakten und Einleitung einer → spezifischen Abwehr-Antwort kommt es zu Follikelbildung in der Mukosa ähnlich wie in anderen sekundären Lymphorganen, worin → Effektorzellen klonal proliferieren.

MALT-Lymphome. Sind von B-Lymphozyten ausgehende → Non-Hodgkin-Lymphome, die sich in der Mukosa bilden (→ MALT). Ursächlich können chronische Infektionen sein, wie z.B. *Helicobacter pylori* im Magen oder Duodenum, die zu Infiltration der Mukosa mit Lymphozyten und Follikelbildung und einem höherem Risiko für maligne Entartung dieser Zellen führen. Sanierung der Infektion durch Eradikation kann zur Rückbildung von MALT-Lymphomen führen. Sie sind in der Regel von niedriger Malignität.

Mannan-bindendes Lektin → MBL.

Mantoux-Test. Ein Test, bei dem → Tuberkulin intradermal injiziert wird (→ Tuberkulintest).

Margination. Die feste Adhäsion von Leukozyten an das Gefäßendothel besonders an postkapilläre Venolen, durch → Integrine vermittelt, ist meist ein Vorspiel zur → Diapedese (→ Entzündung).

Mastozyten → Mastzellen.

Mastzellen (MC). Es handelt sich um eine heterogene Zellpopulation, die sich voneinander durch ihre Form und Größe unterscheidet (Durchmesser 10–30 µm) und die in ihrem Zytoplasma viele charakteristische elektrondichte Granula enthält. Selten werden sie auch als Mastozyten bezeichnet. Sie sind v.a. im Bindegewebe, in der Schleimhaut, aber auch in der Haut und in der Umgebung von Blutgefäßen zu finden. Besonders → SCF und → IL-3 stimulieren die Neubildung von Mastzellen aus dem Knochenmark. An ihrer Oberfläche tragen MC hochaffine Rezeptoren für IgE-Fc-Domänen (→ FcεRI), welche ihre Schlüsselrolle an IgE-vermittelten allergischen Sofort-Typ-Reaktionen bedingen (→ Allergie, → Anaphylaxie). An diese Rezeptoren sind spezifische IgE gebunden. Werden zwei IgE-Moleküle durch ein Antigen (das in diesem Fall als → Allergen bezeichnet wird) kreuzvernetzt, wird das Triggering (→ Trigger) eingeleitet: Die MC degranuliert und Mastzellengranula werden explosionsartig ausgestoßen *(siehe Titelblatt und Film CD-Rom)*, beinhaltend Histamin (erhöht die Gefäßpermeabilität und die Kontraktibilität der glatten Muskulatur) und weitere präformierten Mediatoren (Heparin – interferiert mit lokaler Blutgerinnung, Prostaglandine). Es kommt zu allergischen Sofortsymptomen schon nach wenigen Minuten. Weiters enthalten die Granula Tryptase, Chymase und → Kathepsin B (verantwortlich für Bindegewebsumbau). Im Anschluss der Degranulation erfolgt Neubildung und Sekretion von weiteren Mediatoren wie Zytokine (→ IL-3, IL-4, IL-13, IL-5 und GM-CSF), → Chemokine (MIP-1α), Lipidmediatoren (→ Leukotriene LTC$_4$, LTD$_4$, LTE$_4$; → SRS-A) und PAF (Plättchen aktivierender Faktor), was zur Rekrutierung von Eosinophilen, Basophilen, Th2-Lymphozyten, und zu einer zweiten Welle von Symptomen nach 6–8 Stunden führt bzw. zur chronischen Entzündung beiträgt. Triggering kann nicht nur durch spezifische Allergene, sondern auch durch die Wirkung von anti-IgE-Antikörpern (→ Urtikaria), oder durch → Anaphylatoxine C3a und C5a, für welche die Mastzellen an ihrer Oberfläche spezifische Rezeptoren haben, oder durch → MCP-1 bewirkt werden *(Abb. 7)*. Außer diesen immunologisch bedingten Reaktionen können unspezifisch auch Lektine (→ anaphylaktoide Reaktion, → Pseudoallergie) MC degranulieren, weiters physikalische Faktoren (Druck bei Gewebeverletzungen, hohe Temperatur, ionisierende Strahlen), chemische Stoffe (Toxine, Gifte, Proteasen), und endogene Mediatoren (Gewebeproteinasen, kationische Proteine der eosinophilen und neutrophilen Granulozyten). Dadurch spielen Mastzellen eine bedeutende Rolle in allen akuten Entzündungsprozessen. Die lokalen Entzündungszeichen Rubor und Calor entstehen durch die Histaminwirkung, ebenso Dolor (→ Entzündung). In Abhängigkeit vom Inhalt an neutralen Proteasen kann man beim Menschen zwischen zwei Hauptpopulationen von Mastzellen unterscheiden. Der MC_{TC}-Typ enthält in den Granula Tryptase und Chymase, ein dem Kathepsin G ähnliches Enzym und Karboxypeptidase, und ist v.a. im Bindegewebe, in normaler Haut und in der Darmsubmukosa zu finden. Der MC_T-Typ enthält nur Tryptase und überwiegt in normaler Darmschleimhaut und in der Wand der Lungenalveolen. In der Maus unterscheidet man klassisch Bindegewebs- (*connective tissue*; CTMC) und Schleimhaut-MC (*mucosal mast cell*; MMC).

Maus-Mamma-Tumor-Virus → Superantigene.

MBL, Mannose-bindendes Lektin. Ein → Lektin, welches Saccharide in Mannose (Mannan) der Glykokalyx von Mikroorganismen bzw. anderer Zellen spezifisch bindet. Es gehört zum → Lektin-Saccharid-System. MBL erleichtert die → Phagozytose, besonders von Hefen und Protozoen, einschließlich *Pneumocystis carinii*, und gilt daher als eines der Hauptopsonine des Blutes. Außerdem kann MBL über den Lektinweg das → Komplement aktivieren, und hat strukturelle Ähnlichkeit mit der Komplementkomponente → C1q. Es gilt als eines der → Akute-Phase-Proteine.

MBP (mannose-binding protein) → MBL.

MBP. → Basisches Myelinprotein (*myelin basic protein*), Auslöser der → experimentellen allergischen Enzephalitis.

MBP. → Basisches Hauptprotein, mit antiparasitärer Wirkung (engl. *major basic protein*) → eosinophile Granulozyten.

MC → Mastzellen.

MCAF → MCP-1.

MCF (macrophage cytotoxic factor). (1) Zytotoxischer Faktor aus Makrophagen; aus Astrozyten und Oligodendrozyten abgeleitet, ist er identisch mit TNF-α. Es ist jedoch nicht klar, ob Makrophagen-abgeleitetete Faktoren mit MCF-Aktivität auch mit TNF-α ident sind. (2) → MCP-1.

MCF (mononuclear cell factor). MNCF; Faktor aus mononukleären Zellen. Ist ident mit → IL-1; er wird verstanden als Aktivität, Chondrozyten zu aktivieren und Prostaglandin-E2-Synthese, Knorpelabbau und Kollagenasen-Synthese in Fibroblasten und Synovialzellen zu induzieren.

MCP (membrane cofactor protein). Membran-Kofaktor-Protein → CD46. Es befindet sich an der Oberfläche der peripheren Leukozyten und Thrombozyten. Durch eine Beschleunigung des Abbaues von Komplementkonvertasen reguliert es die Komplementaktivierung an körpereigenen Zellen in einer ähnlicher Weise wie → DAF (CD55) (→ Komplementregulation).

MCP-1 (engl. *monocyte chemoattractant protein-1* – Monozyten-Chemotaxis-Protein-1). Wird unter anderem auch als MCAF (Makrophagen- Chemotaxis- und Aktivierungsfaktor) oder MCF (Makrophagen-chemotaktischer Faktor) bezeichnet. Es zählt zu den → Chemokinen und wirkt mit in Entzündungsreaktionen und → Atherosklerose als ein chemotaktischer Faktor für Monozyten oder Makrophagen und, in einem geringeren Maße, auch für → basophile Granulozyten, Lymphozyten und NK-Zellen. Es löst wirksam die Degranulation von basophilen Granulozyten und → Mastzellen aus. MCP-1 aus synovialen Stromazellen wirkt bei der Entstehung → rheumatoider Arthritis mit. Neben MCP-1 sind auch MCP-2, MCP-3 und MCP-4 bekannt, die außerdem auch eosinophile Granulozyten anlocken können. Für die N-terminale Abspaltung von MCPs spielen Membran-Metalloproteinasen eine Rolle, das verkürzte Produkt bindet an den Chemokinrezeptor, kann ihn aber nicht mehr aktivieren. Interessanterweise kann MCP-2 das MCP-3 schneiden, dermaßen verändertes MCP-3 wirkt als ein potenter Antagonist der Chemotaxis. MCPs regulieren ihre Aktivität daher gegenseitig und regulieren so den Entzündungsprozess.

M-CSF (macrophage colony-stimulating factor). Ein Faktor, der Makrophagenkolonien zur Proliferation und Teilung stimuliert. Er zählt zu den → Kolonien-stimulierenden Faktoren.

Megakaryozyt. Eine große mehrkernige Zelle im Knochenmark, die zu der myeloiden Linie gehört und den Präkursor von Thrombozyten darstellt. Hat u.a. → CD41 und → CD51 an der Oberfläche und wird durch → IL-9 und → IL-11 stimuliert.

Melanozyten. Zellen, welche Melaninpigmente synthetisieren und an die Keratinozyten der Haut abgeben. Sie stehen unter Kontrolle des Melanozyten-stimulierenden Hormones (MSH) aus der Hypophyse, welches bei → Morbus Addison vermehrt ist und zur vermehrten Pigmentierung der Haut führen kann.

Membran-Immunglobulin. Auch Transmembran-Immunglobulin. Ein Immunglobulinmolekül, dessen C-Terminus der schweren Immunglobulinketten um eine hydrophobe, 25 Aminosäuren lange transmembrane Domäne verlängert ist. Durch → Splicing wird bestimmt, ob jenes Exon, welches die Transmembranregion kodiert, transkribiert wird. Geschieht dies, bleiben die Immunglobuline als B-Zell-Rezeptoren membrangebunden. Wenn nicht, wird das Immunglobulin sezerniert, und die B-Zelle wird zur Plasmazelle. Alle Immunglobulinklassen können (als Monomer) membrangebunden sein oder sezerniert werden. IgM und IgA polymerisieren nur, wenn sie sezerniert werden.

Memory-Zellen. Gedächtniszellen der → spezifischen Abwehr; B- oder → T-Lymphozyten, die nach dem ersten Kontakt mit einem Antigen entstehen und dann geprimt sind (→ priming). Sie können proliferieren, scheiden aber keine Antikörper aus, und verwandeln sich nicht in Effektorzellen. Sie überdauern im Körper über längere Zeitabstände, zirkulieren durch sekundäre lymphatische Organe durch ihre Expression von L-Selektin (→ CD62L), → Chemokin-Rezeptor 7 (CCR7) und → Integrinen, und behalten ihre Spezifität. Diese Art bezeichnet man als *Zentrale Memory-Zellen*. Sie bilden also das → immunologische Gedächtnis des Menschen. Bei wiederholtem Kontakt mit diesem Antigen reagieren sie daher schlagfertiger und sind die Voraussetzung für die typisch schnellere und intensivere sekundäre Immunantwort, z.B. innerhalb des → Booster-Phänomens bei Impfungen oder bei einer 2. Infektion mit demselben Erreger. Diese bezeichnet man als *Effektor-Memory-Zellen*. Geprimte T-Zellen, die bereits Kontakt mit einem Antigen hatten, tragen die Zeichen CD4 (oder CD8) und → CD45RO. Memory-B-Zellen sind → CD27 positiv.

Metabolomik → Genomik.

metabolisches Syndrom. Syndrom X. Es ist eine „Komposition" aus Bluthochdruck, erhöhten Blutfetten (VLDL bei verminderten HDL), verminderter Insulinwirkung auf Grund von Insulinresistenz und erhöhten Insulinspiegeln, zurückzuführen vor allem auf ungesunde Ernährung. Typ-II-Diabetes tritt nach längerer Phase des Metabolischen Syndroms dann in Erscheinung, wenn die Bauchspeicheldrüse nicht mehr in der Lage ist, die verminderte Insulinwirkung durch Mehrausschüttung von Insulin zu kompensieren. Da zwischen dem Beginn dieses Vorgangs (dem MS) und dem Diabetes Mellitus Typ II (DM Typ II) mehrere Jahrzehnte vergehen können, ist es wichtig, diese Veranlagung frühzeitig zu erkennen. Die Folgen können → Atherosklerose mit koronarer Herzkrankheit und zerebraler Gefäßkrankheit sein.

Metaplasie. Zustand der Anpassung einer Zelle an geänderte Umweltbedingungen, ihr → Phänotyp ändert sich. Dies sieht man z.B. in duodenalen Epithelzellen, die nach vermehrter Säureexposition einen gastralen Phänotyp annehmen können (*gastrale Metaplasie*) und dann erst die Besiedelung mit → Helicobacter pylori erlauben, oder im Ösophagus, wenn nach Säurereflux mehrschichtiges Plattenepithel zu Zylinderepithel metaplasiert. In metaplastischen Geweben besteht ein höheres Risiko für Dysplasie (Vorkommen von entarteten Zellen), z.B. können bronchiale Zylinderepithelien nach chemisch-mechanischen Noxen zu *Plattenepithelmetaplasien* werden und einem Bronchus-Plattenepithelkarzinom vorausgehen (→ Zelldifferenzierung).

Methotrexat (MTX). N-p-(2,4-diamino-6-pteridinyl-methyl-methylamino-benzoyl)-Glutaminsäure. Ein Antimetabolit, der in den Folsäurestoffwechsel eingreift, indem er kompetetiv die Dihydrofolat-Reduktase hemmt. Dadurch kommt es zur Blockade der Tetrahydrofolat-Synthese und weiters zur Hemmung der Thymidylat-Synthese und Inhibition der de novo Purinbiosynthese. Es kommt zur Blockade der Zellproliferation, daher wird es in der Tumortherapie eingesetzt. Weiters wirkt MTX immunsuppressiv und kommt bei Autoimmunerkrankungen, rheumatischen Krankheiten wie → rheumatoider Arthritis und psoriatischer Arthritis (→ Psoriasis) als Teil der Basistherapie zum Einsatz.

MGUS (monoklonale Gammopathie von unbestimmtes Signifikanz). Eine gutartige monoklonale → Gammopathie, bei der ein → M-Protein im Serum auftritt, der Albuminspiegel niedriger als 2 g/L ist, aber ohne → Bence-Jones-Protein im Harn. Die Erkrankung ist fakultativ benigen, wird aber als Prämyelom gewertet, denn 20–40% gehen innerhalb von 10 Jahren in ein → multiples Myelom oder eine → Waldenström-Makroglobulinämie, seltener in ein → Lymphom oder chronische lymphozytäre Leukämie über.

mHA → NHC Antigene.

MHC (major histocompatibility complex). Hauptkomplex der Gene, die für Antigene kodieren, welche für die Gewebeunverträglichkeit, z.B. bei → Transplantationen verantwortlich sind (→ Histokompatibilitätsgene).

MHC-Antigene. Major Histokompatibilitäts-Antigene (*major* – Haupt-; Histokompatibilität – Gewebeverträglichkeit), beim Menschen → HLA genannt, werden durch die → Histokompatibiliätsgene kodiert. Sie werden auch als Transplantationsantigene bezeichnet, denn falls Unterschiede in diesen Antigenen zwischen Spender und Empfänger bei der Transplantation von Geweben und Organen bestehen, werden diese durch durch T-Zell-Reaktivität binnen drei Wochen akut abgestoßen. Die physiologische Funktion der MHC liegt in der → Antigenpräsentation. Neben dem MHC hat jede Tierart noch mehrere Gensysteme, die schwachere Nebenhistokompatibilitätsantigene (→ NHC) kodieren.

MHC-Restriktion. Sicherheitsmechanismus, der garantieren soll, dass Peptide nur im Kontext mit → MHC (→ HLA) erkannt werden und zu einer zellulären Immunreaktion führen. Dieser Vorgang wird im Rahmen der T-Zellreifung im Thymus erlernt (→ positive Selektion). Nur wenn später fremde Peptide in MHC präsentiert werden, können sie erkannt werden, und es kommt zur Aktivierung und Proliferation des erkennenden T-Lymphozyten. Dieses Verfahren soll also die kontrollierte zelluläre Antwort auf → Antigenpräsentation sichern. Zytotoxische T-Zellen reagieren später nur mit MHC-I-präsentierten Peptiden, T-Helferzellen mit MHC-II-Peptiden, jedoch nicht mit Peptiden allein.

MIF. Migrations-inhibierender Faktor (engl. *migration inhibitory factor*). Es handelt sich um Lymphokine, die von → T-Lymphozyten nach ihrer Aktivierung durch ein Antigen oder Mitogen produziert werden. Ihre Funktion besteht darin, die Migration der Makrophagen, die in den Herd der Entzündungsreaktion gelangt sind, zu stoppen (hemmen). Sie sind eine Mischung aus Proteinmolekülen, die mit → MAF identisch sind – dazu gehören u.a. → Interferon-γ, TNF, IL-1, IL-2 – und → Kolonien-stimulierende Faktoren (GM-CSF). Der Faktor MMIF (Makrophagen-MIF) der Maus wurde kloniert, es wird als Antwort auf → Lipopolysaccharide aus der Hypophyse sezerniert. Aus der Rattenleber wurde TRANS-MIF isoliert, der ebenfalls die Migration der Makrophagen hemmt und strukturelle Homologie mit der Gluthathion-S-Transferase, einem Enzym der Biotransformation hat.

Mikrochimärismus. Eine sehr kleine Anzahl von Zellen oder DNS aus einem Individuum, die sich in einem anderen Individuum befinden und hier Immunreaktivität auslösen können, z.B. Übertragung mütterlicher Zellen auf den Fetus oder umgekehrt (→ Chimärismus, → Sklerodermie) (Chimäre – feuerspeiendes Mischwesen der griechischen Mythologie).

Mikroglia. Eine heterogene Zellpopulation im ZNS, mit Makrophagen verwandt. Sie stammen aus dem Knochenmark und können sich – ähnlich wie Makrophagen – in ruhendem oder aktiviertem Zustand befinden. An ihrer Oberfläche exprimieren sie konstitutiv das Adhäsionsmolekül → CD11b, das allgemeine Leukozytenantigen → CD45 und MHC Antigene der Klasse II. Sie können deswegen auch als → Antigenpräsentierende Zellen wirken und an Immun- und Entzündungsantworten im Hirngewebe teilnehmen.

Mikrophagen. Die ursprüngliche und heutzutage praktisch nicht mehr benutzte Bezeichnung für → neutrophile Granulozyten, die durch den russischen Immunologen *Iliya Mechnikov* (Nobelpreisträger 1908 für sein Opus „Immunity under the infecious diseases") geprägt wurde.

Milchschorf. Hautentzündung im Säuglings- und Kindesalter, v.a. an den Wangen als eine kleinschuppige Rötung, die zu einem nässenden Ekzem werden kann, kann ein Hinweis auf ein bevorstehendes → atopisches Ekzem sein (→ Neurodermitis).

Milz. Ein sekundäres Lymphorgan, das aus roter und weißer Pulpa zusammengesetzt ist. Sie dient zur Mauserung der Erythrozyten und immunologische Aufarbeitung von Antigenen, die hämatogen transportiert werden. In der roten Pulpa sind Makrophagen und Erythrozyten enthalten, hier werden vorwiegend alte oder beschädigte Erythrozyten liquidiert. Die weiße Pulpa enthält lymphatisches Gewebe und hält sich an den Bauplan sekundärer Lymphorgane. Das periarterielle lymphoide Gewebe ist ein vom Thymus abhängiger Bereich und enthält überwiegend → T-Lymphozyten. Dieses Gewebe ist eng mit Lymphfollikeln verbunden, welche die B-Lymphozyten-Zone darstellen. Um das periarterielle lymphatische Gewebe und die Follikel herum befindet sich ein Streifen, der als Marginalzone bezeichnet wird. Er enthält Makrophagen, B-Lymphozyten und Helfer-T-Lymphozyten.

Mimikry. Antikörper sowie T-Zellen können trotz ihrer hohen Spezifität ähnliche Epitope an unterschiedlichen Antigenen wegen ihrer zufälligen Ähnlichkeit (Mimikry) erkennen. Molekulare Mimikry ist ein wichtiger Mechanismus für die Auslösung von → Autoimmunität. Ähnliche, aber nicht idente Antigene von Erregern können Lymphozytenpopulationen aktivieren, welche die Mechanismen der zentralen → Toleranz überlebt haben und Immunreaktivität gegen körpereigene Strukturen auslösen. Ebenso kann sich die Immunreaktion gegen unterschiedliche exogene Antigene, die ähnliche Epitope aufweisen, richten. Dies spielt in der → IgE-Kreuzreaktivität gegenüber verschiedenen Allergenen eine Rolle.

Mimobody. Ein Mimikry-Antikörper; ein Antikörperfragment (Fab oder scFv), das mittels → Biopanning aus einer Bakteriophagen-Bibliothek selektioniert wurde. Wurde es mit einem Antikörper selektioniert, hat es die Eigenschaften eines → Anti-Idiotypischen Antikörpers und stellt daher ein *image* (Abbild) des natürlichen Antigens bzw. Epitopes dar.

Mimotop. Peptid, welches durch die chemischen Eigenschaften seiner Aminosäuren die Struktur eines natürlichen B-Zell-Epitops imitiert. Der Begriff wurde 1986 von *Mario Geysen* et al. geprägt. Mimotope werden aus dem Repertoire von rekombinanten Bakteriophagen-Peptid-Bibliotheken durch Antikörper im → Biopanning selektioniert und können, z.B. in synthetischer Form zur aktiven Induktion einer Epitop-spezifischen Immunantwort angewandt werden. Der Vorteil ist, dass die induzierten Antikörper gegen das erwünschte Epitop gerichtet sind und daher die gewünschte biologische Wirksamkeit haben. Beispiel: Gezielte Induktion von → blockierenden Antikörpern in der Allergie, sowie von Antikörpern gegen Tumorantigene mit Wachstums-inhibierender Wirkung.

minor Histokompatibilitätsantigene → NHC Antigene.

MIP-1 (macrophage inflammatory protein-1). Das Makrophagen-Entzündungsprotein-1, das zu den → Chemokinen zählt und in zwei isomorphen Formen vorkommt (MIP-1α und MIP-1β). Es wird von Makrophagen, Monozyten und → T-Lymphozyten produziert. Es nimmt an der Regulierung der akuten Entzündungsreaktion, hauptsächlich durch zwei Mechanismen, teil: (1) als endogenes → Pyrogen, wobei es das Thermoregulationszentrum im Hypothalamus ohne Teilnahme von Prostaglandinen (PGE$_2$) beeinflusst, und (2) als ein chemotaktischer Faktor für Makrophagen, Monozyten, Lymphozyten und NK-Zellen, eosinophile und basophile, nicht aber für neutrophile Granulozyten. Neben MIP-1 gibt es auch MIP-2, das aber kein endogenes Pyrogen ist und einen chemotaktischen Faktor nur für neutrophile Granulozyten darstellt. Es hat eine ähnliche Aktivität wie IL-8.

Mitogene. Stoffe, welche die DNS-Synthese (Replikation) aktivieren, → blastische Transformation und Teilung der Lymphozyten und anderer Zellen auslösen. Im Unterschied zum Antigen aktivieren Mitogene die mitotische Teilung nicht nur eines Lymphozytenklons, sondern vieler Klone (polyklonale Aktivierung). Praktisch werden für diesen Zweck v.a. Pflanzenlektine (*Phytomitogene*) verwendet. Zu solchen Mitogenen für → T-Lymphozyten zählen → Phytohämagglutinin (PHA) und Concanavalin A (ConA), für menschliche → B-Lymphozyten ist das → Protein A der Staphylokokken ein Mitogen, auf B- und T-Lymphozyten wirkt hingegen das aus *Phytolacca americana L.* isolierte „pokeweed" Mitogen (PMW) als ein polyklonales Mitogen.

MLC (mixed-lymphocyte culture). Lymphozyten-Mischkultur, auch Lymphozyten-Mischreaktion (*mixed-lymphocyte reaction, MLR*). Methode zur Feststellung von Gewebsunverträglichkeiten vor → Transplantationen. Dabei werden Lymphozyten (→ PBMC) aus zwei verschiedenen Individuen gewonnenen und vermischt. In der Regel stammen die Lymphozyten vom potentiellen Spender und Empfänger eines Transplantats. Da (mit der Ausnahme eineiiger Zwillinge) zwei Individuen genetisch nicht identisch sind, unterscheiden sich die Histokompatibilitätsantigene an der Oberfläche von Spender-Lymphozyten von denen des Empfängers. Die Unterschiede in → MHC werden durch die TCR der Lymphozyten erkannt, und sie aktivieren sich gegenseitig. Das Ergebnis ist gesteigerte DNS-Synthese, die durch die Inkorporation von Tritium-markiertem Thymidin visualisiert wird. Entweder Spender- oder Empfängerlymphozyten können bestrahlt werden, um die ursächliche Seite der Lymphozytenproliferation zu bestimmen. Der Test ist bei Knochenmarks- und Organtransplantationen zur Bestimmung des Grades der Histokompatibilität zwischen Spender und Empfänger von Bedeutung.

MMIF → MIF.

MMTV → Superantigene.

molekulare Genetik. Ein wissenschaftlicher Bereich, der ein Bestandteil der Molekularbiologie ist und sich mit der Struktur, Funktion und den Eigenschaften der Informationsmakromoleküle (DNS, RNS) bei der Übertragung der genetischen Information befasst.

molekulare Mimikry. Antigene Strukturen können einander auf Grund der Zusammensetzung aus chemisch ähnlichen Aminosäuren, der Saccharid- oder Lipidteile des Moleküls, oder der Einnahme einer ähnlichen Struktur im Raum, imitieren. So können Bakterieninfektionen eine an sich sinnvolle Immunabwehr auslösen, die sich jedoch später gegen körpereigene Strukturen richtet, die molekulare Ähnlichkeiten aufweisen. Beispiel: → Rheumatisches Fieber als → Streptokokken-Nachkrankheit. Hier sind es Antikörper gegen die Streptokokken-Hyaluronidase, die auch gegen Antigene z.B. des Endokards gerichtet sind. In der Allergie ist molekulare Mimikry verantwortlich für → Kreuzreaktivität von IgE-Antikörpern gegen Allergene aus unterschiedlichen Quellen.

Monokine. Zytokine, die vor allem von mononukleären Phagozyten – Makrophagen und Monozyten – produziert werden. Typische Vertreter sind IL-1 und TNF-α.

monoklonale Antikörper (moAb). Immunglobuline, die aus einem einzigen B-Lymphozyten → Klon stammen und daher denselben Isotyp, und Idiotyp aufweisen. *George G. F. Köhler* und *Cesar Milstein* erhielten 1984 den Nobelpreis für Medizin für die Entwicklung monoklonaler Antikörper. Spontan entstehen monoklonale Antikörper beim tumorösen Wachstum von Plasmazellen bzw. ihrer Präkursoren (→ Gammopathien). Künstlich können sie im Labor durch

→ Hybridomtechnologie hergestellt werden. Monoklonale Antikörper sind gegen eine einzige Determinante (→ Epitop) eines Antigens gerichtet. Der Unterschied zwischen monoklonalen und → konventionellen Antikörpern ist in *Abb. 57* dargestellt. Monoklonale Antikörper haben eine Reihe von bedeutenden Vorteilen – sie sind monospezifisch und in niedrigeren Konzentrationen wirksam, sie können praktisch in unbe-

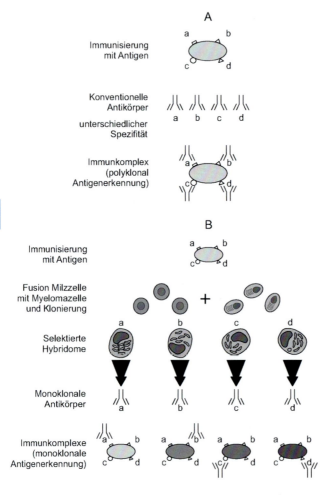

Abb. 57. Das Entstehungsprinzip monoklonaler und polyklonaler Antikörper. **A** Polyklonale Antikörper (oben): Immunisierung mit einem Komplettantigen erzeugt unterschiedliche Antikörperspezifitäten gegen die vorhandenen Epitope a, b, c, oder d. **B** Monoklonale Antikörper (unten): Nach Immunisierung einer Maus mit einem Komplettantigen werden deren Plasmazellen aus der Milz gewonnen und durch Fusion mit Myelomazellen unsterblich gemacht. Die entstandenen Hybridomzellen werden daraufhin kloniert: Durch maximale Verdünnung der Zellsuspension bis zur einzelnen Zelle (*limiting dilution*), anschließender Kultur und obligater wiederholter Reklonierung können einzelne Hybridoma-Klone gewonnen werden. Diese produzieren dann nur mehr eine einzige Antikörperspezifität gegen a, oder b, oder c oder d, – monoklonale Antikörper.

schränkten Mengen, auch unter Verwendung nicht sehr reiner Antigene hergestellt werden. Sie kommen v.a. bei analytischen Methoden und in der Antigenreinigung, z.B. durch Affinitätschromatographie, zum Einsatz sowie in der Diagnostik von viralen, bakteriellen und parasitären Infektionskrankheiten. Auch in der Detektion von Allergenen in Nahrungsmitteln als Qualitätskontrolle spielen sie eine wichtige Rolle. Klinisch werden sie zur *in vivo* Diagnostik von Tumoren (→ Radioimmunszintigraphie) sowie bei der Behandlung von Tumoren eingesetzt. Monoklonale Antikörper können gezielt Tumorantigene „targeten" und die malignen Zellen mittels → ADCC oder → CDC Reaktionen schädigen. Sie können direkt oder in Konjugation mit Toxinen oder Interleukinen proliferationsinhibierend wirken. Für diese Zwecke verwendet man → humanisierte Antikörper.

mononukleäres Phagozytensystem (MPS). Es setzt sich aus → Monozyten im Blut, → Makrophagen in Geweben und ihren Vorläuferzellen im Knochenmark zusammen. Diese Zellen weisen die gemeinsamen Eigenschaften der Fähigkeit zur aktiven Phagozytose, Pinozytose und Adhärenz zu verschiedenen Oberflächen auf. Monozyten und Makrophagen tragen an ihren Oberflächen Rezeptoren für Fc-Domänen der Immunglobuline und für das C3b-Fragment des Komplementsystems. Das ermöglicht ihnen, eine sehr wirksame Phagozytose opsonisierter Partikel (→ Opsonisation) durchzuführen. An ihren Oberflächen exprimieren sie MHC-Klasse II Antigene und aus diesem Grund können sie die Funktion → Antigen-präsentierender Zellen ausüben. Der Begriff MPS ersetzt z.Z. die ältere Bezeichnung „retikuloendotheliales System" (RES).

Monozyt. Eine große Zelle (Durchmesser 16–22 μm) mit einem nierenförmigem Kern und zahlreichen Organellen im Zytoplasma (Lysosomen, Mitochondrien und Pinozytosevakuolen) *(Abb. 58)*. Monozyten befinden sich im peripheren Blut (beim Menschen 2–10% aller anwesenden Leukozyten). Nach Austritt in das Gewebe wird der Monozyt zum Makrophagen. Er gehört zum mononukleären Phagozytensystem (→ MPS) und zählt zu den professionellen → Antigen-präsentierenden Zellen.

Morbus Addison. Nach ihrem Erstbeschreiber, dem britischen Arzt *Thomas Addison* (1793–1860), benannte Nebennierenrinden-Insuffizienz mit Mangel an Hormonen, die den Mineral- und Glykogenstoffwechsel regulieren (Mangel an Kortisol und Aldosteron – Hypokortizismus). Im Gegenzug kommt es zur Überproduktion von ACTH (adrenokortikotropes Hormon) und MSH (→ Melanozyten-stimulierendes Hormon) aus der Hypophyse. Letzteres führt zur bronzefarbigen Hyperpigmentierung der Haut. Symptome: Leichte Ermüdbarkeit, Blutdruckabfall, Müdigkeit, Mineral- und Glukose-Stoffwechselstörungen. Am häufigsten handelt es sich um eine Folge von autoimmuner Adrenalitis. Morbus Addison ist auch oft mit weiteren Autoimmunerkrankungen, wie z.B. → polyglanduläre Autoimmunsyndrome, → Hashimoto-Hypothyreose, → Diabetes mellitus Typ I, → Hypoparathyreoidismus, → perniziöse Anämie, vergesellschaftet. Seltenere Ursachen des primären Hypokortizismus sind vorhergehende Nebennierentuberkulose (Kalzifikationen) oder andere Infektionen wie ein Nebennieren-Lymphom, oder langfristige Therapie mit Präparaten, die die Synthese von Steroidhormonen hemmen. Die Ursachen eines akuten Versagens der Nebenniere können auch hämorrhagische Infarkte beim Schock, Blutungszuständen oder Hyperkoagulationszuständen sein. Der zentrale Hypokortizismus (sog. Weißer Addison-Patient) ist durch expansiv wachsende Tumoren der Hypophyse und des Hypothalamus oder autoimmune Schädigung der Hypophyse verursacht, die häufigste Ursache ist aber Unterbrechung einer langfristigen Therapie mit synthetischen Steroidhormonen, die mit einer Hemmung der Sekretion von endogenem ACTH einhergeht. In Abhängigkeit von der Dosis und der Dauer der Therapie kann der Hypokortizismus ein oder mehrere Jahre nach der Therapieunterbrechung in latenter Form bestehen und wird nur bei Belastung (Stress) manifest.

Morbus Basedow. Autoimmunologisch bedingte Hyperthyreose, charakterisiert durch die klinische Trias aus Struma, Tachykardie und Exophthalmus (Merseburger Trias), die 1840 vom Merseburger Arzt *Carl Adolph von Basedow* als „Glotzaugen-Kachexie" beschrieben wurde. Immunologische Ursache ist die Bildung von → Autoantikörpern gegen den TSH-Rezeptor. Sie werden auch Thyreoidea-stimulierende Immunglobuline (TSI), TSH-Rezeptor-Antikörper (TRAK) oder langfristig wirkende Thyreoidea-Stimulatoren (LATS) genannnt. Die Folge ist Überproduktion der Schilddrüsenhormone Trijodthyronin und Thyroxin. Es kann mit anderen Autoimmunsyndromen (→ APECED) kombiniert sein.

Morbus Bechterew → ankylosierende Spondylitis.

Morbus Behçet → Behçet-Krankheit.

Morbus Biermer → perniziöse Anämie.

Morbus Crohn. Eine chronisch entzündliche Krankheit, die besonders den Dünndarm, jedoch auch das ganze Verdauungssystem befallen kann. Beschrieben 1884 durch den amerikanischen Arzt *Burrill B. Crohn*. Gemeinsam mit → Colitis ulcerosa wird er zu den chronisch entzündlichen Darmerkrankungen (engl. *inflammatory bowel disease* – IBD) zusammengefasst. Die Entzün-

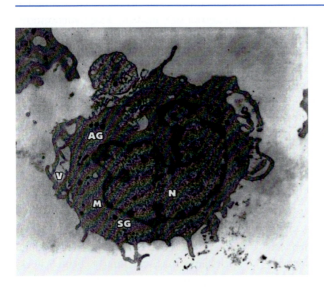

Abb. 58. Ein menschlicher Monozyt unter dem Elektronenmikroskop. Sobald er die Blutbahn verlässt und in ein Gewebe abwandert, wird er als Makrophage bezeichnet (Vergrößerung 15.000 x, mit freundlicher Genehmigung von Prof. P. Mráz, Slowakische Republik). N – Kern, AG – azurophiles Granulum, SG – spezifische Granula, M – Mitochondrien, V – Vakuole.

dung ist durch die Bildung von Granulomen mit → Epitheloidzellen und → Riesenzellen und den Befall durch die gesamte Dicke der Darmwand charakterisiert. Typisch ist der schubweise Verlauf sowie der sprunghafte Befall unterschiedlicher Darmabschnitte mit dazwischenliegenden Abschnitten normaler Mukosa (engl. *skip lesions*). Die Läsionen sind von oral bis anal möglich, am häufigsten (70%) aber wird das terminale Ileum befallen. Klinisch äußert sich die Krankheit durch Durchfall, Bauchschmerzen, Fieber und Gewichtsabnahme. Typisch sind auch Fistelbildungen in benachbarte Organe. Die Pathogenese der Erkrankung ist nicht genügend bekannt. Das entzündliche Infiltrat enthält neutrophile Granulozyten, Makrophagen, → T-Lymphozyten (vor allem T_H1) und → B-Lymphozyten, die überwiegend IgM produzieren. Aktivierte T_H1-Lymphozyten bilden Zytokine, Lymphozyten können vor Ort auch direkt zytotoxisch wirken. Es wird vermutet, dass die beobachtete örtliche Überproduktion proentzündlicher Zytokine (→ IFN-gamma, → TNF-alpha) schädigend wirkt. An den Blutgefäßen sind → Adhäsionsmoleküle überexprimiert und veranlassen ein → homing von Entzündungszellen in der befallenen Darmmukosa. Auch die → intraepithelialen Lymphozyten sind vermehrt. Fragliche Trigger der Erkrankung sind eine pathogene Darmflora (Hefen), Infektionen mit Tuberkel-ähnlichen Mykobakterien, psychische Einflüsse (Stress), Umweltfaktoren sowie Autoimmunität. Man beobachtet eine verstärkte Permeabilität des Darmes und vermehrten Antigendurchtritt mit darauf folgender Bildung von IgM und Immunkomplexen mit Nahrungsbestandteilen, es kommt daraufhin zur Komplement- und Neutrophilenaktivierung. In diesem Fall tragen zur Gewebebeschädigung auch proteolytische Enzyme und Sauerstoffradikale (→ ROI) bei, die aus aktivierten neutrophilen Granulozyten freigesetzt werden. Vermehrte Antigenverarbeitung löst zugleich auch die vermehrte Expression von Klasse II HLA-Antigenen an Makrophagen und interdigitierenden Zellen aus. Therapeutisch verwendet man Corticosteroide, Sulfasalazin oder Mesalazin (5-Aminosalicylsäure), 6-Merkaptopurin oder → Azathioprin. Weiters versucht man, die Entzündung durch anti-TNF alpha-Antikörper (→ Infliximab) zu bekämpfen (schwere und resistente Formen).

Morbus haemolyticus neonatorum → Rh-System.

Morbus Hodgkin → Hodgkin-Lymphom.

Morbus Werlhof. Idiopathische Autoimmunthrombopenie; → autoimmune thrombozytopenische Purpura.

Morbus Whipple. Eine 1907 vom amerikanischen Pathologen *George Whipple* beschriebene Erkrankung mit Dünndarmbefall, vorwiegend bei Männern, die sich als chronisches Fieber, Durchfall mit Malabsorptionssyndrom, Lymphadenopathie, symmetrischer wandernder Polyarthritis und Arthralgien äußert. Sie ist ein typisches → slow bacterial disease, denn erst nach einem Verlauf von etwa 20 Jahren kam es, vor Entwicklung der Therapie, zum Tod durch Gehirn- oder Herzschädigung. Die Kultur des infektiösen Erregers war wegen seines langsamen Wachstums extrem schwierig, und erst 1992 gelang die Identifizierung des Erregers als *Tropheryma Whippelii* durch eine amerikanische Gruppe in Stanford. Seither ist eine spezifische Diagnostik möglich. Heute ist die Erkrankung durch Langzeit-Antibiotikatherapie heilbar, obwohl Rezidive auftreten können.

Mosaikgen (engl. *spliced gene*). Setzt sich aus → Intronen und → Exonen zusammen und sein Primärtranskript, eine heterogene nukleäre RNS (→ hnRNS), muss durch →

splicing (spleißen) angepasst werden. Auf diese Weise entsteht eine funktionsfähige mRNS, die dann durch Translation in die Polypeptidkette des jeweiligen Proteins übersetzt wird.

MPO → Myeloperoxidase.

M-Protein. (1) Komplettes oder inkomplettes Molekül eines monoklonalen Immunglobulins, das bei multiplem → Myelom (oder → Plasmozytom) gebildet wird. Obwohl unterschiedliche M-Proteine (Paraproteine) von Patient zu Patient gebildet werden, ist es in einem Patienten immer nur ein einziges. In der → Serumelektrophorese der Plasmaproteine erscheint es als eine Vermehrung der Globulinfraktion (= M-Gradient). (2) Auch M-Antigen; Virulenzfaktor und typenspezifisches Oberflächenantigen der β-hämolysierenden → Streptokokken der Gruppe A. Es ist ein fibrilläres Oberflächenprotein und besitzt eine äußerst variable N-terminale Sequenz. Es bindet den Komplementfaktor H und bewirkt eine Spaltung von möglicherweise gebundenem C3b (→ Komplementregulation).

MPS → Mononukleäres Phagozytensystem.

mRNS. Auch Boten-RNS; einzelsträngiges RNS-Molekül, das mittels Triplett-Code aus Nukleotiden Adenin, Guanin, Cytosin und Uracil einzelne Aminosäuren kodiert. In Prokaryonten kann die mRNS sofort übersetzt werden, in → Eukaryonten (Organismen mit Zellkern) muss die Prä-mRNS (→ hnRNS) durch → Splicing zugeschnitten werden und sie erhält einen poly-A Schwanz als Erkennungsmerkmal. Sie überträgt die Sequenzinformation von einem jeweiligen Gen im DNS-Molekül an Ribosomen, wo es in das Proteinmolekül übersetzt (translatiert) wird.

MS → multiple Sklerose.

mTEC (medulläre Thymusepithelzellen). Exprimieren Produkte des → AIRE-Gen und haben eine Schlüsselrolle bei der → negativen Selektion der T-Zellen im → Thymus inne. mTEC präsentieren „Selbst"-Peptide im Kontext mit MHC I und haben damit für die Reifung der CD8$^+$ zytotoxischen T-Zellen Bedeutung, zusätzlich haben sie (im Gegensatz zu → cTEC) die Eigenschaft, auch lösliche Antigene (z.B. Ovalbumin) mittels MHC II an die CD4$^+$ Helfer-T-Zellen zu präsentieren. T-Zellen, die mit Autoantigenen reagieren, werden rigoros eliminiert.

Mucin-Glykoproteine (MGs). Bilden die muköse Phase an Schleimhäuten, die zur Benetzung, aber auch als Schutzschicht dient. Es handelt sich um Polymere, bestehend auch 30–90% Saccharidanteil mit Serin- oder Threonin-Galaktosaminyl-Glykopeptidbindung. Mucin 1 (MG1) ist ein größeres Polymer, liegt direkt über dem Epithel und ist eine Barriere gegen Toxine, Enzyme, Säuren und Karzinogene. Es enthält AB0 Blutgruppen- und Lewis-Antigene, sIgA sowie im Speichel Amylase, → PRPs (Prolinreiche Proteine), Statherin und → Histatine. Mucin-2 (MG2) ist etwas kleiner, bildet die lösliche Schleimfraktion und beugt einer Kolonisierung von Bakterien vor.

mukokutanes Lymphknotensyndrom → Kawasaki-Syndrom.

multiple Sklerose (MS). Eine Demyelinisierungserkrankung des Zentralnervensystems mit schubweisem, progredientem oder fulminantem Verlauf. Betroffen sind v.a. junge Erwachsene, es gibt familiäre Häufungen. Die Ätiologie ist ungeklärt, die Rolle von Infektionskrankheiten ist unklar (Chlamydien, EBV-Virus, Human Herpes Virus Typ 6) eine direkte Übertragung durch Infektion wird epidemiologisch ausgeschlossen, man vermutet multigenetische und Umwelt-Faktoren. Eine genetische Prädisposition besteht bei HLA Antigen HLADR15/DQw6. Immunologisch beobachtet man einen Angriff autoreaktiver T-Lymphozyten gegen die Myelinscheiden der Nerven mit entzündlichen Infiltraten, mit Reduktion der Nerven-Leitfähigkeit in der Folge. Es werden weiters Antikörper gegen → basisches Myelinprotein (anti-MBP-Antikörper) gefunden. Die Herde heilen in Form von Glianarben ab, charakteristisch ist das gleichzeitige Vorhandensein frischer und alter Herde. Symptome sind Kribbeln, rasche Ermüdbarkeit, Sehstörungen durch Entzündung des Sehnervs oder Doppelbilder durch Augenmuskellähmung, bis zu Spastiken oder sensorischen und motorischen Ausfällen. Nach einem Verlauf über 10 Jahre sind etwa 50% der Patienten noch gehfähig. Es werden β-Interferon, Corticosteroide, → Azathioprin und → Methotrexat eingesetzt, eine Heilung ist therapeutisch heute jedoch nicht möglich. Ein experimentelles Modell für MS ist die → experimentelle autoimmune Enzephalitis.

multiples Myelom. Eine Tumorkrankheit (*Plasmozytom, Morbus Kahler*), bei der sich ein Klon von Plasmazellen oder ihrer Vorläufer im Knochenmark unkontrolliert vermehrt und pathologische monoklonale Antikörper produziert (→ Gammopathien), die als Paraproteine im Serum aufscheinen. Diese können z.B. durch → Serumelektrophorese als M-Protein im Anstieg der γ-Fraktion nachgewiesen werden. Im Harn findet man häufig → Bence-Jones-Proteine (Paraproteinurie) mit Gefahr der Nierenschädigung. Durch die Infiltration in den Knochen kommt es oft zu pathologischen Frakturen. Im Röntgenbild typisch sind die fleckigen Aufhellungen im Schädelknochen (sog. Schrotschussschädel). Todesursachen sind Kachexie, Urämie oder Infektionen.

Muraminsäure. 3-O-α-Carboxyäthyl-D-Glukosamin, eine Untereinheit des → Peptidoglykans der Wände von Bakterienzellen.

Muramyldipeptid (MDP). Das minimale bioaktive Fragment von → Peptidoglykan, es wird als → Adjuvans eingesetzt. Es ist meist synthetisch, kommt aber als natürliche Form in → BCG vor und ist daher in → Freund-Adjuvans enthalten. MDP bindet an → CD14 der Makrophagen und aktiviert sie zur Sekretion → Kolonien-stimulierender Faktoren, IL-1 und TNF-α. Es wird vor allem Patienten mit Tumorkrankheiten nach Chemotherapie verabreicht, um die Knochenmarksregeneration (Bildung von Granulozyten und Monozyten) anzuregen. Die Nachteile sind, dass die biologische Halbzeit von MDP, wie bei allen kleinen Peptiden, nur kurz ist, und dass Fieber auftreten kann.

Murein. → Peptidoglykan, Bestandteil der Zellwand aller Eubakterien.

Mutagene. Verursachen eine genetische → Mutation (Veränderung der Erbinformation) oder erhöhen die Anzahl der Mutationen. Mutagen wirken Bestrahlung (Röntgen-, radioaktive und UV-Bestrahlung), verschiedene chemische Stoffe (5-Benzpyren, Aflatoxine, Benzol, freie Radikale), Analoga der Nukleotidbasen (5-Bromouracil, 2-Aminopurin), nichtalkylierende Stoffe (Formaldehyd, Hydroxylamin, salpetrige Säure), alkylierende Stoffe (sie führen z.B. eine Methylgruppe in die Nukleotidbase ein und ändern dadurch die Paarungsfähigkeit des Nukleotids) und viele weitere Substanzen.

Mutation. Veränderung der Nukleotidsequenz im DNS-Molekül eines Organismus, die durch Fehler bei der Replikation der Zelle, durch die Wirkung von chemischen oder physikalischen Mutagenen, oder spontan entstehen. Sie können eine defekte Funktion eines oder mehrerer Gene als Folge haben, indem sie *punktförmig* (Änderung, Wechsel, Auslassen oder Zugabe eines Nukleotids) oder *gruppenförmig* (betreffend mehrere

Nukleotide, z.B. durch Interkalation oder Dimerbildung) auftreten. Die Mutation verändert den Triplettcode (→ genetischer Code) und beeinflusst daher die Transkription und Translation in das reguläre Protein. Abhängig von der Lokalisation der Mutation im Code entstehen leichtere oder schwerere Lesefehler. Ist das dritte Nukleotid verändert (die sog. *wobble position* – schwabbelnde Position), wird die Transkription am wenigsten gestört (stille Mutation). Sind die anderen Positionen im Code betroffen, enstehen verkürzte oder missgefaltete Proteine, die ihre Funktion nicht erfüllen können.

Myasthenia gravis. Eine Autoimmunkrankheit, bei welcher Autoantikörper gegen die nikotinischen → Acetylcholinrezeptoren in den Skelettmuskelzellen gebildet werden. Die Erkrankung betrifft nicht die glatte Muskulatur oder Herzmuskel. Als Ergebnis kommt es zur Unterbrechung der neuromuskulären Übertragung mit Muskelschwäche unter Belastung, mit progressivem Verlauf. Befall des Zwerchfells und der Interkostalmuskeln kann zu respiratorischem Versagen führen. Diese Krankheit ist ein Beispiel einer Autoimunerkrankung, die nach dem Mechanismus einer → Überempfindlichkeit Typ II abläuft. Sie betrifft Personen jeden Alters (0,5 bis 14 Fälle pro 100.000), tritt aber überwiegend in der 3. Dekade auf. Bei den meisten Patienten (80%) sind Thymusabnormitäten offensichtlich, in 10% findet man ein Thymom. Bei Patienten ohne Thymom wird ein häufigeres Vorkommen von HLA-Haplotypen-A1, -B8 und -DR3 oder HLA-B7 und -DR2 beobachtet. Umgekehrt haben Patienten mit Thymomen in 50% der Fälle Myasthenia gravis.

myelin basic protein (MBP) → basisches Myelinprotein.

Myelofibrose. Auch Osteomylofibrose; eine bindegewebige Umwandlung des Knochenmarkes. Sie kann idiopathisch (unbekannte Ursache) im Alter von etwa 60 Jahren als eine klonale Stammzellerkrankung mit frühzeitiger Knochenmarksfibrosierung sowie Osteosklerose und extramedullärer Hämatopoese auftreten. Die Patienten leiden zunehmend an Vergrößerung der Milz (Splenomegalie) sowie durch Verdrängung des Knochenmarkes an Anämie oder Panzytopenie.

Myeloide Zellen. Entwickeln sich aus → Stammzellen und repräsentieren eine der Zell-Linien des Blutes *(Abb. 55)*. Zur myeloiden Linie gehören Erythrozytenvorstufen, Megakaryozyten (Thrombozytenvorstufen), mononukleäre Phagozyten und Granulozyten.

Myelomproteine → Gammopathien, → multiples Myelom.

Myelomzellen. Zellen eines → multiplen Myeloms.

Myeloperoxidase (MPO). Eine Peroxidase, ein Enzym (EC 11.11.1.7) in azurophilen Granula → neutrophiler Granulozyten. Zusammen mit Wasserstoffperoxid und oxidierbarem Kofaktor (Cl^- oder I^-) bildet sie das → Myeloperoxidasesystem, den wirksamsten antimikrobiellen und zytotoxischen Mechanismus der Leukozyten des Menschen und anderer Säugetiere.

Myeloperoxidase-Defizienz. MPO-Defizienz; eine autosomal rezessiv bedingte genetische Erkrankung, die sich klinisch dann äußert, wenn die MPO-Aktivität (→ Myeloperoxidase) unter 1% der normalen Werte sinkt. Bei MPO-Defizienz weisen die betroffenen Personen eine verstärkte Empfindlichkeit gegenüber durch *Candida albicans* verursachte Infektionen auf. Besonders betroffen sind Patienten mit schlecht eingestelltem → Diabetes mellitus.

Myeloperoxidasesystem. Das wirksamste antimikrobielle und zytotoxische System der Leukozyten. Seine Bestandteile schließen → Myeloperoxidase (MPO), Wasserstoffperoxid und oxidierbaren Kofaktor ein. Es wirkt entlang zweier Reaktionsschemen: (1) MPO + H_2O_2 + Cl^-, (2) MPO + H_2O_2 + J^-. Durch den ersten Mechanismus entstehen Chlorite bis freies Chlor, die die unmittelbare toxische Wirkung ausüben. Chlorite sind für die Zielzellen bis zu eintausendmal toxischer als Wasserstoffperoxid. Durch das zweite Prinzip entsteht freies Jod, das an die Proteine der Zielzelle gebunden wird (Halogenierung) und dadurch deren biologische Funktionen zunichte macht.

Myelopoese. Erzeugung unreifer Vorstufen von Blutzellen (Promyelozyten, Myeloblasten oder Monoblasten) aus dem Knochenmark.

Mykolsäuren. In der Zellwand der → Tuberkelbazillen befindliche, 60–80 C-Atome große Moleküle, die für Alkohol- und Säurefestigkeit der Mykobakterien wichtig sind. Karbolfuchsin bildet mit Mykolsäuren einen Komplex, der einer Entfärbung standhält und Ursache für die relativ schlechte Aufnahme der Gram-Färbung durch Tuberkelbazillen ist.

Mykoplasmen. Die kleinsten teilungsfähigen Prokaryonten; sie haben keine Zellmembran, können ohne Sauerstoff überleben und verursachen Infektionen des Harntraktes sowie atypische → Pneumonien.

Mykoside. Komplexe Lipide und Saccharide, auch Cord-Faktor genannt, sind Virulenz-Faktoren der → Tuberkelbazillen. Sie wirken anti-phagozytisch.

Myxödem. Ödematöse, derbe und dellenlose Schwellung des interstitiellen Bindegewebes durch vermehrte Einlagerung von flüssigkeitsbindenden Glykosaminoglykanen aus Fibroblasten (→ extrazelluläre Matrix). Myxödeme entstehen zumeist bei Schilddrüsenunterfunktionen (Hypothyreose; → Hashimoto-Thyreoidits) und sind ausgeprägt im Unterhautgewebe des Gesichtes und sonstiger Körperstellen zu sehen. Seltener (1–2%) kommen prätibiale Myxödeme bei Schilddrüsenüberfunktion (Hyperthyreose; → Morbus Basedow) vor.

M-Zellen (membranöse Zellen). Spezialisierte Epithelzellen des Dünndarmes, die Mikroorganismen und makromolekulare Komponenten aus dem Darmlumen sammeln, und unprozessiert direkt in die → Peyer'schen Plaques transportieren. In einem Modell der Kokultur mit Raji-Zellen (B-Zelllinie) konnte bewiesen werden, dass B-Zellen lösliche Faktoren beisteuern, welche die Umdifferenzierung von intestinalen → Epithelzellen in M-Zellen fördern. Die meisten infektiösen gastrointestinalen Erreger steuern M-Zellen gezielt an (oder werden von diesen aufgefangen), M-Zellen scheinen daher der Schlüssel der spezifischen Immunantwort gegen Erreger bei Infektionen und Schluck- → Impfungen zu sein. Dieses Phänomen wird für eine gezielte Richtung von oralen Impfstoffen an M-Zellen (Targeting) angewandt: z.B. werden bereits attenuierte (abgeschwächte) Salmonellen als Vektoren für orale → DNS-Vakzinen verwendet. An murinen M-Zellen wurden an ihrer luminalen Oberfläche alpha-L-Fucose Reste bewiesen, die für diese Bindung verantwortlich sein könnten.

N

nackte Mäuse (nude mice). Ein → Inzucht-Mäusestamm ohne Fellkleid und ohne → Thymus, infolgedessen fehlen ihnen die → T-Lymphozyten. Sie zeigen keine Transplantatabstoßung, dienen als Modell der genetisch bedingten T-Zell-Defizienz und werden auch als nu/nu-Mäuse bezeichnet.

NADPH-Oxidase. Enzymkomplex des respiratorischen Burst (engl. *respiratory burst*; *burst* – Ausbruch). Man versteht darunter eine Elektronentransportkette, die aus mindestens sieben Komponenten besteht, von denen einige im Zytoplasma (p40^{phox}, p47^{phox}, p67^{phox}), andere in der Zytoplasmamembran (p21^{phox}, gp91^{phox}) als Subeinheiten von Zytochrom b$_{558}$) zu finden sind, oder eine regulatorische Rolle spielen (*rac* – das GTP-bindende Protein). Der Index *phox* ist eine Abkürzung für *phagocyte oxidase*, *p* steht für Protein und *gp* für Glykoprotein. Nach der Aktivierung von neutrophilen Granulozyten oder Makrophagen werden alle Komponenten in der Zytoplasmamembran zu einem aktiven Komplex zusammengefügt, der dann ein Elektron von NADPH (reduziertes Nikotinamid-Adenin-Dinukleotid-Phosphat) an molekularen Sauerstoff überträgt, wodurch Superoxid und weitere → reaktive Sauerstoffintermediate (ROI) entstehen. Defekte oder Defizienzen der NADPH-Oxidasekomponenten schwächen die antimikrobielle und zytotoxische Aktivität der neutrophilen Granulozyten und Monozyten und sind die Ursache für die → chronische Granulomatose.

Nahrungsmittelallergie. Immunologisch vermittelte Überempfindlichkeit auf Nahrungsmittel. Es sind prinzipiell Reaktionsmuster nach Typ I, III und IV der → Überempfindlichkeit möglich, zumeist wird jedoch die IgE-vermittelte Überempfindlichkeit (Typ I) darunter verstanden. Ihre Prävalenz liegt bei 2–3% bei den Erwachsenen und mehr als 5% bei Kindern. Die Auslöser bei Erwachsenen sind vor allem Nüsse, Meeresfrüchte, Erdnüsse, Gemüse und Obst, bei Kindern eher Ei, Milch und ebenso Nüsse. Man kennt zwei Sensibilisierungsmechanismen: (1) Der Patient sensibilisert sich direkt über den Gastrointestinaltrakt (Klasse I Nahrungsmittelallergie). Dies ist möglich, wenn das Allergen strukturell intakt den Magen passiert, weil es durch seine Stabilität nicht verdaut wird, oder wenn es unter hypoaziden Bedingungen nicht verdaut werden kann, weil Pepsin dann nicht aktiviert wird. (2) Der Patient hat bereits IgE-Antikörper gegen inhalative Allergene (z.B. Pollen) gebildet, die mit dem Nahrungsmittel kreuzreagieren (Klasse II Nahrungsmittelallergie). Im Unterschied zu Nahrungsmittelintoleranzen kann eine Allergie bereits durch kleinste Allergenmengen ausgelöst werden. Die Symptome können am Ort der Aufnahme als → orales Allergiesyndrom (OAS) auftreten und Jucken bis Schwellungen der Mund- und Rachenschleimhaut verursachen (bei beiden Klassen). Besonders bei Klasse I. Nahrungsmittelallergien beobachtet man auch schwerere Reaktionen: gastrointestinale (Diarrhoen, Erbrechen), oder systemische (→ Urtikaria, → Asthma bronchiale, Kreislaufkollaps). Gefürchtet ist die schwerste Form, der → anaphylaktische Schock. Zur Diagnose tragen Anamnese, Bestimmung der spezifischen Serum-IgE Antikörper, und Hauttest bei. Orale Provokationstests mit dem Nahrungsmittel ergänzen die Untersuchungen. Da bis heute keine kausale Therapie bekannt ist, ist Allergenkarenz bei genauer Diagnostik die Therapie der Wahl. Von Erfolgen einer schrittweisen oralen Tolerisierung mit Milch bei Kindern unter ärztlicher Aufsicht wird berichtet (→ periphere Toleranz). Weiters ist für den Nahrungsmittelallergiker die möglichst genaue Deklaration der Bestandteile von Fertigspeisen wichtig, um anaphylaktische Reaktionen zu vermeiden.

naive Lymphozyten. Reife B- oder → T-Lymphozyten, die zwar ihren spezifischen → Antigenrezeptor schon haben, also reif sind, jedoch noch keinen Kontakt mit einem Antigen hatten. Deswegen hatten sie keine Möglichkeit, durch das Antigen aktiviert zu werden und sich in → Memory- und → Effektorzellen zu differenzieren. Sie patrouillieren in der Peripherie, bis sie ihr Antigen treffen oder untergehen. Sie werden im englischen Sprachgebrauch auch als *virgin cells* (Jungfern-Zellen) bezeichnet. Bei den T-Zellen gehören CD4 und CD45RA zu ihren typischen Oberflächenmarkern, während geprimte Zellen, die bereits Kontakt mit einem Antigen hatten, die Zeichen CD4 und CD45RO tragen. Bei Neugeborenen sind $CD4^+CD45RA^+$ stärker vertreten als $CD4^+CDRO^+$-Zellen, bei Erwachsenen ist es umgekehrt. Naive B-Zellen tragen Membran-gebundenes IgM und heißen daher Bμ-Zellen.

Nanobakterien. Gehören zu den ältesten Lebensformen auf unserem Planeten, 1996 wurden ihre Spuren (Nanofossils) im Marsmeteorit ALH84001 gefunden; ihre Beteiligung an der Entstehung von Mineralien wurde von ihrem Entdecker *Robert L. Folk* beschrieben (hier als Nannobakterien bezeichnet). Sie sind nur zwischen 50 und 200 Nanometern lang, bilden Ketten, dann Haufen, dann Mineralien oder Kristalle. Seither wurden sie auch im menschlichen Blut und im Blut von Rindern gefunden. Nanobakterien könnten über mineralienhältiges Wasser in den Kreislauf gelangen. Unter physiologischen Konzentrationen von Kalzium und Phosphaten wirken sie als Kristallisationskerne und leiten die Bildung verschiedener biogener Apatiten ein. Im Körper beteiligen sie sich daher an der Bildung von Nierensteinen sowie Steinen in anderen Organen. Sie nehmen auch an pathologischer Kalzifizierung, z.B. in atherosklerotischen Plaques teil. Die Existenz von Nanobakterien ist nur dann zweifelsfrei bewiesen, wenn man ihre DNS oder RNS findet.

NAP-1 (Neutrophilen-aktivierendes Protein-1). Hat chemotaktische Wirkung auf Neutrophile über Chemokinrezeptoren CXCR2 und CXCR1 und auf T-Lymphozyten und ist homolog mit → NAP-2.

NAP-2 (Neutrophilen-aktivierendes Protein-2). Wird durch Monozyten-Proteasen aus dem basischen Protein der Thrombozyten generiert. Es bindet mit hoher Affinität an den Chemokinrezeptor CXCR2 und, weniger stark, an CXCR1. Es zählt zu den → Chemokinen und hat eine ähnliche Wirkung wie → IL-8.

natürliche Abwehr. Angeborene Immunität (engl. *innate immunity*), deren zelluläre und humorale Effektoren schnell verfügbar sind, und in immer gleicher Stärke und Art gegenüber Antigenen reagieren. Charakteristisch in der natürlichen Abwehr ist auch das Fehlen einer immunologischen Gedächtnisleistung. Typische Zellen sind Granulozyten, Mastzellen, Makrophagen, NK-Zellen, K-Zellen, lösliche Faktoren sind hier das Kinin-Kallikreinsystem, Komplementsystem, Eikosanoide etc. Aus dieser Liste sind einige Akteure ambivalent, da sie auch in der spezifischen Abwehr mitwirken können, sich deren Werkzeuge bedienen, oder bei Bedarf → spezifische Abwehr einleiten.

NBT (Nitro-Blau-Tetrazolium-Chlorid). Es wird, ähnlich wie INT (Jodnitrotetrazolium), verwendet, um die Fähigkeit professioneller Phagozyten, ihren Sauerstoff-Stoffwechsel zu aktivieren, zu testen (→ respiratorischer Burst).

NCAM (neural cell adhesion molecule). Das Neuralzell-Adhäsionsmolekül, ein Mitglied der Immunglobulin-Superfamilie. Es nimmt an Adhäsionsinteraktionen u.a. von Neuronen, Astrozyten, und Oligodendrozyten Teil, und ist während der Embryonalzeit transient aber in vielen Geweben exprimiert. Es gehören vier Isoformen dazu, eine ist → CD56.

Neben-Histokompatibilitäts-Antigene → NHC.

negative Selektion. Sicherheitssystem gegen Autoreaktivität. Innerhalb der T-Zell-Reifung findet dieser Vorgang im → Thymus statt. Unreifen CD8+ Zellen werden Autoantigene durch → mTEC-Zellen angeboten. Mit „Selbst" reagierende Zellen gehen durch → Apoptose unter. Für → B-Zellen findet negative Selektion im Knochenmark statt. Dabei spielen lösliche Autoantigene eine Rolle, die die bindenden B Zellklone in die → Anergie treiben, als auch Autoantigene die durch die Knochenmarks-Stromazellen angeboten werden. Binden B-Zellen an diese, werden sie deletiert, oder der B-Zell-Rezeptor wird durch weitere Rekombinationen der Gene für die variable Domäne editiert.

Nekrose. Lokales Absterben von Zellen oder Geweben infolge einer chemischen oder physikalischen Schädigung, bzw. nach einer kompletten Unterbrechung der Blutzufuhr zu dem betroffenen Gewebe. Von der → Apoptose (biologisch vorporgrammierter Zelltod) unterscheidet sich die Nekrose dadurch, dass hier Zellen rupturieren und ihre Inhalte freisetzen. Das betrifft Makrophagen und auch neutrophile Granulozyten, die nach unmäßiger Phagozytose platzen. Dabei werden ihre Granulainhalte frei und es kommt zur Nekrose der umgebenden Zellen (→ neutrophile Granula) *(Abb. 59)*. Diese Areale werden durch Phagozyten abgeräumt, die in das nekrotische Gewebe durch *Nekrotaxis* gerichtet migrieren.

Nekrotaxis → Nekrose.

Neoantigen. Ein Antigen mit neuen Antigendeterminanten; es entsteht durch eine Modifikation des ursprünglichen Antigens, oder es handelt sich um ein Antigen, welches normalerweise nicht, aber durch maligen transformierte Zellen neu exprimiert wird. Im letzteren Fall wird es als Tumor-assoziiertes Antigen (TAA) bezeichnet und kann Ziel von natürlicher oder therapeutischer immunologischer → Tumorabwehr sein.

neonataler IgG-Rezeptor → FcRn.

Neoplasie. Neu auftretendes Wachstum von Zellen oder Geweben, meist tumoröser Natur, kann gutartig (benigen) oder bösartig (maligen) sein.

neoplastische Transformation → Transformation.

Neopterin. Ein Abbauprodukt von Guanosintriphosphat, das durch Makrophagen nach ihrer Stimulation durch IFN-γ freigesetzt wird. Erhöhte Spiegel findet man bei Autoimmunerkrankungen, Tumoren, Transplantatabstoßung und schweren Virusinfektionen. Die Neopterinspiegel im Blutserum und Urin von → HIV-1-infizierten Personen erhöhen sich proportional zur AIDS-Progression. Erhöhte Neopterinspiegel zusammen mit der Verringerung der Zahl der Helfer- (CD4+) T-Lymphozyten gehören zu den Hauptmerkmalen, anhand deren der Übergang von der asymptomatischen

Phase der HIV-1-Infektion zu klinischen AIDS-Symptomen bestimmt werden kann. Andere Anwendungen sind z.B. diagnostisches Monitoring von multipler Sklerose.

Neovaskularisierung. Eine andere Bezeichnung für *Angiogenese*, ein Prozess, bei welchem neue Kapillaren aus bereits existierenden Blutgefäßen aussprossen. Sie kommt unter physiologischen Bedingungen während der Embryogenese vor (*Vaskulogenese*), unter pathophysiologischen Bedingungen wird sie bei Wundheilung und bei Remodellierung beschädigter Gewebe beobachtet, unter pathologischen Bedingungen beim Tumorwachstum sowie bei einigen Krankheiten (z.B. Arthritis und diabetischer Retinopathie). Wachstumsfaktoren wie → VEGF sind dafür verantwortlich. Neovaskularisierung betrifft aber auch einsprossende Lymphgefäße, mit → Podoplanin als Marker dieser Endothelien.

nephritischer Faktor. C3-nephritischer Faktor (C3NeF); ein gegen die C3-Konvertase (C3bBb) des alternativen Weges der Komplementaktivierung gerichteter Antikörper. Er ist im Serum von Patienten mit membranoproliferativer Glomerulonephritis (→ Glomerulonephritis, membranoproliferative) zu finden. Er stabilisert diese Konvertase und verlängert ihre Lebensdauer. Dadurch wird ständig Komplement über den alternativen Weg aktiviert, was zur Entzündung und Schädigung der Glomerula der Niere führt (Nephritis).

nephritisches Syndrom. Ein klinischer Komplex, charakterisiert durch Hämaturie mit Erythrozyten und Hämoglobinzylin-

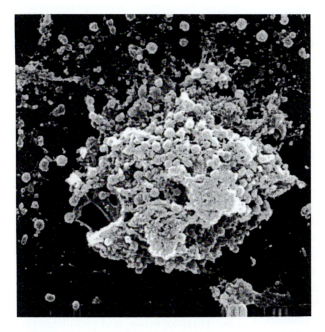

Abb. 59. Nekrotischer Zerfall eines murinen Peritonealmakrophagen infolge übermäßiger Phagozytose nach einer Bakterieninfektion durch *Francisella tularensis*. Die Plasmamembran desintegriert und der Inhalt der Zelle wird in die Umgebung freigesetzt (Vergrößerung 4.000x, mit freundlicher Genehmigung von Prof. A. Macela, Dr. L. Nernychova und Dr. J. Nebesarova, Tschechische Republik).

dern im Urin, Oligurie (verringerte Urinausscheidung), Azotämie (erhöhte Konzentrationen von stickstoffhaltigen Substanzen im Blut) und hohem Blutdruck. Es kann auch eine beschränkte Proteinurie auftreten. Die Ursache ist eine Entzündungsreaktion in den Nieren-Glomerula mit Schädigung der Gefäßwände, was dann den Erythrozyten ermöglicht in den Harn zu gelangen.

nephrotisches Syndrom. Ein klinischer Komplex, bei dem massive Proteinurie (mehr als 3,5 g Proteine im Harn pro Tag), generalisierte Ödeme, Hypoalbuminämie, Hyperlipidämie und Lipidurie beobachtet werden. Die Ursachen, die das nephrotische Syndrom bedingen, können verschiedenartig sein, z.B. eine → Glomerulonephritis.

Nervenwachstumsfaktor (NGF) (engl. *nerve growth factor*). Ein Polypeptid aus 118 Aminosäuren (aa), wobei aa 1–81 mit Proinsulin homolog sind. Er ist in vielen peripheren Geweben zu finden, wo er Neurone schützt. Neben den peripheren Wirkungen stimuliert er das Wachstum cholinerger Rezeptoren die bei der → Alzheimer-Krankheit degeneriert sind.

Nesselsucht → Urtikaria.

Netzwerktheorie → Anti-idiotypische Antikörper.

Neuraminidase. Auch Sialidase. Ein Enzym, das die glykosidischen Bindungen zwischen Neuraminsäure (auch Sialinsäure) und Oligosaccharid an Glykoproteinen oder Glykolipiden spaltet. Die Neuraminsäure ist ein Bestandteil der Oberflächenglykoproteine vieler Zellen und verleiht ihnen eine negative Gesamtladung. Zellen, die durch Neuraminidase bearbeitet wurden, verlieren diese negative Ladung und agglutinieren deshalb leichter, denn die Intensität der Abstoßungskräfte zwischen Zellen mit gleicher Ladung wird verringert. Außerdem aktivieren durch Neuraminidase bearbeitete Zellen Komplement über den alternativen Weg. Neuraminidase wird von einigen Viren und Bakterien produziert; z.B. an Grippeviren stellt es ein Transmembranprotein dar, welches (neben → Hämagglutinin) häufig mutiert wird (→ Antigendrift) und für die große antigenetische Variabilität der Viren verantwortlich ist.

Neuregulin. Eine Familie aus mehr als 15 unterschiedlichen Wachstums- und Differenzierungsfaktoren der Epithel-, Glia- und Muskelzellen; sie werden durch alternatives Splicing generiert. Neureguline gehören zur Subfamilie der EGF-ähnlichen Proteine (→ epidermal growth factor), ihre Mitglieder sind Heregulin, neu Differenzierungsfaktor, → Acetylcholinrezeptor-Synthesestimulator, Glialer Wachstumsfaktor etc. Neureguline sind verantwortlich für die Differenzierung der Herzgewebe, Neuronen und neuromuskulären Synapsen. Ihre Rezeptoren haben Tyrosinkinase-Aktivität und vermitteln Signaltransduktion.

Neurodermitis. Alternativer Begriff für → atopische Dermatitis (→ Atopie), weist auf den Einfluss des Nervensystem (psychische Faktoren) auf entzündliche Zustände der Haut hin, ursprünglich wurde eine Nervenentzündung als Auslöser vermutet. Der Begriff wird im Zusammenhang mit der Erkrankung besonders bei Kindern fast volkstümlich verwendet, denn in Mitteleuropa sind etwa 10% der Schulkinder betroffen.

Neuroimmunologie. Sie befasst sich mit der Untersuchung der wechselseitiegn Beziehungen und der Kommunikation zwischen Nerven-, endokrinem und Immunsystem unter physiologischen und pathologischen Bedingungen.

Neurokine. → Zytokine, welche im Nervensystem, vor allem im zentralen Nervensystem gebildet werden und hier auch den Primärort ihrer Wirkung haben.

Neurokinine. Sie zählen zu → Tachykininen und es gibt zwei von ihnen: Neurokinin-A (auch Substanz K genannt), und Neurokinin-B. Sie wirken bronchokonstriktorisch, hypotensiv und lösen Miktion (Harnlassen) aus.

Neurotaktin. CX$_3$C; ein → Chemokin, das in der Zellmembran verankert ist (beim Menschen aus 397 Aminosäuren). Es ist ident mit Fraktalkin und wird vor allem im Gehirn exprimiert, bei Entzündungen wird seine Expression in Gliazellen und Endothelzellen der Blutkapillaren verstärkt. Es hat chemotaktische Wirkung auf neutrophile Granulozyten.

Neurothelin → CD147.

Neurotransmitter. Biochemische Stoffe, die Signale von einer Nervenzelle auf eine andere übertragen. Dies geschieht an Synapsen, den Kontaktstellen zwischen Nervenzellen, oder Nervenzellen und anderen Zellen (z.B. Muskel). Neurotransmitter befinden sich in präsynaptischen Vesikeln, werden durch ein ankommendes Aktionspotential (elektrischer Impuls durch Nervenleitung) im synaptischen Spalt freigesetzt und von Rezeptoren an der postsynaptische Nervenendigung gebunden. Dadurch ändert sich das elektrische Potential und die Exzitierbarkeit der nächsten Zelle. Eine solche Funktion haben z.B. Acetylcholin, Noradrenalin, Serotonin, γ-Aminobuttersäure, Glyzin, Oktopamin.

Neurotrophin → neurotropher Ziliarfaktor.

neurotropher Ziliarfaktor (engl. *ciliary neurotrophic factor*, CNTF). Der aus Flimmerepithel stammende neurotrophe Faktor, der auch als **Neurotrophin** bezeichnet wird. Er unterstützt das Überleben mehrerer Neuronentypen und gehört zur → IL-6 Zytokin-Familie.

neutrale Proteinasen. Proteolytische Enzyme (→ Proteasen) mit einem Wirkungsoptimum beim neutralem pH. Professionelle Phagozyten (besonders Granulozyten) enthalten in ihren → neutrophilen Granula die Enzyme Elastase, → Kathepsin-G und Protease 3, die antibakterielle und zytotoxische Aktivität haben.

Neutralisationstest. Auch Serum-Neutralisationstest (SN-Tset) genannt; eine diagnostische Methode zur Feststellung von neutralisierenden Antikörpern gegen Mikroben, Viren, Toxine und andere Antigene. Er wird z.B. in der Virologie angewandt: Sind in einem Serum anti-virale Antikörper vorhanden, können sie die zytopathogene Wirkung der Viren auf Zielzellen und deren Lyse verhindern. Dies geschieht in der Zellkultur (Kulturplatten), oder als Plaque-Reduktions-Test auf einem Zellrasen (→ Plaque-Test).

Neutrophile → neutrophile Granulozyten.

neutrophile Granula. Wurden ursprünglich durch ihre morphologischen und Färbeeigenschaften klassifiziert. Funktionell stellen sie Lysosomen dar, die auch Lagerfunktionen haben. Neutrophile Granulozyten enthalten prinzipiell drei Haupttypen von Granula: azurophile, spezifische und kleine Lagergranula. Spezifische Granula werden in späteren Stadien der Myelozytendifferenzierung und Reifung zum Metamyelozyten gebildet. Die Granula enthalten antimikrobielle Substanzen, Proteinasen und Hydrolasen für die Zerstörung phagozytierter Antigene innerhalb der Phagolysosomen, typisch für die neutrophilen Granulozyten ist aber auch die Freisetzung der Granula in den Extrazellulärraum, wobei → Nekrose verursacht wird *(Abb. 60)*. Die Umgebung schützt sich durch die Plasmaproteine → α2-Makroglobulin sowie → α1-Antitrypsin, die Proteinaseinhibitorfunktion haben. Weiters stellen die Granula ein Vorratslager für Rezeptoren und Enzyme (→ Myeloperoxidase) dar, die am → respiratorischen Burst teilnehmen (Tabelle 14).

neutrophile Granulozyten. Zählen zu den → Leukozyten und werden auch als polymorphnukleäre (PMNs) Leukozyten bezeichnet, weil sie in reifem Zustand einen segmentierten Kern haben (Abb. 61). Neutrophile Granulozyten befinden sich im Blutkreislauf (45–70% aller zirkulierenden Leukozyten) oder in Geweben, wohin sie vor allem während der Entzündungsreaktion (→ Entzündung) gelangen. Es handelt sich um typische professionelle Phagozyten, denn sie tragen an ihrer Oberfläche Rezeptoren, über welche sie Antikörper- oder Komplement-opsonisierte Partikel, sowie pathogene Mikroorganismen wirksam phagozytieren können (Abb. 62). Die Antigene gelangen in Phagosomen, die sich mit Lysosomen zu Phagolysosomen vereinigen, wo der Partikel über mehrere Schritte wirksam desintegriert wird (→ neutrophile Granula). Schon beim Kontakt mit dem phagozytierbaren Partikel oder durch die Wirkung von chemotaktischen Faktoren wird in ihrem Zytoplasma das Enzym → NADPH-Oxidase aktiviert, das dann die Bildung von Sauerstoffabhängigen antimikrobiellen und zytotoxischen Stoffen (→ ROI) einleitet. Diese töten zusammen mit Sauerstoff-unabhängigen Stoffen (→ Defensine, → BPI, → Laktoferrin, → neutrale Proteasen) die phagozytierten Zellen wirksam ab. Sauerstoff-unabhängige antimikrobielle Substanzen befinden sich im präformierten Zustand in den Granula (Tabelle 14). Weiters entstehen auch halogenierte Intermediate durch die Akti-

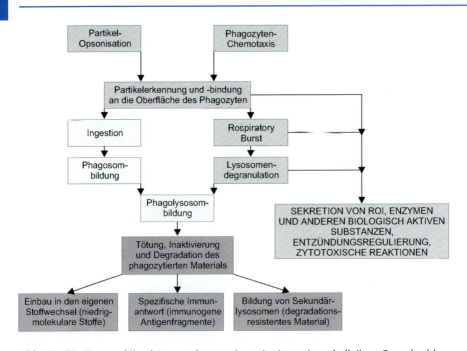

Abb. 60. Die Neutrophilen können phagozytierte Antigene innerhalb ihrer Granula abbauen (links) oder die Granulainhalte ausstoßen (rechts). ROI – reaktives Sauerstoffintermediat. Effektormechanismen der Neutrophilen: Phagozytose und Degranulierung.

vität der → Myeloperoxidase. Neutrophile Granulozyten haben eine grundlegende Bedeutung in der Abwehr gegen extrazellulärparasitierende Pathogene und sind die ersten Zellen, die am Ort einer akuten Entzündung eintreffen. Sie platzen durch übermäßiges Fressverhalten und verursachen in der Folge → Nekrose, auch umgebender Zellen *(Abb. 18)*. Ähnlich können sich auch → Makrophagen verhalten *(vergleiche Abb. 59)*. Es entsteht Eiter (lat. pus). Ähnlich wie Makrophagen, können auch neutrophile Granulozyten in in drei Funktionstadien vorkommen: ruhend, präaktiviert (engl. *primed*) und aktiviert. Die stärkste antimikrobielle und zytotoxische Aktivität, die auch bei Schäden an körpereigenem Gewebe auftreten kann, weisen aktivierte neutrophile Granulozyten auf. Die Bedeutung dieser Zellen erfährt man deutlich bei Syndromen mit funktionellen Defizienzen (→ Defizienz spezifischer Granula, → Chediak-Higashi-Syndrom) oder Verluste durch z.B. autoimmune oder Medikamenten-induzierte Granulozytopenie oder → Agranulozytose.

Nezelof-Syndrom. Eine dem → DiGeorge-Syndrom ähnliche Immundefizienz, mit abnormaler Entwicklung des Thymus und Immundefizienz der T-Lymphozyten, aber ohne Hypoparathyreoidismus und Herzanomalitäten. 1964 entdeckt von dem französischen Arzt *Christian Nezelof*.

NF-AT (engl. *nuclear factor of activated T-cells*). Ein → Nuklearfaktor, der an der

Tabelle 14. Die Granulainhalte der neutrophilen Granulozyten

Inhalte	Azurophile	Spezifische	Kleine Lager-Granula
Antimikrobiell	Myeloperoxidase Lysozym Defensine BPI[1]	Lysozym Laktoferrin	
Neutrale Proteinasen	Elastase Kathepsin G Proteinase 3	Kollagenase Komplementaktivator	Gelatinase Plasminogenaktivator
Azidische Hydrolasen	Kathepsin B Kathepsin D β-D-Glukuronidase α-Mannosidase Phospholipase A2	Phospholipase A2	Kathepsin B Kathepsin D β-D-Glukuronidase α-Mannosidase
Zytoplasmatische Membran-Rezeptoren		CR3, CR4, fMLP-Rezeptoren, Lamininrezeptoren	
Weitere	Chondroitinsulfat	Cytochrom b_{558} MCF, Histaminase Vitamin B_{12}-bindendes Protein	Cytochrom b_{558}

[1] BPI – Bakterizides Permeabilitäts-erhöhendes Protein, ein Perforin

Aktivierung der → T-Lymphozyten beteiligt ist.

NF-κB. Der nukleäre Transkriptionsfaktor *kappa B* (→ Nuklearfaktoren), verstärkt die Produktion proinflammatorischer Mediatoren. Er wurde nach seiner Fähigkeit, sich an den Verstärker (*Enhancer*) des Gens in reifen → B-Lymphozyten zu binden, welches die *kappa-Leichtkette* der Immunglobuline kodiert und dadurch seine Transkription auslöst. Später zeigte es sich aber, dass er in ähnlicher Weise auf mehrere Gene wirkt. Es handelt sich nicht um einen einzigen Faktor, sondern um eine Familie von Faktoren, die leicht unterschiedliche biologische Funktionen haben. Ihre Moleküle enthalten zwei Untereinheiten (M_r von 50.000 – p50 und 65.000 – p65). Sie befinden sich in vielen Zellen in einem inaktiven Komplex mit inhibierenden Proteinen, die als I-κB bezeichnet werden. Durch Phosphorylierung dieser Proteine durch *IκB-Kinase* werden die Komplexe aufgelöst und setzen NF-κB frei. Nun aktiviert, bindet NF-κB an die Regulatoreinheiten der Gene, die für viele → Zytokine, → Chemokine, → Akute-Phase-Proteine, Leukozytenadhäsionsmoleküle, Stressproteine kodieren, und löst ihre Transkription aus. Diese Mediatoren haben grundlegende Funktionen bei Immun- und Entzündungsreaktionen. NF-κB wird durch extrem viele verschiedene Stimuli aktiviert, einschließend entzündungsstimulierende Zytokine, Wachstumsfaktoren, Bakterienprodukte, Virusinfektionen, Liganden vieler Rezeptoren, physikalischer und → oxidativer Stress, einige chemische Stoffe und Arzneimittel. Es wurde festgestellt, dass die Untereinheit p50 eine sehr homologe Struktur mit dem Virusonkogen *n-Rel* (→ Onkogene) besitzt. Sein zelluläres Pendant, *c-Rel*, kann sich an der Regulierung der NK-κB-Aktivität beteiligen. Abnormale Aktivität von NF-κB trägt zu vielen Erkrankungen bei *(Tabelle 15)*, die bisher nicht miteinander in Zusammenhang gebracht wurden. Aus diesem Grund entwickelt die pharmazeutische Industrie sehr intensiv vor

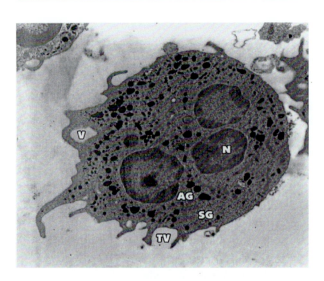

Abb. 61. Ein menschlicher Neutrophiler aus peripherem Blut unter dem Elektronenmikroskop (Vergrößerung 15.000×, mit freundlicher Genehmigung von Prof. P. Mraz, Slowakische Republik). K – Kern, AG – azurophiles Granulum, SG – spezifische Granula, V – Vakuole.

allem NF-κB-Inhibitoren, die pharmakologisch eingesetzt werden könnten.

N-Formylmethionin (fMet). Ein exogenes → Chemotaxin, enthalten in bakteriellen Oligopeptiden (z.B. in N-Formyl-Methionyl-Leucyl-Phenylalanin → FMLP).

NGF. Eine Abkürzung für den Nervenwachstumsfaktor, engl. *nerve growth factor* (→ Wachstumsfaktoren).

NHC-Antigene. Nebenhistokompatibilitätsantigene; werden auch mHA (*minor histocompatibility antigens*) genannt. Es gibt in der Maus etwa 500 Gene, die bis zu 30 Loci (→ Locus) von Minor-Histokompatibilitäts-Antigenen kodieren. Es handelt sich um polymorphe Peptide, die durch die MHC- (bzw. im Menschen HLA-) Antigene im Transplantat präsentiert werden (→ Antigenpräsentation). Eine Gruppe dieser Proteine ist auf dem männlichen Y-Chromosom kodiert, das am besten bekannte NHC wird daher das → H-Y Antigen genannt. Weibliche Individuen kennen diese Antigene nicht und reagieren daher dagegen mit zellulärer Immunantwort. Da beide Geschlechter X-chromosomal kodierte Antigene haben, gibt es das umgekehrte Phänomen nicht. MHC-Antigene können vor einer Transplantation zwischen Spender und Empfänger abgestimmt werden, Unterschiede in den schwachen NHC-Antigenen sind jedoch nicht vermeidbar und es kann nach Monaten bis Jahren zur chronischen Transplantatabstoßung kommen. Daher muss bei Transplantationen in jedem Fall eine Behandlung mit → Immunsuppressiva durchgeführt werden.

nichtsteroidale Antiphlogistika (NSAID) (engl. *non-steroidal anti-inflammatory drugs*). Eine große Arzneimittelgruppe, die vor allem bei der Behandlung von chronischen Entzündungen wie z.B. rheumatische Krankheiten (*Antirheumatika*) eingesetzt werden. Sie haben weiters fiebersenkende (antipyretische) und schmerzlindernde (analgetische) Wirkungen. Das älteste Arzneimittel dieser Gruppe ist die Acetylsalicylsäure. Zu den weiteren Vertretern gehören z.B. Indomethazin, Phenylbutason, Piroxikam, Ibuprophen usw. Sie hemmen → Cyclooxygenasen (COX-1 und COX-2) und damit die Entstehung von → Prostaglandinen *(Abb. 63)*. Dies ist auch die Ursache ihrer Nebenwirkungen: gastrointestinale Ulcera mit Blutungen, die durch die Hemmung der Thrombozytenaggregation unterstützt werden, sowie Nierenschäden. Unerwünschte Wirkungen werden vor allem bei langfristiger Verabreichung von NSAID, vor allem COX-1 Hemmern, beobachtet. NSAID unterteilt man in (1) NSAID, die COX-1 und COX-2 gleichmäßig oder hauptsächlich COX-1 inhibieren; (2) NSAID, die preferentiell COX-2 hemmen (Meloxikam, Nimesulid, Etodolak); (3) hochselektive COX-2 Inhibitoren (Etoricoxib, Rofecoxib, Celecoxib, Valdecoxib, Parecoxib). Letztere haben

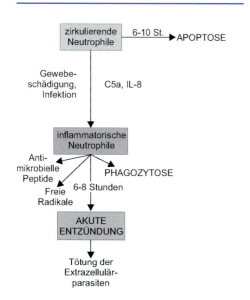

Abb. 62. Die biologischen Grundfunktionen der Neutrophilen.

weniger Nebenwirkungen auf den Gastrointestinaltrakt. NSAID wirken nicht nur auf Cyclooxygenasen, sondern hemmen auch die Transkription mehrerer Gene, deren Produkte an Entzündungsreaktionen beteiligt sind (einschließlich der Alarmzytokine IL-1, TNF-α und IL-6). Die Suppression kommt über eine Interaktion mit Gruppe der → Nuklearfaktoren zustande, die als **PPAR** (*Peroxisome Proliferator-Activated Receptors*) bezeichnet werden. NSAID sind Ligande für PPAR, binden und aktivieren sie. In aktiviertem Zustand können PPAR an Promotoren dieser Gene nicht binden, wodurch ihre weitere Transkription gestoppt wird (negative Regulation). Sie können auch die Aktivität anderer Transkriptionsfaktoren, wie z.B. → NF-κB, AP-1 und STAT-Proteine, für Entzündungsgene antagonisieren.

Nikolski-Zeichen → Pemphigus vulgaris.

NK 1.1+ Zellen → NKT-Zellen.

NKT-Zellen. Klassische Bezeichnung: NK 1.1+ Zellen; sie bilden die vierte lymphoide Linie, die sich von den klassischen → T- und → B-Lymphozyten und → NK-Zellen unterscheidet. Diese Zellen tragen charakteristische Merkmale der NK-Zellen (→ CD56) und → T-Lymphozyten (→ CD3). An ihrer Oberfläche tragen sie TCR mit invarianter α-Kette, produzieren große Mengen von Zytokinen, v.a. IL-4 und IFN-γ, und haben daher wichtige Funktion in Differenzierung von TH2-Lymphozyten und IgE-Induktion. Im Unterschied zu klassischen → T-Lymphozyten, die mit Klasse I HLA-Antigenen präsentierte Peptide erkennen, erkennen die NKT-Zellen Glykolipide oder Lipide, die nicht mit den klassischen HLA-Antigenen sondern im Komplex mit → CD1-Molekülen präsentiert werden. Kleine Mengen von NKT-Zellen befinden sich im Thymus, in der Milz, größere Mengen aber in der Leber und im Knochenmark. Aus funktioneller und phänotypischer Sicht sind sie sehr heterogen. Sie exprimieren konstitutiv den → Fas-Ligand und können daher Zielzellen mit dem Fas-Molekül an der Oberfläche abtöten. Ihre Aktivität ist bei der Abwehr gegen einige Infektionserreger wie z.B. Mykobakterien, Plasmodien und Listerien wichtig. Neuerdings wird ihnen eine schützende Funktion gegen Autoimmunerkrankungen und bei EAE (→ experimentell allergische Enzephalomyelitis) zugeschrieben.

NK-Zellen. Natürliche Killerzellen (engl. *kill* – töten). An ihrer Oberfläche tragen sie die typischen Differenzierungsantigene → CD16 (niedrigaffiner Fc-Rezeptor für IgG) und → CD56. Neben B- und → T-Lymphozyten bilden sie die dritte Hauptpopulation

Tabelle 15. Einige mit gestörter NF-κB-Funktion verbundene Krankheiten

Mutation oder Verkürzung des NF-κB-Moleküls	Hodgkin-Lymphom
Konstitutive Aktivierung der IκB-Kinase	Hodgkin-Lymphom, akute lymphoblastische Leukämie bei Kindern
Amplifikation oder übermäßige Expression des Gens für NF-κB	Verschiedene Lymphome, Myelome, Leukämien. Karzinome und Adenokarzinome
Andere Ursachen für eine aberrante NF-κB-Funktion	Rheumatoide Arthritis, Asthma bronchiale, Atherosklerose, Alzheimer-Krankheit, verschiedene Karzinome und Melanome
Störungen der NF-κB-Aktivierung	Ataxia teleangiectasia, systemischer Lupus erythematosus

der Lymphozyten, haben aber an ihrer Oberfläche keine → Antigenrezeptoren oder → CD3. Im peripheren Blut machen sie 5 bis 10% aller anwesenden Lymphozyten aus. Morphologisch stellen sie eine heterogene Population dar, in der große granulierte Lymphozyten am meisten vertreten sind (→ LGL). In ihren Körnern enthalten sie zwei Typen von zytotoxischen Substanzen: → Perforine und → Granzyme (→ Granulysin). Sie töten besonders Tumorzellen und mit Viren infizierte Zellen, und zwar durch den → ADCC-Mechanismus, oder direkt, d.h. ohne die Anwesenheit spezifischer Antikörper gegen Oberflächenstrukturen der Zielzellen, in jedem Fall über den Mechanismus der → Zytotoxizität. Sie tragen an ihrer Oberfläche zwei Typen von Rezeptoren. Der eine Typ induziert ihre zytotoxische Aktivität (NK-Zell-Rezeptor – NKR), der andere Typ aus der Immunglobulin-Superfamilie, inhibiert diese (Killer-inhibierende Rezeptoren oder engl. *Killer cell Ig-like receptor –* KIR) *(Abb. 64)*. Bislang sind drei NKR Rezeptoren gut definiert worden: NKp46, NKp30 und NKp44. NKp46 wird an ruhenden sowie aktivierten NK-Zellen exprimiert und hat eine Schlüsselrolle bei der Lyse verschiedener Tumorzellen. Bei der NKR-Aktivierung wirken Korezeptoren mit, aus denen bisher der Korezeptor 2B4 und sein Ligand an Zielzellen, das → CD48-Molekül, definiert worden sind. Über KIR-Rezeptoren erkennen die NK-Zellen → HLA I-Antigene. Diese Erkennung ergibt aber kein positives (wie es bei zytotoxischen → T-Lymphozyten der Fall ist), sondern ein negatives Signal und die Zelle wird nicht getötet. Lyse einer Zielzelle wird nur dann ausgelöst, wenn sich HLA I-Antigene an der Oberfläche nicht oder nur in ungenügender Kopienanzahl befinden. Mehrere Typen von inhibitorischen Rezeptoren kommen an der Oberfläche von NK-Zellen vor, die Mehrheit gehört zur Immunglobulin-Superfamilie, und sie werden als KIR oder ILT/LIR (*Ig-like transcript/leuko-*

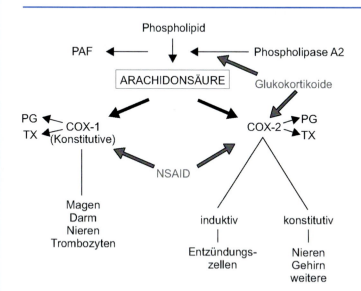

Abb. 63. Die pharmakologischen Angriffspunkte anti-entzündlicher Medikamente. COX – Cyclooxygenase, NSAID – *nonsteroidal anti-inflammatory drugs* (nicht steroidale Antiphlogistika), PG – Prostaglandine, TX – Thromboxan.

cyte inhibitory receptor) bezeichnet. Eine NK-Subpopulation trägt an ihrer Oberfläche nur jeweils einen bestimmten Typ eines inhibitorischen Rezeptors.

NK-Zell-Rezeptoren → NK-Zellen.

NO → Stickstoffmonoxid.

NOD-Mäuse (nonobese diabetic mice). Ein mutanter → Inzucht-Mäusestamm, bei dem sich insulinabhängiges → Diabetes mellitus (Typ I) spontan entwickelt. Es handelt sich um ein Modell einer autosomal rezessiv vererbten Autoimmunerkrankung, bei welcher → T-Lymphozyten die pankreatischen β-Zellen töten, was Insulindefizienz zur Folge hat. Diese Tiere unterscheiden sich vom NON-Stamm (*nonobese normal*) dadurch, dass ihnen das für den Ia-Bereich der MHC II Antigene kodierende Gensegment fehlt. Beim Menschen befinden sich im analogen Bereich Gene für HLA-DQ-Antigene (→ Histokompatibiliätsgene).

Non-Hodgkin-Lymphome (NHL). Gehören wie Morbus Hodgkin zu den malignen Lymphomen und nehmen von jedem möglichen lymphatischen Gewebe ihren Ausgang. Die Inzidenz schwankt zwischen 3–8/100.000. In der deutschen Kiel-Klassifikation unterscheidet man hochmaligne und niedrigmaligne, und von den T- oder B-Zellen ausgehende NHL *(Tabelle 16)*. Es scheint sich jedoch die von der WHO akzeptierte REAL- (Revidierte Europäisch-Amerikanschen Lymphom) Klassifikation nach immunologischen Gesichtspunkten durchzu-

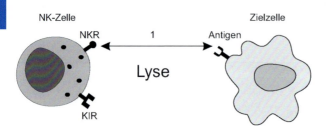

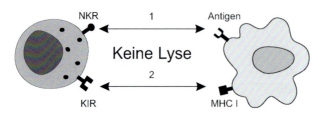

Abb. 64. Regulierung der NK-Zellaktivität durch zwei Rezeptortypen. **1** Erkennt die NK-Zelle über ihren NKR (NK-Rezeptor oder Killing aktivierender Rezeptor) ein Antigen an einer Zielzelle, tötet sie diese durch Zytotoxizität. **2** Wird gleichzeitig MHC I (HLA I) an der Oberfläche der Zielzelle durch einen KIR (Killing inhibierenden Rezeptor) erkannt, bleibt die Zelle verschont. Ist MHC I an der Zielzelle hinunterreguliert (z.B. Tumoren, Virusinfektion), kommt es wie im Fall 1 wieder zum Killing über NKR.

setzen *(Tabelle 17)*. Hochmaligne NHL führen innerhalb von Monaten zum Tod, sie kommen in allen Altersgruppen vor, besonders ab dem 60.–70. Lebensjahr. Leitsymptome können Lymphknotenschwellungen (schlecht verschiebliche, schmerzlose Lymphome), Leistungsabfall und Gewichtsverlust sein. Es werden unter anderem Strahlen- und/oder Chemotherapie nach dem CHOP-Schema (Cyclophosphamid, Doxorubicin, Vinkristin und Prednisolon) eingesetzt. Immunologisch werden → Interferone und anti-Tumorantigen Antikörper als passive Immuntherapie eingesetzt, z.B. → Rituximab gegen das → CD20-Antigen bei B-Zell-Lymphomen, der über → ADCC-Mechanismen anti-Tumorwirkung hat.

Northern blot. Eine Methode ähnlich dem → Southern blot; gebräuchlich für die Trennung und Identifizierung von RNS-Fragmenten. Typisch wird RNS aus Zellen isoliert und auf eine Nylonmembran geblottet, und dann von einer geeigneten radioaktiven Probe detektiert (z.B. Hybridisierung mit einer ^{32}Phosphor-Isotop markierten anti-Sense-DNS-Sonde).

NO-Synthase, NOS → Stickstoffmonoxid-Synthase.

NSAID → nichtsteroide Antiphlogistika.

Nude mice → nackte Mäuse.

nu/nu-Mäuse → nackte Mäuse.

Nuklearfaktoren (NF). Signalmoleküle, die auch als Transkriptionsfaktoren bezeichnet werden, weil sie spezifisch an DNS binden, nämlich an den → Promotor-Bereich verschiedener Gene und dadurch ihre → Transkription stimulieren, oder auch hemmen. Einige von ihnen können auch mehrere Gene aktivieren. Manche NF sind unter physiologischen Bedingungen im inaktiven Zustand und werden durch extrazelluläre Stimuli über Rezeptoren (z.B. für Antigene, Hormone, Zytokine) oder direkt (Viren, Zell- und Gewebebeschädigung) aktiviert. Schätzungsweise sind es etwa 90 Genprodukte, deren Transkription durch einige wenige Faktoren, wie z.B. der Nuklearfaktor-kappa-B (→ NF-κB), Aktivatorprotein (*AP-1*), Nuklearfaktor der aktivierten T-Zellen (*NF-AT*) und Signaltransduktion-aktivierende Transkriptionsfaktoren (→ JAK/STAT) ausgelöst werden. Eine synergische Beziehung wurde zwischen einigen Nuklearfaktoren beobachtet, wie bei der Entzündung, wo *NF-κB* und *AP-1* synergisch wirken. Zu den Transkrip-

Tabelle 16. Non-Hodgkin Lymphome nach der deutschen Kiel-Klassifikation

	B-Zell-Lymphome	T-Zell-Lymphome
Niedrigmaligne NHL	lymphozytisch, lymphoplasmozytisch, /-zytoid, plasmozytisch, zentroblastisch-zentrozytisch, zentrozytisch	lymphozytisch, kleinzellig zerebriform, lymphoepitheloid, angioimmunoblastisch, T-Zonen Lymphom. pleomorph, kleinzellig
Hochmaligne NHL	zentroblastisch, immunoblastisch anaplastisch-großzellig, Burkitt-Lymphom, lymphoblastisch, Seltene	pleomorph, mittel- und großzellig, immunoblastisch, anaplastisch großzellig, lymphoblastisch, Seltene

tionsfaktoren gehören auch Glukokortikoidrezeptoren, die sich im zellulären Zytoplasma befinden. Nach Glukokortikoid-Bindung hemmen diese Rezeptoren die Aktivität jener Transkriptionsfaktoren, welche den Entzündungsprozess initiieren und potenzieren. Auch das traditionelle Aspirin (Azetylsalizylsäure) wirkt hauptsächlich über die Inhibition von *NF-κB*. Transkriptionsfaktoren sind daher alte und neue Ziele für entzündungshemmende Arzneimittel. Die Nomenklatur der Transkriptionsfaktoren ist trivial und ihre Namen werden von ihrer konkreten biologischen Funktion abgeleitet. Sie können im Prinzip in zwei große Gruppen unterteilt werden, und zwar solche, die in vielen Zelltypen vorkommen und solche, die nur für einen Zelltyp spezifisch sind.

N-Nukleotide. Sie werden bei der Rekombination der variablen Immunglobulin-Domäne in den verbindenden Zonen zwischen V und J Segmenten durch das Enzym → TdT angehängt und vergrößern durch junktionale Vielfalt das Repertoire der entstehenden B- und T-Zell-Rezeptoren.

Tabelle 17. Non-Hodgkin Lymphome nach der REAL-Klassifikation

B-Zellen-Lymphome	T-Zellen und NK-Zellen-Lymphome
I. *Prekursor B-Zellen-Neoplasien* Prekursor B-lymphoblastisches Lymphom (B-LBL) / Prekursor B-lymphoblastische Leukämie (B-ALL)	I. *Prekursor T-Zellen-Neoplasien* Prekursor T-lymphoblastisches Lymphom / Leukämie
II. *Periphere B-Zell Neoplasien* 1. Chronisch-lymphatische B-Zell Leukämie (B-CLL) / Prolymphozyten-Leukämie (B-PLL) 2. Lymphoplasmozytoides Lymphom (LPL) / Immunozytom (IC) 3. Mantelzellen-Lymphom 4. Keimzentrums-Lymphom (KCL) 　Grad I: kleinzellig 　Grad II: gemischtzellig 　Grad III: großzellig 5. Marginalzonen B-Zell-Lymphom (MZL) 　Subtyp 1: Extranodales MZL vom MALT-Typ 　Subtyp 2: Nodales MZL 6. Marginalzonen-Lymphom der Milz (SLVL) 7. Haarzellen-Leukämie (HCL) 8. Plasmozytom / Myelom 9. Diffus großzelliges B-Zell-Lymphom 10. Burkitt-Lymphom 11. Hochmalignes B-Zell-Lymphom (Typ Burkitt-like)	II. *Periphere T- und NK-Zellen Neoplasien* 1. Chronisch lymphatische T-Zell-Leukämie (T-CLL) / Prolymphozyten-Leukämie (T-PLL) 2. Large granular lymphocytic leukemia (→ LGL) Subtypen: T-Zell- oder NK-Zell-Typ 3. Mycosis fungoides (MF) / Sezary Syndrom (SS) 4. Unspezifizierte periphere T-Zell-Lymphome 5. Angioimmunoblastisches T-Zell-Lymphom (AILD) 6. Angiozentrisches Lymphom 7. Intestinales T-Zellen-Lymphom 8. Adultes T-Zellen-Lymphom / Leukämie (ATL/L) 9. Anaplastisches großzelliges Lymphom (ALCL), T- und Null-Zell-Typ 10. Anaplastisches grosszelliges Lymphom vom Typ Hodgkin-like

5´-Nukleotidase-Defizienz. Ein Defekt jenes Enzyms (EC 3.1.3.5; NT5; Marker der Lymphozytendifferenzierung), das die Nukleotidhydrolyse vom 5´-Ende des DNS- oder RNS-Molekül katalysiert. Die normale Aktivität der 5´-Nukleotidase in reifen → B-Lymphozyten ist etwa 4-mal höher als in reifen → T-Lymphozyten. Verringerte Aktivität beobachtet man bei sekundärer → Hypogammaglobulinämie, bei X-chromosomaler → Agammaglobulinämie (Typ Bruton), und in seltenen Fällen auch bei angeborenen hämolytischen Anämien und bei lymphoproliferativen Prozessen. Die 5´-Nukleotidase-Defizienz hat ähnliche, doch wesentlich mildere Konsequenzen als die → Adenosindesaminase-Defizienz.

Nullzellen. Eine Untergruppe der Lymphozyten, die an ihrer Oberfläche keine typische Differenzierungsmerkmale (→ CD) für entweder B-Zellen oder T-Zellen tragen. Es sind meistens → NK-Zellen.

NZB/NZW-Mäuse. F1-hybride Mäuse, eine Kreuzung zweier Eltern aus unterschiedlichen Inzucht-Stämmen, nämlich NZB und NZW (→ Inzucht-Mäuse). Bei ihnen entwickelt sich eine dem menschlichen → systemischen Lupus erythematosus (SLE) ähnliche Krankheit spontan. Die Krankheit ist genetisch bedingt, es werden → ANAs (antinukleäre Antikörper) und Immunkomplexe gebildet, die in der Folge → Glomerulonephritis auslösen und das Leben dieser Tiere verkürzen.

O

O-Antigen. Das Oberflächen- (somatische) Antigen der Gram-negativen Bakterien. Es wird bei ihrer serologischen Klassifikation genutzt. Das O-Antigen ist aus einem Phospholipid, Protein und Endotoxin (→ LPS) zusammengesetzt, der letztere Teil ist der am meisten variable Teil (→ Antigendrift) und enthält die meisten immunogenen Epitope des jeweiligen Serotyps. So z.B. erlauben O-Antigene von → Shigella, diesen Stamm in 40 verschiedene Gruppen, → Salmonella in 47 Gruppen (mit 1080 → Serotypen) zu unterteilen, diese Unterteilung ist im Kauffmann-White Schema festgelegt (*F. Kauffmann*, deutscher Serologe, 1899–1978). O-Antigene, K- und H-Antigene von → Escherichia coli sind in den Kauffmann-Antigen-Tabellen beschrieben.

O-Antigen, 0-Antigen. Null-Antigen; Oligosaccharid der Blutgruppen (→ AB0(H)-System).

ÖGAI. Österreichische Gesellschaft für Allergologie und Immunologie (*www.oegai. org*).

Omalizumab. Humanisierter (chimärischer) monoklonaler Antikörper gegen die konstante Domäne von IgE. Er wird subkutan injiziert als passive Immuntherapie bei allergischen Erkrankungen eingesetzt, denn er entfernt Mastzell-und Basophilen-gebundenes IgE und reguliert auch die Anzahl der IgE-Rezeptoren (→ FcεRI) an diesen Zellen hinunter. Er wurde von der FDA (amerikanische Food and Drug Administration) im Juni 2003 für die Indikationen moderates bis schweres persistierendes allergisches → Asthma bronchiale freigegeben, weitere Anwendungen werden getestet, z.B. → atopische Dermatitis und → Nahrungsmittelallergie.

onkofetale Antigene. Antigene, die sich physiologisch in fetalen Geweben, in erwachsenen Geweben normalerweise überhaupt nicht, oder nur in Spuren befinden. Bei Tumorerkrankungen werden diese Gene jedoch wieder exprimiert und bilden Tumor-assoziierte Antigene, die diagnostisch als Tumormarker verwendet werden. Beispiele: Das Karzinoembryonale Antigen (CEA) wird in fetaler Leber, Darm und Pankreas, sowie bei Tumoren des Verdauungstraktes gefunden. Ähnlich wird das α-1-Fetoprotein (AFP) im Serum von etwa 70% der Patienten mit hepatozellulärem Karzinom gemessen, bei Hoden- und Chorionkarzinomen findet man neben AFP die β-Untereinheit des humanen Choriongonatotropins (β-HCG).

Onkogene. Krebs-Gene; Teile des Erbgutes einer Zelle, welche Transformation von normalem zu unkontrolliertem Zellwachstum (neoplastisches Wachstum) einleiten können. Sie können entweder aus normalen Genen (→ Protoonkogenen) stammen und als *zelluläre Onkogene (c-onc)* bezeichnet werden, oder aus onkogenen DNS- (z.B. → Hepatitis B-Virus, → Epstein-Barr-Virus, Papillomaviren), oder RNS-Viren (→ Onkornaviren) entstehen, und werden dann als *virale Onkogene (v-onc)* bezeichnet. *c-onc* sind normale Bestandteile jedes Genoms, das menschliche Genom enthält mehr als 20 von ihnen. Die Onkogene werden mit drei Kleinbuchstaben bezeichnet: myc, ras, fos, jun, kit..., ihre Proteinprodukte Myc, Ras, Fos, Jun, Kit..., weiters werden noch verwandte Familien unterschieden, z.B. c-myc, N-myc, L-myc. Unter physiologischen Bedingungen regulieren sie das Zellwachstum dadurch, dass sie Wachstumsfaktoren, ihre Rezeptoren oder regulatorische Proteine kodieren, welche die Translation verschiedener Gene kontrollieren. Falls *c-onc* Produkte infolge einer Mutation eine defekte Struktur aufweisen, übermäßig exprimiert werden oder eine Translokation (Verlegung) des jeweiligen Onkogens an eine andere Stelle im Genom erfolgt ist, wird unkontrolliertes Zellwachstum ausgelöst. Eine ähnliche Wirkung haben auch *v-onc*, die bei der Infektion in eine zufällige und daher unphysiologische Stelle im Genom des betroffenen Individuums eingebaut werden (z.B. Epstein-Barr-Virus). Die Wirkung der Onkogene wird durch → Tumorsuppressor-Gene (*Antionkogene*) reguliert.

onkogene Viren. Viren, die maligne Zelltransformation einleiten können (→ Onkornaviren, → Onkogene). Es können DNS-Viren (z.B. Papillomaviren) oder RNS-Viren (z.B. Retroviren) sein. Mindestens 20% aller Krebsarten werden durch Viren verursacht.

Onkogenese. Ein Prozess, der zur Entstehung und Entwicklung von Tumoren führt. Die Ursache ist maligne Transformation von Zellen, die sich dann unkontrolliert vermehren. Eine solche maligne Transformation kann spontan durch zufällige → Mutationen bzw. Umgruppierung einiger Gene (zellulärer → Onkogene) entstehen, oder kann durch chemische, physikalische oder biologische Einflüsse, die als → Karzinogene oder → Mutagene bezeichnet werden, ausgelöst werden.

Onkostatin-M (OSM; Onkostatin M). Multifunktionelles Zytokin (28 kDa) mit struktureller und funktioneller Ähnlichkeit mit → IL-6 und → LIF, produziert durch aktivierte T-Lymphozyten. OSM inhibiert Tumorwachstum und induziert IL-6-Produktion aus Endothelzellen.

Onkornaviren. RNS-Virus-Familie, die mit Hilfe des Enzyms Reverse Transkriptase virale DNS-Kopien erzeugen und sie in die DNS der Wirtszelle einbauen. Hier kann sie translatiert werden oder als Provirus in einem latenten Stadium verweilen. Typische Vertreter sind: Delta-Retroviren, Lentiviren (→ HIV), Humanes T-lymphotropes Virus (→ HTLV), Retroviren Typ B, Spumaviren, Alpha-Retroviren, Gamma-Retroviren. Sie spielen eine Rolle in der Tumorentstehung als virale → Onkogene.

Opsonine. Stoffe, welche an Oberflächen von Bakterien, Viren, Parasiten, oder anderen Partikeln adherieren, und durch spezialisierte Rezeptoren von Phagozyten erkannt werden. Dieser Vorgang, *Opsonisation* genannt, unterstützt Phagozytose. Als → Opsonine wirken Komplementfragmente, → Akute-Phase-Proteine, → Kollektine sowie → Antikörper.

Opsonisation. Vorgang, durch welchen eine Oberfläche pathogener Partikel durch → Opsonine erkennbar gemacht wird.

orales Allergiesyndrom (OAS). Durch → Allergen-Kontakt der Lippen und Mundschleimhaut ausgelöste IgE-vermittelte Sofortreaktion (→ Überempfindlichkeit Typ I, → Nahrungsmittelallergie), gekennzeichnet durch Jucken, Brennen, Ohrenjucken, bis zu signifikanten Schwellungen, ähnlich einem → Quincke Ödem. Maximale Variante: Glottisödem mit Erstickungsgefahr.

orthotopisch. Ein Adjektiv, das in der Transplantations-Terminologie verwendet wird und die Platzierung eines Organ- oder

Gewebetransplantats an der üblichen Stelle im Körper bezeichnet.

OSM → Onkostatin M.

Osteoarthrose. Auch Arthrosis deformans. Eine degenerative Gelenkserkrankung mit Abnützung und Schädigung der Gelenke. Betroffen sind die Hüftgelenke (Coxarthrose), Kniegelenke (Gonarthrose), Fingergelenke (Finger-Polyarthrose) und Wirbelsäule (Spondylarthrose, Spondylose). Charakteristisch sind Gelenksschmerzen bei Belastung und zu Beginn einer Bewegung sowie kurze Morgensteifigkeit. Häufige Ursachen sind Übergewicht, Fehlstellungen, Sportverletzungen, Abnutzung durch Überbelastung, Alter, oder genetische Veranlagung. Der Gelenkknorpel ist durch eine Stoffwechseldysregulation betroffen, was zu einer Änderung seiner mechanischen Eigenschaften führt. In der Pathogenese kann eine fokale Defizienz der Hyaluronsäure an der Knorpeloberfläche eine Entzündung durch Zytokine → IL-1 und → Tumor-Nekrose-Faktor (TNF-α) einleiten. An der Knorpelschädigung nehmen anschließend Metalloproteinasen, → reaktive Sauerstoffintermediate (ROI) und → Stickstoffmonoxid (NO) teil. Günstig wirken die entzündungshemmenden Zytokine TGF-β und der insulinähnliche Wachstumsfaktor (IGF-1). Therapie: → nichtsteroidale Antiphlogistika, Analgetika, Chondroprotektiva, physikalische Therapie.

Osteoblasten. Zellen aus mesenchymalen Vorläufern. Sie bilden eine Schicht an Knochenoberflächen, und sind aktiviert an den Stellen, wo Knochenmatrix aktiv gebildet wird. Sie befinden sich auch in Osteomen. Ruhende Osteoblasten werden als *lining cells* bezeichnet. In Reparationsprozessen, Knochenremodellierung stellen sie die Schlüsselzellen dar. Sie produzieren Kollagen I, nichtkollagene Proteine, z.B. Osteokalzin, Osteonektin, Knochensialproteine und alkalische Phosphatase. Letztere hat vor allem bei der Mineralisierung Bedeutung, wenn sie die Konzentration anorganischer Phosphate vor Ort erhöht und durch Erhöhung des pH-Wertes die Löslichkeit von Kalzium verringert. 10–20% der Osteoblasten werden zu Osteozyten, die keine Matrix mehr synthetisieren, eingebettet im Knochen liegen und in Kontakt mit anderen Osteozyten, aber auch mit Osteoblasten stehen, mit denen über Zytokine kommuniziert wird. Neben seiner Wirkung auf → Osteoklasten, bewirkt Parathormom (PTH aus der Parathyreoidea oder PTH-related peptide, PTHrP, paraneoplastisch aus Tumoren produziert) eine erhöhte Expression von RANKL (Ligand des Rezeptor-Aktivator von → NFκB) (→ RANK) an Osteoblasten, welche dann vermehrt Interleukine sezernieren und die Produktion von → Osteoprotegerin vermindern. So können auch Osteoblasten Knochenabbau unterstützen. Damit wird die Knochenhomöostase durch das Osteoblasten-Osteoklastensystem gewährleistet.

Osteogenese. Knochenbildung.

Osteokalzin. Ist das 49 Aminosäuren große Hydroxylapatit (Kalziumphosphat) bindende Hauptpolypeptid nicht-kollagener Natur in der → extrazellulären Matrix der Knochen. Es entsteht aus einem größeren Präkursor, ein Polypeptid aus 76–77 Aminosäuren, und bindet Kalzium über γ-Carboxyglutaminsäurereste an der 17., 21., und 24. Position seines C-terminalen Endes. Osteokalzin-Serumwerte sind ein spezifischer Parameter für die Aktivität von → Osteoblasten, es ist ein wichtiger Marker für die Knochenneubildung.

Osteoklasten. Große mehrkernige Zellen, die für den Knochenabbau verantwortlich sind. Sie entwickeln sich aus dem hämatopoetischen Kompartment durch den → Kolonienstimulierenden Faktor GM-CSF sowie Interaktion von → RANK mit → RANKL. Sie binden über → Integrine an die Knochenmatrix und bauen diese über proteolytisch wirksame Enzyme wie → Kathepsine, Kollagenasen und Metalloproteinasen ab. Physiologisch und pathologisch können Parathormon, 1,25-Dihydroxyvitamin D3, IL-1, IL-6, TGFβ und → Tumor-Nekrose-Faktoren (TNFα) Osteoklasten aktivieren und zu Knochenabbau beitragen. Dies spielt eine Rolle in der Osteoporose sowie bei Tumorerkrankungen mit osteolytischen Metastasen (Mamma-, Bronchial-, Nieren-, Schilddrüsenkarzinom, → multiples Myelom).

Osteopathie. Knochenerkrankungen.

Osteopontin (OPN). Ein 57 kDa Sialoprotein des Knochens, auch unter der Bezeichnung ETA-1 (engl. *early T lymphocyte activator-1*) bekannt. Es ist ein → Osteoblasten-Produkt, als → extrazelluläres Matrix-Protein klassifiziert, und es enthält eine Kopie des Zelladhäsionsmotivs Arginin-Glycin-Aspartat (RGD). Osteopontin wird vor allem an Knochen- und Epitheloberflächen exprimiert, manchmal auch an Endothel, glatten Muskelzellen sowie Monozyten im Rahmen von Entzündungen. Es spielt auch die Rolle eines Zytokins, das zellvermittelte Immunreaktionen reguliert. Osteopontin reguliert Kalziumablagerungen im Knochen und in chronischen Entzündungen (dystrophische Kalzifikationen), ist an der Pathogenese der Atherosklerose und dem Wachstum von Tumoren beteiligt. Weiters unterstützt es die T_H1 Zytokinausschüttung, und inhibiert T_H2 Zytokine (→ T-Lymphozyten). Osteopontin-K ist verwandt, aber ein Produkt der Nieren (engl. *kidney*).

Osteoporose. Die am häufigsten diagnostizierte diffuse Osteopathie mit Reduktion des Knochenmaterials. Sie wird als eine Stoffwechselerkrankung des Skeletts definiert, mit erniedrigter Knochendichte, Störung der Knochenmikroarchitektur, und erhöhter Fragilität und Bruchneigung. Die Knochenhomöostase wird durch das Osteoblasten-Osteoklastensystem geregelt, wobei Knochenauf- und -abbau im Gleichgewicht stehen. Osteoporose entsteht entweder durch einen verstärkten Abbau oder umgekehrt, durch eine verminderte Knochenneubildung beim normalem Abbau. Nach ihrer Ursache werden primäre und sekundäre Osteoporosen unterschieden. Bei *primärer* Osteoporose ist die Ursache unbekannt und die Veränderungen des Skeletts sind gleichzusetzen mit dem primären pathologischen Prozess. *Primäre* Osteoporose schließt auch die postmenopausale Osteoporose (Typ I), senile Osteoporose (Typ II), und die seltene juvenile Osteoporose ein. *Sekundäre* Osteoporose hat bekannte Ursachen, wie genetische Störungen, Ernährungsstörungen, Nierenerkrankungen, mangelnde körperliche Aktivität oder Immobilisation (z.B. bei Knochenbrüchen), Endokrinopathien (z.B. Hyperparathyreoidismus, Hyperkortizismus), Entzündungsprozesse, Tumoren oder einige Arzneimittel (z.B. Langzeittherapie mit → Glukokortikoiden).

Osteoprotegerin (OPG). Basisches Glykoprotein mit vier potentiellen N-Glykosidierungsstellen; es wird als ein 55-kDa-Glykoprotein sezerniert, welches intrazellulär durch Disulfidbrückenbildung in ein 110-kDa-Dimer konvertiert wird. OPG wird durch Osteoblasten produziert, und stellt einen blockierenden Rezeptor dar, der RANKL (Ligand des Rezeptor-Aktivator von → NFκB) bindet (→ RANK). Dadurch wird die RANKL-Wirkung an → Osteoklasten, nämlich Aktivierung und Knochenresorption, verhindert. Damit wirkt OPG Knochenverlust, z.B. in der postmenopausalen Osteoporose, oder bei Metastasen in die Knochen entgegen. Die Behandlung mit OPG verhindert den Knochensubstanzverlust in entzündeten Gelenken und hat auch positive Auswirkung auf Knorpelschäden bei Arthritis im Tiermodell. Früher wurde OPG auch als Osteoklastengenese-inhibierender Faktor bezeichnet.

Ouchterlony-Test. Doppelimmundiffusionstest. Eine → Immundiffusions-Technik, bei der in einem → Agarose-Gel Antikörper-Antigenreaktionen durch Präzipitation nachgewiesen werden. Anwendung z.B. bei Diagnostik von Immunkomplexerkrankungen wie der → exogen allergischen Alveolitis.

oxidativer Burst → respiratorischer Burst.

oxidativer Stress. Entsteht durch die Einwirkung freier Radikale in Geweben, die eine Kettenreaktion auslösen, weil sie sehr reaktionsfreudig sind (→ reaktive Sauerstoffintermediate).

P

P. Eine Abkürzung für → Properdin.

p. Eine Abkürzung für Protein.

p24-Antigen. Ein Protein mit einem relativen Molekulargewicht von 24 kDa, das sich in der Kernhülle (Nukleokapsid) des HIV-Virus befindet (→ HIV-Virusinfektion). Es ist der früheste Indikator für HIV, der im Serum des infizierten Individuums binnen weniger Tage bis Wochen nach der Infektion bewiesen werden kann *(Abb. 3)*. Später sinkt seine Konzentration oder es verschwindet völlig, aber ein bis drei Monate nach der Infektion tauchen Antikörper gegen p24 (und Hüllprotein gp120) im Serum auf (→ Serokonversion) (→ AIDS).

p53. Ein Phosphoprotein, Produkt des p53 Tumorsuppressor-Gens und Gegenspieler der → Onkogene. p53 ist ein 53 kDa-Protein (daher der Name), welches den Zellzyklus anhält, um Zeit für DNS-Reparation zu gewinnen, bei zu großem Zellschaden aber die → Apoptose einleitet. Ist das Produkt des p53 Genes durch → Mutationen defekt, kommt es zu malignem Wachstum. Die Hälfte aller menschlichen Tumoren zeigen Mutationen in p53.

PACIA (particle-counting immunoassay). Eine Immunanalyse mittels Zählen von Partikeln, gehört zu den → Agglutinationsmethoden. Es werden hauptsächlich Latexpartikel verwendet, die mit Antikörper umhüllt werden. Beim Kontakt mit dem spezifischen Antigen agglutinieren sie. Im Unterschied zu den klassischen Agglutinationsmethoden wird die Menge des anwesenden Antigens nicht nach der Menge des Agglutinats sondern nach der Zahl der nichtreagierenden Partikel gemessen – je weniger nichtreagierende Partikel, desto höher ist die Antigenkonzentration. Die Zahl der Partikel wird automatisiert festgestellt.

PAF (platelet-activating factor). Thrombozyten-aktivierender Faktor. Es handelt sich um einen Lipid-Mediator, welcher sich aus einem Gemisch von Phospholipiden (bioaktiven Lipiden – Azetyl-alkyl-Glyzeroläther-Analogen von Phosphatidylcholin) zusammensetzt, und welcher Aggregation von Thrombozyten und neutrophilen Granulozyten auslöst. PAF wirkt chemotaktisch für Neutrophile, Monozyten und Makrophagen, stimuliert die Freisetzung von lysosomalen Enzymen und → respiratorischen Burst, erhöht die Gefäßdurchlässigkeit, bewirkt eine zeitweilige Verringerung der Thrombozytenzahl und Hypotension. PAF bewirkt Kontraktion glatter Muskulatur des Gastrointestinaltraktes, des Uterus und der Bronchien. Letzteres hat im → Asthma bronchiale Bedeutung. PAF beteiligt sich daher an Entzündungs- und allergischen Reaktionen, aber auch am → Endotoxin- und → anaphylatischen Schock. Er wird von Entzündungszellen (Granulozyten, Makrophagen), und Endothelzellen hergestellt, aber nicht von Lymphozyten. Praktisch dieselben Zellen haben auch PAF-Rezeptoren. Die PAF-Bildung wird duch → Glukokortikoide über → Lipokortin gehemmt.

PAGE. Eine Abkürzung für Polyakrylamidgel-Elektrophorese (→ SDS-Polyakrylamidelektrophorese).

Palindrom (griech. *palindromos* – rückwärts laufend). Abschnitte der doppelsträngigen DNS, die eine rotationssymmetrische Nukleotidsequenz aufweisen. Das bedeutet, dass jede der Ketten in diesem Abschnitt ungeachtet der Leserichtung die gleiche Sequenz aufweist. Typ II-Restriktionsenzyme erkennen Palindrome und schneiden hier.

PAMP (engl. *pathogen-associated molecular patterns*). Hochkonservierte molekulare Muster an der Oberfläche von Mikroorganismen, die repetetive Epitope darstellen, Sie werden vorwiegend durch Zellen der → natürlichen Abwehr erkannt, weil diese Mustererkennungs-Rezeptoren (*pattern recognition receptors*; PRRs) haben. Solche Zellen sind → Makrophagen, → Granulozyten und → NK-Zellen. Bei Interaktion von PAMP mit PRR wird die Abwehrzelle aktiviert und die Mikrobe attackiert. Zwei Klassen der Erkennungsrezeptoren sind bekannt, Rezeptoren, die (1) → Phagozytose unterstützen und (2) die Entzündungsprozesse aktivieren (→ Toll/IL-1). Zu den PAMPs zählen pathogene Motiven an der Oberfläche von Erregern, wie u.a. Mannose, Formyl-Peptide (→ fMLP), → Lipopolysaccharide, Lipopeptide, → Peptidoglykane und Teichonsäure, aber auch → CpG-Motive beinhaltende Bakterien-DNS.

Paneth-Zellen. Aus intestinalen Epithelzellen differenzierte granulierte Zellen in den Krypten des Dünndarmes. Sie stellen eine Komponente der natürlichen Schleimhautimmunität dar, weil sie anti-mikrobielle Substanzen bilden. Nach einem bakteriellen oder cholinergischen Impuls setzen sie → Lysosym, → Phospholipase-A2 und α-Defensine (→ Defensine) frei. Sie enthalten große Mengen an → IgA- und → IgG-Antikörpern.

Pannus. Ein aggressives Granulationsgewebe, das bei → rheumatoider Arthritis vorkommt und ausgehend von der synoviochondralen Verbindung in den Gelenksknorpel und Knochen einwächst. Pannus ist verantwortlich für charakteristische marginale Knochenerosionen in rheumatoider Arthritis.

Papain. Ein pflanzliches proteolytisches Enzym (aus *Carica papaya*), das im Labor für die Spaltung des IgG-Moleküls zu Fragmenten Fab und Fc verwendet wird. Es stammt aus der Papaya, und ist mit dem Bromelain der Ananas und dem Ficin der Feige verwandt. Alle diese Glykoproteine spielen als → Allergene bei → Nahrungsmittelallergien und inhalativen → Allergien eine Rolle.

PAR (protease-activated receptors) → Protease-aktivierte Rezeptoren.

parakrin. Ein Adjektiv, bedeutet Vorort-Wirkung von Hormonen oder Zytokinen, also nur auf Zellen in unmittelbarer Nähe der Entstehungsstelle. Viele Gewebshormone und Mediatoren agieren so.

Paraneoplasie. Das abnorme, Tumor-assoziierte Erscheinen von Stoffen oder deren Stoffwechselprodukte oder deren Fernwirkung mit metabolischen, degenerativen und dystrophischen Konsequenzen. Paraneoplasien stehen nicht in dirktem Zusammenhang mit Tumorwachstum oder Metastasierung. Es kann sich um ektopisch produzierte Hormone, Peptidhormone und andere Mediatoren handeln. Typisch sind z.B. Verfärbungen der Haut (Acanthosis nigricans bei Adenokarzinomen des Magens), bullöses Pemphigoid (bei Plasmozytom, Waldenström Makroglobulinämie, Leukämie usw.), Erythrodermie (bei hämatologischen Malignitäten, Mamma-, Prostata- und Bronchuskarzinomen), Dermatitis herpetiformis, Hyperkeratosen und Dermatomyositis, im Blutbild Polyglobulie oder Anämie, Granulozytose, Thrombozytose, Eosinophilie, in der Blutchemie Hypoglykämie (bei hepatozellulärem Karzinom), Hyperkalzämie (bei Bronchial-,

Blasen-, Nierenkarzinom). Weiters können Malabsorption und Dysproteinämie, Amyloidose, Porphyrie, Thrombophlebitis und Endokarditis, gastrointestinale Ulzera, Polyneuropathien und Myopathien auftreten.

Paraproteine. Homogene monoklonale Immunglobuline, durch maligne Zellen produziert, die im Plasma von Patienten mit → Gammopathien, → Lymphomen, → Leukämie und einigen anderen Erkrankungen vorkommen. Sie können sich physikalisch abnorm verhalten und als → Kryoglobuline auffallen oder → Amyloidose verursachen. Sie werden in der → Serumelektrophorese diagnostiziert.

Parasiten. Organismen, die einen Wirt schmarotzend als Nahrungsquelle und oft auch als ihr Lebensmilieu nutzen. Sie schädigen dabei die Wirtsgewebe und lösen Erkrankungen aus. Fakultative Parasiten sind teilweise, obligate Parasiten voll auf den → Wirt angewiesen. In der medizinischen Praxis versteht man unter Parasiten Helminthen, Ektoparasiten und Protozoen, die durch die medizinische Parasitologie untersucht werden. Immunologisch wirken besonders eosinophile Granulozyten sowie IgE-, IgG- und IgA-Antikörper gegen wurmartige Parasiten. Manche Würmer produzieren exkretorisch-sekretorische Antigene, die ihre Anheftung und ihren Durchtritt durch Epithelien begünstigen, sie enthalten auch → IL-4 ähnliche Substanzen, die für den Anstieg des spezifischen und des (als Paraphänomen betrachteten) totalen IgEs verantwortlich gemacht werden.

Paratop. Eine andere Bezeichnung für Antigen-Bindungsstelle eines Antikörpers. Es ist die dem → Epitop des Antigens komplementäre Stelle auf der Seite des spezifischen Antikörpers und wird durch die hypervariablen Regionen (→ CDR des → Immunglobulins) gebildet.

Paravaccinia-Viren. Verursacher der Kuhpocken, einer meist leichten Erkrankung mit Pusteln an der Haut und Lymphadenitis (→ Vakzine).

paroxysmale nächtliche Hämoglobinurie (paroxysmal: anfallsartig). Eine seltene Krankheit, die zu den kälteautoimmunen → hämolytischen Anämien gehört. Sie kann primär (angeboren), oder sekundär als Folge von Syphilis oder Virusinfektionen auftreten. Nach Kältestress kommt es zum Ausscheiden von Hämoglobin in den Harn. Außer über dunkelbraun gefärbten Urin am Morgen, können die Patienten über Schüttelfrost, Fieber, Durchfall, Rücken-, Bein- und Bauchschmerzen klagen. Die primären Formen können durch Defizienzen im Komplementsystem (→ Komplementregulation; → DAF, → CD59), oder des → homologen Restriktionsfaktors (HRF) entstehen.

passive Agglutination. Sie wird auch als indirekte → Agglutination bezeichnet. Es handelt sich um eine Aggregation von Partikeln, die an ihrer Oberfläche ein lösliches Antigen adsorbiert oder kovalent gebunden haben, durch gegen dieses Antigen gerichtete Antikörper. Sie gehört zu den → Agglutinationsmethoden.

passive kutane Anaphylaxie → PCA.

passive Immunisierung. Die Übertragung spezifischer Antikörper oder sensibilisierter Lymphozyten von einer immunen Person (Spender) an einen vorher nichtimmunen Empfänger. Im Unterschied zu aktiver Immunisierung dauert die Immunität nach passiver Immunisierung bedeutend kürzer. Beispiele sind die Verabreichung von Immunglobulinen an immundefiziente Patienten, im Rahmen der therapeutischen → Tumorabwehr, oder, physiologisch, Übertragung von IgG-Antikörpern der Mutter durch die Plazenta an den Fetus.

pathergisches Phänomen → Behçet-Krankheit.

Pathogenität. Bezeichnet die Fähigkeit, einen pathologischen Zustand herbeizuführen. Auslöser (Pathogene) sind z.B. chemische Noxen, Umwelteinflüsse oder Mikroorganismen bzw. deren Produkte (→ Toxine).

pathogenesis related proteins (PRPs). In Verbindung mit Erkrankungen auftretende Proteine. Es sind Proteine oder Glykoproteine, die als → Allergene eine Rolle spielen; es handelt sich um Pflanzenproteine, die unter Stress aus der Umwelt (Luftverschmutzung, Pilzbefall, Insekten-Schädlinge, Trockenheit, Salzbelastung, Ozon) vermehrt exprimiert werden, weil sie zur Verteidigung der Pflanze dienen. Beispiele sind Chitinasen (greifen Chitinpanzer von Schädlingen an), β-1,3-Glukanasen (greifen Pilze an), weiters sind → Defensine, Lipid-Transferproteine, Peroxidasen, Ribonuklease-like Proteine etc. beschrieben worden. Sie werden in Klassen eingeteilt (z.Zt. PRP1–14); z.B. Bet v 1, das Hauptallergen der Birke, ist ein PRP.

pathognomisch. Typische Zeichen oder Symptome, welche Krankheitsveränderungen charakterisieren, sie sind von diagnostischer Bedeutung für eine Erkrankung.

PBMC (engl. *peripheral blood mononuclear cells*). Mononukleäre Zellen aus peripherem Blut – eine Mischung von Monozyten, Lymphozyten und LGL-Zellen, nach der Beseitigung von Granulozyten. Die Gewinnung erfolgt durch Zentrifugation von Vollblut (nach Calcium-Chelation durch EDTA oder durch Heparin ungerinnbar gemacht) in einem Dichtegradienten (Ficoll, ein synthetisches Sucrosepolymer). Damit werden die roten Blutzellen sedimentiert und von den weißen getrennt, die sich in der Phasen-Grenzschicht als weißer Ring darstellen und gewonnen werden können.

PCA (passive cutaneous anaphylaxis). Ein Hauttest, der heute noch experimentell *in vivo* verwendet wird, um das Vorliegen von Antikörpern, welche → Überempfindlichkeit Typ I hervorrufen, zu beweisen. Beim Menschen wird er als *Praussnitz-Küstner- (PK) Reaktion* bezeichnet, denn 1921 bewiesen *C. Prausnitz* und *H. Küstner* mittels PCA, dass Anaphylaxie durch damals unbekannte Serumfaktoren (→ Reagine) übertragen werden kann. PCA im Menschen ist aber heute wegen der möglichen Übertragung von Infektionen obsolet. Der Test wird so durchgeführt, dass man einem nichtsensibilisierten experimentellen Tier → homozytotrope Antikörper (z.B. IgE, IgG1) von einem sensibilisierten Tier intradermal injiziert. Nach einigen Stunden oder Tagen wird demselben Tier das für diese Antikörper relevant Allergen (Antigen) intravenös injiziert, und zwar zusammen mit einem Farbstoff wie z.B. Evans Blau. An der Stelle der intradermalen Injektion wird durch Mastzelldegranulation und Histaminfreisetzung die Kapillarpermeabilität erhöht (→ Allergie) und es kommt zur Exsudation der Farbe in die Haut. Nach etwa 20 Minuten kann die Reaktion abgelesen werden.

PCR (polymerase chain reaction). Polymerase-Kettenreaktion, eine Labortechnik, die es erlaubt, in einer automatisierten Weise binnen einiger Stunden Millionen von Kopien eines Abschnittes des DNS-Moleküls (Gens) zu gewinnen. Die Polymerase-Kettenreaktion wurde in den frühen 1980er Jahren von *Kary B. Mullis* entwickelt, der 1987 hierfür den Nobelpreis für Chemie verliehen bekam. PCR wird so durchgeführt, dass die doppelsträngigen DNS einer Zelle, die das gewünschte Gen enthält, zuerst durch Hitzeeinwirkung denaturiert und damit geöffnet wird. Mit Hilfe komplementärer Oligonukleotide (Sonden – engl. *Primer*) wird der interessante Genabschnitt markiert. Nach Bindung des Primers werden wiederholte

Zyklen von Hitze-Denaturierung und Abkühlung durchgeführt, während denen der Genabschnitt der Wahl mit Hilfe einer thermostabilen DNS-Polymerase (→ Taq-Polymerase) amplifiziert (vermehrt) wird. Ein Zyklus dauert etwa 3 Minuten und führt jeweils zur Verdoppelung der Zahl der anwesenden DNS-Moleküle. Das bedeutet, dass binnen 60 Minuten aus einem DNS-Molekül theoretisch 2^{20}–2^{30}, d.h. 10^6–10^9 Kopien entstehen können. Diese können in pränataler und normaler Diagnostik genetisch bedingter sowie Infektions- (→ HIV) und anderer Krankheiten genutzt werden, und bei der Feststellung ihrer Pathogenese und bei der genetischen Charakterisierung von Einzelperson oder Populationen sowie in der forensischen Medizin (Kriminalistik, Vaterschaftsnachweise etc.) hilfreich sein.

PDGF (platelet-derived growth factor). Ein Wachstumsfaktor, der aus Thrombozyten stammt, ein Zytokin aus der Gruppe der Polypeptid-Wachstumsfaktoren. Neben den Thrombozyten, aus denen er während des Blutgerinnungsprozesses freigesetzt wird, wird er auch von Fibroblasten, glatten Muskelzellen von Blutgefäßen, Endothelzellen und aktivierten Makrophagen sezerniert. Er ist nur in Form eines aus zwei A- und B-Ketten zusammengesetzten Dimers wirksam, wobei drei verschiedene Isoformen entstehen können: AA, BB oder AB. Er hat pleiotrope Wirkungen: er regelt das Wachstum des Bindegewebes und die Wundheilung, stimuliert Fibroblastenproliferation und Produktion der Grundpolymere der → extrazellulären Matrix wie → Fibronektin und Hyaluronsäure. PDGF hat chemotaktische Wirkung auf → Fibroblasten, → Monozyten und → neutrophile Granulozyten, induziert Vasokonstriktion und Freisetzung von lysosomalen Enzymen, ist an der Pathogenese der → Atherosklerose und fibroproliferativer Krankheiten, z.B. → Glomerulonephritis, → Lungenfibrose, → Myelofibrose usw. beteiligt.

PECAM (platelet-endothelial adhesion molecule). Ein Adhäsionsmolekül, das auch als → CD31 bezeichnet wird.

PEG. Eine Abkürzung für Polyethylenglykol, ein synthetisches Polymer mit unterschiedlichen Molekulargewichten. Es wird in Labormethoden für die Fällung von löslichen Proteinen verwendet, einschließlich zirkulierender Immunkomplexe oder Bakteriophagen in der Molekularbiologie. Weiters dient es als Fusionspartner für Peptide und Proteine, Immunisierungen mit solchen Konjugaten haben tolerogene Wirkung gegen das Antigen. PEG wird auch in der → Hybridomtechnologie zur Herstellung von monoklonalen Antikörpern verwendet

Pemphigoid. Auch bullöses Pemphigoid (BP). Eine chronische, meist benigne blasenbildende Eruption besonders bei älteren Erwachsenen, die an den Beugeseiten der Extremitäten, jedoch auch an den Schleimhäuten vorkommt. Es handelt sich um eine Autoimmunerkrankung, da lineare Depots von IgG Antikörpern und C3 in dermal-epidermalen Grenzen nachgewiesen werden. Im Besonderen sind die Antikörper gegen Antigene der Hemidesmosomen (Verbindungen mit Basalmembran), gegen ein 180 kD-Protein (BP-Antigen 2, Typ XVII-Kollagen) und ein 230 kDa BP-Antigen 1 gerichtet und werden in der Immunfluoreszenz von Hautbiopsien sowie in der Serologie gesehen. Antikörper und → Komplement-Aktivierung über den klassichen Weg verursachen Entzündung und Blasenbildung an diesen Grenzschichten. Die Blasen befinden sich an normal aussehender oder geröteter Haut und können manchmal auch durch kreisförmige dunkelrote ödematose Läsionen mit oder ohne kleine periphere Blasen begleitet werden. Gefahr: Sekundärinfektion.

Pemphigus vulgaris. Ist eine der schwersten blasenbildenden Autoimmun-Erkrankungen der Haut und gehört zu den bullösen Dermatosen. Keratinozyten des Stratum basale der Epidermis haben Hemidesmosomen, welche die Epidermis über verankernde Filamente mit der Lamina densa der Basalmembran verbinden. Desmosomen sind weitere interzelluläre Verbindungen der Keratinozyten. Störungen jeder dieser Komponenten kann prinzipiell zur Blasenbildung und einer bullösen Dermatose führen. Pemphigus vulgaris wird durch zirkulierende Antikörper verursacht, welche an Desmogleine 1 oder 3 (Adhäsionsstrukturen aus der Cadherinfamilie) der Desmosomen in der Haut binden, zur Komplement-Aktivierung und letztendlich zur Blasenbildung führen. Beim paraneoplastischen Pemphigus findet man Antikörper gegen Desmoplakin I und II sowie andere (→ Paraneoplasie). Der Antikörper Titer korreliert mit der Intensität der klinischen Äußerungen. Blasen entstehen an Haut und Schleimhäuten (Mundhöhle, Genitalien und Analöffnung). Pemphigus Erkrankte haben weiters häufig die HLA-Antigene HLADR4 (Subtyp DRB1*0402 oder DQB1*0503) und HLA-DR6 (→ HLA Antigene). Spezifische autoreaktive T-Lymphozyten vom TH2 Typ unterstützen die Antikörperproduktion. Es gibt Assoziationen mit anderen Autoimmunkrankheiten, z.B. Thymom und → Myasthenia gravis. Diagnostisch wichtig sind → Immunfluoreszen an Hautbiopsien und das Nikolski-Zeichen – laterale Verschieblichkeit der Blasen mit Erosion. Gefahr: Epidermolysis und Sekundärinfektionen.

Pentatrexine. Hochkonservierte Proteinfamilie mit fünf identischen Untereinheiten, das C-reaktive Protein (CRP) und Serumamyloidprotein (SAP) gehören dazu. Sie partizipieren in der → Akute-Phase-Reaktion und damit in der → natürlichen Abwehr.

Peptidantibiotika. Kleinste Peptide mit antimikrobieller Wirksamkeit, welche in Granula von Abwehrzellen (Granulozyten Makrophagen, Mastzellen) gelagert, oder rasch synthetisiert und ausgestoßen werden. Sie werden auch als natürliche Antibiotika bezeichnet. Dazu gehören drei Klassen: Helikale cysteinlose, amphipathische (Cecropin – entdeckt 1981 in der Riesenseidenmotte, Magainin, → Histatin), cysteinhältige mit antiparalleler Beta-Faltblattstruktur (→ Defensine, Protegrine) und cysteinfreie Peptide, reich an Prolin und Arginin (→ PRPs; *prolin rich proteins*, Apidaecin der Honigbiene, → Baktenecin).

Peptidoglykan. Auch Murein; Zellmembranbestandteil von Bakterien. Setzt sich aus Polymeren von N-Acetylglukosamin (NAG) und β-1,4-gebundener N-Acetylmuraminsäure (NAM) zusammen. Besonders → Gram-positive Bakterien haben eine dicke Peptidoglykanschicht und sind daher durch → Lysozym angreifbar. Peptidoglykan und sein Fragment → Muramyldipeptid werden spezifisch durch → CD14 der Makrophagen gebunden.

Perforine. Glykoproteine mit zytolytischer Wirkung, die in den Granula der zytotoxischen → T-Lymphozyten und NK-Zellen zu finden sind. Nach ihrer Freisetzung an die Oberfläche der Zielzellen polymerisieren sie zu *Polyperforinen*, und diese lochen (perforieren) die Phospholipid-Doppelschicht der Zytoplasmamembran. Durch diese Poren werden Granzyme eingeschleust, die den Tod und die Lyse der betroffenen Zellen durch Apoptose verursachen. Zu den Perforinen gehören die C9-Komplementkomponente, → Defensine der neutrophilen Granulozyten, Zytolysine der → eosinophilen Granulozyten. Auch einige Viren, mikrobielle → Peptidantibiotika und Toxine (z.B. Streptolysin-O) und Insektentoxine (z.B. Mellitin der Bienen und Wespen) oder kationische Detergentien wirken durch perforierende Mechanismen.

perniziöse Anämie. Historisch: *Untergang bringende Blutarmut*; eine Vitamin B_{12} (Cobalamin)-Mangelerkrankung, häufig mit Autoimmun-Ätiologie (nach dem deutschen Internisten *A. v. Biermer*, 1827–1892, auch Morbus Biermer oder Biermer-Anämie). Vitamin B_{12} wird normalerweise mit der Nahrung aufgenommen (Fleisch, Fisch, Eigelb) und kann nur als Komplex mit dem Intrinsic Faktor, der von den Magen-Belegzellen produziert wird, im terminalen Ileum durch seinen spezifischen Rezeptor *Cubilin*, komplexiert mit dem Molekül Amnionless, absorbiert werden. Die Ursachen für Mangel können daher unzureichende Vitaminzufuhr (im Kindesalter sowie Vegetarier), gestörte Vitamin B_{12}-Absorption bei fehlendem Intrinsic-Faktor (nach z.B. Gastrektomie oder autoimmun, siehe unten) und Malabsorption für Vitamin B_{12} bei Pankreasinsuffizienz oder intestinalen Erkrankungen wie → Morbus Crohn, → Morbus Whipple, Fischbandwurmbefall oder ein Cubilin-Rezeptor-Defekt sein. Bei den meisten Patienten finden sich Autoantikörper gegen Magen-Parietalzellen und/oder gegen den Intrinsic Faktor. Perniziöse Anämie ist häufig mit anderen Autoimmunerkrankungen vergesellschaftet (→ polyglanduläres Autoimmunsyndrom), z.B. mit → Morbus Addison, und wird daher auch als Addison-Anämie bezeichnet. Die Autoimmunreaktion bewirkt chronische Entzündung, in der Folge atrophische Gastritis mit Achlorhydrie (Mangel an freier Salzsäure im Magensaft), Verminderung von Pepsin- und Intrinsic Faktor Produktion und im Endeffekt Vitamin B_{12}-Mangel. Vitamin B_{12} wird von allen Körperzellen benötigt, da es als Koenzym in DNS-Synthesevorgängen gebraucht wird. Durch Mangel sind Reifung und Bildung von Zellen mit hoher Umsatzrate wie Blutzellen und Epithelzellen am meisten betroffen. Es kommt zum klinischen Bild einer *megaloblastären Anämie:* Im Ausstrich des peripheren Blutes findet man Erythrozyten unterschiedlicher Form und Größe. Neutrophile Granulozyten haben hypersegmentierte Kerne. Das Knochenmark ist kompensatorisch hyperzellulär, mit Überwiegen einer ineffektiven Erythropoese. Die Erythrozytenvorläufer sind sehr groß. Initiale Symptome sind Müdigkeit, Parästhesien, Verdauungsstörungen, Palpitationen und Infektanfälligkeit. Weiters werden klassisch Schleimhautdystrophien (Moeller-Hunter Glossitis – Zungenentzündung, benannt nach dem deutschen Chirurgen *Julius O. L. Moeller*, 1819–1887, und dem Londoner Chirurgen *John Hunter*, 1728–1793) und neurologische Veränderungen durch Myelinisierungsstörungen der Nerven (funikuläre Myelose) beobachtet.

Peroxidase. Enzyme, welche die Oxidation eines Stoffes katalysieren, indem sie Wasserstoffperoxid als Oxidationsmittel nutzen. Eine Peroxidase ist z.B. im Speichel enthalten, wo sie zur natürlichen Abwehr gegen Bakterien dient. Karies verursachende Bakterien wie z.B. Streptococcus mutans erzeugen Wasserstoffperoxid (H_2O_2), welches Gewebe schädigt. Die Peroxidase katalysiert die Reaktion von H_2O_2 mit Thiocyanat (SCN^-) aus der Mukosa zu H_2O und Hypothiocyanit ($OSCN^-$), welches umgekehrt die Bakterien schädigt, weil es Thiole in Bakterienwänden oxidiert. Peroxidasen potenzieren so die Effekte von → Lysozym und → Laktoferrin.

PERV (pig endogenous retroviruses) → xenogen.

Peyer-Plaques (engl. *Peyer's patches*). Auch Peyer'sche Platten. Anhäufungen von lymphatischem Gewebe in der Submukosa des Dünndarmes, besonders akkumuliert am terminalen Ileum; sie treten vermehrt bei gastrointestinalen Entzündungen und Infektionen auf. Sie zählen zu den sekundären lymphatischen Organen und gehören zum → MALT (Mukosa-assoziiertes lymphatisches Gewebe). Peyer-Plaques haben einen ähnlichen Aufbau wie Lymphknoten, man unterscheidet eine T-Zell- von einer B-Zell-Zone, wobei etwa 60% B-Zellen ausmachen. Spezifisch adaptiert für den Antigentransport in die Peyer-Plaques sind die → M-Zellen, welche die Grenzschicht zum Darmlumen bilden.

P-Faktor → Properdin.

PFC (plaque-forming cells) → Plaque-bildende Zellen.

PFU (plaque-forming units; pfu). Einheit für das Messen der Zahl infektiöser Erreger (Viren, Bakteriophagen), die auf einem Nährboden wachsende Zellen (oder Bakterienzellen) infizieren und lysieren können. Die Zelllyse wird als aufgehellter Fleck (Plaque) auf der Kulturplatte sichtbar. Durch Zählen der Plaques kann die relative Infektiosität festgestellt werden. Ähnliches Verfahren wie die Bestimmung von → CFU.

Pfeiffer'sches Drüsenfieber → Infektiöse Mononukleose.

PG. Eine Abkürzung für → Prostaglandin.

PHA (Phytohämagglutinin). Ein → Mitogen der → T-Lymphozyten. Es ist pflanzlichen Ursprungs (Bohnen) und hat eine stärkere stimulatorische Wirkung auf Helfer- als auf zytotoxische T-Lymphozyten.

Phagen → Bakteriophagen.

Phagemid → Bakteriophagen.

Phagenbibliothek → Bakteriophagen-Bibliothek.

Phagolysosom. Eine Zellorganelle, die nach dem Verschmelzen eines Phagosoms mit einem Lysosom entsteht. Hierin geschieht im Phagozyten die Abtötung und Destruktion von Mikroorganismen und anderen Antigenen (→ Phagozytose).

Phagosom. Eine Zellorganelle (ein Hohlraum), die nach der Umhüllung eines Partikels durch Zytoplasmamembran-Ausläufer im Phagozyten entsteht (→ Phagozytose). Sie wird auch als *Phagozytenvakuole* bezeichnet *(Abb. 65).*

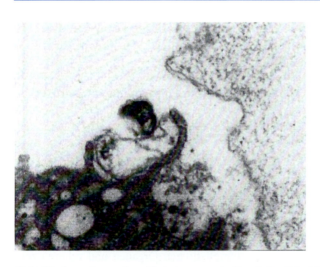

Abb. 65. Entstehung eines Phagosoms – ein Detail der Abb. 66.

Phagozyten. Zellen, die korpuskuläres Material (Partikel) einschließlich pathogener Mikroorganismen verschlingen (phagozytieren) und durch Zersetzung inaktivieren oder töten können. Zellen, die sich auf Phagozytose von pathogenen Mikroorganismen bzw. anderen Fremdteilen spezialisiert haben, werden als *professionelle Phagozyten* bezeichnet. Zu ihnen gehören → neutrophile und → eosinophile Granulozyten, → Monozyten und → Makrophagen. Ihr gemeinsames Merkmal ist, dass sie die Phagozytose mittels Membran-Rezeptoren für z.B. Fc-Domänen der Immunglobuline (FcR) oder → Komplement (CR) durchführen (→ Phagozytose, → Opsonisation), oder mittels Rezeptoren gegen konservierte Bakterienwandbestandteile (→ Lipopolysaccharide, → Glykane, → Mannose etc.).

Phagozytose. Ein Abwehrmechanismus, der zu den Grundeinrichtungen der → natürlichen Abwehr gehört, und durch welchen professionelle → Phagozyten Mikroorganismen und andere Partikel mit einem Durchmesser größer als 0,1 μm verschlingen *(Abb. 66)*. Ilya Metschnikow (1845–1916), ein russischer Zoologe, bewies als erster durch Injektion von partikulären Farbstoffen Phagozytose und erhielt 1908 dafür der Nobelpreis für Medizin. Die Fähigkeit zu phagozytieren besitzen alle Zellen im menschlichen Organismus, Abwehr-Phagozytose wird aber besonders durch professionelle → Phagozyten, wie Makrophagen und neutrophile Granulozyten, duchgeführt. Es ist ein Prozess in mehreren Schritten und umfasst Anlagerung (*attachment*), Umschließung (*engulfment*) sowie Endozytose ins *Phagosom*. Durch Zusammenschluss mit einem Lysosom entsteht das *Phagolysosom*. Darin wird der Partikel lysosomalen Enzymen ausgesetzt und verdaut (→ neutrophile Granula) *(Abb. 60)*. Von besonderer Bedeutung für die Phagozytose ist der Vorgang der → Opsonisation, wodurch der Zielpartikel durch lösliche Faktoren erkennbar gemacht wird (Phagozytose mit Opsonisation). Phagozyten wie Granulozyten

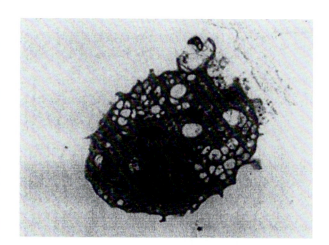

Abb. 66. Phagozytose einer Bakterie *Francisella tularensis* durch einen Mausmakrophagen aus einer Peritonealspülung. Im oberen Teil sieht man, dass eine angelagerte Bakterie (*attachment*) von Ausläufern der Plasmamembran umflossen wird (*engulfment*) und sich so ein Phagosom bildet (Vergrößerung 7.000×, mit freundlicher Genehmigung von Prof. A. Macela, Dr. L. Hernychova und Dr. J. Nebesarova, Tschechische Republik).

oder Makrophagen haben Rezeptoren für diese Opsonine (FcγR, CR1 und CR3) und die Endozytose erfolgt Rezeptor-vermittelt. Es wurde auch eine Reihe von Rezeptoren identifiziert, die die Bindung und das Verschlingen von partikulären Antigenen direkt vermitteln. Die Phagozytose ohne Opsonisation kann auch durch Lektinrezeptoren (z.B. Mannoserezeptor, β-Glukanrezeptor) oder Lipopolysaccharid (LPS)-Rezeptoren der Makrophagen vermittelt werden. Sie wird dann als *nicht-immun-Phagozytose* bezeichnet und ist nicht so effektiv wie Phagozytose mit Opsonisation. Bei einer Störung einer von ihnen entsteht → Phagozytoseschwäche. Wenn Partikel aus extrazellulärem Raum durch diesen Mechanismus verschlungen werden, wird dieser Prozess als *Heterophagie* bezeichnet, wenn das phagozytierte Material aus eigenen Zellen stammt (beschädigte Zellorganellen), wird er als *Autophagie* bezeichnet. Ist der Partikel zu groß, können sich die Phagozyten zwar anlagern und ihre lysosomalen Granulainhalte degranulieren (→ Degranulation, → neutrophile Granula), schädigen jedoch nur einen kleinen oberflächlichen Bereich des Pathogens. Dies wird als „frustrierte Phagozytose" bezeichnet. Makrophagen spielen als Phagozyten eine besondere Rolle, weil sie auch → spezifische Abwehr gegen das Antigen einleiten können.

Phagozytoseschwäche. Unzureichende Fress-Funktion der professionellen Phagozyten; dies manifestiert sich vor allem durch eine verstärkte Neigung zu eitrigen Infektionen, mit leichten bis schweren Verläufen. Man unterscheidet primäre, durch abnorme oder fehlende Gene verursachte Formen, sekundäre physiologische (Säuglinge und alte Menschen), oder Phagozytoseschwäche durch Mangelernährung, Umweltfaktoren, Erkrankungen, oder Einwirkung von Xenobiotika, einschließlich einiger Arzneimittel. Zu den Primärdefekten der Phagozytose gehören als die wichtigsten: → chronische Granulomatose, Leukozytenadhäsion-Defizienz (→ LAD-Syndrom), → Job-Syndrom, → Chédiak-Higashi-Syndrom, → Defizienz spezifischer Granula, → Myeloperoxidase-Defizienz, → Glukose-6-Phosphatdehydrogenase-Defizienz und → Tuftsin-Defizienz.

Phänomik → Genomik.

Phänotyp. Ein Satz von Erbmerkmalen, bestimmt durch den → Genotyp eines Individuums. Der Phänotyp bestimmt demnach das tatsächliche Äußere eines Wesens (Haut, Augenfarbe, Größe etc.). Umwelteinflüsse haben hier stark modulierende Wirkung auf das Ergebnis (Plastizität des Phänotyps).

Phospholipase-A2. In der Zellmembran vieler Zellen enthaltenes Enzym, welches die Entstehung von → PAF und → Prostanoiden (→ Prostaglandine, → Leukotrienen, → Lipoxine) einleitet und daher wichtige Bedeutung in der Entzündung hat. Sie wird durch → Glukokortikoide gehemmt.

Phytohämagglutinin (PHA). Ein aus roten Bohnen (*Phaseolus vulgaris*) isoliertes Lektin. Es agglutiniert Erythrozyten und verursacht eine unspezifische Aktivierung von hauptsächlich → T-Lymphozyten (auf die es als ein polyklonales → Mitogen wirkt).

pig endogenous retroviruses (PERV) → xenogen.

Pinozytose. Vorgang, bei dem Zellen kleinstes, lösliches Material verschlingen. Bei der Makropinozytose werden Flüssigkeitstropfen oder Partikel mit einem Durchmesser von 0,1 bis 1,0 µm verschlungen, bei der Mikropinozytose ist der Durchmesser der Moleküle kleiner als 0,1 µm und wird über spezifische Rezeptoren durchgeführt (Rezeptor-vermittelte Pinozytose). Die Endozytose geschieht mittels → Coated pits.

Pimecrolimus → Tacrolimus.

Pit-Zellen. Spezialisierte → LGL-Zellen (*large granulated leukocytes*) in den Sinusoiden der Leber mit natürlicher Killer-Funktion (→ NK-Zellen). Sie halten sich bis zu 2 Wochen in der Leber auf und können hier durch IL-2 lokal proliferieren. Pit-Zellen kooperieren mit → Kupffer-Zellen und haben anti-Tumor-Wirkung.

PK-Reaktion → PCA.

Plaque Assay. Dient als Nachweis von lytischen Viren oder → Bakteriophagen. Auf einem Nährboden werden Wirtszellen (für Viren) bzw. Bakterien (für Bakteriophagen) in einem Rasen kultiviert. Setzt man eine Infektion, können Viren oder Bakteriophagen ihre Wirtszellen lysieren. Diese lytischen Areale sind deutlich im Nährboden zu sehen. Sie können gezählt werden und sind als *plaque-forming units* (pfu) ein Maß für die Infektiosität.

Plaque-Inhibitionstest. Diagnostische Methode der Virologie; nach Vorinkubation von Viren oder Bakteriophagen mit neutralisierenden Antikörper oder Patienten-Serum beinhaltend spezifische Antikörper, wird die Infektion und Lyse der Zielzellen im → Plaque Assay verhindert.

Plaque-bildende Zellen (plaque forming cells – PFC). Zellen, die Antikörper gegen ein spezifisches Antigen (meist Erythrozyten) produzieren, werden unter Anwesenheit des Antigens und Komplement kultiviert. Falls Zellen antierythrozytäre Antikörper bilden, werden diese an die umliegenden Erythrozyten gebunden, und es entstehen Immunkomplexe, die → Komplement aktivieren. Es kommt zur Komplement-vermittelten Lyse der Erythrozyten. Um solche Zellen herum entsteht dann durch die Hämolyse eine kreisförmige Zone (Plaque). Auf diese Art kann man die Zahl der Antikörper produzierenden Zellen feststellen. Ähnlich kann man auch die Zahl der Immunglobulin-produzierenden Zellen gegen lösliche Antigene bestimmen, wenn diese an die Erythrozytenoberflächen gebunden werden. Der Test wurde vom dänischen Nobelpreisträger *Niels K. Jerne* beschrieben und wird auch Jerne-Plaque Technik genannt.

Plasmapherese. Partieller Plasmaaustausch. Eine therapeutische Technik, bei welcher aus dem Blutkreislauf einer Person bis zu 2,5 L Blut entnommen werden, Blutkörperchen und Plasma getrennt werden. Nach Entfernung von unerwünschten Komponenten durch z.B. Kryopräzipitation oder Adsorption (*Apherese*) werden die Blutkörperchen wieder mit dem Plasma vermischt und reinfundiert. Auch Vermischung mit gesundem Plasma oder Kochsalzlösungen (z.B. Albumin-hältige) sind möglich. Diese Technik wird auch mit Plasmafiltern im kontinuierlichen Blutfluss durchgeführt. Sie dient zur Entfernung von Toxinen bei Vergiftungen, Paraproteinen bei Hyperviskosität, bei Hypercholesterinämie, bei Autoantikörpern bei Autoimmunerkrankungen wie → Myasthenia gravis, → systemischem Lupus erythematosus oder → Goodpasture-Syndrom angewendet. Eine weitere Möglichkeit ist, dass man aus dem entnommenen Blut nur bestimmte Zellen entfernt (z.B. Lymphozyten), diese mit aktivierenden Stoffen kultiviert werden (z.B. mit IL-2, wodurch → LAK-Zellen gebildet werden) und diese an die gleiche Person wieder verabreicht werden. Diese Methode wird bei der Behandlung einiger Tumoren eingesetzt. Plasmapherese dient auch zur Gewinnung von Plasmaproteinen und Plasmakonserven.

Plasmazellen. Antikörper produzierende und ausscheidende Zellen. Sie stellen das letzte Differenzierungsstadium der → B-Lymphozyten nach ihrer Stimulation durch ein Antigen dar (→ Effektorzellen).

Plasmid. Neben der eigentlichen DNS (Bakterienchromosom) der Bakterien liegende, ebenfalls im Zytoplasma vorkommende, außerchromosomale, ringförmige DNS. Bakterien brauchen diese Plasmide nicht für das Überleben, aber sie verschaffen ihm einen Selektionsvorteil – es gibt Plasmide, die den sexuellen Austausch von Plasmiden zwischen zwei Bakterien durch Konjugation einleiten (besitzen das tra-Gen), einem Bakterium Virulenz verleihen können, Antibiotika-Resistenz vermitteln oder Degradierung für das Wachstum ungünstiger Substanzen einleiten. Eine Bakterienzelle kann mehrere Plasmide beinhalten. Plasmide werden unabhängig vom bakteriellen Chromosom repliziert und können in mit molekularbiologischen Methoden manipuliert werden. Sie werden zu den → Vektoren gezählt, weil sie genetische Information in einen Wirt (Bakterie) tragen. So kann man z.B. Antibiotikaresistenzen in die Bakterien über Plasmide einführen, ein selektives Wachstum des gewünschten Stammes auf einem Antibiotika-hältigen Nährboden ist dann möglich.

Plasmin. Ein proteolytisches Enzym des Blutplasmas, das aus dem inaktiven Vorläufer *Plasminogen* entsteht. Plasmin katalysiert die Fibrinhydrolyse und erleichtert so die Lösung der Blutgerinnsel in Gefäßen. Außer dieser fibrinolytischen Aktivität beteiligt es sich an Entzündungsreaktionen, indem es Makrophagen-Migration, Proliferation und Antikörperbildung von → B-Lymphozyten, und die Aktivität verschiedener zytotoxischer Zellen stimuliert. Es wirkt weiters an Ovulation, Blastozysten Implantation, Involution der Brustdrüse und in der Ausbreitung von Tumoren mit.

Plasmozytom. Ein Tumor aus Plasmazellen. Es wird auch als → multiples Myelom bezeichnet (→ Gammopathien). Gehört zu den → Non-Hodgkin-Lymphomen.

Pleiotropie. Eine mehrfache, offenbar unzusammenhängende phänotypische Äußerung eines Gens (→ Phänotyp).

PMA (phorbol myristate acetate). Phorbol Myristat Azetat, ein Phorbolester, ist ein wirksames → Kokarzinogen (*Promotor*), denn es aktiviert → respiratorischen Burst der professionellen Phagozyten durch eine irreversible Stimulation der Proteinkinase-C und induziert daher Entzündung, die promovierend auf Tumorentstehung wirkt.

PMN. Eine Abkürzung für den polymorphnukleären Leukozyten, auch polymorphkerniger Leukozyt genannt (→ neutrophile Granulozyten).

Pneumocystis carinii. Ein Erreger von Infektionen wie besonders → Pneumonien vorwiegend in immungeschwächten Personen (→ Immundefizienz, → AIDS); es handelt sich um einen Parasiten mit Ähnlichkeit zu Protozoen und Pilzen, bisher ohne taxonomische Zuordnung.

Pneumonie. Entzündung des Lungenparenchyms durch Bakterien, Viren, → Mykoplasmen, Pilze, Parasiten, → Pneumocystis carinii oder Chemikalien. Klassisch werden immer noch *typische* (Pneumokokken, Hämophilus influenzae) von *untypischen* Pneumonien unterschieden. Bei typischen kommt es zu hohem Fieber, Schüttelfrost, Brustschmerzen, rostfarbigem Sputum und Husten, und segmentaler oder lobulärer Befall ist im Röntgenbild klar zu sehen. Typisch vor Einführung der Antibiotika-Therapie war die „Krise" mit Fieber um 40 °C und Delirium mit anschließendem Tod oder Entfieberung. Atypische Pneumonien sind oft interstitiell und treten besonders in Kindern und alten Menschen auf, mit langsam ansteigendem Fieber, trockenem Husten und ohne Brustschmerzen, insgesamt ist das physikalische Bild nicht überzeugend. Sie sind verursacht durch Mykoplasmen, Legionella pneumophila, Chlamydia pneumoniae, Rickettsien oder Viren (→ SARS-Virus, → Influenza-Virus etc.).

Pneumokoniosen. Chronische Lungenerkrankungen durch Inhalation und Retention von organischen oder anorganischen Stäuben (griech. *konios* – Staub). Anorganische Stäube verursachen aktiv verlaufende Erkrankungen, die zu Veränderungen der Mikro- und später der Makroarchitektur der Lunge führen, wie → Silikose, → Beryliose, Asbestose (mit hohem Risiko für ein Mesotheliom). Weiters verursachen anorganische Stäube inerte Erkrankungen, welche die Mikroarchitektur nicht verändern, wie Siderose, Anthrakose, Metallose etc. Organische Stäube beinhalten pflanzliches oder tierisches Material, zumeist vermischt mit Pilzantigenen (→ exogen allergische Alveolitis).

PNP → Purinnukleosid-Phosphorylase.

P-Nukleotide. Enthalten palindromische (→ Palindrom) Sequenzen und werden bei der Rekombination der Gensegmente für variable B- und T-Zell-Rezeptordomänen, an den Enden der Gensegmente eingebaut. Sie sind ein Mittel, die junktionale Diversität und damit die Rezeptor-Vielfalt zu erhöhen.

Pocken → Variola.

Podoplanin. Spezifischer Marker lymphatischer Endothelien, ein 38 kDa-Membranprotein der Podozyten. Es ist in → Kaposi-Sarkom-Endothelien vermehrt, in Angiosarkomen ist es gemeinsam mit Markern für Blutgefäßendothelien überexprimiert.

pokeweed-Mitogen (PWM). Ein aus *Phytolacca americana* (Kermesbeere, giftig; heimisch in N-Amerika, jetzt auch in Europa) isoliertes → Mitogen. Es wirkt mitogen für B- sowie → T-Lymphozyten.

Polyarteritis nodosa (PAN). Systemische, nekrotisierende Entzündung der kleinen und mittelgroßen Blutgefäße, vermutlich autoimmuner Ätiologie. Man beobachtet die Ablagerung von Immunkomplexen in den Wänden der Arterien sowie Aktivierung von → Komplement und Rekrutierung von neutrophilen Granulozyten. Sie tritt häufiger zusammen mit chronischer → Hepatitis B, Tuberkulose, → Streptokokken-Infektionen und → HIV-Infektion auf. Man unterscheidet zwischen zwei Typen: (1) *Klassische PAN*, die als nekrotisierende Entzündung von kleinen und mittelgroßen Arterien, aber ohne Vaskulitis der Arteriolen, Venolen oder Kapillaren charakterisiert wird. Nach allgemeinen Symptomen wie Müdigkeit, Fieber und Gewichtsverlust tritt später Organbefall auf: Nephritis, periphere Neuropathie, Purpura, Livedo, Fingerkuppen-Infarkte, Arthralgien, Polyarthritis, Darmnekrosen und Kardiomyopathie. (2) Relativ häufiger tritt *Mikroskopische Polyarteritis* oder – genauer – *Polyangiitis* auf, eine nekrotisierende Vaskulitis ohne oder mit minimalen Immunkomplex-Ablagerungen. Sie betrifft kleine Gefäße, d.h. Kapillaren, Venolen oder Arteriolen, wobei auch nekrotisierende Arteritis kleiner und mittelgroßer Arterien vorkommen kann. Die Patienten leiden unter rapid progressiver → Glomerulonephritis und pulmonaler Hämorrhagie. Therapie: → Glukokortikoide (Prednison) und → Cyclophosphamid.

Polyarthritis. Entzündung mehrerer Gelenke mit Schmerzen, Gelenkschwellung und lokaler Überwärmung. Der Begriff gehört zum klinischen Bild vor allem bei rheumatischen Erkrankungen bei Kindern (→ juvenile idiopathische Arthritis) oder bei Erwachsenen (→ rheumatoide Arthritis). Polyarthritis kann auch andere entzündliche und metabolische Erkrankungen begleiten.

polyglanduläres Autoimmunsyndrom (PGA-Syndrom). Bisher sind zwei Typen klinisch und ätiologisch unterschieden worden: Typ I oder auch → APECED genannt, bei dem es keine → HLA-Assoziation gibt, aber einen monogenen Defekt, der das → AIRE-Gen betrifft, und Typ II (auch Schmidt-Syndrom) mit Assoziationen zu den HLA-A1, -B8, -DR3-Haplotypen. PGA I zeigt die klinische Trias → Hypoparathyreoidismus, → Morbus Addison und mukokutane Candidiasis, sowie eine weitere Zahl variabler Autoimmunreaktionen gegen endokrine und nicht-endokrine Organe, sowie typischerweise ektodermaler Dystrophien (Nagel-, Zahnfehlbildungen). Bei PGA II treten autoimmune Schilddrüsenerkrankungen, → Morbus Addison und manchmal → Diabetes mellitus I, verknüpft mit u.a. → Zöliakie, → Myasthenia gravis und → Perniziöser Anämie auf. Beide Erkrankungen treten in der Kindheit auf und erfordern lebenslanges Monitoring durch Ärztin/Arzt. Lebensgefährdend sind das Auftreten eines oralen Plattenepithelkarzinoms oder einer fulminanten Autoimmunhepatitis.

poly-IgR → polymerer Immunglobulinrezeptor.

polyklonale Antikörper → konventionelle Antikörper.

polymerer Immunglobulinrezeptor (poly-IgR). Rezeptor für polymere Immunglobuline (IgA, IgM); an der Oberfläche von Epithelzellen bindet er IgA-Dimere, die durch Plasmazellen unter dem Schleimhautepithel synthetisiert werden. Nach der Endozytose eines so entstandenen Komplexes in die Epithelzelle wird der poly-Ig-Rezeptor teilweise degradiert und es entsteht daraus die sog. sekretorische Komponente, die das IgA-Dimer während der Transzytose und auch nach der Sekretion begleitet. Poly-IgR ermöglicht daher den Transport des → sekretorischen IgA durch die Epithelzellen an der Schleimhautoberfläche (→ IgA) *(Abb. 39)*. Im Gegensatz zu dimerem (mukosalem) IgA bindet monomeres (Serum-) IgA nur an → CD89.

Polymorphismus. Vielgestaltigkeit. *Biologischer Polymorphismus:* in der Biologie kommen innerhalb der Population einer einzigen Tierart mehrere morphologische Formen vor. Polymorphismus wird auch auf der molekularen Ebene beobachtet: *genetischer Polymorphismus* entsteht, indem in einem Genlocus (→ Locus) verschiedene Varianten des Gens (→ Allele) bei einzelnen Mitgliedern der jeweiligen Population vorkommen können. Diese kodieren dann verschiedene Varianten des jeweiligen Proteinproduktes. Der Genlokus, der wahrscheinlich am meisten polymorph ist, ist der Haupthistokompatibilitätskomplex (→ Histokompatibilitätsgene).

polymorphonukleäre Leukozyten (PMNs). Auch polymorphkerniger Leukozyt. Ein nicht ganz eindeutig angewandter Begriff, der von den meisten Autoren für → neutrophile Granulozyten verwendet wird.

Polymyalgia rheumatica. Ein klinisches Syndrom, das bei Personen mittleren und höheren Alters vorkommt und sich durch ernste Muskelschmerzen sowie Steifigkeit in Nacken-, Schulter- und Beckengürtel manifestiert. Ätiologie und Pathogenese sind unbekannt, aber kleine → Glukokortikoid-Dosen können eine sehr rasche klinische Verbesserung bringen.

Polymyositis → idiopathische Myositiden.

Polypeptid-Wachstumsfaktoren. Sie stimulieren das Wachstum verschiedener Zellen in der Gewebekultur. Zu ihnen zählen z.B. NGF – der neuronale Wachstumsfaktor, FGF – der Fibroblasten-Wachstumsfaktor,

EGF – der → epidermale Wachstumsfaktor, → PDGF – aus Thrombozyten stammender Wachstumsfaktor.

positive Selektion. Vorgang in der Thymusrinde, bei dem unreifen T-Zellen MHC Antigene durch kortikale Thymusepithelzellen (→ cTEC) dargeboten werden. Nur mit HLA I (MHC I) oder HLA II (MHC II) reagierende T-Zellen überleben diesen Vorgang. Er sichert die → MHC-Restriktion der T-Zellen.

PPAR (peroxisome proliferator-activated receptors). Mitglieder der Familie der Hormonrezeptoren, die durch Liganden (Agonisten) zu Transkriptionsfaktoren aktiviert werden. Die PPAR-Gruppe hat drei Mitglieder: α, β und γ. PPAR-γ ist ein DNS-bindender Transkriptionsfaktor, der die Transkription nach seiner Aktivierung reguliert. Seine Agonisten sind der natürliche (endogene) Ligand PGJ_2, → NSAID und Arzneimittel der Thiazolidinedion-Gruppe, die bei der → Diabetes mellitus-Therapie verwendet werden. Der aktivierte PPAR-γ hemmt die Expression mehrerer entzündungsunterstützender Gene (vor allem der → Cyclooxygenase-2 und Zytokine kodierenden Gene) sowie die Makrophagenaktivierung.

Präkallikrein. Der Präkursor von → Kallikrein, ein Enzym, das Kininogene spaltet und → Bradykinin und andere → Kinine entstehen lässt, oder das die Blutgerinnung aktivieren kann.

Prausnitz-Küstner-Reaktion → PCA.

Präbiotika → Probiotika.

Präkursor. Vorstufe eines biologischen Endproduktes, unreife Vorläufer von differenzierten Zellen.

Präzipitation. Sichtbare Fällung eines Proteins durch Zugabe von Fällungsmitteln wie → Polyethylenglykol oder pH-Veränderungen, die ein lösliches Protein denaturieren, es daher unlöslich machen und es ausfallen lassen. → Immunpräzipitation beschreibt das Ausfallen eines Antigen-Antikörperkomplexes in Lösung oder einem Gel, welches zu einem sichtbaren Präzipitat führt.

Präzipitations-Inhibition. Eine ähnliche serologische Methode wie der → Hämagglutinations-Hemmtest, mit dem Unterschied, dass bei ihr ein lösliches Antigen oder Hapten anstelle eines partikulären, unlöslichen Antigens reagiert.

Präzipitationsmethoden. Sie nutzen die Reaktion eines löslichen Antigens mit einem löslichen Antikörper (→ Immunpräzipitation).

Präzipitin. Ein Antikörper, der bei → Immunpräzipitation reagiert.

Präzipitogen. Ein lösliches Antigen, das bei → Immunpräzipitation reagiert.

primäre biliäre Zirrhose (PBC). Eine chronische entzündliche Lebererkrankung, ausgehend von den Gallengängen. Es handelt sich um eine Autoimmunerkrankung, das Antigen ist die Pyruvatdehydrogenase aus dem 2-Oxoaciddehydrogenase Komplex in den Mitochondrien (M2 Antigen) der Gallengangsepithelien. Trigger sind vermutlich bakterielle Infektionen (*E. coli*, Mykobakterien), die über → Mimikry-Phänomene zur Autoimmunität führen. Meistens sind Frauen im mittleren Alter betroffen. Die Erkrankung verläuft variable, oft jahrelang anikterisch, zeigt aber progressive Cholestase durch fokale Epitheldestruktion der kleinen und mittelgroßen intrahepatalen Gallenwege durch T-Lymphozyten, und endet in der Zirrhose. Auffälligstes Symptom ist der starke Juckreiz (Pruritus). Sie kann mit anderen Autoimmunerkrankungen (→

CREST) kombiniert sein. Bei den meisten Patienten sind hohe Titer von antimitochondrialen Antikörpern (AMA-M2), aber auch antinukleäre Antikörpern (→ ANAs) und → ASMAs vorhanden.

primäre sklerotisierende Cholangitis. Chronische nichteitrige Entzündung der Gallenwege mit unklarer Ätiologie. Befallen werden extrahepatale sowie intrahepatale Gallenwege und die Krankheit mündet in Cholestase (Behinderung des Gallenabflusses) und in einen zirrhotischen Umbau. Bei den meisten Patienten können pANCA-Autoantikörper bewiesen werden (→ ANCA). In einigen Fällen wurde auch die Anwesenheit von Antikörpern gegen dsDNS (→ DNS) und erhöhte Anzahl von eosinophilen Granulozyten im Blut festgestellt. Bei den Patienten kommen die Klasse II HLA-Antigene DR2, DR3 und DR6 oder Klasse I HLA-Antigen B8 häufiger vor.

priming. Präaktivierend. Das Adjektiv „geprimt" stammt vom englischen to prime – präaktivieren und stellt einen immunologischen Germanismus dar. Ein Makrophage kann z.B. in geprimtem (präaktiviertem) oder aktiviertem Zustand sein. → Memory-Zellen sind geprimte Zellen, kommt es zur weiteren Antigenkontakten, entscheidet die Natur des Antigens, ob spezifische Immunität oder → Anergie (Nicht-Reaktivität) entsteht. Geprimte Zellen können schneller Effektorfunktionen annnehmen als ruhende.

Prion. Das kleinste bisher bekannte infektiöse Partikel, das sich nur aus einem Protein- und einem Saccharidteil zusammensetzt, aber keine Nukleinsäuren enthält (engl. *proteinaceous infectious particle*). Es verursacht verschiedene Krankheiten (→ Prionosen) beim Menschen (→ Kuru, → Creutzfeldt-Jakob-Krankheit, → Gerstmann-Straussler-Syndrom) sowie bei Tieren (→ Scrapie der Schafe, → bovine spongiforme Enzephalopathie – BSE, Infektionsenzephalopathie der Nerze usw.). Prione sind eigentlich artspezifisch. BSE enstand aber mit großer Wahrscheinlichkeit durch Durchbrechung der Speziesbarriere als eine Folge der Verfütterung von Fleisch-Knochenmehl aus an Scrapie verendeten Tieren an Rinder. Dadurch entstand das BSE-Prion. Ähnlich entstand auch die neue Form der Creutzfeldt-Jakob-Krankheit: das BSE-Prion transformierte sich in ein menschliches Prion, das diese Krankheit verursacht. Das menschliche Prionprotein (PrP) ist ein Produkt eines einfachen, am kurzen Arm des Chromosoms 20 lokalisierten Gens. Die pathologische Form von PrP is für die übertragbare spongiforme Enzephalopathie verantwortlich. Im Unterschied zum normalen Protein PrP^C (*cellular prion protein*) wird letzteres als PrP^{SC} (*scrapie associated prion protein*) bezeichnet. Diese zwei Proteine sind am N-Terminus identisch und weisen eine ähnliche Glykosilierung auf. Die Primärstruktur von PrP^C und PrP^{SC} ist identisch, die Unterschiede betreffen ihre Sekundär- und Tertiärstrukturen. PrP^C enthält 40% α-Helix und einen kleinen Anteil an β-Struktur, währenddessen PrP^{SC} 50% β-Strukturen und 20% an α-helikaler Struktur enthält *(Abb. 67)*. Mehrere pathologische Konformationen der menschlichen PrP^{SC} sind bekannt, die unterschiedlich stark infektiös sind. Protease degradiert PrP^C komplett, PrP^{SC} aber nur teilweise. PrP weist also zwei Formen auf: Eine Proteasen-empfindliche Form, die ubiquitär (überall) vorkommt, und die Proteasen-resistente Form, die Prionen-Erkrankungen auslöst (→ Prionosen). PrP^C ist ein lösliches Protein, PrP^{SC} ist schwer löslich, bildet Aggregate im infizierten Hirnparenchym und kann sich vermehren. PrP^{SC} kann seine pathologische Konformation auch an PrP^C übertragen. PrP-Gene sind üblicherweise im Hirngewebe sowie in anderen Geweben von gesunden Tieren und Menschen exprimiert. Ihre physiologische Funktion bleibt unbekannt, obwohl es sich zeigt, dass die Aktivität ähnlich der → Superoxid-Dismutase (SOD) ist und bei einer PrP-Defizienz in den Zellen die Empfindlichkeit der Zellen gegenüber oxidativem Stress gesteigert wird.

Prionosen. Durch Prione verursachte Krankheiten, zu den übertragbaren spongiformen Enzephalopathien zählen. Es handelt sich um eine Gruppe von neurodegenerativen Krankheiten, die mit dem Befund von Prionproteinen assoziiert sind. Die Hauptursache der durch → Prione ausgelösten Krankheiten beruht in der posttranslationellen Konversion der normalen Konformation des zellulären Prionproteins des Wirtes (PrP^C) su seiner abnormalen Isoform PrP^{SC} *(Abb. 67)*. Prionosen zählen zu einer neuen Gruppe von Proteinkonformationskrankheiten (*protein conformational diseases*) und sind biologisch unikat. Die Krankheit kann durch eine erbliche Mutation des normalen menschlichen Priongens durch Infektion (experimentelle Inokulation oder in manchen Fällen durch Einnahme mit der Nahrung von kontaminiertem, PrP^{SC}-enthaltendem Gewebe) oder sporadisch durch die Entstehung von PrP^{SC} ausgelöst werden. Zu den Prionosen gehören die → Creutzfeldt-Jakob-Krankheit, das → Gerstmann-Straussler-Scheinker-Syndrom sowie die fatale familiäre Insomnia (Schlaflosigkeit) beim Menschen; weiters gehört dazu auch → Scrapie der Schafe, → bovine spongiforme Enzephalopathie (BSE), infektiöse Enzephalopathie bei Nerzen und andere. Im Unterschied zu anderen Infektionskrankheiten lösen Prionosen keine bekannt spezifische Immunantwort aus. Während der Krankheiten betreffen die meisten pathologischen Veränderungen das Gehirn, der Infektionserreger akkumuliert zuerst im lymphoiden Gewebe und repliziert dort.

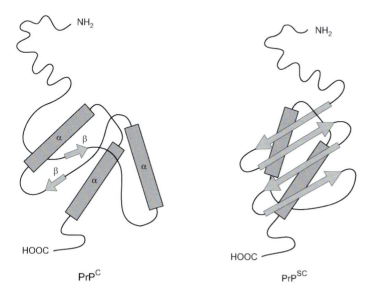

Abb. 67. Strukturmodelle des normalen (PrP^C) und pathologischen (PrP^{Sc}) menschlichen Prionenproteins. Der Hauptteil des PrP^C-Moleküls wird durch drei Bereiche mit α-helikaler Struktur gebildet, während der größte Teil der Polypeptidkette im PrP^{Sc}-Molekül durch β-Faltblatt-Struktur ausgezeichnet ist (Pfeile).

PRIST (paper radioimmunosorbent test). Eine Labormethode zur Bestimmung der Gesamtkonzentration von IgE im Serum, bei welcher kleine, mit anti-IgE-Antikörpern imprägnierte Papierscheibchen verwendet werden. Nach Seruminkubation werden gebundene IgE mit radioaktiv markiertem anti-IgE-Antikörper detektiert. Diese Methode wird heute durch Fluoreszenzmethoden (Fluoreszenz-Enzym-Immunoassay) ersetzt (→ CAP-Klassen).

Probiotika. Lebende Mikroorganismen, die als Lebensmittelergänzungen (funktionelle Lebensmittel, engl. *functional food*) zur Erhaltung eines mikrobiologischen Gleichgewichts im Verdauungstrakt des Menschen oder eines anderen Wirtes beitragen. Zu dieser Kategorie gehören vor allem *Milchsäurebakterien*, z.B. Laktobazillen (*Lactobacillus bulgaricus*), → Streptokokken (*Streptococcus thermophilus*), Bifidobakterien und Enterokokken, die in Joghurt, Kefir und ähnlichen Milchprodukten enthalten sind. Diese Bakterien verhindern im Darm eine Vermehrung verschiedener pathogener und Fäulnisbakterien, und haben u.a. positiv immunstimulatorische (→ Darmflora), antimutagene (Vorbeugung von Dickdarmkarzinomen), und entzündungshemmende (bei Entzündungen des Verdauungssystems) Wirkungen. Sie haben weiters günstige Wirkungen: (1) bei Diarrhoen durch Antibiotikatherapie, Reisedurchfällen und Rotavirus-Diarrhoen; (2) zur Gleichgewichtseinstellung zwischen pro- und antiinflammatorischen Zytokinen; (3) Verringerung unerwünschter Metaboliten (z.B. Ammoniak) und prokanzerogenen Enzymen im Verdauungstrakt; (4) Erleichterung der Laktoseverdauung (bei Laktoseintoleranz) und der Verdauung anderer Saccharide. Von den Probiotika unterscheiden sich *Präbiotika*. Darunter versteht man verschiedene Lebensmittelingredienzen (Fasern, Inulin, Fruktosaccharide, Galaktosaccharide etc.), welche die Passage durch den Darm unfermentiert überstehen, und das Wachstum und die Aktivität von gesundheitlich günstigen Bakterienarten wie Bifidobakterien stimulieren. *Symbiotika* stellen eine der Nahrung zugegebene Mischung aus Pro- und Präbiotika dar.

professionelle Phagozyten → Phagozyten.

proinflammatorisch. Die Entzündung unterstützend (lat. *pro* – für, *flamma* – die Flamme).

Prokaryonten. Auch Prokaryoten. Lebewesen ohne Zellkern, zu ihnen zählen Archebakterien, die in extremen Lebensräumen überleben können (z.B. die extremophilen → Nanobakterien), und die normalen Bakterien (Eubakterien).

prokaryotische Transformation → Transformation.

Prometea → Klon.

Promotor. (1) Sequenz-Motiv der DNS, welches die Stelle, an der die Ablesung (Transkription) einer → mRNS beginnen soll, festlegt. (2) → Kokarzinogen.

Properdin. Wird auch als Faktor P bezeichnet. Er hat eine regulatorische Funktion bei Komplementaktivierung über den alternativen Weg (→ Komplement). Dieser Teil des Komplementsystems wurde zuerst auch als das Properdinsystem bezeichnet. Es ist ein Regulator-Glykoprotein, das die C3- und C5-Konvertasen des alternativen Weges der Komplementaktivierung stabilisiert und dadurch weitere Komplementaktivierung durch Konversion erleichtert. Personen mit Properdindefizienz (weniger als 2% der normalen Serumwerte) zeigen eine verstärkte Neigung zu Neisseria-Infektionen.

Prophylaxe. Prävention (Vorbeugung) einer Krankheit durch → Vakzine, die aktive

Immunität einleitet, oder durch Verabreichung eines Immunserums, das spezifische Antikörper enthält, → IVIGs oder Antikörper, wodurch passive Immunität entsteht. Hierzu gehört auch die Prävention von Erkrankungen durch hygienische Maßnahmen.

Prostaglandine. Eine Familie von biologisch aktiven Lipiden, gehören zu den → Prostanoiden. Ausgangsmaterial sind Phospholipide der Zellmembranen, die durch Phospholipase in Arachidonsäure umgewandelt werden. Aus dieser werden Prostaglandine durch die Wirkung der Enzyme → Cyclooxygenase gebildet (Abb. 19). Sie zählen zu Gewebshormonen und sind praktisch in allen Geweben des Menschen und anderer Säugetiere zu finden. Sie beteiligen sich an der Regulierung von Entzündungsreaktionen. Prostaglandin E$_2$ (PGE$_2$) wirkt im Hypothalamus als ein endogenes → Pyrogen (→ Fieber), verursacht Vasodilatiation, Erhöhung der Gefäßdurchlässigkeit, Sekretion von Bikarbonat-reichem, protektivem Schleim im Magen, und es senkt den Blutdruck. PGE$_2$ hemmt weiters die Expression der → HLA Klasse II-Moleküle an der Oberfläche der T-Lymphozyten und Makrophagen. Bei anaphylaktischen Reaktionen (→ Anaphylaxie, → Allergie) wird PGD$_2$ freigesetzt, das ähnliche Eigenschaften wie PGE$_2$ hat, aber keine pyrogene Wirkung. PGE$_2$ sowie PGD$_2$ verhindern Thrombozytenaggregation. PGI (Prostazyklin) wird von Endothelzellen gebildet und wirkt anti-atherosklerotisch (→ Atherosklerose), weil es hier Thrombozytenaggregation entgegenwirkt. → Thromoxane haben eine entgegengesetzte Wirkung. Klassische Analgetika vom Typ der Acetylsalicylsäure (→ nichtsteroidale Antiphlogistika) hemmen die Cyclooxygenase (COX-Hemmer).

Prostanoide. Mehrere Familien biologisch aktiver Lipide, die in der metabolischen Kaskade der Arachidonsäure (die ein Bestandteil der Zellmembran-Phospholipide ist) entstehen. Sie wurden ursprünglich in Sekreten der Prostata gefunden, kommen aber praktisch in allen Geweben vor. Freie Arachidonsäure wird aus Phospholipiden durch die Wirkung von Phospholipase A$_2$ oder C freigesetzt und dann wird sie weiter durch drei Enzyme: Cyclooxygenase, 5-Lipoxygenase und 15-Lipoxygenase metabolisiert (Abb. 19). Auf dem Cyclooxygenaseweg entstehen → Thromboxane, → Prostazyklin und → Prostaglanine; auf dem 5-Lipoxygenaseweg entstehen → Leukotriene und auf dem 15-Lipoxygenaseweg → Lipoxine. Prostanoide können aber nicht nur aus Arachidonsäure sondern auch aus anderen Fettsäuren, besonders *Eikosapentaensäure* entstehen. Die in der Kaskade der Eikosapentaensäure entstehenden Prostaglandine und Leukotriene haben eine leicht unterschiedliche chemische Struktur, Ursache für ihre eher entzündungshemmende als entzündungsunterstützende Wirkung.

Prostata-spezifisches Antigen (PSA). Ein Markerantigen im Serum oder im Gewebe bei Prostatakarzinom (→ Tumormarker). Es handelt sich um ein Glykoprotein, das in erhöhten Mengen bei gutartigem oder bösartigem Wachstum des Prostataepithels gebildet wird. PSA-Normalwerte im Serum von Männern sollten niedriger als 4 ng/mL sein. Bei 30% der Patienten mit benigner Prostatahyperplasie ist PSA erhöht. Beim Prostata-Adenokarzinom erhöhen sich die Werte signifikant bei >70% der Patienten. Ein anderes Markerantigen dieser Krankheit ist die saure Prostataphosphatase (PSAP).

Prostazyklin. Ein Metabolit der Arachidonsäure (PGI$_2$) (→ Prostaglandine).

Protease-aktivierte Rezeptoren (PAR). Sie stellen eine Familie aus transmembranen, G-Protein gekoppelten Rezeptoren dar, die durch die Enzymwirkung von Serinpro-

Proteasen

teasen aktiviert werden. Auf der Suche nach dem Mechanismus der Thrombozytenaktivierung durch Thrombin wurde zuerst PAR-1, welches durch α-Thrombin enzymatisch geschnitten wird, gefunden. Vier PARs sind bislang charakterisiert worden, PAR1 bis PAR4. Sie befinden sich an der Oberfläche von Endothel-, Epithelzellen und Thrombozyten, und ihre N-terminalen Domänen enthalten Schnittstellen für Serinproteasen, besonders Trypsin und Thrombin. Nach der Abspaltung eines Teiles ihrer Polypeptidkette erscheint ein neuer N-Terminus, welches dieselbe Wirkung hat, als ob ein Ligand gebunden wäre, und Autoaktivierung ist die Folge. PARs benutzen daher einen einzigartigen Mechanismus der Signalübertragung. Nach dem Grad seiner Aktivierung, kann sich PAR an Entzündung, Zytoprotektion der Epitheloberflächen (über lokale Stimulation der PGE$_2$ und → Stickstoffmonoxid-Produktion) sowie an Thrombozytenaktivierung beteiligen.

Proteasen. Proteolytische Enzyme, die Proteinketten zu kleineren Fragmenten bis zu freien Aminosäuren zersetzen können. Abhängig vom Ort, wo sie die peptidische Bindung in der Polypeptidkette spalten (hydrolysieren) können, teilt man sie in zwei große Gruppen: *Proteinasen* (Endopeptidasen) – sie können die peptidische Bindung im Inneren der Proteinkette spalten und Polypeptidfragmente bilden (Beispiele: Pepsin, Trypsin, Chymotrypsin), und *Peptidasen* (Exopeptidasen), welche die Aminosäuren, Dipeptide oder Tripeptide in Endpositionen abspalten können, oder kleine Oligopeptide hydrolysieren. Peptidasen teilt man ein in Karboxypeptidasen (sie spalten Aminosäuren vom C-Terminus der Polypeptidkette ab) und Aminopeptidasen (sie spalten Aminosäuren vom N-Terminus ab). Bei der Degradation eines Proteins wirken in der Regel mehrere verschiedene Proteinasen zusammen.

Proteasom. Eine Zellorganelle, die sich im Zytoplasma befindet und eine Rolle bei der Präsentation endogener Antigene (virale und Tumorpeptide) mit HLA Klasse I-Molekülen spielt *(Abb. 10)*. Es hat eine fassförmige Form und setzt sich aus 12 bis 14 ringförmig angeordneten Untereinheiten zusammen. In seinem Inneren enthält es spezielle proteolytische Enzyme, welche Antigene zu Peptidfragmenten spalten können. Voraussetzung ist, dass das abzubauende Proteine durch Ubiquitin markiert wird. Mehrere → Ubiquitin-Moleküle werden unter Adenosintriphosphat (ATP)-Verbrauch an den N-Terminus des Proteins durch spezifische Enzyme (Ubiquitin aktivierendes Enzym, E1) angeknüpft. Ubiquitiniertes Protein gelangt in den Kanal eines Proteasoms, wo es in mehrere kleinere Bruchstücke (optimal 8–9 Aminosäuren) zerlegt wird, dabei werden die angekoppelten Ubiquitinmoleküle zur Wiederverwendung abgelöst. Die entstehenden Peptide werden über den Transporter-assoziiertmit-Antigenprozessierung (→ TAP) in das endoplasmatische Retikulum transportiert, wo sie durch MHC Klasse I-Antigene optimal gebunden werden können (→ Antigenpräsentation).

Protein A. Ein Protein aus der Zellwand von *Staphylococcus aureus*, das an hochaffin an die Fc-Abschnitte der IgG Isotypen IgG$_1$, IgG$_2$, IgG$_4$, aber nicht IgG$_3$ beim Menschen bindet. Bei der Maus werden IgG$_{2a}$ > IgG$_{2b}$ > IgG$_3$ > IgG$_1$ erkannt. Es wird angenommen, dass Protein A diese Bakterien vor der Abwehr durch IgG-Antikörper schützt, indem es die Interaktion von IgG mit Komplement und/oder Fc-Rezeptoren an der Oberfläche der professionellen Phagozyten verhindert. Protein A wird bei der Reinigung von IgG-Antikörpern, zu ihrer Detektion in → ELISA-Techniken, und als polyklonales Mitogen für → B-Lymphozyten verwendet.

Protein B. Ein → Streptokokken-Protein, das sich nur an die Fc-Teile der → IgA-Moleküle bindet. Es wird bei analytischen und Reinigungstechniken für Serum- oder sekretorisches → IgA verwendet.

Protein G. Ein Oberflächenprotein aus β-hämolysierenden Streptokokken mit drei homologen IgG-bindenden Domänen, die alle Subklassen dieses Immunglobulin-Isotyps, mit hoher Affinität und Spezifität bindet, bei der Maus werden $IgG_1 = IgG_{2a} > IgG_{2b} = IgG_3$ erkannt. Protein G dient u.a. gebunden an → Sepharose zur IgG Reinigung.

Protein M → M-Protein.

Proteinasen → Proteasen.

Proteinkinasen. Enzyme, die Proteinphosphorylierung katalysieren. Eine Systembezeichnung ist Protein-Phosphotransferasen. Sie sichern die Übertragung von Phosphat vom Donor (ATP oder GTP) auf die Hydroxylgruppen von Tyrosin, Serin oder Threonin in der Polypeptidkette eines Substratmoleküls. Dementsprechend gibt es Tyrosin-, Serin- oder Threonin-Proteinkinasen. Eine Phosphorylierung hat Veränderung der Aktivität des Proteinmoleküls und die Übertragung des Signals von der Zelloberfläche in das Zellinnere und über eine Kaskade bis in den Zellkern zur Folge (Signaltransduktion). Durch Bindung von Hormonen, Neurotransmittern, Antigenen oder anderen Liganden an Zellmembranrezeptoren können diese Proteinkinasen phosphoryliert und aktiviert werden. Zum Beispiel haben die Antigenrezeptoren und Korezeptoren der Lymphozyten intrazelluläre Domänen mit Proteinkinase-Funktion oder aktivieren diese (→ B-Zell-Rezeptor, → T-Zell-Rezeptor). Eine andere Möglichkeit ist, dass die Aktivierung über intrazelluläre Mechanismen geschieht, wie durch einen zweiten Botenstoff (*second messenger*), z.B. cAMP, cGMP, Ca^{2+}, 1,2-Diazylglyzerol (DAG), Inositoltriphosphat oder eine andere Proteinkinase. Proteinkinasen sind eine sehr verbreitete und vielzählige Enzymgruppe, die zusammen mit Phosphatasen (Enzyme, die Phosphatgruppe abspalten) sehr bedeutend an der Regulation der grundlegendsten Zellaktivitäten, wie z.B. Wachstum (→ epidermaler Wachstumsfaktor), Teilung, Immunantwort, Sekretion verschiedener Stoffe usw. beteiligt sind.

Proteinurie. Pathologisches Erscheinen von Proteinen im Harn.

Proteoglykane. Hochmolekulare, aus Protein- und Polysaccharidbestandteilen zusammengesetzte Moleküle (z.B. Aggrekan), die bei den Wirbeltieren in Strukturgeweben wie Knochen und Knorpel, sowie an der Oberfläche verschiedener Zellen zu finden sind. Sie gehören zu den Proteinen der → extrazellulären Matrix. In pathologischen Prozessen können sie vermehrt gebildet sein und tragen zur mukoiden Degeneration bei.

Proteolyse. Spaltung (Degradation) von Proteinmolekülen (Polypeptidketten) durch proteolytische Enzyme (→ Proteasen).

Proteom. Ein im Jahre 1994 in die Fachliteratur eingeführter Begriff. Es ist ein Äquivalent des Begriffes → Genom, bezieht sich aber auf die Gesamtheit der Proteine, die während des ganzen Lebens einer Zelle exprimiert und nach der Expression modifiziert werden können. Alternativ kann man den Begriff auch zur Bezeichnung eines Proteinsatzes verwenden, die in einer Zelle zu einer gewissen Zeit präsent ist.

Proteomik. Auch Proteonomik. Eine Wissenschaftsdisziplin, die sich mit der Untersuchung des Proteoms mit Hilfe der Large scale- (Großkapazitäts-) Separations- und -Identifikations-Technologie befasst. Dazu zählen Proteinidentifizierung (Massenspektroskopie), Erforschung der Strukturen (Röntgenkristallanalysen), und Proteinexpressionsmuster (in der zweidimensionalen Elektrophorese, → SDS-Polyakrylamidelektrophorese) in Kombination mit Protein-sequenzierungen (Edman Degradierung) etc. *(Abb. 68)*. Ziel ist die Katalogisierung der Proteine in der Zelle, ihre Beziehungen zueinander und ihrer Bedeutungen in verschiedenen physiologischen und pathologischen Prozessen. Das kann zur Kenntnis der mole-

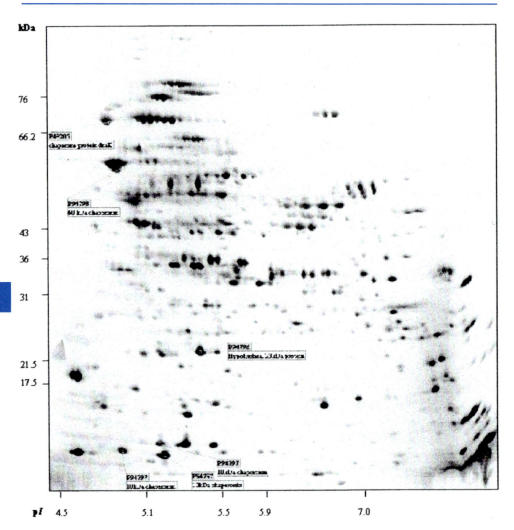

Abb. 68. Auftrennung von Proteinen aus einem *Francisella tularensis*-Bakterien-Lysat mittels zweidimensionaler Elektrophorese. Die Spots können weiter durch N-terminale Sequenzierung analysiert werden. Es handelt sich um eine durch zweidimensionale Elektrophorese im Polyakrylamidgel gewonnene Referenzkarte der Proteine. Die separierten Proteine wurden mit Silber gefärbt und einzelne Spots z. B. mit Hilfe der Massenspektrophotometrie identifiziert (mit freundlicher Genehmigung von Prof. J. Stulik, Tschechische Republik).

kularen Grundlagen des Lebens in einer grundlegenden Weise beitragen, aber auch die Identifikation der Zielmoleküle, die für die Diagnostik und Therapie verschiedener Krankheiten von Bedeutung sind, beschleunigen. Z.B. kann sich das Proteinexpressionsmuster einer Zelle nach Einwirkung von Interleukinen signifikant ändern, oder sich das Expressionprofil einer gesunden und malignen Zelle wesentlich unterscheiden. Aus diesem Grund gehört Proteomik zu den Disziplinen, die sich gegenwärtig am meisten entwickeln. Sie ergänzt somit die Erkenntnisse aus der Analyse des menschlichen oder anderer Genome (→ Genomik).

Prothymozyt. Blutbildende Stammzelle, die über den Blutkreislauf aus dem Knochenmark in den Thymus migriert. Er hat das → CD7 und → CD2 Antigen aber noch kein → CD3 an seiner Oberfläche. Im Thymus reifen sie zu Thymozyten, die dann CD3, → CD5 und → CD1 positiv werden. Etwa 2% reifen zu → T-Lymphozyten, die das CD1 Antigen nicht mehr haben, und dann in den Blutkreislauf als → naive Zellen freigesetzt werden. Die restlichen 98%, die → positive und → negative Selektion nicht überstehen, werden durch Apoptose liquidiert.

Protoonkogene. Zelluläre Onkogene (*c-onc*). Es sind Gene, die in normaler DNS von Säugetieren inkl. Mensch präsent sind, sie sind mit Retrovirus-Onkogenen (*v-onc*) homolog und sind an normaler Zellproliferation und -differenzierung beteiligt. Eine Mutation oder Rekombination mit einem Virusgenom und darauffolgende Translokation am Chromosom kann Protoonkogene zu → Onkogenen umwandeln, die dann an Karzinogenese (Entstehung von Tumoren) teilnehmen *(Abb. 69)*. Bislang sind mehr als 30 verschiedene Protoonkogene bekannt (→ c-kit, c-fos, c-myc, c-ras, c-src, → bcl-2 usw.). Wenn sich z.B. das Onkogen *c-myc* an seiner normalen Stelle am Chromosom 8 befindet, bleibt seine Transkriptionsaktivität sehr schwach. Wenn es aber chromosomal verlagert wird, wird es aktiviert – wie beim → Burkitt-Lymphom, Cervixkarzinom,

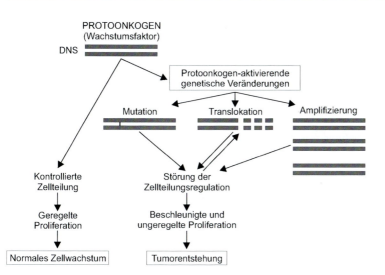

Abb. 69. Schematische Darstellung der möglichen Aktivierung eines Protoonkogens und der Entstehung eines Tumors.

Lungenkrebs oder promyelozytärer → Leukämie der Fall ist.

Protoplast. Eine biologische Einheit aus Zellkern und umgebendem Protoplasma (Zytoplasma), z.B. eine Bakterienzelle, von der die Zellwand beseitigt wurde und das Zytoplasma nur mit der Zytoplasmamembran umhüllt ist.

PRPs (Prolin-reiche Proteine). enthalten 25–40% Prolin in ihrer Sequenz. Sie sind in hoher Konzentration im Speichel vorhanden, wo sie pflanzliche Polyphenole binden und daher die Schleimhaut vor diesen Tanninen (phenolische Komponenten, die Proteine präzipitieren) schützen. Weiters sättigen sie den Speichel mit Calcium-Phosphat, ein natürlicher Schutz für die Zähne (→ Peptidantibiotika).

PRRs (engl. *pattern recognition receptors* – Mustererkennungsrezeptoren). Sie sind ein Erkennungsmechanismus der natürlichen Abwehr und erkennen *pathogen associated molecular patterns* (→ PAMP). Typische Vertreter sind Mannose-Rezeptoren (Mac-1), LPS-Rezeptoren (CD14) und Scavenger Rezeptor (SR-A) an Makrophagen, Dectin-1, peptidoglycan-recognition proteins (PGRPs) (→ Peptidoglykan), Kollektin-Rezeptor (→ Kollektine) und Toll-like Rezeptoren (TLRs).

PSA → Prostata-spezifisches Antigen.

P-Selektin → Selektine.

Pseudoallergie → anaphylaktoide Reaktionen.

Pseudogen. Eine DNS-Sequenz (Abschnitt), die der Sequenz des wirklichen Gens ähnlich ist, die aber kein funktionsfähiges Protein kodiert.

pseudoträchtige Weibchen. Weibliche Mäuse werden mit sterilen Männchen gepaart, um durch den hormonellen Reiz ihren Uterus für die Implantation von genetisch manipulierten Eizellen empfänglich zu machen (→ transgene Tiere, → Knockout-Mäuse).

Psoriasis vulgaris. Psoriasis (griech. *psora* – kratzen). Eine sehr häufige exanthematische Hautkrankheit (1–3% der Bevölkerung), die sich mit scharf begrenzten, silberweißen, schuppenden Herden manifestiert; charakteristisch findet man Psoriasis-Plaques an Streckseiten der Extremitäten (Knie, Ellbogen), Kreuzbeingegend, Kapillitium; Nägel können miterkranken. Man beobachtet eine epidermale Hyperproliferation mit Differenzierungsstörung (z.B. Fehlen eines Stratum granulosum) und Parakeratose. Zusätzlich kommt es zur entzündlichen Reaktion in den Zonen darunter. Ihre Ätiologie ist nur teilweise bekannt, es gibt eine polygene, erbliche Belastung (z.B. Assoziation mit HLA-Cw6). Immunologisch beobachtet man aktivierte, Interferon-γ produzierende T-Helferzellen (TH1), daher hat sich klinisch experimentell eine immunmodulierende Therapie mit rekombinantem humanem → IL-4, welches TH2 Antworten unterstützt, als erfolgversprechend erwiesen. In den Hautläsionen findet man IgG-, IgA- und C3-Komplement-Ablagerungen. Therapeutisch effektvoll sind lokale, keratolytische Salicylattherapien, Vitamin D3, Dithranol, Teerpräparate und Glukokortikoidsalben, UV-Bestrahlung unter Gabe von Psoralen, einer UV-sensibilisierenden Substanz sowie Aufenthalte am Toten Meer. Spätkomplikationen durch diese Therapien, wie vermehrtes Auftreten von Plattenepithelkarzinomen, werden diskutiert. Systemisch werden Retinoide, → Methotrexat und → Ciclosporin angewandt.

Psoriasis-Arthritis. Eine → Arthritis, die mit → Psoriasis verbunden ist, mit negativen → Rheumfaktoren und fehlenden rheumatoiden Knötchen.

Psychoneuroimmunologie. Ist ein junges Forschungsfeld, sie untersucht die wechselseitigen Beziehungen zwischen dem neuroendokrinen und dem Immunsystem, zB die Wirkung von psychischem Stress auf das Immunsystem, oder umgekehrt, von Immuntherapien auf die Psyche. Ein Beispiel sind → Interferone, die in der Tumortherapie, bei viralen Erkrankungen (→ Hepatitis B, C) oder → Multipler Sklerose Anwendung finden und alle möglichen psychischen Bilder auslösen können (von Depressionen, chronischer → Fatigue, Panikattacken bis Psychosen).

Pulsing (pulsen). Die *ex vivo* Transfektion von autologen Empfängerzellen (z.B. dendritische Zellen) mit Nukleinsäuren (DNS, RNS) durch passive Methode (Aufnahme durch Endozytose), Lipofektin (lipophile Substanz, erleichtert die Endozytose), oder durch Elektroporation mittels elektrischem Strom. Die transfizierten Zellen werden dann wieder in den Patienten reintroduziert. Eine Methodik für die → DNS-Vakzinen.

Purinnukleosid-Phosphorylase (PNP). EC 2.4.2.1. Ein am Stoffwechsel der Purinnukleotide beteiligtes Enzym. Es wirkt am Abbau der RNS und DNS mit, seine Substrate sind Inosin, Xanthosin und Guanosin, sowie die entsprechenden Desoxyribonukleotide. Aus RNS und DNS entstehen zuerst durch die Wirkung von Nukleasen Nukleotide, welche durch das Enzym Nukleotidase zu Nukleosiden dephosphoryliert werden. Die Purinnukleosid-Phosphorylase spaltet phosphorolytisch die N-glykosidische Bindung der Nukleoside, dann entstehen die freien Basen und Ribose-1-Phosphat (→ Purinnukleosid-Phosphorylase-Defizienz).

Purinnukleosid-Phosphorylase-Defizienz (PNP). Die Defizienz des Enzyms → Purinnukleosid-Phosphorylase ist mit dem gestörten Abbau der Nukleinsäuren vor allem in → T-Lymphozyten verbunden. Bei PNP-Defizienz fallen Nukleoside an und wirken toxisch auf die schnell proliferierenden T-Lymphozyten (vergleiche auch → Adenosindeaminase-Defizienz). Es handelt sich um eine autosomal rezessiv-vererbbare Erkrankung, mit verringerter Zahl von peripheren T-Lymphozyten, die auf Antigenstimulation nur schwach antworten. Die Zahlen und die Aktivität der → B-Lymphozyten können normal sein, die Immunglobulin-Konzentrationen normal oder erhöht. Insgesamt kommt es zu einer schweren kombinierten → Immundefizienz (SCID). Die an PNP-Defizienz leidenden Patienten sind für Infektionen durch DNS-Viren sehr anfällig. Knochenmarktransplantation stellt die therapeutische Möglichkeit dar.

pyogene Infektion. Eine bakterielle Infektion (Staphylokokken, Streptokokken wie Pneumokokken, Meningokokken, *E. coli* etc.), bei welcher sich Eiter bildet. Eiter besteht zum Großteil aus zerfallenen → neutrophilen Granulozyten, die übermäßig phagozytiert haben.

Pyrogen. Ein → Fieber auslösender Stoff. Der Begriff wurde nach 1875 von *Burdon Sanderson* geprägt, der Toxine in verfaultem Fleisch als fieberauslösend beschrieb. Pyrogene können exogen oder endogen sein. Exogene Pyrogene sind hitzebeständige Oligo-, Poly- und → Lipopolysaccharide (das Lipid A des LPS von Gram-negativen Bakterien, oder, weniger potent, das → Muramyldipeptid der → Peptidoglykane aus Gram-positiven Bakterien) und stammen aus pathogenen und apathogenen Bakterien. Sie führen indirekt Fieber herbei, indem sie Makrophagen aktivieren, welche die körpereigenen, endogenen Pyrogene IL-1, IL-6, und TNF-α bilden. Weitere endogene Pyrogene sind PGE$_2$ (→ Prostaglandine) und → Stickstoffmonoxid. Sie greifen an der Temperaturregulation im Hypothalamus an, wo es über Produktion von zu einer raschen Verstellung des Temperatur-Sollwertes kommt.

Q

Q-Fieber. Eine akute, durch die Rickettsia *Coxiella burnetii* verursachte Krankheit. Es ist eine durch Zecken übertragene Zoonose.

Quincke Ödem. Angioödem oder angioneurotisches Ödem; benannt nach dem Entdecker *Heinrich Quincke* (Kieler Internist, 1842–1922). Es handelt sich um eine diffuse Schwellung des lockeren Unterhautgewebes, die an Lippen und Mundschleimhaut, aber auch an Augenlidern, Hand- und Fußrücken oder Genitalien auftreten kann (→ Angioödeme).

R

RA → rheumatoide Arthritis.

Radio-Immun-Analyse (RIA). Eine analytische Methode zur Bestimmung der Konzentration löslicher Antigene oder Haptene. Ein Antigen oder Hapten wird dabei mit einem radioaktiven Isotop markiert und der Testprobe zugesetzt. Es hemmt kompetitiv die Bindung des nichtmarkierten Antigens mit dem spezifischen Antikörper. Je mehr vom Isotop gebunden wird, umso weniger ist in der Probe enthalten. Die Konzentration des analysierten Antigens wird mit Hilfe von Standardlösungen des nichtmarkierten Antigens festgestellt. RIA war die erste Methode, mit deren Hilfe die Quantifizierung verschiedener Hormone, Neuropeptide und anderer Stoffe in komplexen biologischen Flüssigkeiten möglich wurde.

Radio-Immun-Elektrophorese. Eine Präzipitationsmethode, wobei ein mit radioaktivem Isotop markiertes Antigen oder Antikörper zur Identifizierung der Präzipitationslinien verwendet wird, z.B. → CRIE – *crossed radio immun*-Elektrophorese.

Radio-Immun-Szintigraphie. Eine Methode, bei der Radioistop-markierte monoklonale Antikörper gegen → Tumorantigene zur klinischen Diagnostik von Tumoren und deren Metastasen eingesetzt werden. Gegenwärtig können mit Radio-Immun-Szintigraphie im menschlichen Organismus bereits Tumoren mit einem Gewicht von 0,1–1,0 g identifiziert werden.

Radioisotopen-Immunanalyse. Eine immunchemische Methode, bei welcher die Konzentration eines Antigens oder Haptens bestimmt wird, wobei einer der Teile mit einem radioaktiven Isotop markiert ist. Ist es das Antigen, wird diese Technik als → Radio-Immun-Analyse (RIA) bezeichnet. Falls der Antikörper mit dem Radioisotop markiert ist, wird die Methode als **immunoradiometrische Analyse** (IRMA) bezeichnet.

RAG-1, RAG-2. Produkte des *Rekombinations-aktivierenden Gens (RAG)*, die Voraussetzung für die Herstellung des B-Zell-Rezeptors und des T-Zell-Rezeptors sind. Sie haben Endonukleaseaktivität und gehören zum Enzymkomplex → V(D)J-Rekombinase, die gemeinsam die Gensegmente V, (D) und J für die variablen Domänen gestalten. RAG-Gendefekte bewirken eine schwere Immundefizienz der B- und T-Zellen, denn sie entwickeln überhaupt keine Antigenrezeptoren. RAG-mutierte Mäuse werden als Alternative für SCID-Mäuse verwendet, denn diese haben doch einige wenige Antigenrezeptoren.

RANK. Rezeptor-Aktivator von → NF-κB und sein Ligand, RANKL, sind Mitglieder der Tumor-Nekrose-Faktor- (TNF) Familie. Sie spielen eine wichtige Rolle bei der Regulierung des Knochenumsatzes, indem sie an Reifung und Aktivierung der Osteoklasten mitwirken. RANKL, der von den Osteoblasten gebildet wird, bindet an RANK der Membranen von Osteoklasten und deren Vorläufer, diese Interaktion wird durch → Osteoprotegerin inhibiert.

RANKL. RANK-Ligand, Osteoprotegerin-Ligand, auch Osteoklasten-Differenzierungs-

Faktor (ODF) oder TNF-verwandtes Aktivierungs-induziertes Zytokin (TRANCE); → RANK.

RANTES (engl. *regulated upon activation, normal T-cell expressed and presumably secreted*). Wird jetzt Chemokin CCL-5 genannt. Es handelt sich um ein 68 Aminosäureeinheiten enthaltendes Polypeptid. Es ist ein Chemotaxisfaktor für Monozyten, Makrophagen, eosinophile Granulozyten, Lymphozyten und NK-Zellen und daher auch eine bedeutender Entzündungsmediator.

Rapamycin. Auch Sirolimus. Ein wirksames immunsuppressives Antibiotikum mit einer ähnlichen Struktur, aber unterschiedlichem Wirkungsmechanismus wie → FK506. Es bildet Komplexe mit → Immunophilin FKBP12 und inhibiert in der Folge *mammalian target of rapamycin* (mTOR) und weiters eine Kinase p70^{S6}. Diese Inhibition unterbricht die Signaltransduktion von Zytokinen in der G_1-Phase. Seine effektiven immunsuppressiven Konzentrationen sind bedeutend geringer, als die notwendigen Konzentrationen von FK506 oder → Ciclosporin A.

RAST (Radioallergosorbent-Test). Mittels RAST-Untersuchung wird die Anwesenheit spezifischer IgE-Antikörper gegen Allergene im Serum der allergischen Patienten gemessen. Proteinextrakte aus Allergenen oder rekombinante Allergene werden an Membranscheibchen absorbiert und mit Patientenserum inkubiert. Gebundenes IgE wird mittels radioaktiv markiertem Anti-IgE-Antikörper detektiert. Die Methode gehört heute zu den Standardmethoden der Allergiediagnostik, wird aber immer mehr durch Fluoreszenz-Immunoassay-Methoden ersetzt (CAP-RAST) (→ CAP-Klassen).

Raynaud-Phänomen. Benannt nach dem Pariser Internisten *M. Raynaud* (1834–1881). Episoden einer anfallartigen Ischämie (Blässe) der Finger mit darauf folgender Zyanose und reaktiver Hyperämie. In einigen Fällen sind auch die Zehen, die Nase und die Zunge, also exponierte Körperstellen (Akren), betroffen. Auslöser: Kälte oder emotionaler Stress. Raynaud-Syndrom wird bei einigen Bindegewebserkrankungen einschließlich → systemischer Sklerose, → systemischem Lupus erythematosus und Dermatomyositiden (→ idiopathische Myositis) beobachtet.

Reagine. (1) Historische Bezeichnung für IgE-Antikörper (→ Anaphylaxis). 1921 zeigten *C. Prausnitz* und *H. Küstner*, dass Anaphylaxie durch Serum übertragen werden kann (→ PCA Reaktion), und daher durch humorale (lösliche) Faktoren (Reagine) hervorgerufen werden kann. (2) Antikörper der IgM- und IgG-Klasse gegen Gewebelipide, vermehrtes Vorkommen bei Lues (Syphillis) als Wassermann-Antikörper (→ Komplement-Bindungs-Reaktion).

reaktive Arthritis. Eine sterile Entzündung der Gelenke (peripher, asymmetrisch, mono- oder oligoartikulär, besonders Knie- und Sprunggelenke), die sich nach einer Infektion entwickelt. Extraartikuläre Symptome sind: wurstartige Schwellungen der Finger oder Zehen, Achillessehnen-Tendinitis, Urethritis mit Dysurie und Ausfluss, Balanitis circinata, Konjunktivitis, Iridozyklitis, → Erythema nodosum. Die auslösende Infektion kann meistens in den Urogenitalorganen oder im Verdauungssystem stattgefunden haben, typisch ist das Auftreten nach Urethritis oder Diarrhoe innerhalb der letzten vier Wochen. Erregernachweis in Urethra-Abstrichen sowie Antikörpertiter im Serum gegen Erreger sind möglich (Chlamydien, → Salmonellen, Yersinien, → Shigellen, Campylobacter). Mögliche Ursache: Molekulare Mimikry. Das HLA-B27 Antigen (→ ankylosierende Spondylitis) kann oft positiv sein.

reaktive Sauerstoffintermediate (ROI). Instabile, reaktionsfreudige Moleküle mit einem ungepaarten Elektron (freie Radikale) oder mit exzitierten Elektronen (Singulet-Sauerstoff: $^1O_2$). Das bei vielen Autooxidationsprozessen von molekularem Sauerstoff abgeleitete Radikal ist das Superoxidanion [$^{\cdot}O_2^-$] (→ Superoxid-Radikal). Aus Superoxidradikalen entstehen metallkatalysiert Hydroxylradikale [OH•]. Die protonierte Form des Superoxidradikals stellt das Perhydroxiradikal [HO_2^-] dar. Wasserstoffperoxid [H_2O_2] entsteht aus Superoxidanionen und direkt aus O_2. Singulettsauerstoff [$^1O_2$] hat nur wenig biologische Bedeutung. ROI entstehen in höheren Konzentrationen vor allem in professionellen Phagozyten (neutrophile Leukozyten, Makrophagen) durch den → respiratorischen Burst, wo sie zur Abtötung der phagozytierten (gefressenen) Mikroorganismen beitragen. Sie sind sehr wirksame zytotoxische Stoffe, die in immunpathologischen Reaktionen auch körpereigene Zellen und Gewebe schädigen können. Protektiv dagegen wirken z.B. → Peroxidase und → Superoxid-Dismutase in Geweben.

reaktive Stickstoffintermediate (RNI). Ihr Hauptvertreter ist → Stickstoffmonoxid, das durch die Wirkung von → Stickstoffmonoxid-Synthase entsteht. Sie sind an Abwehr-, aber auch schädigenden Reaktionen des Immun-, Nerven-, und Kardiovaskulärsystem beteiligt. Aus Stickstoffmonoxid können weiters Stickstoffdioxid, Nitrit-Anionen oder Peroxynitrit-Anionen entstehen (Tabelle 18).

REAL-Schema. Revidierte Europäisch-Amerikanische Lymphom-Klassifikation (→ Non-Hodgkin-Lymphome).

regulatorische T-Zelle (Tr). Der Begriff umschreibt einen Funktionszustand einer T-Zelle, welche momentan die Aktivität anderer Zellen reguliert und moduliert. Diese Funktion hängt nicht mit der Expression der Differenzierungsantigene CD8 oder CD4 zusammen. So kann eine $CD8^+$ zytotoxische T-Zelle als → Suppressor T-Zelle agieren, indem sie die Aktivität von $CD4^+$ T-Zellen reguliert, oder eine $CD4^+$ Helfer T-Zelle kann als → Kontrasuppressor T-Zelle fungieren, indem sie eine $CD8^+$ T-Zell-dominierte Antwort dämpft. Daher scheint es heute gerechtfertigt, die Begriffe Suppressor- und Kontrasuppressor-T-Zellen durch den Begriff regulatorische T-Zellen zu ersetzen. Heute teilt man Tr in drei Arten ein: Tr-, Tr1- und T_H3-Zellen. Natürliche regulatorische T-Zellen (Tr-Zellen), die aktiviert sind, haben das → CD4 und das → CD25 Antigen und hemmen die Aktivierung sowohl zytotoxischer wie auch Helfer-T-Zellen durch bisher ungeklärte Faktoren, abhängig von interzellulären Kontakten. Die antigenen Peptide, welche durch der → T-Zell-Rezeptor der Tr erkannt werden, tendieren dazu, von Autoantigenen zu stammen. Tr Zellen könnten daher Funktion in der Erhaltung der → Toleranz gegenüber dem Selbst haben. Die zweite Art, Tr1, haben weniger CD25 Antigen, und entstehen nur in Abhängigkeit von → IL-10 und nach oraler Antigenzufuhr. Unreife dendritische Zellen können für sie als IL-10-Quelle dienen. Die Hauptfunktion der Tr1-Zellen könnten Einleitung und Erhalt der Toleranz gegenüber Nahrungsantigenen sein. Sie produzieren selbst große Mengen an IL-10. Die dritte Art sind T_H3-Zellen, die hauptsächlich TGF-β produzieren. Auch sie unterdrücken Immunantworten gegen Nahrungsantigene. Für orale Toleranz könnten also T_H3 und Tr1 Zellen verantwortlich sein. Regulatorische T-Zellen haben Bedeutung bei der Inhibition rheumatischer Erkrankungen, der Allergie, in der Tumorimmunität, Transplantatabstoßung, Graft versus Host-Erkrankung und bei chronischen Infektionen.

Reiter-Syndrom. Vom Berliner Bakteriologen *Hans Reiter* (1881–1969) beschriebener Symptomenkomplex aus Gelenkentzündungen, Bindehautentzündungen des Auges (Konjunktivitis) und einer Harnröhrenentzündung bei Patienten, die eine Dysenterie durchgemacht haben. Heute sollte der Begriff durch → reaktive Arthritis ersetzt werden.

rekombinante Technologie. Die Grundmethode des *genetic engineering* (genetischen Engineering), welche für die Isolierung eines Gens (bzw. des erwünschten Abschnittes der DNS-Kette) aus einem Organismus (einer Zelle) und seine Vermehrung in einem anderen Organismus (einer anderen Zelle, Host) angewendet werden kann. Dabei wird basierend auf vorhandener DNS in einer Zelle eine → genomische oder → cDNS-Bibliothek generiert, woraus dann Proteine von Interesse selektiert werden können. In dieser Weise entsteht zuerst *rekombinante DNS*, die zur Herstellung → rekombinanter Proteine dient. Bei der Expression von Glykoproteinen ist bei der Wahl des Expressionssystems zu bedenken, ob dieses posttranslationelle Modifikationen wie → Glykosilierung durchführen kann.

rekombinante Proteine. Proteine, deren Aminosäuresequenz durch ein kloniertes Gen mittels → rekombinanter DNS-Technologie entstanden ist, und die als rProteine bezeichnet werden. Sie werden heute vielfältig in der Diagnostik und Therapie von immunologisch bedingten Erkrankungen (z.B. rInsulin bei Typ I Diabetes mellitus) und Allergien (z.B. rAllergene in → RAST, CAP zur Allergiediagnostik) verwendet (→ CAP-Klassen).

Rel/NF-κB. Eine Familie von fünf verwandten und evolutionär konservierten → Transkriptionsfaktoren, welche die erste Abwehrlinie gegen Infektionskrankheiten und Zell-Stress bilden (→ NF-κB).

relapsierende Polychondritis. Eine seltene Autoimmunkrankheit unbekannter Ätiologie mit episodischen, aber potenziell progressiven Entzündungserscheinungen. Primär befallen werden Knorpelstrukturen im ganzen Körper, das heißt Gelenke, Ohren, Nase, Trachea und Bronchien. Sie kann mit anderen Autoimmunerkrankungen assoziiert sein. Die Krankheit wurde 1923 von *Jaksch-Wartenhorst* an der Deutschen Medizinischen Fakultät in Prag beschrieben.

relatives Risiko. Betrifft u.a. die Beziehung zwischen HLA-Antigenen und bestimmten Erkrankungen. Relatives Risiko (RR) besagt, wieviel mal öfter eine bestimmte Erkrankung bei den Individuen vorkommt, die das zugehörige Antigen haben, im Vergleich mit Individuen, die dieses Antigen nicht haben. Das bedeutet, dass das relative Risiko eine numerisch ausgedrückte höhere Wahrscheinlichkeit darstellt, dass eine bestimmte Person die mit einem bestimmten HLA-Antigen verbundene Erkrankung bekommt, im Vergleich mit einer anderen Person, die dieses Antigen nicht hat:

$$RR = \frac{p^+ \times k^-}{p^- \times k^+}.$$

wobei: p^+ ist die Anzahl der Patienten mit einem bestimmten HLA-Antigen, p^- ist die Anzahl der Patienten ohne dieses Antigen, k^- ist die Anzahl der Kontrollpatienten ohne dieses Antigen, k^+ ist die Anzahl der Kontrollpatienten mit einem bestimmten HLA-Antigen.

Repertoire. Bezeichnet die Vielfalt der Möglichkeiten eines Individuums, gegen Antigene zu reagieren. Man unterscheidet Selbst-Repertoire (möglichst Nicht-Reaktivität gegen körpereigene Stoffe, → Toleranz) von Fremd-Repertoire (möglichst Reaktivität gegen körperfremde Stoffe). Für das Repertoire der → B-Zell-Rezeptoren kalkuliert man etwa 10^{13-16} mögliche unterschiedliche Spezifitäten, wobei die Möglichkeit der somatischen Hypermutationen als ein weiteres Prinzip für → Diversität nicht mit einberechnet ist. Die geschätzte Menge an möglichen unterschiedlichen → T-Zell-Rezeptoren ist etwa 10^{13-16}.

RES → retikuloendotheliales System.

respiratorischer Burst (engl. *respiratory burst*; *burst* – Ausbruch). Auch oxidativer Burst; gesteigerter Sauerstoffverbrauch durch professionelle Phagozyten, dessen Prinzip die Aktivierung des Schlüsselenzyms des respiratorischen Burst, der → NADPH-Oxidase, ist. Dadurch werden → Superoxid und weitere → reaktive Sauerstoffintermediate (ROI) produziert, welche für die Abtötung von phagozytierten Mikroorganismen unentbehrlich sind. Der Nachteil ist, dass sie sich auch an der Schädigung körpereigener Zellen und Gewebe beteiligen. Schutzmechanismen dagegen sind u.a. zelleigene → Peroxidasen und → Superoxid-Dismutase.

retikuloendotheliales System (RES). Ein heutzutage bereits selten verwendeter Begriff, den der deutsche Pathophysiologe *Ludwig Aschoff* 1914 für das → mononukleäre Phagozytensystem geprägt hat. Er klassifizierte damit Zellen aufgrund ihrer Fähigkeit, Mikroorganismen bzw. andere Partikel zu phagozytieren und Vitalfarbstoffe zu halten.

Retrovirus. Ein Virus, dessen Genom aus RNS gebildet wird, welches für die drei viralen Protein-Komponenten kodiert: *gag* (für Strukturkomponenten), *pol* (für Polymerase = reverse Transkriptase), und *env* (für Virushüllproteine). Die Reverse Transkriptase ist ein Enzym, mit dessen Hilfe die Nukleotidsequenz im RNS-Molekül in ein DNS-Molekül transkribiert wird und mittels des Enzyms Integrase in das Genom der Wirtszelle integriert werden kann. Retroviren introduzieren daher fremde genetische Information in das Genom einer bestimmten Zelle. Alle identifizierten humanen Retroviren treten über das → CD4 Antigen von T-Helferzellen, Makrophagen und dendritischen Zellen ein. Es sind drei Retrovirusarten bekannt: → Onkornaviren enthalten ein *onc* Gen und verursachen Sarkome und Leukämien (z.B. T-Zell-Leukämie); *Lentiviren* verursachen langsam progressive Erkrankungen (→ HIV-Infektion), *Spumaviren* (bisher unbekannte Wirkung). Retroviren kommen auch in anderen Spezies vor, z.B. im Schwein, wo sie → xenogene Transplantationen behindern (*pig endogenous retroviruses*, PERV). Retroviren könnten als Vektoren für Gentherapie verwendet werden, um wichtige fehlende oder defekte Gene zu ersetzen.

reverse Transkriptase. Eine von RNS abhängige DNS-Polymerase; dieses Enzym synthetisiert DNS nach der Vorlage der RNS-Kette, es überträgt also genetische Information von RNS auf DNS. Dieses Enzym wird in → Retroviren gefunden.

Rezeptor. Ein Komplex von Atomen oder Molekülen, die durch ihre stereochemische (räumliche) Anordnung eine Affinität für eine Substanz haben, welche als *Ligand* (in der Pharmakologie als *Agonist*) bezeichnet wird. In der Regel befinden sich Rezeptoren an der Oberfläche von Zellen, manchmal können sie auch an der Innenseite der Zytoplasmamembran oder intrazytoplasmatisch liegen. Durch die Besetzung des Rezeptors durch den Ligand (Agonisten) entsteht unter Beteiligung von → Proteinkinasen ein aktivierendes Signal für die Zelle, welches durch Signaltransduktion dominoartig in den Zellkern übertragen wird. Nach Antigenbindung beobachtet man auch Rezeptoraggregation, ein Phänomen, wobei der Rezeptor ohne Konformationsänderung im Komplex mit mehreren Korezeptoren interagiert, um effektiver zu aktivieren. Man nimmt an, dass am Rezeptor ständig aktivierende und deaktivierende Prozesse stattfinden, durch die

Aggregation aber gewinnen die aktivierenden Prozesse die Oberhand, während die deaktivierenden Enzyme vom Rezeptor verdrängt werden. Auch Kreuzvernetzung (crosslinking) zweier Rezeptoren durch ein Antigen (z.B. Allergen vernetzt zwei IgE-Moleküle an der Mastzelle) ist ein sehr effektiver Stimulus für eine Zelle. In der Phospholipid-Doppelschicht der Zellmembran können sich Rezeptoren durch laterale Diffusion sehr leicht einander nähern und dann kreuzvernetzt werden. Auch Antikörper können, anstelle von Liganden, Rezeptoren aggregieren und Zellen aktivieren (z.B. anti-FcεRI Antikörper bei der chronischen → Urtikaria). Die Bindung eines *Inhibitors (Antagonisten)* blockiert die Rezeptorfunktion. Über Rezeptoren agieren Neurotransmitter, Hormone, Zytokine, indirekt Antigene, Allergene u.v.m. Eine Zelle kann eine Information an eine andere Zelle auch ohne einen chemischen Boten übertragen, indem der Rezeptor an einer Zelle mit dem Gegenrezeptor (Effektor) an der zweiten Zelle interagiert (z.B. CD40/CD40L).

Rhesus-Faktor → Rh-System.

Rhesus-Antigen → Rh-System.

Rheumafaktoren. Autoantikörper (meistens der Klasse IgM) gegen Fc-Bereiche normaler IgG. Sie sind im Serum der meisten an rheumatoider Arthritis und anderen Erkrankungen aus dem rheumatischen Formenkreis leidenden Patienten zu finden sowie auch bei Infektionen und während des physiologischen Alterns.

rheumatisches Fieber. Eine akute, nichteiternde Entzündungskrankheit, die vor allem bei Kindern nach einer Pharyngitis durch β-hämolysierende → Streptokokken der Gruppe A vorkommt. Einige Stämme enthalten das M-Protein (Virulenz-Hauptfaktor), gegen welches die Produktion von Antikörpern eingeleitet werden kann. Diese Antikörper können dann mit Epitopen am menschlichen Herzmuskel kreuzreagieren. Sie müssen dabei keine direkte Gewebebeschädigung verursachen, aber sie verursachen über → ADCC-Mechanismen (→ Überempfindlichkeit Typ II). Zusätzlich spielt zellulär vermittelte Überempfindlichkeit eine wichtige Rolle in der Pathogenese. Es handelt sich um eine Systemerkrankung, die sich vor allem durch Fieber, migrierende Arthritis der großen Gelenke, Karditis (früher die häufigste Ursache für Herzklappenschädigung bei Kindern), Hautläsionen (Erythema marginatum), selten Pneumonitis und ZNS-Schäden (Chorea minor) äußert. Im Serum der Patienten können erhöhte Titer an Anti-Streptolysin O (ASO, ASLO) (→ Streptolysin O), Anti-Streptokokken-Hyaluronidase (ASH) und Anti-Streptokinase Antikörper bewiesen werden. Therapie: Antibiotika (Penicillin) zur Herderadikation und Salicylate (→ Acetylsalicylsäure), im Falle einer Karditis vorübergehend Glukokortikoide.

rheumatoide Arthritis. Frühere Bezeichnung primär chronische Polyarthritis (PCR). RA ist eine häufige Gelenkerkrankung (1% der Bevölkerung), die alle Altersgruppen betrifft und die am häufigsten bei Frauen vorkommt. Typisch für sie sind Schmerzen und Morgensteifheit der kleinen Gelenke, symmetrisch auftretend, mit Schwellung, Überwärmung und Gelenkdestruktion. Oft werden auch das Herz-Gefäß- und das Atmungssystem, die Haut (Knoten in der Subkutis über Druckstelle) und dermale → Vaskulitis, Augen (Skleritis und Episkleritis) und periphere Nerven in Mitleidenschaft gezogen. Die Erkrankung hat multifaktorielle Ursachen, einschließlich einer gewissen genetischen Prädisposition (→ HLA-DR4). Die Entzündung wird durch Autoimmunmechanismen ausgelöst und erhalten (→ Arthritis). Die meisten Patienten haben im Serum → Rheumafaktoren. Superantigene wie *Staphylococcus aureus Cowan strain I* (SAC) sind als polyklonale Mitogene für B-Zellen mit der Erkrankung diskutiert worden. Der Verlauf der RA ist sehr variabel. Akute Exazerbationen können sich mit Remissionen abwechseln. Allgemein ist aber der Verlauf progressiver Natur und führt oft zur Invalidität des Patienten. Die medikamentöse Therapie besteht aus: → nichtsteroidalen Antiphlogistika, → Glukokortikoiden und Basistherapeutika (→ Methotrexat, Sulfasalazin, Antimalariamittel, Goldsalze, → Azathioprin, D-Penicillamin, → Ciclosporin A). Moderne Basistherapien sind: anti-TNFα-Antikörper → Infliximab oder voll humanisierter Adalimumab sowie Konstrukte beinhaltend TNF-Rezeptor (Etanercept). Jüngste klinische Studien verwenden → Rituximab gegen das → CD20-Antigen. Damit soll die überschießende B-Zellantwort hinunterreguliert werden.

Rh-System. Eine Antigengruppe an der Oberfläche der Erythrozyten beim Menschen und bei Affen der *Rhesus*-Familie (daher *Rh*). Es wurde durch die Wiener Ärzte *Landsteiner* und *Weiner* 1940 beschrieben. Rh-Antigene (auch Rhesus-Faktoren) werden durch einen Genlocus am Chromosom 1 kodiert, in dem sich mindestens drei Allelenpaare befinden können: Dd, Cc und Ee. Das häufigste Allel D ist dominant gegenüber d, Rhesus-positive Personen haben daher den Genotyp DD oder Dd, Rh-negative dd. Etwa 85% der Bevölkerung sind Rhesus$^+$. Aus klinischer Sicht ist (neben dem AB0-System) das bedeutendste Antigen Faktor D, da Personen, die RhD nicht haben und eine Bluttransfusion mit RhD$^+$ Erythrozyten bekommen, Alloantikörper gegen D bilden können. Bei einer weiteren Transfusion eines RhD$^+$-Blutes können anti-RhD-Antikörper schwere Transfusionszwischenfälle durch Hämolyse auslösen. Bei RhD$^-$ Müttern, die einen Fetus mit RhD$^+$ Erythrozyten tragen (das RhD-Antigen wurde vom Vater vererbt), kann das Eindringen der fetalen Erythrozyten in den mütterlichen Kreislauf (z.B. bei der Geburt oder während einer Amniozentese) die Produktion von mütterlichen anti-RhD-Antikörpern einleiten. Bei weiteren Schwangerschaften der Mutter mit RhD$^+$ Kindern verursachen diese Antikörper Hämolyse in Neugeborenen (*Morbus haemolyticus fetalis*) mit massiver Anämie, Akkumulation des Bilirubin als Abbauprodukt des Blutfarbstoffes und der Gefahr des Kernikterus (Bilirubinablagerungen in den Stammganglien des Kindes mit Gehirnschäden). Bei der dritten Schwangerschaft werden bereits solche Mengen von anti-RhD-Antikörpern gebildet, dass diese eine seriöse Anämie beim Feten oder sogar seinen Tod verursachen können. Die Anämie wird so kompensiert, dass aus dem Knochenmark des Feten unreife Erythrozyten oder Erythroblasten freigesetzt werden. Im Unterschied zu IgM-Alloantikörpern gegen die Antigene der Blutgruppen AB0 (→ AB0(H)-System), die komplette Antikörper sind, agglutinieren anti-Rh-IgG-Antikörper Rh-positive Erythrozyten nicht. Sie sind *inkomplette Antikörper*, und ihr Beweis muss daher mit Hilfe einer speziellen Technik erfolgen (→ Coombs-Test). Therapeutisch kann Austausch-Bluttransfusion im Kind mit fetaler Erythroblastose angewendet werden. Prophylaxe erfolgt durch Verabreichung von anti-RhD-Antikörpern an die RhD$^-$ Mutter.

RIA → RadioImmunanalyse.

Riesenzelle. Oft mehrkernige, übergroße Zelle, die durch eine mitotische Kernteilung ohne Zellteilung oder durch Zusammenschluss mehrerer Zellen, z.B. Makrophagen, ohne Fusion der Zellkerne entsteht. Histologisch typisch findet man Riesenzellen in chronischen, granulomatösen Entzündungen, wo sie zusammen mit → Epitheloidzellen gesehen werden und der Diagnosestellung helfen. Bekannt sind z.B. die Sternberg-

Reed Riesenzellen bei → Hodgkin-Lymphomen, Langhans-Typ Riesenzellen in Granulomen bei Tuberkulose und → Sarkoidose. Andere Arten kommen vor in der → Riesenzellarteritis oder als Fremdkörperriesenzellen.

Riesenzellarteritis. Auch *Arteritis temporalis* (Horton). Eine (manchmal schmerzhafte) → Vaskulitis unbekannter Ätiologie, HLA-DRB1*04 Allelen assoziiert, die langsam mit Fieber, Kopfschmerzen, Sehstörungen, erhöhter → Blutsenkungsreaktion beginnt und zumeist bei Frauen und im höheren Alter vorkommt. In der vaskulären Zellwand kommt es zu einem mononukleären Infiltrat, oft beinhaltend → Riesenzellen, sowie einer Intimaproliferation und Fragmentation der Lamina elastica interna. Die Vaskulitis betrifft vor allem die Schläfen- (Temporal-) und Augenarterien, Arteria carotis (Halschlagader) und Aorta, und nur selten auch Herzkranzgefäße, Arterien der Niere und Leber. Eine frühe Diagnose und Therapie (Prednisolon) kann Erblindung und andere Komplikationen verhindern.

Rigin. Das immunregulierende Tetrapeptid Gly-Gln-Pro-Arg, dessen Sequenz in der 3. Domäne der schweren Kette von IgG (CH3) enthalten ist. Es wird angenommen, dass es die Phagozytose erleichtert.

RIST (Radioimmunosorbent Test). Eine radio-immunanalytische Methode in fester Phase, die zur Quantifizierung (Bestimmung) des Gesamt-IgG im Blutserum verwendet wird. Definitionsgemäss wird die Bezeichnung → PRIST für Gesamt-IgE-Bestimmungen verwendet.

Rituximab. → Humanisierter monoklonaler (chimärischer) Antikörper zur → Immuntherapie gegen Tumoren, welche das CD20-Antigen überexprimieren (B-Zell- → Lymphome). Es gibt erfolgversprechende Therapieversuche bei → rheumatoider Arthritis und → systemischem Lupus erythematosus.

Rizin. Ein toxisches Lektin (Alkaloid), das in Rizinsamen (*Ricinus communis*) enthalten ist. Es handelt sich um ein Heterodimer aus einer toxischen α-Kette und einer β-Kette, das an endständige Galaktoseeinheiten der Oberflächenglykoproteine von Zellen bindet. Diese Interaktion erleichtert das Eindringen des gesamten Rizinmoleküls in das Zellinnere, wo es zu einem wirksamen Inhibitor der Proteinsynthese und daher der Zellproliferation wird. Die α-Kette kann mit spezifischen monoklonalen Antikörpern konjugiert werden, wodurch → Immuntoxine entstehen.

RNAse. RNS-abbauendes Enzym, welches die Ribonukleinsäure durch Hydrolyse spaltet.

RNI → reaktive Stickstoffintermediate.

RNS. Einzelsträngiges Ribonukleinsäuren-Polymer (engl. *ribonucleic acid* – RNA), welches Ribose und die Basen Adenin, Guanin, Cytosil und Uracil enthält. Die Boten-RNS (messenger RNS, → mRNS) ist ein Transkript der genetischen Information der DNS, an den Ribosomen wird anhand ihrer Matrize Protein translatiert, indem die Transfer-RNS (tRNS) die durch den Triplettcode definierten, passenden Aminosäuren heranbringt. RNS ist allen Zellen und vielen Viren enthalten (→ Retroviren).

RNS-DNS-Hybridisierung. Analogie zur DNS-DNS-Hybridisierung, wobei ein RNS-Molekül anstatt eines DNS-Moleküls von der DNS-Sonde erkannt wird (→ Northern Blot).

Rocket-Immunelektrophorese → Immunelektrophorese.

ROI → reaktive Sauerstoffintermediate.

Rosetten-Technik. Eine Labortechnik, wobei mehrere Zellen eine einzelne Zelle eines anderen Typs blumenförmig umringen. In der Immunologie wurde die Rosetten-Methode zur Bestimmung der → T-Lymphozyten-Zahl verwendet. Schafserythrozyten adhärieren über → LFA-3-Moleküle an ihrer Oberfläche sternförmig an einer menschlichen T-Zelle über deren → CD2-Moleküle *(Abb. 30)*. Die Zahl solcher Rosetten konnte leicht gezählt werden und diente zur Zählung anwesender T-Zellen. Ein anderes Beispiel ist die Bildung von → EA-Rosetten, mit deren Hilfe man in der Vergangenheit die Zahl der → B-Lymphozyten bestimmte.

rote Blutkörperchen → Erythrozyten.

S

SAA → Serumamyloid-A.

SAIDS (simian acquired immunodeficiency syndrome). Erworbene Immundefizienz der Affen. Eine zu → AIDS analoge Krankheit, die aber Affen der Rhesus-Familie befällt. Sie wird durch den SIV-Retrovirus verursacht, der aber eine bedeutendere Homologie mit HIV-2 als mit HIV-1 aufweist.

Salmonellen. Gram-negative Bakterien, benannt nach dem amerikanischen Bakteriologien *Daniel E. Salmon* (1850–1914). Sie leben aerob und fakultativ anaerob. Unter den etwa 2000 → Serotypen können etwas mehr als 100 pathogen wirken und verursachen *Salmonellosen* mit Enteritis und Durchfällen. Die Übertragung erfolgt über kontaminierte Nahrungsmittel, besonders Eier und Geflügel, aber auch Haustiere, besonders Schildkröten, die ein Erregerreservoir darstellen. Da die Virulenz nicht sehr hoch ist, ist die Aufnahme großer Erregerzahlen (10^{5-6}) für die Auslösung der Symptomatik notwendig. Salmonellen produzieren ein SipA Protein, welches Epithelzellen des Darmes dazu bringt, Aktinfäden ihres Zytoskelettes umzuordnen, die Salmonellen zu umringen und in den Organismus eintreten zu lassen. Außerdem adherieren sie spezifisch an den → M-Zellen der → Peyer Plaques. Für die Gastroenteritis verantwortlich sind → Endotoxine (Lipopolysaccharid (LPS), → Lipid A und → O-Antigen) sowie Enterotoxine (eines mit ADP-Ribosyltransferaseaktivität, Zytolysin mit Proteinsynthese-Hemmung) (→ Exotoxine). Weiters gibt es eine Reihe → Plasmid-kodierter Virulenz- und Resistenzfaktoren. Salmonelleninfektionen hinterlassen keine Immunität. Am bekanntesten sind die schwereren Erkrankungen Typhus (*S. typhi*) und Paratyphus (*S. paratyphi*), die Septikämien sind und mit starker Exsikkose (Austrocknung) einhergehen, sowie leichtere Enteritiden (*S. typhimurium, S. enteritidis*). Allerdings kann auch Salmonella-Enteritis Kleinkinder und ältere Menschen durch Exsikkose ernst gefährden. Behandelt werden vorwiegend der Flüssigkeitsverlust und die Azidose, unbehandelt liegt die Letalität allerdings bei 5%. Apathogene Salmonellen-Stämme dienen als Vehikel, um → DNS-Vakzinen über die M-Zellen der Peyer'sche Plaques in das → GALT gelangen zu lassen.

Sanarelli-Shwartzman-Reaktion. Klassischer experimenteller → Endotoxinschock im Tierversuch. Eine → Endotoxin-hältige Lösung wird im Abstand von 24 Stunden zweimal intravenös gegeben. Es entsteht eine lokale oder generalisierte → Vaskulitis. Nach der ersten Injektion entstehen intravaskuläre Fibrinthrombi, deren Beseitigung zu einer Verstopfung des mononukleären Phagozytensystems führt, welche einen weiteren Abtransport von Thrombi nach einer zweiten Endotoxinapplikation nicht mehr erlaubt. Ähnlich wie Endotoxine können Polyanionen, Glykogen oder Antigen-Antikörperkomplexe wirken. Das behandelte Tier stirbt in der Regel nach 24 Stunden. Die Tiere haben hämorrhagische Läsionen in der Lunge, Leber und anderen Organen sowie bilaterale Nekrose der Nebennierenrinden.

SAP → Serumamyloid-P.

Saponine. Pflanzenglykoside, deren wässrige Lösungen stark schäumen (ähnlich wie Seife) (lat. *sapo* – Seife). Ihre starke Oberflächenaktivität ergibt sich aus der Kombination polarer (Saccharide) und apolarer Substanzen (Steroide, Triterpene) im Molekül. Sie werden als Zusatz zu Reinigungs- und Emulgationsmitteln verwendet. Wegen ihrer → Adjuvans-Wirkung und der Fähigkeit, B-Zellen zu stimulieren, verwendete man sie in der Vergangenheit zur Steigerung der Immunogenität einiger Vakzinen. Viele Saponine sind jedoch toxisch und führen als Detergentien zur Lyse von Zellen (vor allem Erythrozyten).

Saposine. Proteine, die Lipide binden, mit Lipiden in Membranen reagieren und Lipid abbauende Enzyme (Glukosylzeramidase, Sphingomyelinase) aktivieren. Das hat eine Erhöhung der intrazellularen Zeramidkonzentrationen zur Folge, was Apoptose durch die Initiierung der Kaspase-Kaskade (→ Kaspasen) einleitet. Saposine spielen daher beim Abbau von zelleigenen Lipiden eine basale Rolle. Fehlen Saposine und Proteine mit ähnlicher Funktion aufgrund von Gendefekten kommt es zu schweren, meist tödlichen Lipidspeicherkrankheiten. Wesentlich ist auch, dass Saposine den T-Lymphozyten bei der Abwehr von Infektionen helfen: T-Zellen können auch Lipide binden und erkennen, und zwar über das nicht-klassische HLA Antigen → CD1. CD1 ist aber ein wasserlösliches Molekül, das Lipide nur mit Hilfe von Saposinen binden kann. Da z.B. Tuberkelbakterien eine sehr lipidreiche Hülle haben, tragen Saposine hier wesentlich zur Abwehr bei. Ein Beispiel von Saposin ist → Granulysin, das ein bedeutender zytotoxischer Faktor der CTL (→ T-Lymphozyten, zytotoxische) ist.

Sarkoidose. Auch *Morbus Boeck*. Eine granulomatöse Systemerkrankung, die Lymphknoten, Lungen, Haut und Augen (→ Uveitis), aber prinzipiell jedes Organ befallen kann. Lungensymptome werden bei mehr als 90% der Patienten beobachtet (mediastinale und hiläre Lymphknotenvergrößerung, Lungeninfiltrate), ein → Erythema nodosum, Fieber und Arthralgien können auftreten. Ihre Ätiologie bleibt unbekannt, der Verlauf kann akut sein (als sog. Löfgren-Syndrom) – 70% davon erleben eine spontane Remission – oder sich langsam chronisch entwickeln. Es handelt sich um eine multizentrische Entzündung mit histologischem Bild ähnlich einer Tuberkulose: Man findet Granulome mit aktivierten → Makrophagen, → Riesenzellen und → Epitheloidzellen, jedoch ohne zentrale Verkäsung. Diagnostisch wird eine Erhöhung der Zahl der T-Helfer-Lymphozyten im betroffenen Organ (CD4$^+$/CD8$^+$ Lymphozyten-Quotient bei 5; normal 1,6) und Defekte in der verzögerten → Überempfindlichkeit Typ IV, z.B. negativer → Tuberkulintest, beobachtet. Die Bildung von polyklonalen Immunglobulinen ist verstärkt und führt zur Hypergammaglobulinämie. Spätkomplikationen sind eine Lungenfibrose und Cor pulmonale, interstitielle Nephritis und bei Hyperkalzämie eine Nephrokalzinose.

SARS (severe acute respiratory syndrome). Schweres akutes Atemwegssyndrom. In China (Provinz Guangdong) zum ersten Mal 2002 aufgetreten. Der Erreger gehört zu den *Coronaviren* und die Erstinfektion könnte durch den Genuss von Fleisch der Zibetkatze (eine Delikatesse in Südchina) geschehen sein. Nach einer Inkubationszeit von 3–7 Tagen treten die Symptome auf: eine atypische → Pneumonie mit Halsschmerzen, hohem Fieber und Atemnot. Weltweit sind bis 2004 etwa 8000 Personen infiziert und etwa 800 gestorben. Die Übertragung geschieht durch Tröpfcheninfektion in Meter-Abständen und über Gegenstände. Die SARS-Epidemie hat durch den Fernreiseverkehr 2003 von

China bis nach Europa und Kanada gefunden und auch hier schon Todesopfer gefordert. Durch die lokalen Infektionsketten konnte die Verbreitung des Erregers minutiös rückverfolgt werden. Die Haupt-Proteinase *Mpro* (auch *3CLpro*) des SARS-Virus ist ein attraktives Ziel für eine mögliche Therapie: molekulare Studien haben gezeigt, dass Mpro-Inhibitoren, ähnlich wie sie bei Rhinovirus verwendet werden, auch die SARS-Virus-Vermehrung hemmen könnten.

saure Hydrolasen. → Hydrolasen, deren Enzymaktiviät im sauren pH-Bereich optimal ist.

SCF (stem cell factor). (Wachstums-) Faktor der Stammzellen, der auch als → c-Kit Ligand bezeichnet wird, da er als Ligand für die Familie der durch *c-kit*-Protoonkogen-kodierten Tyrosinkinase-Rezeptoren c-Kit dient (→ Protoonkogen). Die Bindung von SCF an c-Kit aktiviert die Tyrosinkinaseaktivität dieses Rezeptors und fördert die Proliferation der B-Zellen-Vorstufen. Er stimuliert auch die Proliferation anderer blutbildenden Stammzellen.

Schaumzellen. Makrophagen, deren Zytoplasma mit über → CD204 phagozytierten Lipiden, besonders oxidierten Lipoproteinen niedriger Dichte (oxLDL), überfüllt ist. Sie entstehen aus Blutmonozyten nach ihrer Adhäsion und Diapedese durch das Blutgefäßendothel, und folgender Migration in die Intima. Typisch sind sie im Prozess der Atherogenese bei der Bildung von Fettstreifen ursächlich beteiligt (→ Atherosklerose).

Schmidt-Syndrom → polyglanduläres Autoimmunsyndrom.

Schock. Ein Missverhältnis aus Sauerstoffangebot und -nachfrage. Klinische Hauptsymptome sind Blutdruckabfall und Atemprobleme sowie Minderversorgung des Gehirns mit Sauerstoff. Der Ursache nach unterscheidet man zwischen traumatischem, hämorrhagischem, kardialem, neurogenem, → anaphylaktischem, → Endotoxinschock bei Sepsis und toxischem Schock durch Bakterientoxine (→ Superantigene). Im Anfangsstadium kommt es durch Sympathikuswirkung zur Zentralisation des Kreislaufes und Tachykardie zur Sicherstellung der O_2-Versorgung des Gehirns und anderer wichtigster Organe, sowie Blutdruckabfall, ein reversibles Stadium. Bleibt die Ursache bestehen, kommt es zur Dezentralisation durch Weitstellung des peripheren Strombettes. Dafür ist weniger die verringerte Mikrozirkulation und unzureichende Sauerstoffzufuhr verantwortlich, als vielmehr Störungen der Kapillarendothelien, wie von mitochondrialen Enzymen (Unterbrechung der oxidativen Phosphorylierung), gesteigerte Bildung von → Stickstoffmonoxid (NO) und von → reaktiven Sauerstoffintermediaten, verstärkte Adhäsion Neutrophiler und Aktivierung des Gefäßendothels durch entzündungsstimulierenden Zytokine. Dadurch wird das Endothel peripherer Kapillaren weitgestellt, und es kann zum Übergang in ein irreversibles Stadium kommen. Der Schockzustand ist dann eigentlich das Ergebnis des Ungleichgewichtes zwischen NO, Superoxid und ihren Metaboliten.

schwere kombinierte Immundefizienz → SCID.

Schwerketten-Krankheit. Eine seltene Erkrankung, die zu den → Gammopthien gehört und bei der monoklonale, inkomplette schwere Immunglobulinketten im Patienten-Serum und -Urin zu finden sind. Es fehlt ihnen der Teil des Moleküls, durch den sie sich an die leichte Kette binden (das C-Ende der V_H-Domäne und der größte Teil der C_H1-Domäne). Solche Defekte sind bisher nur bei γ-, α- und μ-Ketten beschrieben worden.

SCID. Schwere kombinierte → Immundefizienz. Besonders Mängel der T-Zellfunktionen führen zu SCID. Es gibt verschiedene Arten. Beim X-chromosomal gekoppelten SCID betrifft der Defekt das Gen für die λ-Kette mehrerer Zytokinrezeptoren (für IL-2, IL-4, IL-7, IL-9 und IL-15), die dadurch keine intrazelluläre Signaltransduktion einleiten können. Auch die CD3λ- oder CD3ε-Kette des T-Zell-Rezeptors kann defekt sein und T-Lymphozyten hyporeagil machen. Neben Defekten der T-zellulären Immunantwort fehlt auch die T-Zell Hilfe für die Antikörperproduktion. Weiters können defekte Enzyme, die sonst für den Abbau von Nukleotiden verantwortlich sind, zu SCID führen. Mangel an ADA → Adenosindesaminase oder an PNP → Purinnukleotid-Phosphorylase führen zur Ansammlung von für T-Zellen toxischen Intermediärabbauprodukten. Weiters zählt das → Wiskott-Aldrich Syndrom hinzu. Ein Fehlen von MHC Antigenen führt zum „Syndrom der nackten Lymphozyten". Bei MHC II-Defekten ist besonders die Abwehr durch T-Helferzellen gestört, die auf MHC II-präsentierte Peptidantigene reagieren sollten. Auch zytotoxische T-Zellen können inkompetent sein, wenn ein Mangel an MHC I-Antigenen auftritt. Hier ist die Abwehr endogener Antigene (Viren, Tumoren) betroffen und man findet auch Defekte im TAP-Gen (→ TAP), das beim Transport von Peptidantigenen aus dem Zytosol ins endoplasmatische Retikulum eine Rolle spielt. Bei Patienten mit einem → DiGeorge-Syndrom entwickelt sich der Thymus nicht normal, daher ist besonders die T-Zell-Antwort, seltener auch die Immunglobulinproduktion betroffen.

SCID-Mäuse (severe combined immunodeficiency). Inzucht-Mäusestämme mit genetisch bedingter schwerer kombinierter → Immundefizienz (SCID). In der Folge entwickeln solche Mäuse weder Antikörper- noch T-Zellimmunität und können für *in vivo* Studien zur Lymphozytenimplantation von anderen (xenogenen) Tierarten dienen. Wenn ihnen z.B. menschliche Lymphozyten injiziert werden, sind diese imstande, nach Stimulierung mit einem Antigen menschliche Antikörper zu produzieren. SCID-Modelle werden auch für xenografte Tumorimplantation (humane Tumorzelllinien) zur Testung von → Immuntoxinen oder → passiver Immuntherapie verwendet. Die Primärstörung betrifft die Bildung von blutbildenden Stammzellen der lymphoiden Linie, abhängig vom Stamm können NK-Zellen vorhanden sein. Auch im Menschen wurden SCID Patienten mit sogar hohen NK-Altivitäten und Möglichkeit für → ADCC beschrieben.

SCIT → subkutane Immuntherapie; → Allergen-Immuntherapie.

Scrapie (engl. *to scrape* – kratzen). Spongiforme Enzephalopathie der Schafe, die älteste bekannte Krankheit, die durch → Prione ausgelöst wird. Eine fatale Erkrankung, charakterisiert durch chronischen Juckreiz, Verlust der muskulären Kontrolle und progressive Degeneration des Zentralnervensystems.

SDS-Polyakrylamidelektrophorese (SDS-PAGE). Elektrophoretische Methode zur Auftrennung komplizierter Proteingemische nach der molekularen Masse der Einzelproteine. Die Ladung eines Proteins bestimmt die Wanderung in einem elektrischen Feld. Um diesen Einfluss auszuschalten, wird die Probe mit SDS (Sodiumdodecyl-Sulfat) versetzt. Dieses hat Detergenswirkung und verhilft der gesamten Proteinoberfläche zur negativen Ladung. Zusätzlich werden intramolekulare Disulfidbrücken der Proteine zumeist durch Vorbehandlung mit reduzierenden Stoffen (z.B. Merkaptoethanol, Dithiotreitol) geöffnet. Dermaßen behandelte Proteine bewegen sich daher in der → Elektrophorese zur Kathode und können nach ihrer molekularen Masse (Einheit kDA – kiloDalton) aufgetrennt werden. Wenn vor der SDS-PAGE eine → isoelektrische Fokussierung durchgeführt wird, ergibt sich eine zweidimensionale Trennung des Proteingemisches. Dies wird in der → Proteomik verwendet und ermöglicht die weitere Analyse einzelner Proteinspots.

Seitenkettentheorie → Theorien über die Antikörperbildung.

sekretorische Antikörper. Sie sind in den Sekreten verschiedener Schleimhäute zu finden, wo sie an lokalen Immunmechanismen beteiligt sind. Beim Menschen ist es besonders das sekretorische → IgA.

sekretorisches IgA (sIgA). Ein Dimer aus → IgA, das neben vier schweren und vier leichten Ketten noch zwei weitere Ketten enthält: die J-Kette und die → sekretorische Komponente (SC). Es nimmt an lokalen Immunmechanismen an Schleimhäuten teil.

sekretorisches IgG (sIgG) → FcRn.

sekretorische Komponente (SC). Ein Protein mit einem M_r-Wert von 70 kDa, das durch Epithelzellen als ein Bestandteil ihres → polymeren Immunglobulinrezeptors synthetisiert wird. Es wird IgA-Dimeren bei der → Transzytose mitgegeben und ist ein Bestandteil des sekretorischen → IgA (Abb. 39).

Selektine. Eine Familie von Glykoprotein-Leukoadhäsionsmolekülen mit drei Mitgliedern: L-Selektin (CD62L, die ältere Bezeichnung MEL-14), P-Selektin (CD62P, vormals PADGEM genannt) und E-Selektin (CD62E, vormals als ELAM-1 bezeichnet). Die Namen sind von den Typen der Zellen abgeleitet, an deren Oberfläche sie sich befinden: L-Selektin an der Oberfläche von Leukozyten, P-Selektin an Thrombozyten (engl. *platelets*) und nach Induktion durch Zytokine auch an Endothelzellen, und E-Selektin an Endothelzellen. Sie bestehen aus einer zytoplasmatischen, einer transmembranen und einer großen extrazellulären Domäne aus mehreren Consensus-Repeats, die homolog zu Komplement-bindenden Molekülen sind, gefolgt von einer → EGF-ähnlichen Domäne und einer Lektin-Domäne am N-Terminus. Die Ca2+-abhängige Lektin-Domäne sowie die EGF-ähnliche Domäne binden die Liganden, welche in erster Linie Mucin-ähnliche Moleküle mit zahlreichen Saccharidseitenketten, z.B. Adhäsionsmoleküle, sind. Das Sialyl-Lewis^x-Tetra-Saccharid ist der am meisten charakteristische Ligand für alle Selektine, wobei Sialinsäure und Fucose für die Selektin-Bindung essentiell sind (Abb. 70). Diese Lektin-Saccharid-Interaktionen sind vor allem bei der Bindung von Leukozyten an das Gefäßendothel und ihre darauf folgende Migration aus postkapillären Venolen in das entzündete Gewebe wichtig (→ Entzündung, → Diapedese, → Lektin-Saccharid-System).

selektive IgA-Defizienz. Sie gehört zu den häufigsten selektiven Immunglobulin- Defizienzen. Etwa 0,2% aller klinisch gesunden Blutspender weisen bedeutend verringerte → IgA-Spiegel im Serum und Schleimhautsekreten auf. IgA-Defizienz kann klinisch symptomlos sein oder kann, wenn die Konzentration von Serum-IgA unter 1 mg/L sinkt, assoziiert mit chronischen rezidivierenden Infekten des Atmungs-, Verdauung- und Urogenitalsystems vorkommen, oder mit → Asthma bronchiale → Nahrungsmittelallergie, → Zöliakie, → Morbus Crohn, → Colitis ulcerosa, Malabsorption, Thyreoiditis, → systemischem Lupus erythematosus, → perniziöser Anämie oder ataktischer Teleangiektasie. Als Behandlung wird es nicht empfohlen, intravenöse IgA-enthaltende Immunglobulinpräparate zu verabreichen, da es zur spezifischen Sensibilisierung gegen IgA und zum anaphylaktischen Schock bei wiederholter Gabe kommen kann.

selektive Immunglobulindefizienzen. Betreffen einzelne Immunglobulinklassen und -subklassen; man findet unzureichende Spiegel von IgG, IgM oder IgA bzw. der Subklassen von IgG und IgA (ältere Bezeichnung Dysgammaglobulinämie). Am häufigsten kommt die → selektive IgA-Defizienz vor (ein Fall pro 400 Blutspender), bedeutend seltener sind die IgM-Defizienz und die Kombinationen von IgA + IgG oder IgA + IgM.

Selen. Ein essentielles Spurenelement, das für die Erhaltung eines normalen Oxidations-Reduktionszustandes jeder Zelle, die normale Funktionen des Immunsystems und zur Vorbeugung von Tumoren unentbehrlich ist. Die tägliche Einnahme der europäischen Bevölkerung liegt im Durchschnitt bei nur 30–40 µg, die empfohlene Dosis ist jedoch mindestens doppelt so hoch. Bei Selenmangel ist die Thrombozytenaggregation beschleunigt und die Expression von Adhäsionsmolekülen an Endothelzellen verstärkt, was die Entstehung von Atherosklerose unterstützen kann. Das Verhältnis zwischen den Helfer- und zytotoxischen Lymphozyten verändert sich zugunsten der T_H-Lymphozyten. Die Chemotaxis der neutrophilen Granulozyten und ihre antifungale Aktivität ist geschwächt, ebenso die Antikörperproduktion und die zellvermittelte spezifische Immunität. Selensupplementierung wirkt auf das Immunsystem stimulierend. Zellen werden vor Beschädigung durch → ROI und → RNI geschützt, die Haut wird gegen schädigende Wirkungen der UV-Strahlung geschützt, eine präventive Wirkung gegen spontan entstehende Tumoren wird erzielt, die Thrombozytenaggregation wird geschwächt, die Beweglichkeit der Spermien bei subfertilen Männern wird verbessert. Selenmangel wird als eine Begleiterscheinung bei mehreren Erkrankungen beobachtet, wie z.B. beim allergischen Asthma bronchiale, Hautkrebs (malignes Melanom) oder Er-

Rezeptor	Ältere Bezeichnung	Expression in Zellen	Struktur	Liganden
Selektin L (CD62L)	LAM-1, MEL-14	Neutrophile, Monozyten, Eosinophile, einige Lymphozyten	CCP-Domäne, Lektin Domäne, EGF-Domäne, Zytoplasmamembran	CD34 MAdCAM-1
Selektin E (CD62E)	ELAM-1	Endothelzellen		Sialyl–Lewis X (CD15)
Selektin P (CD62P)	GMP-140 PADGEM	Thrombozyten Endothelzellen		Sialyl–Lewis X (CD15)
MAdCAM-1		HEV	Ig-Domäne	Selektin L
CD34		Endothelzellen		Selektin L
PSGL-1		Neutrophile T_H1-Lymphozyten		Selektin P Selektin E

Abb. 70. Selektine und ihre Liganden. Selektin-Rezeptoren sind an unterschiedlichsten Zellen exprimiert, Beispiele für ihre Liganden sind angeführt. HEV (*high endothelial venules*) – kleine Venolen mit hohem (adhäsivem) Endothel, EGF (*epidermal growth factor*) – epidermaler Wachstumsfaktor, CCP (*complement control protein*) – Komplement-Kontrollprotein, PSGL-1 – P-Selektin Glykoprotein Ligand für P-Selektin.

krankungen der Herzkranzgefäße. Bei übermäßiger Einnahme wirkt Selen toxisch – es verursacht *Selenose*. Diese entwickelt sich dann, wenn die tägliche Einnahme in der Nahrung 900 µg übersteigt. Das kann in einigen Gebieten vorkommen, wo hohe Selenkonzentrationen im Boden gemessen werden. Außerdem wird durch Quecksilberexposition (z.B. über Amalgamplomben) ein relativer Mangel an Selen hervorgerufen.

Semihapten. Ein „halbes" (noch kleineres) → Hapten, das aus einem kompletten → Antigen oder einem Hapten abgeleitet wurde. Es reagiert mit dem jeweiligen spezifischen Antikörper nicht durch eine sichtbare → Präzipitations-Reaktion. Seine Spezifität kann nur indirekt durch Hemmung der Reaktion zwischen dem Antikörper und Original-Antigen, oder dem kompletten Hapten, bewiesen werden.

Sephadex. Die Grundbezeichnung für hochpolymere Dextrangele, die bei der Gelfiltrations-Chromatographie für die Reinigung und Isolierung verschiedener Proteine verwendet werden.

Sepharose. Dextrangele, die an Agarose gekoppelt sind. Sie werden vor allem zur Zubereitung der Immunadsorbenten für Immunaffinitäts-Chromatographie (→ Chromatographie), z.B. zusammen mit → Protein A oder G, verwendet.

Sepsis. Ein ernster Krankheitszustand, bei dem pathogene Mikroorganismen (oder ihre Toxine) vom ursprünglichen Infektionsort in den Kreislauf gelangt und den ganzen Körper überschwemmen. Die hämatogene Infektion durch → Gram-negative Bakterien, aus denen große Mengen von → Endotoxin (LPS) freigesetzt werden, hat den *septischen Schock* zur Folge (→ Endotoxinschock). Sein endogener Mediator ist TNF-α (→ Tumor-Nekrose-Faktor).

septischer Schock → Endotoxinschock.

sequestrierte Antigene. Sie sind anatomisch isoliert und daher für Kontakte mit immunkompetenten Lymphozyten nicht zugänglich. Zu ihnen zählen das → basische Myelinprotein der Nerven, die Knorpel, Antigene des Hodens („Blut-Hoden-Schranke") sowie des Auges (Linse, Hornhaut, Sehnerv). Falls nach einem Trauma oder Entzündung diese Antigene doch in Berührung mit Immunzellen kommen, werden sie als körperfremd interpretiert und eine schädigende Auto-Immunantwort gegen sie wird eingeleitet (→ multiple Sklerose, → Guillain-Barré-Syndrom, Orchitis, Infertilität, Ophtalmia sympathica).

Serokonversion. Das erstmalige Erscheinen spezifischer Antikörper im Serum eines Patienten. Dieser Begriff wird oft in der serologischen Diagnostik von Virusinfektionen verwendet, z.B. wird Serokonversion gegenüber HBsAg oder HBeAg des Hepatitis-B-Virus oder → p24 und p41-Antigene des HIV-Virus beobachtet und dient zur Verlaufskontrolle der Erkrankung *(Abb. 3)*.

Serologie. Diagnostik, die sich auf Serumuntersuchungen stützt, dient zur Verfolgung von Antikörper-Reaktionen gegen bestimmte Antigene (→ serologische Methoden).

serologische Methoden. Immunchemische Methoden, durchgeführt im flüssigen Medium zur qualitativen und/oder quantitativen Bestimmung von Antigenen oder spezifischen Antikörpern im Serum. Man unterscheidet mehrere Arten von serologischen Methoden: In Festphasen- (solid phase) Methoden ist das Antigen oder ein Antikörper an einer festen Phase (Membran, Plastikoberfläche etc.) gebunden: → ELISA, → Immunoblot, → RAST, → PRIST, → Enzymimmunanalyse, → Immunfluoreszenz. Weiters gehören Präzipitationsmethoden (→ Immunpräzipitation), → Agglutinationsmethoden und Komplementbindungs-

Serotonin. 5-Hydroxytryptamin, ein biogenes Amin, das durch Dekarboxylierung und Hydroxylierung der Aminosäure Tryptophan entsteht. Die wird durch die enteroendokrinen Zellen des APUD (*amine precursor uptake and decarboxylation*) durchgeführt. Es ist ein wichtiger Neurotransmitter. Es wird in Mastzellen von Nagern exprimiert, und kann in humanen Mastzellen bei Karzinoiden (→ Apudome) und Mastozytose gefunden werden. Serotonin nimmt daher an anaphylaktischen Reaktionen bei Nagetieren, nicht aber beim Menschen teil. Es kommt in den menschlichen Thrombozyten (nicht in humanen Mastzellen), sowie im Verdauungs- und Nervensystem vor, löst Kontraktionen der glatten Muskel aus, erhöht die Durchlässigkeit kleiner Blutgefäße, induziert aber auch Vasokonstriktion großer Blutgefäße.

Serotyp. Unterschiedliche Stämme von infektiösen Erregern (Viren, Bakterien) unterscheiden sich durch ihre oberflächlichen Membran- oder Hüllantigene (z.B. Polysaccharide), die eine Antwort auf die jeweiligen Umweltbedingungen darstellen und einen Selektionsvorteil bedeuten können. Sie werden durch Tests mittels Antiseren oder -körper bestimmt (Serotypisierung). Infektion mit einem Serotyp wird mit typenspezifischer Immunantwort abgewehrt. Erreger schützen sich davor durch → Antigendrift.

Serpine. Abkürzung für Serinproteaseinhibitoren. Eine Protein-Superfamilie mit über 200 Mitgliedern in Säugern, Würmern, Pflanzen und Viren. Beispiele: C1-Inhibitor, α1-Antitrypsin, Antithrombin, Antiplasmin.

Serumamyloid-A (SAA). Eine gemeinsame Bezeichnung für die Familie polymorpher Proteine, die durch mehrere Gene bei vielen Säugetierarten kodiert werden. Beim Menschen sind mindestens sechs Isoformen bekannt, unter denen sich die Isoformen SAA1 und SAA2 wie → Akute-Phase-Proteine verhalten. Unter physiologischen Bedingungen beträgt die Serumkonzentration von SAA 2–3 mg/L, bei akuter Entzündung kann sie bis tausendfach steigen (ähnlich wie bei CRP). Aus funktioneller Sicht sind SAA kleine → Lipoproteine, die sich im Laufe der akuten Entzündungsphase mit Lipoproteinen hoher Dichte (HDL3) verbinden und zum dominanten Apolipoprotein werden. SAA hemmt die durch Thrombin ausgelöste → Thrombozytenaktivierung sowie den → respiratorischen Burst der neutrophilen Granulozyten, wodurch es der oxidatorischen Gewebedestruktion während der Entzündung vorbeugt. Daher hat SAA auch eine nützliche Funktion bei zeitweiliger akuter Entzündung, bei schädigender chronischen Entzündung wirkt es aber pathologisch (→ Amyloidose).

Serumamyloid-P (SAP). Im Unterschied zu SAA werden seine Konzentrationen im menschlichen Serum während akuter Entzündung nicht erhöht. Es ist aber das Hauptprotein der akuten Phase, z.B. bei Mäusen. In kleineren Mengen (10–15%) ist SAP in Amyloidablagerungen zu finden, die ein Begleitmerkmal mehrerer Erkrankungen sind (→ Amyloidose). Die Hemmung der Elastase durch SAP könnte der Grund sein, warum unlösliche Amyloidablagerungen, die im Gehirn bei einigen neurodegenerativen Krankheiten (z.B. → Alzheimer-Krankheit) beobachtet werden, vor normaler proteolytischer Degradation geschützt sind.

Serumelektrophorese (SELP). Zelluloseacetatelektrophorese. Verfahren zur Trennung der Serumproteine in einem elektrischen Gleichstrom-Feld. SELP wird benutzt zur Diagnose und Verlaufsbeurteilung von entzündlichen Erkrankungen, Eiweißverlustsyndromen (z.B. renal, gastrointestinal), Screening und Verlaufsbeurteilung von monoklonalen → Gammopathíen, Verdacht auf Antikörpermangelsyndrom, Leberzirrhose sowie Fettstoffwechselstörungen *(Abb. 71).*

Serumkrankheit. Eine Systemreaktion, die dann ausgelöst wird, wenn große Mengen eines Antigens in den Kreislauf gelangen, wie es bei wiederholter Verabreichung eines heterologen Serums (z.B. gegen Tetanus oder Rabies, Schlangengifte) der Fall ist. Die führt innerhalb von etwa einer Woche zur Bildung von Antikörpern gegen die fremden Proteine, es entstehen Immunkomplexe, und der Patient entwickelt Gelenksschmerzen und Fieber. Zirkulierende Immunkomplexe können sich vor allem in die Wände der Gefäße, Nierenglomerula und in die Gelenksynovia ablagern, wo sie → Komplement aktivieren und lokale Entzündung auslösen, die sich als → Vaskulitis, → Glomerulonephritis oder → Arthritis äußert. Die Krankheit ist selbstlimitierend und es kommt zur Genesung nach zwei Wochen. Sie gehört klassisch zur → Überempfindlichkeit Typ III, der durch Immunkomplexe gekennzeichnet ist. Auch Antikörpertherapien bei Tumorerkrankungen mit nicht oder nur teilweise → humanisierten Antikörpern können durch Bildung von HAMAs (Human anti-Maus-Antikörper) Serumkrankheit hervorrufen.

Serumproteine. Proteine des Blutserums. Mehr als 200 sind bisher bekannt. Sie sind Bestandteile komplexer Systeme (Komplement-, Blutgerinnungs-, fibrinolytisches, Kininsystem) oder wirken unabängig und haben verschiedene Funktionsaufgaben: Transport schlecht wasserlöslicher Stoffe, Aufrechterhaltung des kolloidosmotischen Druckes – Albumin, natürliche und spezifische Abwehr – Akute-Phase-Proteine, Immunglobuline, Biokatalyse durch Enzyme, Regulation durch Hormone, und Pufferfunktion. Das häufigste ist Albumin, weiters die Immunglobuline und Transportproteine (Transferrin, Apolipoproteine etc.). Syntheseorte sind die Leber, Immunzellen, Endothelien etc. Die Funktion von vielen ist noch

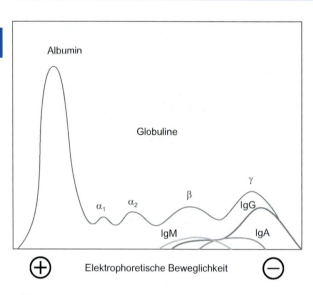

Abb. 71. Verteilung der Serumproteine nach Elektrophorese.

nicht genau bekannt, obwohl ihre Konzentrationen oft als ein bedeutendes diagnostisches Kriterium gelten. Sie können mittels → Serumelektrophorese und → immunchemischer Methoden beurteilt werden.

Serum-Thymusfaktor → Thymulin.

Shigellen. Gram-negative Enterobakterien, benannt nach dem japanischen Bakteriologen *Kiyoshi Shiga*. Sie verursachen die Ruhr, eine Durchfallerkrankung mit hohem Fieber. Vier humanpathogene Gruppen sind bekannt: *Sh. dysenteriae*, *Sh. flexneri*, *Sh. boydii* und *Sh. sonnei*. *Shigella dysenteriae* hat 12 Serovarianten, Serovariante 1 produziert ein Exotoxin, *Shiga-Toxin*, welches die Proteinsynthese der Enterozyten blockiert und auch neurotoxisch wirkt. Shiga-Toxin ist ein durch einen → Bakteriophagen kodierter Virulenzfaktor. Shiga-like Toxins (SLT) mit ähnlicher Wirkung werden in manchen Stämmen der → Escherichia coli-Bakterien produziert.

SIA → Spin-Immunanalyse.

sIgA; sekretorisches IgA → IgA.

Sicca Syndrom → Sjögren-Syndrom.

Silikose. Eine chronische Lungenerkrankung (Quarzstaublunge), die nach langfristigem Einatmen von Kieselpartikeln entsteht und sich auch nach Beendigung der Exposition in den betroffenen Personen weiterentwickelt. Sie gehört zu den → Pneumokoniosen (Staublungenerkrankungen). Silikose ist die häufigst gemeldete Berufserkrankung und tritt bei Arbeitern in Metallhütten, Steinbrüchen, Steinmetzen, in der Keramik- und Porzellan-Industrie, Sandstrahlarbeiten oder Arbeiten im Erzbergwerk etc. auf. Die Lungenmakrophagen phagozytieren die Staubpartikel (→ Phagozytose), sind aber nicht imstande sie aus dem Körper wieder zu beseitigen. Die führt zur ständigen Aktivierung der → Makrophagen und übermäßigen Produktion von → IL-1, → IL-6 und weiteren Zytokine. Das Ergebnis ist dann eine chronische Entzündung und Vermehrung des Kollagen-haltigen Bindegewebes (Silikoseknötchen), welches normales Lungegewebe ersetzt, mit massiven respiratorischen Symptomen (Dyspnoe, Hypoxie).

single chain antibody. Einkettige, künstlich mittels → genetischem Engineering hergestellte Antikörpermoleküle. Sie sind aus der variablen Domäne einer leichten Kette, und der variablen Domäne einer schweren Immunglobulin-Kette, zusammengesetzt, die mittels einer kurzen synthetischen Polypeptidkette (linker) verbunden sind *(Abb. 37)*.

Singlet-Sauerstoff. Auch Singulett-Sauerstoff. Eine Form des molekularen Sauerstofes, dessen Valenzelektrone sich auf energetisch höherer Ebene befindet ($^1O_2$). Bei Rückkehr zum normalen Energieniveau wird Licht in Form von → Chemilumineszenz emittiert. Er entsteht vor allem in Neutrophilen und Makrophagen durch den → respiratorischen Burst und besitzt antimikrobielle und zytotoxische Wirkung.

SIT → systemische Immuntherapie; → Allergen-Immuntherapie.

SIV (simian immunodeficiency virus). Ein Lentivirus bei Primaten, der mit dem → HIV homolog ist und → SAIDS verursacht.

Sjögren-Syndrom. Eine chronische Autoimmunerkrankung, die vor allem exokrine Drüsen (Speichel- und Tränendrüsen) befällt. Autoreaktive T-Lymphozyten (→ CD4, → CD8), auch B-Zellen und Plasmazellen, infiltrieren und attackieren die funktionelle Epithelkomponente. Untergang des sekretorischen Epithels, u.a. durch Apoptose und

→ ADCC, hat eine Verringerung der exokrinen Sekretion zur Folge – *Sicca Syndrom* (Trockenheits-Syndrom). Aus diesem Grund ist eine Trockenheit der Schleimhäute, besonders im Mund und der Bindehaut charakteristisch. Die Krankheit kann primär oder sekundär sein. Sekundär begleitet sie andere Autoimmunerkrankungen wie z.B. rheumatoide Arthritis, → systemischer Lupus erythematosus oder primäre biliäre Zirrhose. Von diagnostischer Bedeutung ist die Anwesenheit von Antikörpern gegen kleine Ribonukleoprotein-Antigene Ro/SSA (anti-Ro Antikörper) und La/SSB (anti-La Antikörper), die Patienten sind meist → Rheumafaktor positiv. Eine positive Assoziation wurde zwischen HLA-DR3 und primärem Sjögren-Syndrom sowie zwischen HLA-DR4 und sekundärem, mit → rheumatoider Arthritis verbundenem Sjögren-Syndrom beschrieben. Etwa 90% der Patienten sind Frauen im Alter zwischen 40 und 60 Jahren.

Sklerodermie. Synonym: progressive systemische Sklerose (PSS), wird häufig auch systemische Sklerose (engl. *systemic sclerosis* – SSc) genannt. Sie betrifft meist Frauen mittleren Alters und gehört zu den Autoimmunerkrankungen aus der Gruppe der → Kollagenosen. Verantwortliche Auslöser könnten Trafficking von Zellen männlicher Feten in den mütterlichen Kreislauf bei normalen Schwangerschaften oder bei Aborten sein. Männliche fetale Zellen und DNS (→ Mikrochimärismus) können in den Sklerodermie-Patientinnen noch Jahrzehntelang nachgewiesen werden. Die persistierenden männlichen Zellen könnten eine Art von chronischen → Graft versus Host-Reaktion in der Mutter auslösen. Im Bindegewebe ist die Mikrozirkulation gestört, es kommt zur Fibroblastenaktivierung mit erhöhter Produktion von Kollagen. Im Anfangsstadium sind meist Haut und periphere Blutgefäße betroffen, später auch innere Organe (Magen-Darm-Trakt, Herz, Lunge, Niere). Typisch sind Durchblutungsstörungen der Finger bzw. Akren (→ Raynaud-Phänomen), Myalgien, Myopathien, Einschränkung der Fingerbeweglichkeit (Madonnenfinger), Mimikverlust mit beschränkter Mundöffnung (sog. Maskengesicht) und bei Beteiligung der Speiseröhre Schluckstörungen. Eine Form der Sklerodermie wird als → CREST-Syndrom beschrieben. Besonderheit: Die Atrophien können streng umschrieben als sogenannte *Morphea* auftreten, sie betreffen dann oft linienförmig die Haut, eventuell auch darunterliegende Gewebe (Knochen). Auffällig sind „coup de sabre"- (säbelhiebartige) Läsionen, meist an der Stirn. Im Blutbefund sind antinukleäre Antikörper (→ ANAs) vom Typ anti-Scl 70 (= anti-DNS-Topoisomerase I). Sie finden sich in 20–65% der Patienten mit Organbefall. Weiters können anti-Centromer Antikörper positiv sein, besonders bei Sklerodermie mit limitiertem Hautbefall und benignerem Verlauf. Oft ist außerdem der → Rheumafaktor positiv. Therapeutisch ist Physiotherapie zur Erhaltung der Beweglichkeit angebracht. Die Therapie ist sehr komplex: D-Penicillamin, → Azathioprin, → Methotrexat und → Cyclophosphamid sind möglich.

SLE → systemischer Lupus erythematosus.

SLIT → sublinguale Immuntherapie.

slow bacterial diseases (langsame Bakterienerkrankungen). Bakterielle Infektion mit sehr langer chronischer Verlaufsdauer, deren Ätiologie oft lange ungeklärt war, oder Autoimmunvorgängen zugeschrieben wurde. Diagnostisch beweisend ist der Erregernachweis mittels → immunchemischer Methoden oder → PCR. Beispiele sind Infektionen mit → Helicobacter pylori, Mykobakterien (→ Tuberkulose, → Lepra) sowie → M. Whipple.

slow virus diseases (langsame Viruserkrankungen). Charakterisiert durch lange Inkubationszeiten (bis 20 Jahre und mehr), progressive Erkrankung, die zum Tod führt, und Beteiligung des Zentralnervensystems. Kommen in Menschen und Tieren vor und sind durch Viren verursacht. Slow virus infections des Menschen inkludieren progressive multifokale Leukoenzephalopathie durch JC-Papovaviren, subakute sklerosierende Panenzephalitis durch Masern-Viren, Progressive Röteln-Panenzephalitis durch Röteln-Viren, weiters → HIV 1-Infektion und → HTLV 1-assoziierte Syndrome.

Sm-Antigen (Smith-Antigen) → systemischer Lupus erythematosus.

SOD → Superoxid-Dismutase.

somatische Hypermutationen. Ein Mechanismus, der die Vielfalt der Antigen-Erkennungsmöglichkeiten und Lernfähigkeit der B-Lymphozyten in der → Affinitätsreifung erklärt. Sie geschehen in den Keimzentren der Lymphknoten. Bei wiederholtem Treffen des Antigens wird die Antigen-Bindungsstelle (Paratop) des Antikörpers Mutationen unterworfen. Diese können die → Affinität verbessern, oder auch zum Verlust der Bindungsfähigkeit führen. Dies wird streng durch Interaktion der B-Zellen mit → follikulären dendritische Zellen (FDCs), die ihnen das Antigen darbieten, kontrolliert. Bei Verlust der Bindungsfähigkeit, oder zu starker Antigenbindung wird die B-Zelle in die → Apoptose geschickt. Gute Antigen-Bindung aber verursacht Expression des → Protoonkogens Bcl-xL am B-Lymphozyten, welches die Apoptose verhindert.

somatische Mutationstheorie → Theorien über die Antikörperbildung.

somatische Rekombination. Ein Vorgang zur Gestaltung der variablen Domänen der Immunglobuline und des T-Zell-Rezeptors. Maßgeblich bei der Umordnung und wieder-Zusammensetzung (Rekombination) der Gensegmente ist der Enzymkomplex → V(D)J-Rekombinase beteiligt.

somatische Rekombinationstheorie → Theorien über die Antikörperbildung.

Southern blot. Methode, verwendet bei der Identifikation bestimmter Abschnitte der Polynukleotidkette einer DNS-Probe mittels einer DNS-Sonde. Nach der Extraktion aus der Zelle wird die DNS mit Restriktionsendonukleasen in Fragmente gespalten, die dann elektrophoretisch im Agarosegel getrennt und auf eine Nitrozellulose- oder Nylonmembran übertragen (geblottet) werden. Eine Sonde wird hergestellt, indem eine kurze Polynukleotidkette komplementär zum gesuchten DNS-Abschnitt mit einem radioaktiven Isotop markiert wird. Die Blotmembran wird dann mit dieser Sonde inkubiert. Wenn Hybridisierung der geblotteten DNS-Fragmente mit der Sonde eintritt, ist die gesuchte spezifische Sequenz in der DNS Probe vorhanden (→ DNS-DNS-Hybridisierung). Diese Methode kann zur Diagnose von Gendefekten, für gerichtsmedizinische Spurenanalysen, die pränatale Diagnostik oder Vaterschaftstests Verwendung finden.

spezifische Abwehr. Erlernte Immunität (engl. *adaptive immunity*). Wenn nach einer ersten Antigenerkennung, durch die Mittel der → natürlichen Abwehr der Erreger nicht erfolgreich ausgeschaltet werden kann, wird die spezifische Abwehr eingeleitet. Dies dauert einige Tagen, die für die Proliferation und Differenzierung der jeweiligen Zellklonen und Induktion der Antikörperbildung benötigt werden. Daher wirkt spezifische Abwehr nicht unmittelbar nach dem Kontakt eines Antigens mit dem Immunsystem. Hier spielen nur jene Antikörper und Zellen mit, die das bestimmte Antigen über ihre → Antigenrezeptoren spezifisch erkennen. Antigenerkennung leitet Proliferation und Vermehrung nur des benötigten, spezifischen B- oder T-Lymphozytenklones ein, entsprechend der *klonalen Selektionstheorie*, die 1949 vom Australier *McFarlane Burnett* entwickelt wurde. Die erste spezifische Immunantwort wird auch Primärantwort genannt, nach einem zweiten Antigenkontakt (→ Booster) kommt es zur schnelleren und stärkeren Sekundärantwort. Charakteristisch ist hier die Lernfähigkeit des Systems, weil → Memory- (Gedächtnis-) Zellen angelegt werden, die zu einer rascheren und heftigeren Abwehrantwort führen. Hier sind es besonders die T-Zellen sowie B-Zellen mit ihrer Antikörperproduktion, die mitwirken. Spezifische Abwehr wird der → natürlichen Abwehr gegenübergestellt und führt zu → Immunität.

spezifische Granula Defizienz → Defizienz spezifischer Granula.

Spin. Es bezeichnet das mechanische Moment der Beweglichkeit des Elektrons um den atomaren Kern, der sich aus seiner Quantennatur ableitet (Quant – kleinster messbarer Energiesprung). Auf Grund eines Eigendrehimpulses ergibt sich eine Rotationsbewegung des Elektrons um seine Achse. Es wird mit einer Zahl ausgedrückt, die den Wert von 0, +1/2, +1 usw. oder 0, −1/2, −1 usw. (in halben Schritten) haben kann. Elektronen mit gegenseitigen Spins werden in Atomen gepaart. Falls ein Atom oder Molekülteil ein oder mehrere ungepaarte Elektronen hat, hat es ungepaarten Spin und wird zum freien Radikal, welches → oxidativen Stress in Geweben erzeugt.

Spin-Immunanalyse (SIA). Eine immunchemische Methode, bei welcher ein mit ungepaartem → Spin markiertes Antigen oder Hapten zur Identifikation des entstandenen Immunkomplexes verwendet wird. Die Untersuchung erfolgt mittels kombinierter → ELISA-Technik und Elektronen-Spin-Resonanz und ist etwa 100-mal sensitiver als ELISA. Gemessen werden die Spins, also Menge der freien Radikale in der Reaktion.

Splenopentin. Ein immunstimulatorisches Peptid mit einer Aminosäuresequenz, die mit Positionen 32–36 des Hormons *Splenin* aus Milz und Lymphknoten identisch ist: Arg-Lys-Glu-Val-Thyr. Es ist dem → Thymopoietin ähnlich, in dessen Molekül Glu durch Asp ersetzt ist. Splenopentin stimuliert die Differenzierung der T-Lymphozyten-Vorstufen.

Splicing (engl. für spleißen, kleben). Heterogene nukleäre RNS (hnRNS, prä-mRNA), die während der Transkription von Genen entsteht, enthält Introne (nichtkodierende Abschnitte) und Exone. Nur Exone kodieren für das zu bildende Polypeptid. Beim Splicing werden durch Splicing-Enzyme die Exone ausgeschnitten und in eine zusammenhängende Kette funktionsfähiger → mRNS (Messenger-RNS) zusammengefügt. Diese stellt dann die Matrize dar, an der Proteine in den Ribosomen synthetisiert werden *(Abb. 72)*.

spliced gene → Mosaikgen.

spongiforme Enzephalopathie. Eine Erkrankung mit typische spongiformer (schwammartig aufgelockerter) Degeneration der grauen Masse der Gehirnrinde, verursacht durch → Prionosen. Sie geht mit Verlusten der kognitiven (Denk-) Fähigkeiten, Gedächtnis und der motorischen Koordination einher.

S-Protein. Ident mit *Vitronektin*. Es ist ein multifunktionelles adhäsives Glykoprotein, ähnlich dem Fibronektin und Laminin, mit Bindungsdeterminanten für → Kollagen, → Integrine, → Komplement, und Heparin. Es ist im Serum in Konzentrationen von etwa 20 mg/mL zu finden. Es hat regulatorische Wirkung auf das Komplementsystem (→ Komplementregulation): Bei → Komplement-Aktivierung wird es an den C5b67-Komplex der terminalen Kaskade gebunden, wodurch es die Bindung weiterer Komponenten (C8 und C9) sowie die Polymerisation von C9 verhindert. Infolge dessen inhibiert es die Entstehung des zytolytischen Membranangriffskomplexes (→ Komplement, MAC). Viele Zellen besitzen Vitronektinrezeptoren, über die sie sich an Vitronektin-hältigen Oberflächen, ausbreiten können. Daher unterstützt es die Adhäsion und Migration von Zellen und somit Entzündungsgeschehen, Wundheilung und Gewebereparatur. Es reguliert weiters die Koagulation des Blutes und Fibrinolyse und hat daher auch Wirkung in der Regulation der Hämostase.

src-Familie. Eine Gruppe von Onkogenen und Tumorviren, deren Produkte Tyrosin- → Proteinkinasen, einschließlich *Fyn, Yes, Fgr, Lyn, Hck, Lck, Blk* und *Yrk* sind. Sie nehmen an der Signalübertragung in das Zellinnere teil.

src-Gen. Transformierendes (Sarkom-induzierendes) Gen des → Onkornavirus namens Rous-Hühnersarkomvirus (RSV). Es ist ein → Onkogen und sein Produkte sind → Proteinkinasen mit Tyrosinspezifizität.

SRS-A (slow reacting substance of anaphylaxis). Eine Mischung der → Prostanoide LTC_4, LTD_4 und LTE_4 (→ Leukotriene), die Spasmen der glatten Muskulatur der Bronchien auslösen und in der späten Phase des allergischen → Asthma bronchiale (→ Allergie) Bedeutung haben.

SSAI. *Swiss Society of Allergology and Immunology* – Schweizer Gesellschaft für Allergologie und Immunologie (*www.ssai.ch*).

ST2. Auch T1/ST2 genannt, ist ein Protein in Säugern mit noch unbekannter Funktion, aber großen Homologie mit dem IL-1 Rezeptor vom Typ 1. Sein Gen wurde durch Wachstums-Stimulation induziert, daher

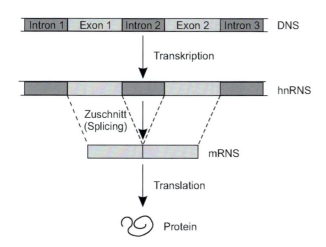

Abb. 72. Splicing. Mosaikgene bestehen aus Exons, die für Proteine kodieren, und Introns, welche dafür nicht benötigt werden. Diese werden vor der Produktion der mRNS durch Endonukleasen herausgeschnitten.

der Name ST2. Es wird durch alternatives → Splicing in drei Formen produziert: löslich (ST2), als Membran-gebundene Rezeptor-Form (ST2L) und als eine variante Fom verankert in der Plasmamembran durch ein hydrophobes Segment. Es ist ein unabhängiger, spezifischer Marker an T_H2-Lymphozyten (→ T-Lymphozyten, Helfer) und auch als löslicher Faktor ein Indikator für Immunantworten mit T_H2-Prädominanz, z.B. allergisches → Asthma bronchiale, → Nahrungsmittelallergien und → systemischer Lupus erythematodes. Es ist aber auch in Patienten mit Sepsis erhöht. Das T1-Gen kodiert dafür, sein kurzes Transkript für eine soluble Form von ST2.

Stammzellen. Undifferenzierte Vorläuferzellen, aus denen sich durch verschiedene Wachstumsfaktoren unterschiedlich spezialisierte Zellen und Gewebe entwickeln können. So entstehen z.B. aus einer pluripotenten blutbildenden Stammzelle durch geregelte Differenzierung Linien von Erythrozyten, Thrombozyten, Makrophagen, Granulozyten, B-Zellen oder T-Zellen *(Abb. 55)*. Weiters könnten Stammzellen zu Gewebe-ersetzenden Maßnahmen herangezogen werde. Die Gewinnung erfolgt aus Nabelschnurblut oder embryonalem Gewebe und ist ethisch umstritten.

Staphylokokken. Gram-positive, fakultativ anaerobe Bakterien. Haut und Schleimhäute, besonders die Nase des Menschen sind natürliche Reservoirs. Innerhalb der 27–28 Species sind besonders drei Arten verantwortlich für unterschiedliche Erkrankungen: *St. aureus, St. epidermidis* und *St. saprophyticus*. Sie schädigen durch Gewebedestruktion (z.B. in der Haut Furunkel, Impetigo etc.) und Toxine (→ toxischer Schock-Syndrom, scalded skin syndrome, Nahrungsmittelvergiftungen). Die Teichonsäure ihrer Membran vermittelt Adhärenz an → Fibronektin der Schleimhautoberflächen und Endothelien, letzteres mit dem Risiko der fulminanten Endokarditis. Ihre Virulenzfaktoren → Hyaluronidase, Lipase, Hämolysine und Koagulase (bei *St. aureus*) erhöhen ihre Invasivität. Sie können der Immunabwehr durch das IgG-bindende → Protein A entgehen und sich vor den → neutrophilen Granula-Inhalten durch ihre H_2O_2-abbauende Katalase schützen.

STAT → JAK/STAT.

Statine. Gehören zur Klasse der 3-Hydroxy-3-Methylglutaryl-Coenzym-A-Reduktase-Inhibitoren und werden wegen ihrer cholesterinsenkenden Wirkung bei Fettstoffwechselstörungen eingesetzt.

Stickstoffmonoxid (NO). Kommt im Organismus in geringer Konzentration als ein Mediator und Regulator des Immun-, Nerven- und kardiovaskulären Systems vor *(Tabelle 18)*. Es wird durch die → Stickstoffmonoxid-Synthase produziert. Aus NO· entstehen dann weitere reaktive von Stickstoff abgeleitete Produkte (→ reaktive Stickstoffintermediate), die auch schädigende Funktion haben können. Wie andere Stickstoffverbindungen, stimuliert es die lösliche Guanylatzyklase, führt so zur Vasodilatation und beteiligt sich daher an der Blutdruckregulation. Im Nervensystem wirkt NO vor allem als ein Neurotransmitter nitrergischer (nichtadrenerger und nichtcholinerger) Neurone. Es ist ein nitroses Gas, das mit Sauerstoff zusammen Stickstoffdioxid bildet, und ist identisch mit dem „endothelium derived relaxing factor" (→ EDRF).

Stickstoffmonoxid-Synthase (NO-Synthase, NOS). Ein Enzym (EC 1.14.13.39), das von der Guanidin-Gruppe von L-Arginin → Stickstoffmonoxid in Form eines freien Radikals (NO·) abspaltet und dadurch L-Citrulin gebildet wird. Aus NO· entstehen dann weitere reaktive von Stickstoff abgeleitete Produkte (→ RNI). Im menschlichen Körper kommt sie in drei Formen vor: als konstitutive neuronale NO-Synthase – nNOS, konstitutive endotheliale NO-Synthase – eNOS oder induktive iNOS. Die neuronale nNOS ist in Neuronen und Skelettmuskeln zu finden, die eNOS in Endothelzellen und die induktive iNOS in Makrophagen, aber auch in manchen anderen Zellen epithelialer, myeloider oder mesenchymaler Herkunft.

Streptavidin. Ein Protein, das von *Streptomyces avidinii* produziert wird. Es besitzt die Fähigkeit, hochaffine (feste und spezifische) Komplexe mit Biotin zu bilden (ähnlich wie → Avidin), was vor allem in verschiedenen → immunchemischen Methoden zur Steigerung der Empfindlichkeit der Methode genutzt wird.

Streptokinase. Virulenzfaktor der → Streptokokken. Er konvertiert Plasminogen in Plasmin und löst daher Blutkoagulate auf, die Erreger können sich besser hämatogen verteilen. Therapeutisch wird sie als Fibrinolytikum bei der Behandlung von Thrombosen, Embolien und bei Herzinfarkt eingesetzt.

Streptokokken. Gram-positive Bakterien in Paaren oder Ketten, die weit verbreitet als Kommensale der Schleimhäute, weiters als opportune und manche als hochpathogene Erreger für den Menschen oder Tiere vorkommen. Sie werden durch Tröpfcheninfektion übertragen und haben eine hohe Resistenz gegen Austrocknen. Sie besitzen Virulenzfaktoren, die u.a. die Adhäsivität an Schleimhäute ermöglichen (→ M-Protein), die Invasivität fördern (→ Hyaluronidase, → Streptokinase), die Zielzellen gezielt toxisch schädigen (Hämolysine, → Streptolysin-O), die Immunabwehr schwächen sowie den Wirt systemisch schwächen (→ Superantigene). Sie können nach ihren Hämolyse-Eigenschaften eingeteilt werden: *nicht-hämolysierende* wie Enterokokken, Laktokokken, S. bovis; nicht komplett, α-hämolysierend: S. mitis, Pneumokokken oder kom-

Tabelle 18. Regulatorische und zytotoxische Wirkungen von Stickstoffmonoxid

NO-vermittelte Regulatorsignale	
Guanylatzyklase-Aktivierung – cGMP-Produktion	
Gefäß- und Muskelentspannung	
Thrombozytenaggregation	
Signalübertragung über nitrergische Neurone	
Hemmung der Neutrophilen-Chemotaxis	
Hemmung der T-Lymphozytenproliferation	
Zytotoxische Wirkungen von NO	
Hemmung	– der eisenhältigen Enzyme
	– der mitochondrialen Atmung in Zielzellen
Produktion des toxischen Peroxynitritanions	$NO· + O_2·^- \rightarrow ONOO^-$
	$ONOO^- + H^+ \rightarrow ONOOH$
	$ONOOH \rightarrow ·OH + NO_2· \rightarrow NO_3^- + H^+$
DNS-Nitrosylierung – Apoptoseinduktion	Kettenspaltung – Risiko einer malignen Zelltransformation

plett, β-*hämolysierend*: S. pyogenes, S. agalactiae etc., oder die Einteilung erfolgt auf Grund von Zellwandantigenen (nach *Lancefield*) in Gruppen. Streptokokken der Gruppe A verursachen lokale, eitrige Entzündungen (z.B. Tonsillitis, Pharyngitis, Otitis media, Sinusitis, Erysipel, Pyodermien) sowie über Bakteriämie und Toxinämie auch systemische Erkrankungen (Scharlach, nekrotisierende Entzündungen, → Toxischer Schock-Syndrom) bis zu Nachkrankheiten (→ rheumatisches Fieber und Glomerulonephritis). Zu ihnen gehört auch Streptococcus mutans, der in der Kariesentstehung eine wichtige Rolle spielt. Karies steht in Zusammenhang mit der Enstehung von Endokarditis des Herzens mit Klappenschädigungen. Diagnostisch ist der Erregernachweis im Abstrich oder in Kultur, sowie immunologisch durch Bestimmung der ASO-(anti-Streptolysin-O) Titer sowie Antikörper gegen Deoxyribonuklease und Hyaluronidase.

Streptolysin O. Von β-hämolytischen → Streptokokken der Gruppe A und C sezerniertes Zytolysin (→ Exotoxin). Es gehört zu den → Perforinen, da es nach der Bindung an die Oberfläche der Zielzelle in spiralförmige Röhrchen polymerisiert, Öffnungen in die Zellmembran bohrt und die *Zielzelle* lysiert; Streptolysin O verursacht Hämolyse, besonders von Erythrozyten und Leukozyten, daher kommt der Begriff *hämolysierende Streptokokken*. Die Bestimmung von Antikörpern gegen Streptolysin O, also der rasch ansteigende *Anti-Streptolysin O- (ASO)* Titer, bestätigt eine Infektion durch Streptokokken.

Stressproteine. Intrazelluläre Proteine, deren Synthese nach Stressexposition ausgelöst wird. Die meisten Erkenntnisse darüber beziehen sich auf (1) → Hitzeschock-Proteine, die von Zellen (Bakterien bis zu Säugetieren, einschließlich Mensch) unmittelbar, nachdem sie höheren als optimalen Temperaturen ausgesetzt waren, produziert werden, und (2) auf durch Glukose regulierte Proteine, deren Synthese durch Glukosemangel aber auch einige andere Stressfaktoren induziert wird. Auch in Pflanzen gibt es Proteine, die auf Stress-Situationen vermehrt produziert werden, z.B. Umweltfaktoren, Salzstress oder Pilzbefall. Man nennt sie → Pathogenesis related Proteine (PRPs) und sie können als → Allergene eine Rolle spielen.

sublinguale Immuntherapie (SLIT). Mukosale (Unterzungen-) Form der → Allergen-Immuntherapie; das Allergen wird auf die Mundschleimhaut, unter die Zunge (sublingual), in Tropfenform appliziert und von dort resorbiert. Es hat ähnlich günstige Effekte wie Allergen-Immuntherapie und wird vom Patienten (oft Kinder) leicht appliziert. Die Therapiedauer, kann ebenfalls Jahre betragen.

Substanz K. Neurokinin A (→ Neurokinine).

Substanz P. Ist ein 11 Aminosäuren großes Neuropeptid (RPKPQFFGLM), und ein Neurotransmitter in Gehirn, Spinalganglien und Nerven. Es bewirkt Schmerz über nociceptive Rezeptoren an sensiblen Nervenendigungen, Vasodilatation über glatte Muskelfasern, und Speichelfluss. Es spielt pathophysiologisch in der → Entzündung mit, indem es Phagozytose durch professionelle Phagozyten, über einen ähnlichen Mechanismus wie → Tuftsin, stimuliert. Es stimuliert auch die Bildung der Alarmzytokine der Entzündung, TNF-α, IL-1, IL-6 (→ Akute-Phase-Reaktionen) und → Prostaglandine durch Entzündungszellen, besonders der mononukleären Linie. Im → Axonreflex aktiviert es → Mastzellen zur Histaminausschüttung. Es gehört zu den → Tachykininen und wirkt über spezifische Rezeptoren.

Superantigene. Ihre gemeinsame Charakteristik ist es, dass sie viele Klone von B- und T-Lymphozyten unspezifisch zur massiven Zytokinproduktion stimulieren. Sie benötigen keine Bearbeitung in antigenpräsentierenden Zellen. Durch eine direkte, unspezifische Bindung an die β-Kette des → T-Zell-Rezeptors und zugleich an die α-Kette der → MHC-Antigene der II. Klasse *(Abb. 73)* stimulieren sie gleichzeitig 5 bis 25% aller Klone der $CD4^+$ Helfer-T-Lymphozyten, die sich im Körper einer Person befinden. Die großen Zytokin-Mengen beeinflussen den Organismus auf zweierlei Arten ungünstig: durch Systemtoxizität und durch Unterdrückung der spezifischen Immunantwort. **Superantigene für T-Zellen** werden von verschiedenen Pathogenen, einschließlich Bakterien, Mykoplasmen und Viren, produziert. Bakterielle Superantigene sind lösliche Proteine, z.B. das Staphylokokken-Enterotoxin oder das Toxin des toxischen Schocksyndroms (TSST), welches bei Tragen von Vaginaltampons auftreten kann. Bei **Superantigenen für → B-Lymphozyten** gibt es außer exogenen Superantigenen auch *endogene* (im Körper produzierte) *Superantigene*, die diese Zellen zur kontinuierlichen Expansion stimulieren. Z.B. der MMTV (Maus-Mamma-Tumor-Virus) muss sich in den → B-Lymphozyten des Wirtes vermehren, dies gelingt aber nur in proliferierenden Zellen. Daher zwingt MMTV die B-Zelle, Superantigene zu produzieren, mit deren Hilfe $CD4^+$ T_H-Zellen unspezifisch stimuliert werden. Über → CD40L Expression bewirken diese wiederum Proliferation der B-Zellen, MMTV kann sich darin vermehren und hat sein Ziel erreicht. Bei der Stimulation durch Superantigene spielt ihre Interaktion mit dem → CD5-Antigen der B-Zellmembran eine Rolle für deren kontinuierliche Proliferation und Antikörperproduktion, sowie Verhinderung ihrer Elimination durch das Immunsystem. Zusätzlich können B-Zell Superantigene (z.B. der Cowan strain von Staphylococcus aureus) zu Autoimmunerkrankungen (→ rheumatoide Arthritis) und Tumoren beitragen.

Superantikörper. Antikörper, die sogenannte unkonventionelle Bindungsstellen in ihrer variable Domänen besitzen, die mit der wirklichen spezifischen Antigenbindung des → Paratopes nichts zu tun haben, sondern der → natürlichen Abwehr zugerechnet wer-

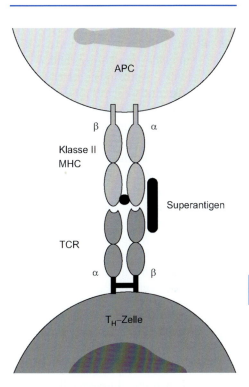

Abb. 73. Superantigene stimulieren unspezifisch T-Zellen zur übermäßigen Zytokinproduktion. Eine Art von Superantigenen verbindet unspezifisch die β-Kette des TCR (Antigenrezeptors der T-Zellen) und die α-Kette des HLA II-Antigens an der Oberfläche einer Antigen-präsentierenden Zelle (APC). Daraus resultiert, dass bis zu 25% aller Klone der Helfer-T-Lymphozyten zur Zytokin-Produktion aktiviert werden. Ein Toxischer Schock-Syndrom kann induziert werden.

Superfamilie

den. Man bezeichnet sie auch als *autophile* (selbstliebende) Domänen, weil sie nach Bindung des Antigens eine Dimerisierung mit einem zweiten Antikörper derselben Art (Homodimerisierung) fördern, was die → Avidität (gesamte Antigen-Bindungsstärke) fördert. In Lösung kommen diese *natürlichen Superantikörper* als Monomere vor. Im Unterschied dazu werden *künstliche Superantikörper* durch Superantikörper-Technologie erzeugt, um ihre biologische Effizienz zu erhöhen. Sie können autophile Motive in ihren variable Domänen haben, oder neue Funktionen wie chemische Katalyse, Nukleotid-Bindung oder → Superantigen-Bindung. Autophile Antikörper bilden mit einem zweiten Antikörper derselben Art Homodimere, und weisen erhöhte therapeutische Aktivität bei → passiver Immunisierung auf. Dimere Antikörper können die Zielstruktur genauso targeten (anpeilen) wie monomere, verursachen jedoch Kreuzvernetzung zweier Zielstrukturen, was ein Signal für → Apoptose sein kann. Beispiel: Superantikörper aus modifiziertem anti-CD20-Antikörper (→ Rituximab) bewirken signifikant mehr Apoptose in den Zielzellen, als monomere. Als *Superantikörper-Repertoires* werden auch synthetische Antikörper-Bibliotheken bezeichnet, die Bindungsstellen für bakterielle → Superantigene beinhalten. Sie erlauben Selektion und Identifikation von Liganden im großen Maßstab.

Superfamilie (lat. *super* – über). Ein aus dem Englischen eingebürgerter Begriff für übergreifende Großfamilie, wird häufig in der Immunologie im Bezug auf molekulare Verwandtschaft verwendet.

Superoxidanion. Ein freies Radikal, das durch die Übertragung eines Elektrons an molekularen Sauerstoff entsteht: $O_2 + e^- \rightarrow {}^{\cdot}O_2^-$. Eine solche Übertragung führen einige Enzyme durch, besonders → NADPH-Oxidase der professionellen Phagozyten und einiger anderer Zellen (→ respiratorischer Burst). Aus dem Superoxid entstehen weitere → reaktive Sauerstoffintermediate (ROI) mit antimikrobieller und zytotoxischer Wirkung, alles Verursacher von → oxidativem Stress des Gewebes.

Superoxid-Dismutase (SOD). Eine Enzymgruppe mit der Systembezeichnung EC 1.15.1.1., welche die Dismutation (Umwandlung) von Superoxid zu Wasserstoffperoxid und molekularem Sauerstoff katalysieren. Sie sind von grundlegender Bedeutung bei der Beseitigung von in aeroben Zellen gebildetem → Superoxidanion. Allerdings entsteht bei der Reaktion Wasserstoffperoxid, welches zu Hydroxylradikalen weiterreagieren kann und Lipidoxidation auslösen kann. Abhängig vom gebundenen Metall, gibt es drei Typen der SOD: CuZn-SOD (in fast allen Zellen der → Eukaryonten), Mn-SOD und Fe-SOD (in → Prokaryonten und Pflanzen). SOD aus z.B. Pflanzen kann auch als ein → Allergen eine Rolle spielen und dann IgE-Bildung einleiten.

Superoxidradikal → Superoxidanion oder kurz Superoxid ($\cdot O_2^-$).

Suppressor-T-Zellen (T_S-Zellen). Heute besser → regulatorische T-Zellen. Haben die Funktion, eine bereits induzierte Immunantwort zu unterdrücken.

Surveillance → immunologische Überwachung. Funktion des Immunsystems, mit der die Erkennung und Beseitigung beschädigter, abgenutzter oder antigenveränderter (entfremdeter) körpereigener Zellen oder ihrer Bestandteile gewährleistet wird. Dieser Mechanismus beseitigt vor allem Tumorzellen, die spontan im Verlauf des Lebens jedes Individuums in seinem Organismus entstehen. In der Antitumorüberwachung (Surveillance) sind vor allem NK-Zellen, aktivierte Makrophagen und zytotoxische

T-Lymphozyten beteiligt. Die immunologische Überwachung gewährleistet die Aufrechterhaltung einer fehlerfreien und dauerhaften Zusammensetzung der Zellen, Gewebe und des ganzen Organismus des Individuums je nach seinem einzigartigen Genom.

syk-Kinasen. Eine Gruppe der Tyrosinkinasen (→ Proteinkinasen), die zusammen mit src-Kinasen (→ src-Familie) die Signalübertragung nach der Ligation (Besetzung) des → B-Zell-Rezeptors durch das jeweilige Antigen auslösen.

Symbiotika → Probiotika.

Synapse. Winziger Spalt zwischen Neuron (Nervenfaser) und Neuron oder zwischen Neuron und Muskelfaser. Dient der Erregungsübertragung. Der bekannteste Synapsentyp ist die cholinergische Synapse u.a. in den motorischen Endplatten der Skelettmuskeln (→ Acetylcholinrezeptor).

Syndrom der faulen Leukozyten (engl. *lazy leucocyte syndrome*). Eine ältere Bezeichnung für Zustände, die mit einer unzureichenden Chemotaxis, Mobilität und Phagozytose der Granulozyten verbunden sind und die sich durch eine gesteigerte Neigung zu pyogenen Infektionen äußern. Dazu zählen z.B. das → LAD-Syndrom.

Syndrom der nackten Lymphozyten. Eine autosomal-rezessiv vererbte primäre Immunschwäche, durch eine ausgeprägte Verringerung bis komplettes Fehlen der Antigen-Präsentationsmoleküle → HLA-Antigene I oder II oder beider Klassen. Dies betrifft die Lymphozyten sowie → Antigen präsentierende Zellen in Peripherie und im Thymus und ist die Ursache für insuffiziente Kooperation der immunkompetenten Zellen untereinander. In der Folge entsteht eine gesteigerte Empfindlichkeit gegenüber verschiedenen Infektionserregern, bei denen entweder humorale Abwehr und daher CD4+ T-Helfer-Zellen oder Zytotoxizität durch CD8+ T-Zellen erforderlich sind. Die Patienten mit diesem Syndrom leiden an opportunen (mit Keimen der normalen Flora) und rekurrenten (immer wiederkehrenden) Infektionen, an chronischem Durchfall, und es entwickelt sich bei ihnen eine aplastische Anämie. Die Zahl der → T-Lymphozyten (vor allem der CD4+ Zellen) ist in der Regel reduziert, die Zahl der B-Zellen ist normal oder leicht erhöht, die Immunglobulinspiegel sind verringert und die spezifische Immunantwort ist geschwächt.

syngen. Ein Adjektiv, das die genetische Identität zwischen Individuen der gleichen biologischen Art bezeichnet. Die betrifft einieige Zwillinge, aber auch die Mitgliedern eines Inzuchtstammes, z.B. inbred (Inzucht-) Mäuse. Transplantate zwischen syngenen Individuen führen nicht zu Transplantatabstoßung.

syngene Antigene. Antigene von genetisch identischen Individuen.

systemische Enzymtherapie (SET). Eine Behandlungsmethode, bei welcher kombinierte, in der Regel orale Enzympräparate zur Immunmodulation verabreicht werden. (Sie hat jedoch nichts mit der Behandlung intestinaler Enzymmangelzustände wie z.B. nach chronischer Pankreatitis oder Mukoviszidose zu tun.) Enzyme, die in den SET-Präparaten enthalten sind, gehören zu Hydrolasen und ihre Hauptvertreter sind proteolytische Enzyme tierischen und pflanzlichen Ursprungs. Diese erleichtern die Degradation von Immunkomplexen, optimieren den Verlauf von Phagozytose und Entzündungsreaktionen bei Autoimmunerkrankungen, Virusinfektionen, Kollagenosen sowie immunkomplexassoziierten Erkrankungen. SET wird z.Z. vor allem in chirurgischen Disziplinen und in der Sportmedizin eingesetzt, sowie bei Gefäßerkrankungen, in der Therapie von Lymphödemen, Hämatomen und Zysten, und adjuvant bei onkologischen Erkrankungen, möglicherweise zur Demaskierung von → Tumorantigenen und hinunter-Regulation von Adhäsionsmolekülen wie z.B. → Vitronektin.

systemische Immuntherapie (SIT). → Allergen-Immuntherapie über parenterale Applikation hat systemische Immuneffekte und wird daher auch als SIT bezeichnet.

systemischer Lupus erythematosus (SLE) (lat. *lupus* – Wolf, *erythema* – Rötung). Eine multifaktorielle, genetisch determinierte Autoimmunkrankheit mit chronischem und polysymptomatischem Verlauf. Sie kann Gelenke, Haut, Nieren, das kardiovaskuläre, Atem-, Nerven- und blutbildende System befallen. Er tritt vor allem bei Frauen im fruchtbaren Alter auf. Der Verlauf der Erkrankung ist variabel und nur schwer voraussehbar. Bei den betroffenen Personen können sich → Vaskulitis, → Arthritis, → Glomerulonephritis (50% der Patienten), typische Hautläsionen (Schmetterlingserythem im Gesicht), ZNS-Störungen (u.a. epileptiforme Krämpfe), Pleuritis, Pneumonitis, Lungenfibrose, Perikarditis, Myokarditis, Endokarditis (E. Libman-Sacks besonders bei Vorkommen von → APLA) entwickeln. Unspezifische Symptome sind Müdigkeit, Schwäche, Gewichtsabnahme und Photosensitivität – die Patienten erscheinen nach kurzer Sonnenexposition mit massivem Sonnenbrand oder zeigen chronische Lichtschäden der Haut wie Rötung, Schuppung etc. Sonnenexposition kann nach einem Intervall eine Exazerbation der Erkrankung bewirken. Im Blutbild werden Leukopenie und Thrombozytopenie beobachtet, auch hämolytische Anämie kann auftreten. SLE kann auch durch einige Arzneimittel (Procainamid, Hydralazin, D-Penicillamin, Isoniazid usw.) ausgelöst werden. Für SLE ist eine gesteigerte Aktivität der → B-Lymphozyten mit überschießender Bildung von Antikörpern gegen intrazelluläre Antigene und eine Funktionsstörung der → T-Lymphozyten charakteristisch. Es kommt zu Ablagerungen von Immunkomplexen in Zielgeweben (Glomeruli, Plexus chorioideus usw.), die dann zusammen mit Zytokinen und Adhäsionsmolekülen chronische Entzündung bewirken. Zusätzlich können Autoantikörper gegen die Komplementkomponente C1q (→ C1) auftreten. Diagnostisch wichtig sind Auto-Antikörper gegen nukleäre (→ ANAs) und zytoplasmatische Bestandteile, z.B. anti-Desoxyribonuklein-Protein (anti-DNP), anti-Nukleosom, gegen die doppelsträngige DNS (*anti-dsDNS*) und *anti-Sm* Antikörper, benannt nach Smith, der ersten Patientin mit diesem Typ von Antikörpern. Das Sm Antigen zeigt Kreuzreaktivität mit → Epstein-Barr-Virus Nuklear Antigen-1 (EBNA-1). Sm- und Ro-Antigene induzieren SLE-artige Krankheitsbilder in Tierstudien. Anti-Sm Antikörper werden fast immer von anti-U1RNP Antikörpern begleitet (gegen kleine nukleäre Ribonukleoprotein-Partikel), jedoch nicht umgekehrt. Anti-U1RNP Antikörper wurden 1972 von *Sharp* beschrieben und mit *mixed connective tissue disease* (MCTD) in Zusammenhang gebracht. Später wurde gezeigt, dass diese Antikörper auch bei SLE vorkommen. Antikörper gegen ribosomale Ribonukleoproteinpartikel hingegen sind für SLE sehr spezifisch (20–30% der SLE-Fälle). Ihre Titer steigen mit der Aktivität der Erkrankung und sind mit ZNS-Schädigung bei SLE assoziiert. In SLE können auch anti-Ro sowie anti-La Antikörpertiter positiv sein, wie auch beim → Sjögren-Syndrom. Anti-EBNA-1 Antikörper-Titer können schon vor dem Ausbrechen eines SLE positiv sein. Epstein-Barr Virus könnte also über Mechanismen der Mimikry Autoreaktivität induzieren sowie B-Zellen zur Proliferation und Antikörperproduktion treiben (→ Onkogene). Ein Tiermodell für SLE stellen die → NZB/

NZW-Mäuse dar. Der genetische Hintergrund für SLE ist verbunden mit folgenden Kandidaten-Genen: 1q23 (FcγRIIIA, → FcγR), 1q41, 2q34, 2q37 (PDCD-1; Programmed cell death protein-1 precursor Gen), 4p16, 5p15, 6p21 (HLA-DR2,3, -DQ2 und 6), 10q22, 11p13, 11q14, und 16q13. Es scheinen exogene (vielleicht EBNA-1) und endogene genetische Faktoren für SLE verantwortlich zu sein. Therapeutisch stehen → nichtsteroidale Antiphlogistika einschließlich Typ COX-2 Hemmer, Glukokortikoide und Malariamittel, wie Hydrochloroquin, zur Verfügung. Bei schweren SLE-Fällen werden → Cyclophosphamid, → Azathioprin, → Methotrexat, Mycophenolat Mofetil und → Ciclosporin A verabreicht. → Plasmapherese kann zur Entfernung von Autoantikörpern und Immunkomplexen dienen. Immunologische Therapien werden mit dem therapeutischen Antikörper → Rituximab versucht.

Systemische Sklerose. Sie wird im deutschen Sprachraum häufiger als → Sklerodermie bezeichnet.

T

T-abhängige Antigene → Thymus-abhängige Antigene.

Tachykinine. Eine Gruppe sensorischer Neuropeptide aus 10–11 Aminosäuren in Säugetieren, zu denen → Substanz-P und → Neurokinine A (NKA) und B (NKB) zählen. Sie induzieren verschiedene zelluläre Antworten, vor allem von Neuronen, Immunzellen, glatten Muskelzellen, Endothelzellen und exokrinen Drüsen. Alle wirken proinflammatorisch und stimulieren die Sekretion von → Mucin-Glykoproteinen. Sie binden mit unterschiedlicher Affinität an die Tachykinin-Rezeptoren: Neurokinin- (NK1), NK2- und NK3-Rezeptor.

Tacrolimus → FK506. Wird wegen seiner antibiotischen und entzündungshemmenden Wirkung zur topischen (lokalen) Applikation bei entzündlichen Hauterkrankungen verwendet. *Pimecrolimus* ist eine verwandte Substanz mit ähnlichem Wirkungsprofil. Über Inhibition der Signaltransduktion verhindern sie die Aktivierung von T-Lymphozyten nach Antigenerkennung und wirken daher immunmodulierend, bzw. immunsuppressiv (→ Immunsuppressive Stoffe) auf alle Lymphozyten am Ort der Applikation. Gegenüber Cortison hat es eine weniger hautverdünnende Wirkung. Anwendungen zur Zeit bei → atopischer Dermatitis.

TAP-1, TAP-2 (transporters associated with antigen processing). Es handelt sich um ATP-bindende Moleküle, die in der Membran des endoplasmatischen Retikulums der Zellen zu finden sind. Sie tun sich zu zweit zusammen und bilden ein Heterodimer, das für den Transport von kurzen Peptiden mit 8 oder 9 Aminosäuren vom Zytoplasma in das Lumen des endoplasmatischen Retikulums verantwortlich ist. Peptide entstehen in den → Proteasomen aus jedem endogen (im Zellinneren) synthetisierten (z.B. viralen) Antigen. Nach dem Übergang über TAP-1/TAP-2 binden sie im endoplasmatischen Retikulum an die entstehenden HLA I-Antigene und werden an die Zelloberfläche transportiert, wo sie von einem zytotoxischen → T-Lymphozyt erkannt werden können (→ Antigenpräsentation).

TAPA-1 (engl. *Target of an Anti Proliferative Antibody* – Ziel eines anti-proliferativen Antikörpers). Ein Antigen auf der Oberfläche von B-Lymphozyten (→ CD81). Es ist die dritte Komponente im B-Zell-Korezeptorkomplex; Antikörper gegen TAPA-1 wirken hemmend auf die Proliferation von B-Lymphozyten. Seine Funktion ist nicht sicher geklärt.

Takayasu-Erkrankung. Eine entzündliche Erkrankung, charakterisiert durch granulomatöse → Vaskulitis (→ Arteritis) von großteils jungen Frauen (15–20 Jahre alt) mit Gefäßverengungen bis -obliterationen, ausgehend vom Aortenbogen und dessen großen Gefäßen. Symptome sind Fieber, Schwäche, Kopfschmerz, Arthralgien, Doppelbilder sowie Hautschäden (→ Erythema nodosum, Pyoderma gangränosum, Erythema induratum). Im Verlauf der Erkrankung werden die Pulse der Halsschlagadern und Arme untastbar (engl. *pulsless disease*).

Haupttodesursachen sind Herzversagen und Schlaganfall. Histologisch findet man ein ähnliches Bild wie bei der → Riesenzellarteriitis. Benannt nach dem Entdecker *Mikito Takayasu*, einem japanischen Augenarzt (1860–1938).

Taq-Polymerase. Eine thermostabile (temperaturbeständige) DNS-Polymerase mit einem Aktivitätsoptimum bei 80 °C, die aus thermophilen (Hitze liebenden) Bakterien *Thermus aquaticus* isoliert wurde, die in Geysiren leben. Sie katalysiert den Verlauf der Polymerasen-Kettenreaktion (→ PCR), wobei durch Erhitzen der Doppelstrang einer DNS geöffnet wird und die Taq-Polymerase unter diesen hohen Temperaturen komplementäre DNS synthetisieren und amplifizieren kann. Ein Nachteil liegt darin, dass sie manchmal Fehler beim Kopieren der DNS produziert, was zu Mutationen (Fehlern) in der Sequenz führt. Polymerasen wie Pwo (aus *Pyrococcus woesei*) oder Pfu (aus *Pyrococcus furiosus*), die aus Archaeabakterien gewonnen werden, besitzen einen Korrektur-Mechanismus, der die Anzahl der Mutationen in der kopierten DNS erheblich senkt.

Tay-Sachs-Krankheit. Eine → lysosomale Speicherkrankheit, bei welcher Hexoaminidase-A, ein Enzym, das Gangliosid GM2 abbaut, in den Lysosomen fehlt. Es handelt sich um eine letale autosomal-rezessive Krankheit, die vor allem das Gehirn befällt.

TCR. Der → Antigenrezeptor der T-Lymphozyten (→ T-Zell-Rezeptor).

T$_C$-Zellen. Zytotoxische T-Lymphozyten (→ T-Lymphozyten, zytotoxische).

TD-Antigen (thymus-dependent antigen) → Thymus-abhängige Antigene.

T$_{DTH}$-Zellen. T-Lymphozyten, die an DTH (engl. *delayed type reactivity*), → Überempfindlichkeit Typ IV vom verzögerten Typ, beteiligt sind.

TdT (terminal desoxynucleotidyl transferase). Die terminale Desoxynukleotidyl-Transferase; ein Enzym, das Mononukleotide an das 3´-Ende der DNS-Kette anhängt. Sie befindet sich in unreifen B- und T-Lymphozyten, reife Lymphozyten enthalten sie aber nicht mehr. Sie beteiligt sich an der Erstellung der → B- und → T-Zell-Rezeptoren. Die Subgene V, D und J der variablen Domäne (→ Immunglobulin-kodierende Gene) werden miteinander verbunden, nachdem noch verbindende (junktionale) Nukleotide hinzugefügt wurden, welche durch junktionale Vielfalt (Diversität) die Anzahl der möglichen Rezeptoren vergrößern. Dies sind → P- und N-Nukleotide. N-Nukleotide sind nicht in der DNS-Matrize kodiert, sondern sie werden durch TdT an die DNS-Enden zufällig angehängt.

Tec (Thymus-Epithel-Zellen) → Thymus.

Tec-Tyrosinkinase-Familie. Eine Familie von Tyrosin- → Proteinkinasen, die im Unterschied zu der → src-Familie der Proteinkinasen nicht durch C-terminale Phosphorylierung reguliert werden. Zu ihr gehören u.a. Bmx, Itk, Tec und die → Bruton-Tyrosinkinase Btk.

Teichonsäure. Bestandteil der Membran → Gram-positiver Bakterien.

Templat-Theorie → Theorien über die Antikörperbildung.

Teratogen. Eine Substanz, welche Malformationen (Missbildungen) von Embryonen verursacht. Als ein klassisches Beispiel kann das Arzneimittel *Thalidomid* dienen, das in der Dermatologie noch seine Anwendung findet, allerdings unter strenger Kontrazeption.

Tetanus. Wundstarrkrampf. Eine durch das → Exotoxin der Bakterie *Clostridium tetani*, ein Gram-positives Bakterium, ausgelöste Krankheit (Inkubationszeit 8 Tage). Die Sporen können im Boden über lange Zeit verbleiben, wenn sie aber in eine Wunde gelangen, können sich die Clostridien anaerob vermehren und das Neurotoxin → Tetanus Toxin produzieren. Die Erkrankung ist durch starke Krämpfe charakterisiert, die bis zu vier Wochen andauern können und zu Muskelrissen und Knochenfrakturen führen. Betroffen sind die Muskulatur der Kiefer (Trismus), Wangen (Risus sardonicus), Nacken, Bauch und Rücken (Opisthotonus). Komplikationen sind Laryngospasmus mit Ersticken, Hypertension und Herzrhythmusstörungen, die letal sein können. Die Durchimpfung in Mitteleuropa ist gut, relativ gefährdeter erscheinen Personen mit intravenösem Drogenmissbrauch.

Tetanus Toxin. *Clostridium tetani* produziert zwei Exotoxine: *Tetanolysin* (mit noch ungeklärter Wirkung) und *Tetanospasmin*; es handelt sich um → Plasmid-kodierte Virulenzfaktoren. Tetanospasmin ist ein Protein, das nach Spaltung aktiviert wird und aus einer 100 kDa- und einer 50 kDa-Kette, verbunden durch eine Disulfidbrücke, besteht. Die leichte Kette von TT ist eine Zink-Endopeptidase, welche die Vesikel-assoziierte Proteinase (VAMP) in Nervenzellsynapsen namens *Synaptobrevin* attackiert. TT hemmt daher die Wirkung von Neurotransmittern und löst starke muskuläre Krämpfe aus. Tetanus → Toxoid wird als Impfstoff verwendet, weiters auch als immunogener Träger für Peptidimpfstoffe.

TGF (transforming growth factor). Transformierende Wachstumsfaktoren, sie verändern zwar den Phänotyp von Zellen, verursacht aber keine wirkliche → Transformation. Es gibt zwei Formen: TGF-α und TGF-β, die zu den → Zytokinen zählen. TGF-α ist ein kleines Polypeptid, das die Zellteilung und Wundheilung positiv beeinflusst und Angiogenese (Neubildung von Blutgefäßen) erleichtert. Es hat eine EGF-ähnliche Domäne und bindet auch an den → EGFR. TGF-β ist weiter verbreitet und besteht aus zwei Polypeptidketten. Durch Kombinationen der unterschiedlichen Ketten können drei Isoformen entstehen. CD4$^+$ T-Helfer-Lymphozyten, die T$_H$3-Unterform der sogenannten → regulatorischen T-Zellen (T$_{reg}$), produzieren TGF-β. Er wird als eine inaktive Vorstufe gebildet und durch die Gewebs-Transglutaminase (tTG) aktiviert. Eine Hauptfunktion von TGF-β liegt in der Wundheilung, es induziert aber auch Immunglobulin → Isotypswitch nach IgA und spielt daher in der mukosalen Immunität, besonders in der Toleranzinduktion, eine wichtige Rolle (→ MALT).

Theorien über die Antikörperbildung. Versuchen nicht nur die Produktion, sondern auch den Ursprung der Vielfältigkeit der → B-Zell-Rezeptoren (Antikörper) (und später auch der → T-Zell-Rezeptoren) zu erklären. Die erste Theorie, die den Mechanismus der Entstehung von Antikörpern erklärte, war die **Seitenketten-Theorie**, die bereits Ende des 19. Jahrhunderts von *Paul Ehrlich* (1854–1915) formuliert wurde. Dann folgten **Instruktionstheorien**, die auf die Annahme aufbauten, dass das Antigen die Antikörper produzierenden Zellen „instruiert", welcher Antikörper zu synthetisieren ist. Hierher gehört die **Templat-Theorie** (*Friedrin Breinl* und *Felix Haurowitz*, 1930), wonach Antigene direkt auf das leicht zu gestaltende Grundmolekül des Antikörpers wie eine Druckermatrize (Templat) wirken und spezifische Bindungsstellen in das Molekül prägen soll (*Linus Pauling*, 1940). Die gegenwärtigen Vorstellungen basieren auf der **klonalen Selektionstheorie** (*Niels K. Jerne*, 1955; *MacFarlane Burnet*, 1959). Nach dieser Theorie erkennt das Immunsystem Antigene über Antigen-Rezeptoren an Lymphozyten. Aus der Menge der Lymphozyten, die im Körper zirkulieren, kann jeder nur jenes Antigen erkennen (Selektion), dessen Epitope zu seinen Rezeptoren (B-Zell- oder T-Zell-Rezeptor) komplementär sind. Nach der Erkennung des jeweiligen Antigens beginnt der Lymphozyt klonal zu proliferieren und sich zu differenzieren. Die erste Theorie, die den genetischen Ursprung dieser Rezeptorvielfalt (Diversität) zu erklären versuchte, war die **Keimbahn- (Germinal-) Theorie**, nach welcher das Genom eines Individuums Gene für alle notwendigen Antikörper- und T-Zell-Rezeptorspezifitäten enthalten sollte. Nach der Entdeckung des genetischen Codes konnte diese Theorie nicht mehr erhalten werden, da praktisch das ganze menschliche Genom nur der Kodierung der unendlich viele Rezeptorspezifitäten dienen müsste. Die **somatische Mutationstheorie** vermutet, dass es bedeutend weniger Keimbahngene gibt und dass die verschiedenen Antikörperspezifitäten durch Serien von Punktmutationen in den Genen für die variable Domänen während der Entwicklung der Zellen, die Antikörper produzieren (B-Zellen), entstehen. Die **somatische Rekombinations-Theorie** ist der letzteren ähnlich, mit dem Unterschied, dass die einzelnen Antikörperspezifitäten durch wechselseitige Rekombinationen von Gensegmenten entstehen sollen. Letztendlich dürften → kombinatorische und → junktionale Diversität für T- und B-Zell-Rezeptoren bestimmend sein, die B-Zelle vermag ihre Antikörper-Affinitäten weiters noch durch Punktmutationen zu verbessern und damit das Repertoire zu vergrößern (somatische Hypermutationen) (→ Affinitätsreifung).

Thesaurismosen → lysosomale Speicherkrankheiten.

Thrombangitis obliterans. Buerger-Syndrom. Eine entzündliche Erkrankung mit segmentalem Befall der kleinen und mittleren distalen arteriellen Extremitätengefäße, meist sind auch oberflächliche venöse Gefäße betroffen. Es kommt zu einer nicht eitrigen Panarteriitis mit Thrombose und Obliteration (Verschluss) des Gefäßes. Die Thrombose könnte Ursache oder Folge sein. Es sind etwas häufiger junge Männer betroffen, die wichtigste Ursache ist Nikotinabusus.

Thrombomodulin. Ein integrales Glykoprotein an Endothelzellen, welches mit Thrombin komplexiert und zur Konvertase wird: es aktiviert dann Protein C, ein endogenes Protein, das Fibrinolyse inhibiert und daher anti-thrombotisch wirkt, zu APC (aktiviertes Protein C). Proinflammatorische Zytokine trennen Thrombomodulin vom Endothel, seine Serumspiegel werden höher, und regulieren seine Expression am Endothel herunter. An der Gefäßwand kann Protein C dann nicht aktiviert werden und es kommt zur Thrombenbildung, bzw. intravaskulären Gerinnung. Dies spielt bei der Entstehung des DIC-Syndroms beim → Endotoxinschock eine Rolle. Strukturell ist es ähnlich mit → Coated Pits-Rezeptoren.

Thrombospondine. Familie adhäsiver Glykoproteine. Thrombospondin-1 ist ein homotrimerisches Glykoprotein (450 kD), wird in Granula der Blutplättchen (Thrombozyten) und in Kultur durch verschiedene Zellen (Endothel-, Epithelzellen) synthetisiert. Es adheriert an Fibrinogen, → Fibronektin, Laminin, Type V-Kollagen und Integrinen. Es könnte autoregulative endokrine Eigenschaften haben, indem es über Bindung an seinen Rezeptor → CD36 in der Plättchenaggregation involviert ist.

Thromboxane. Metaboliten der Arachidonosäure, die durch die Wirkung des Enzyms → Cyclooxygenase entstehen. Die Hauptvertreter sind TXA_2 und TXB_2. TXA_2 wird

Thrombozyten

vor allem von Monozyten, Makrophagen und Thrombozyten produziert. Es löst Thrombozytenaggregation, Kontraktion der glatten Muskel und Verengung von Blutgefäßen und Atemwege aus.

Thrombozyten. Blutplättchen, beim Menschen kernlose korpuskuläre Blutbestandteile diskoider Form, die an der Blutgerinnung beteiligt sind. Sie stammen aus ihren Vorstufen, den Megakaryozyten. Ihre Lebensdauer beträgt 9–10 Tage und ihre Zahl beträgt im Durchschnitt 150.000–400.000/ µL. → Thrombozytopenien haben erhöhte Blutungsneigung zur Folge.

Thrombozytopenie. Eine sehr verringerte Zahl der Thrombozyten im Blut, was Blutungsneigung zur Folge hat (z.B. Petechien, Ekchymosen). Die Ursachen können sein: (1) Störungen der Bildung, (2) Störungen der Verteilung, (3) Destruktion. Bildungsstörung ist verursacht durch Schädigung der hämatopoetischen Zelle oder durch Reifungsstörung der Thrombozyten. Beispiele dafür sind Knochenmarksverdrängung bei Tumorerkrankungen wie → Leukämien, Knochenmarksschädigungen durch Strahlenschäden oder medikamentös, und Vitamin B12- und Folsäuremangel. Verteilungsstörung ist verursacht durch vergrößerten Pool der Thrombozyten in der Milz bei Splenomegalie. Erhöhte Destruktion ist verursacht durch immunologische (→ autoimmune thrombozytopenische Purpura) und durch nicht-immunologische Mechanismen (z.B. disseminierte intravasale Gerinnung, hämolytisch-urämisches Syndrom). Medikamente führen vor allem über → Überempfindlichkeit Typ II und Beteiligung von → Komplement (→ CDC) zur Thrombolyse und Thrombozytopenie.

Thymopentin. Das Pentapeptid Arg-Lys-Asp-Val-Thyr, die wirksame Komponente von → Thympoietin.

Thymopoietin. Ein 49 Aminosäuren enthaltendes Polypeptid. Es wird von → Thymus-Epithelzellen (TEC) sezerniert und ist ein Immunhormon. Es induziert die Differenzierung der Thymozyten (unreife T-Lymphozyten) und hat immunmodulierende Wirkungen.

Thymosine. Eine Gruppe von etwa 30 Polypeptid-Immunhormonen, die aus dem → Thymus sezerniert werden. Sie regulieren die Reifung und viele Aktivitäten der Lymphozyten. Sie entstehen aus größeren Präkursoren – *Prothymosinen*. Das meistverbreitete ist Thymosin-α, dessen Molekül aus 28 Aminosäureeinheiten zusammengesetzt ist. Es stimuliert die Aktivität der Helfer-T-Lymphozyten, daher die Antikörperantwort, und die Immunität gegen Viren, Pilze und Tumoren. Seine Konzentrationen im Serum sinken mit der Thymus-Involution mit dem zunehmenden Alter.

Thymozyten. Lymphozyten im → Thymus. Es handelt sich meistens um unreife → T-Lymphozyten in verschiedenen Entwicklungsstadien, die aus → Prothymozyten hervorgehen.

Thymulin. Ein → Zink-Ion enthaltendes Nonapeptid. Es wird im → Thymus gebildet und in das Blut sezerniert. Es steigert die Aktivität einiger Subpopulationen von → T-Lymphozyten (vor allem der zytotoxischen Zellen). Es kann die Reaktionsfähigkeit der Lymphozyten von thymektomierten Tieren auf → Mitogene wiederherstellen.

Thymus. Bei Säugern auch „Bries" genannt; ist eine endokrine Drüse, die → Thymosine, → Thymopoietin, → Thymulin und weitere Immunhormone produziert. Er ist ein primäres Lymphorgan, in welchem → T-Lymphozyten reifen und sich differenzieren, um dann MHC-restringiert (→ MHC-Restriktion) körperfremde Antigene erkennen zu können (→ positive Selektion). Zugleich werden dort auch die meisten autoreaktiven Klone der → T-Lymphozyten eliminiert, was einen der bedeutendsten Mechanismen der Toleranzentstehung gegenüber körpereigenen Antigenen darstellt (→ negative Selektion). Der Thymus setzt sich aus Rinde und Mark zusammen. In der Rinde (*Cortex*), die etwa 85% der ganzen Drüse ausmacht, befinden sich Thymozyten, kortikale Thymus-Epithelzellen (→ cTEC) und Makrophagen. Das Mark (*Medulla*) enthält hauptsächlich Thymozyten und medulläre Thymus-Epithelzellen (→ mTEC). Mit der Pubertät ist der Thymus am größten (30–40 g), verkleinert sich aber mit zunehmendem Alter (Thymusinvolution) und ist im Erwachsenenalter zumeist nicht mehr vorhanden. Bei sehr häufigen Infektionen im Kleinkindalter kann sich der Thymus auch schon viel früher rückbilden. Thymusrückbildung zeigt, dass die Entwicklung der T-Zellen abgeschlossen ist, und wird generell mit Alterungsvorgängen in Zusammenhang gebracht. Defekte Anlage des Thymus resultieren in einem → Di George-Syndrom mit → Immundefizienz.

Thymus-abhängige Antigene (T-Zellabhängige Antigene) (engl. *T-dependent antigens, TD-antigens*). Um spezifische, effiziente Immunantworten gegen sie zu induzieren, werden T-Helfer-Lymphozyten (→ T-Lymphozyten, Helfer) benötigt. Ihre Erkennung durch den → B-Zell-Rezeptor würde ansonsten lediglich IgM-Antikörperantwort zur Folge haben. Es handelt sich um Protein-Antigene, die zuerst in den Antigenpräsentierenden Zellen (dazu zählen auch die B-Zellen selbst) zu immunogenen Peptiden zerlegt werden (→ Antigenpräsentation), die dann im Komplex mit → HLA II-Antigenen durch Helfer-T-Lymphozyten erkannt werden. Ein zweites (bestätigendes, kostimulierendes) Signal muss dabei durch Interaktion des → CD40-Moleküls an der B-Zelle mit dessen Ligand (CD40L) an der T_H-Zelle beigesteuert werden *(Abb. 15)*. Damit ist die T-Zelle aktiviert, und beginnt mit Produktion und Freisetzung von Zytokinen, welche die Differenzierung der zuständigen → B-Lymphozyten zu Antikörper bildenden → Plasmazellen auslösen. T-abhängige Antigene leiten daher → Isotyp-Switch ein und es können höheraffine Antikörperklassen (IgG, IgA, IgE) erzeugt werden, die für eine sekundäre Immunantwort typisch sind.

Thymus-unabhängige Antigene. Die Immunantwort gegen diese → Antigene gelingt auch ohne T-Zell-Hilfe und geschieht im Rahmen einer primären → Immunantwort. Viele Bakterien haben Wände mit schlecht immunogen, polysaccharid- oder lipidhältigen sich wiederholenden (repetetiven) Strukturen. B-Zellen produzieren in diesem Fall nur IgM-Antikörper. IgM ist geeignet, durch seine hohe → Avidität an solche Epitope zu binden, und ist ein effektiver Aktivator des → Komplement-Systems. Die entstehende Komplementkomponente C5a bindet an Rezeptoren der Makrophagen und aktiviert diese zur Phagozytose. Auch die B-Zelle wird zu weiterer IgM-Produktion angeregt, indem das entstandene Komplementfragment C3dg (ein Abbauprodukt von C3b) an den aus der Oberfläche der B-Zellen herausragenden Komplementrezeptor CR2 (→ CD21) bindet und ein zusätzliches synergisches Aktivierungssignal entsteht.

Thyreoidea-stimulierende Immunglobuline (TSI). Auch → TSH-Rezeptor-Antikörper (TRAK); → Morbus Basedow.

T_H-Zellen → Helfer-T-Lymphozyten.

tight junctions (engl. für enge Verbindungen zwischen Epithelzellen). Auch *Zonula occludens.* Bewerkstelligt durch einen Komplex aus Molekülen, unter besonderer Beteiligung des Proteins *Okkludin.* Sie stehen in enger Interaktion mit dem Zytoskeleton. cAMP, Proteinkinase C oder Calzium-Entzug öffnen die *Tight junctions* und erhöhen die Permeabilität und ermöglichen parazellulären Transport von Molekülen, während der TEER (transepitheliale elektrische Widerstand, R) abfällt. Dies kann im Experiment in der sogenanten → Ussing-Kammer gemessen werden.

TIL-Zellen (tumour-infiltrating lymphocytes). Lymphozyten, welche Tumore infiltrieren. Sie sind den zytotoxischen → T-Lymphozyten ähnlich, sind aber bei Tumordestruktion viel wirksamer. Ihre anti-Tumor-Aktivität ist stärker als die von → LAK-Zellen und, im Unterschied zu ihnen, erkennen die TIL-Zellen spezifisch. Das bedeutet, dass sie besonders für die Zellen des Tumors zytolytisch wirken, aus dem sie isoliert wurden. TIL können extrakorporal modifiziert werden, z.B. durch Transformationen mittels → Retroviren, um ihre Produktion von Tumor-Nekrose-Faktor zu erhöhen. Versuche mit isolierten und reinfundierten TIL sowie hochdosiertem IL-2 haben bereits klinische Erfolge bei Tumorpatienten gezeigt.

Titer. Auch Antiserumtiter. Die stärkste Verdünnung eines → Antiserums (Immunserums), die mit dem Antigen noch reagiert (→ Serologie). Sie wird so bestimmt, indem man zu einer konstanten Menge des Antigens schrittweise das mit physiologischer Lösung verdünnte Antiserum (in der Regel in einer geometrischen Reihe 1:2, 1:4, 1:8 usw.) zusetzt. Die gebundene Antikörpermenge kann immunologisch, zB im → ELISA gemessen werden. Der Wert drückt die relative Konzentration der Antikörper gegen das jeweilige Antigen im Serum aus, nicht ihre absoluten Mengen. Titerkontrollen werden zur Überprüfung von Impferfolgen durchgeführt und dienen z.B. zur Diagnostik von Infektions- und Autoimmun-Erkrankungen.

T-Lymphozyten. Lymphozyten, die nach Entstehung aus pluripotenten Stammzellen im Knochenmark ihre Immunkompetenz, ihre Funktion in der → spezifischen Abwehr, im Thymus erworben haben. Sie werden auch T-Zellen genannt. Ihre Grundmerkmal ist der → T-Zell-Rezeptor an ihrer Oberfläche, der zusammen mit dem Differenzierungantigen → CD3 den → T-Zell-Rezeptor-Komplex bildet. T-Zellen stellen eine heterogene, aus zwei Subpopulationen, Helfer- (T_H-) und zytotoxischen (T_C-) Lymphozyten, zusammengesetzte Population dar *(Tabelle 19)*. Für die zytotoxischen T-Lymphozyten wird auch das Kürzel CTL verwendet. An der Oberfläche aller T-Zellen befinden sich die Differenzierungsmerkmale CD2 und CD3, T_H-Lymphozyten besitzen außerdem das Merkmal → CD4, und CTL das zusätzliche Merkmal → CD8. Der Name „Helfer"-T-Lymphozyten stammt aus ihrer Funktion, sie helfen den → B-Lymphozyten bei der Einleitung der Antikörperantwort (→ Isotyp-Switch) gegen → Thymus-abhängige Antigene. Exogene Antigene (Proteinantigene) werden durch *T-Helfer-Lymphozyten* nach ihrer Bearbeitung (→ Prozessierung und → Antigenpräsentation) im Zusammenwirken mit → HLA-Antigenen der Klasse II erkannt. Bei den T_H-Zellen wird zwischen drei Subpopulationen unterschieden: T_H1-, T_H2- und T_H3-Zellen, die unterschiedliche Sätze von Zytokinen sezernieren *(Tabelle 20)*. T_H1- und T_H2-Zellen haben einen gemeinsamen Präkursor, die naiven T_H0-Zellen. Die typischen Helferzellen, die für das Zusammenwirken mit B-Zellen verantwortlich sind, sind die T_H2-Zellen, T_H1-Zellen unterstützen entzündliche Vorgänge durch Stimulation der Makrophagen (*proinflammatorische T-Zellen*), beteiligen sich an der Beseitigung von Viren und intrazytoplasmatischen Bakterien sowie an → Überempfindlichkeit Typ IV sowie → Transplantatabstoßung. Die *zytotoxischen T-Lymphozyten* sind typische Effektorzellen, deren Hauptaufgabe darin besteht, andere Zellen, die durch Viren oder zytoplasmatische Parasiten infiziert sind, sowie maligen transformierte Zellen durch → Zytotoxizität abzutöten. Antigene an Zielzellen werden durch CTLs nur erkannt, wenn sie mit HLA-Antigenen der Klasse I präsentiert werden (→ MHC-Restriktion). In der unphysiologischen Situation der Transplantation erkennen sie Zellen mit körperfremden → HLA (Klasse I) und wirken an der → Transplantatabstoßung mit. In der Vergangenheit erwog man auch eine Population von suppressorischen T-Lymphozyten (T$_S$-Zellen), diese sind jedoch mit zytotoxischen T-Lymphozyten ident. Abhängig von ihrer Funktion können T-Lymphozyten auch als → regulatorische T-Zellen wirken. Neben der Helfer- und zytotoxischen T-Lymphozyten enthält die Population der T-Zellen auch *Memory-T-Lymphozyten*, die als T$_M$-Zellen bezeichnet werden. T-Zellen, die noch nicht mit einem Antigen in Berührung waren, tragen neben dem Differenzierungsmerkmal CD4 (oder CD8) auch → CD45RA. T-Zellen, die bereits mit einem Antigen Kontakt hatten, tragen das Differenzierungsmerkmal → CD45RO und werden als → Memory-Zellen oder geprimte Zellen bezeichnet (→ Priming).

T-Lymphozyten, Aktivierung. Ein Prozess, durch welchen klonale Expansion spezifischer Helfer- oder zytotoxischer T-Lymphozyten eingeleitet wird. Ruhende T-Zellen haben nur die β- und γ-Kette des IL-2-Rezeptors (→ IL-2R) an ihrer Oberfläche sowie den T-Zell-Rezeptorkomplex mit CD3 u.a., weiters CD4 oder CD8. Wenn der Antigen-Rezeptor eines T-Zellklones (→ T-Zell-Rezeptor) ein immunogenes Peptid im Kontext mit HLA-Antigenen der Klasse I oder II (→ MHC-Restriktion) spezifisch erkennt, entsteht ein erstes Signal für Aktivierung. Dies muss durch mindestens ein weiteres → Kostimulations-Signal (zweites Signal) bestätigt wer-

Tabelle 19. Populationen und Subpopulationen der menschlichen T-Lymphozyten

Lymphozyten-Population	Helfer				Zytotoxische
Subpopulation	T$_H$0	T$_H$1	T$_H$2	T$_H$3	
Differenzierungs-antigene	CD2, CD3, CD4, CD45A	CD2, CD3, CD4, CD26	CD2, CD3, CD4, CD30	CD2, CD3, CD4	CD2, CD3, CD8
Zytokin-produktion	IFN-γ, IL-2, IL-3, IL-4, IL-5, TNF, GM-CSF	IFN-γ, IL-2, Lymphotoxin IL-3, IL-17, GM-CSF	IL-3, IL-4, IL-5, IL-6, IL-9, IL-10, TNF, GM-CSF	TGF-β, IL-10	Lymphotoxin IFN-γ, IL-3, GM-CSF
HLA-Moleküle	Klasse II	Klasse II	Klasse II	Klasse II	Klasse I
Hauptfunktion	naive Präkursoren der T$_H$-Zellen	Entzündungs-regulation, Abwehr von Viren und intrazellulären Bakterien, Teilnahme an Überempfindlichkeit Typ IV	Zusammen-wirken mit B-Zellen und Prägung des atopischen Phänotyps	Regulierung der Immun-antworten und Heilungs-prozesse	Effektorzellen der spezifischen Abwehr gegen Viren und Tumoren

den, um die T-Zellen wirklich zu aktivieren. Das zweite Signal entsteht durch Interaktion von Molekülen an der Oberfläche der → Antigen-präsentierenden Zellen (B7) und den T-Lymphozyten (CD28). Das resultierende Aktivierungssignal wird in den Zellkern über ein Signaltransduktions-System aus Proteinkinasen und anderen Enzymen übertragen (→ T-Zell-Rezeptor). Außer Antigenbindung und Kostimulation sind für eine komplette Aktivierung der T-Zellen auch Interaktionen zwischen Adhäsionsmolekülen an beiden Zelltypen, sowie die Teilnahme einiger Zytokine, im Besonderen IL-2, notwendig, welches aus T-Helferzellen stammt. Nach erfolgter Kostimulation wird (1) der IL-2 Rezeptor durch die T-Zelle komplett exprimiert, er enthält dann neben der β- und γ- auch die α-Kette (CD25) und hat nun eine hohe Affinität zu IL-2. (2) IL-2 wird durch den T-Lymphozyten selbst produziert und wirkt sowohl autokrin als auch parakrin. Es bindet an den → IL-2 Rezeptor und aktiviert die T-Zelle, die sich nun mehrere Tage lang täglich etwa 2–3-mal teilen kann, und klonal expandiert. Es entstehen Tausende Tochterzellen. Diese T-Zellen differenzieren durch IL-2 zusätzlich zu potenten Effektorzellen.

Tabelle 20. Zytokin- und Zytotoxinproduktion aus T-Lymphozyten Subpopulationen

	T_H1	T_H2	T_H3	T_H0	CTL
Zytokine					
IL-2	++	–	–	+	+/–
IFN-γ	++	–	–	+	++
IL-3	++	++	+	+	+
GM-CSF	++	+	–	+	+
TNF-α	++	+/–	–	+/–	+
IL-4	–	++	–	+	–
IL-5	–	++	–	+/–	–
IL-6	–	++	–	+	–
IL-9	–	++	–	–	–
IL-10	–	++	+	+	–
TGF-β	–	+	++	–	–
IL-13	–	++	–	–	–
IL-17	+	–	–	–	–
ST2	–	++	–	–	–
Zytotoxine					
TNF-β	++	–	–	–	++
Perforine	–	–	–	–	++
Granzyme	–	–	–	–	++

T_H – Helfer-T-Lymphozyten, CTL – zytotoxische T-Lymphozyten, IL- Interleukin, IFN – Interferon, GM-CSF – Granulozyten- und Makrophagenkolonien stimulierender Faktor, TNF – Tumor-Nekrose-Faktor, TGF – transformierender Wachstumsfaktor

T-Lymphozyten, Antigen-Rezeptor. T-Zell-Rezeptor.

T-Lymphozyten, Helfer. Eine Subpopulation der Lymphozyten mit dem Oberflächen-Differenzierungsmerkmal und Korezeptormolekül CD4. Sie haben regulatorische sowie Effektorfunktionen. Sie verhelfen den → B-Lymphozyten zum → Isotyp-Switch, indem sie viele verschiedene → Zytokine produzieren. Diese haben auch eine aktivierende Wirkung auf zytotoxische T-Lymphozyten, NK-Zellen und Makrophagen *(Abb. 74)*. T_H-Lymphozyten sind, durch Hilfe bei der Antikörperproduktion an der Abwehr gegen extrazelluläre, als auch gegen intrazelluläre parasitierende Mikroorganismen (z.B. Listerien, Brucellen usw.) beteiligt.

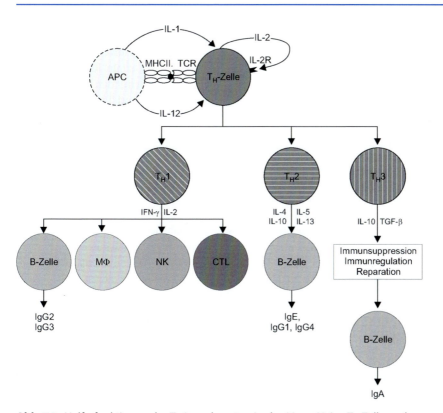

Abb. 74. Helferfunktionen der T_H-Lymphozyten in der Maus. Naive T_H-Zellen erkennen Peptide in MHC II. der Antigenpräsentierenden Zelle, die Interaktion wird durch ihr CD4 stabilisiert. Nach erfolgter Kostimulation sezerniert die T_H-Zelle autokrin und parakrin IL-2 und proliferiert. Weitere Zytokinstimulation entscheidet ihr Schicksal: Trifft IL-12 aus Antigenpräsentierenden Zellen (APC) auf sie, entwickelt sie sich zur proinflammatorischen T_H-Zelle vom Typ T_H1. Trifft früher IL-4 auf sie (zumeist aus anderen T-Zellen stammend), entwickelt sie sich zur anti-inflammatorischen T_H2- oder T_H3-Zelle. T_H2-Zellen spielen eine wichtige Rolle in der Allergie durch Unterstützung des Isotypswitches von B-Zellen zu anaphylaktischen Antikörperklassen (IgE im Mensch, IgE und IgG_1 in der Maus). T_H3-Zellen wirken immunregulativ und -supprimierend. Im Menschen ist die Polarisierung in diese drei T_H-Zell-Typen nicht so ausgeprägt und man findet auch multipotente T_H0-Zellen. Zudem unterstützen hier T_H2-Zytokine die Induktion von IgG_4, einer Antikörperklasse, die es in der Maus nicht gibt.

T-Lymphozyten, suppressorische

Sie beteiligen sich an verzögerter → Überempfindlichkeitsreaktion und an der → Transplantatabstoßung. Es gibt drei Gruppen von ihnen: T_H1-, T_H2- und T_H3. Dieses sehr polarisierte Schema stammt aus Untersuchungen in der Maus und ist in der Ausprägung im Menschen nicht anzutreffen. T_H0-Zellen haben kein bestimmtes Zytokinschema, sie werden als noch undifferenzierte Zellen gewertet. T_H1-Lymphozyten haben einen Rezeptor für → IL-1, sie produzieren IFN-γ, IL-2 und TNF-β. Sie greifen regulatorisch besonders in Entzündungsreaktionen und in die zelluläre Immunantwort ein und besitzen die Fähigkeit, intrazelluläre Parasiten abzutöten. T_H2-Lymphozyten sezernieren IL-4, IL-5, IL-6 und IL-10 und beteiligen sich vor allem an der Regulierung der Antikörper-Immunantwort. Das aktuelle Verhältnis der T_H1-und T_H2-Lymphozyten bestimmt, ob nach dem Kontakt mit einem Antigen die zelluläre oder Antikörper-vermittelte Immunantwort überwiegen wird. T_H3-Lymphozyten produzieren TGF-β und wirken besonders bei Heilungsprozessen mit. Zusätzlich wird ihnen eine Rolle in der intestinalen Toleranzentwicklung gegen exogene Antigene zugeschrieben. Man zählt sie zu den → regulatorischen T-Zellen *(Tabelle 19)*.

T-Lymphozyten, suppressorische → regulatorische T-Zellen.

T-Lymphozyten, zytotoxische (CTL). Eine Subpopulation der T-Lymphozyten mit dem Oberflächendifferenzierungsmerkmal und Korezeptormolekül CD8. Sie sind spezialisiert für die spezifische zelluläre Immunität. Sie entstehen aus naiven zytotoxischen T-Lymphozyten nach der Erkennung eines immunogenen Peptids mit HLA I (→ MHC-Restriktion), das am häufigsten aus einem endogenen Antigen stammt, z.B. aus viralen Proteinen, wenn eine Virusinfektion vorliegt, oder aus tumortransformierten Zellen. Nach dem Kontakt mit der Zielzelle und Aktivierung durch IL-2 (T-Lymphozyten, Aktivierung) aus T_H-Zellen (T-Lymphozyten, Helfer), werden an ihre Oberfläche zytotoxische → Perforine und proteolytische Enzyme (→ Granzyme, → Granulysin) freigesetzt, welche die Zielzelle vorwiegend durch Einleitung der → Apoptose töten (→ Zytotoxizität). Nur bei unphysiologisch hohen Konzentrationen kann die Zellmembran der Zielzelle soweit geschädigt werden, dass die Membran-Ionengradienten verloren gehen und es zu osmotischer Anschwellung und Lyse kommt. CTLs können weiters Zytokine produzieren, die zur Abwehr dienen: Interferon-γ hemmt die virale Replikation und aktiviert, gemeinsam mit den Tumor-Nekrose-Faktoren TNF-α und TNF-β die Makrophagen.

TNF → Tumor-Nekrose-Faktoren.

Toleranz. Wichtiger spezifischer immunologischer Mechanismus, um Nicht-Reaktivität gegenüber körpereigenen Antigenen sowie ungefährlichen exogenen Antigenen (z.B. Nährstoffe) zu garantieren. Man unterscheidet zentrale Toleranz von peripherer. *Zentrale Toleranz* wird während der T-Zellreifung im → Thymus bzw. für die B-Zellen bei ihrer Reifung im Knochenmark innerhalb der ersten Lebensjahre sichergestellt. Dabei werden zu dieser Zeit Selbst-Antigene der unreifen B-Zelle angeboten, die bei Erkennung von multivalenten Antigenen (z.B. viel HLA-Moleküle an Zelloberflächen) apoptotisch wird (im Gegensatz zu einer reifen B-Zelle, die stimuliert würde). Den T-Lymphozyten werden Selbst-Antigene durch → mTEC-Zellen angeboten, welche durch die Funktion des → AIRE-Gens exprimiert werden. Reagiert sie über ihre Rezeptoren mit diesen Antigenen, geht sie ebenfalls durch → Apoptose zugrunde. Potentiell gefährliche autoreaktive Spezifitäten werden dabei durch den Mechanismus der → klonalen Deletion ausgeschaltet. Bei der Entstehung der zentralen Toleranz werden offenbar nicht sämtliche möglichen Autoantigene erfasst, weil sie z.B. später im Leben exprimiert oder freigesetzt werden, oder durch Entzündung leicht verändert werden. Diese Selbst-Antigene können zu → Autoimmunerkrankungen führen. *Periphere Toleranz* kann auch später im Leben erworben werden. Wird ein Antigen durch eine → Antigenpräsentierende Zelle prozessiert (z.B. intestinale Epithelzelle) und das resultierende Peptid mit → HLA (→ MHC) Antigenen präsentiert, ohne dass → Kostimulation stattfindet, verfällt die erkennende T-Zelle in → Anergie. Es kommt zur aktiven Nicht-Reaktivität gegenüber diesem Antigen und Toleranz. Auch immunmodulierende Zytokine, wie → IL-10 und TGF-β induzieren Toleranz gegenüber Antigenen, indem sie T-Zellaktivierung negativ regulieren, IL-10 über die Hemmung der Bildung des proinflammatorischem IL-12 aus den APCs. IL-10 und TGF-β haben Bedeutung besonders in der Entstehung der mukosalen Toleranz, erfahrungsgemäß wirkt Antigenapplikationen über mukosale Routen (nasal, oral, vaginal, anal etc.) eher tolerogen, ebenso die Aufnahme großer Antigenmengen, und gute Löslichkeit. Partikeleigenschaften eines Antigens bewirken, umgekehrt, Immunogenität. Es scheint die Antigen-aufnehmenden APC (Antigen präsentierenden Zelle) und ihre Kostimulation und Zytokinproduktion die Weichen für periphere Toleranz oder Immunogenität zu stellen. Dabei dürften Toll-like Rezeptoren (TLR) mitwirken, die der APC die Unterscheidung gefährlicher oder ungefährlicher Antigene ermöglichen (→ Toll/IL-1 Rezeptoren). Im Tiermodell wurde gezeigt, dass TLR4 → Knockout-Mäuse ein hohes Risiko für → Nahrungsmittelallergie haben, umgekehrt also ein Defizit in Toleranzentwicklung zeigen.

Tolerogen. Ein Antigen, das immunologische → Toleranz auslöst. Manche Trägersubstanzen, an die Antigene oder Allergene chemisch gekoppelt sind, wirken tolerogen (z.B. PEG, Polyethylenglykol).

Toll/IL-1-Rezeptoren. Eine ständig wachsende Familie von Rezeptoren, die in der natürlichen Abwehr gegen Infektionen, sowie in der Pathogenese von Entzündungen und in der Induktion peripherer → Toleranz von grundlegender Bedeutung sind. Beim Menschen und bei anderen Säugetieren sind zwei Typen dieser Rezeptoren bekannt *(Abb. 75)*. Zum ersten Typ zählen die dem Rezeptor für → IL-1 (*IL-1R*) ähnlichen Rezeptoren. Sie schließen auch den Rezeptor für → IL-18 (IL-18R) sowie seine akzessorischen Proteine (IL-1RAcP, IL-18RAcP) ein. Der zweite Typ sind Toll-ähnliche Rezeptoren (*toll-like*

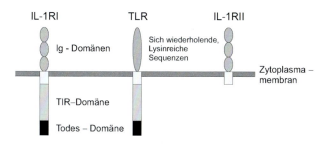

Abb. 75. Die Grundstruktur der Toll-ähnlichen (TLR) und IL-1R Rezeptoren. Zwei Rezeptoren für IL-1 sind bekannt: IL-1RI, der das Signal in das Zellinnere überträgt, und IL-1RII, welcher kein Signal überträgt. TIR – Toll/IL1-Rezeptor.

receptors – TLRs). Toll wurde ursprünglich bei der Fliege *Drosophila melanogaster* als ein Gen identifiziert, dessen Produkte (Toll-Rezeptoren) die ontogenetische Entwicklung und Abwehr, vor allem gegen Pilze, regulieren. Ähnliche Strukturen wurden auch bei höheren Pflanzen, Wirbellosen und Wirbeltieren, einschließlich des Menschen, identifiziert. Beim Menschen sind bislang zehn TLRs bekannt, die als TLR1 bis TLR10 bezeichnet werden. Liganden der TLRs sind viele Bestandteile von Mikroorganismen, TLR4 erkennt vor allem → Lipopolysaccharide, TLR2 erkennt → Peptidoglykane, weiters werden durch TLRs → Lipoproteine, Lipoteichonsäure, → Hitzeschock-Proteine (Hsp60) usw. erkannt. TLRs gehören zu den → PRRs (*pattern recognition receptors*) und erkennen Pathogene über konservierte Motive (→ PAMPs). TLRs an u.a. Makrophagen, → Endothelzellen und → Epithelzellen können zwischen Pathogenen und nicht-Pathogenen unterscheiden. Nach Bindung eines Liganden an IL-1R, IL-18R oder einen TLR, wird der Transkriptionsfaktor → NF-κB aktiviert, was über mehrere Serin- und Threoninproteinasen, wie z.B. IRAK (*IL-1R-associated kinase*), NIK (*NF-κB-inducing kinase*) und den regulatorischen Faktor TRAF (*tumor necrosis factor receptor-associated factor*) geschieht *(Abb. 76)*. Über diesen Mechanismus werden etwa 100 Gene reguliert, die für viele Zytokine (besonders entzündungsstimulierende), Zytokinrezeptoren, Wachstumsfaktoren, Adhäsionsmoleküle, Akute-Phase-Proteine usw. kodieren. Toll/IL-1-Rezeptoren haben eine sogenannte *Todesdomäne* an ihrem intrazellulären Teil des TIR (Toll/IL-1-Rezeptor). Todesdomänen sind Proteinmotive, deren Struktur Interaktion mit anderen Proteinen vermitteln und im weiteren Verlauf zur Kaspasen-Aktivierung und zur → Apoptose. Es wird angenommen, dass TLRs eine bedeutende Rolle nicht nur in der Abwehr gegen Pathogene sondern auch bei der Phagozytose geschädigter und durch Apoptose abgetöteter körpereigener Zellen, bei der Regulierung von Entzündungen, aber

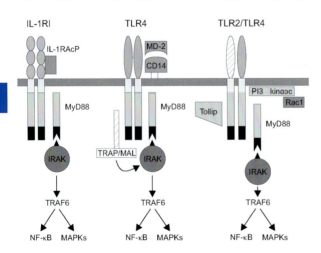

Abb. 76. Die Wege der Signalübertragung über Toll-like Rezeptoren (TLR) und dem Rezeptor für IL-1 (IL-1R). MyD88, TRAP/MAL, Tollip – Adaptormoleküle, die nach der Bindung an zytoplasmatische Teile von IL-1RI oder TLR die Serin-Threoninkinasen IRAK aktivieren und damit die Signaltransduktion einleiten. IRAK (*IL-1R-associated kinase*) – mit IL-1R assoziierte Kinase. TRAF (*TNFR-associated factor*) – mit dem TNF-Rezeptor verbundener Faktor.

auch bei der Induktion der peripheren → Toleranz gegen Nahrungsmittelantigene spielen. Veränderungen der TLRs Funktionen wurden bei einigen Herz-, Gefäß-, allergischen, neurodegenerativen und Tumorerkrankungen beobachtet.

Toxin (engl. *toxin, venom*). Ein giftiger Stoff biologischen Ursprungs, der in der Regel immunogen ist und dadurch die Bildung von Antikörpern einleiten kann, die dann → Antitoxine heißen. Toxine werden als hitzelabile → Exotoxine von Erregern abgegeben, wie Produkte von Mikroorganismen (Tetanus-Toxin, Diphtheria-Toxin, Botulinum-Toxin usw.), die auch als *Enterotoxine* bezeichnet werden, wenn sie von Enterobakterien stammen. Diese löslichen Toxine werden oft von → Bakteriophagen oder → Plasmiden kodiert. Im Unterschied dazu sind → Endotoxine an Bakterienmembranen gebunden und hitzestabil. Toxine können auch von Pflanzen (z.B. Rizin, → Abrin), Tieren (Schlangen, Skorpione, Bienen, Wespen) oder Pilzen stammen. Toxine von Insekten können als → Allergene bei der Auslösung von IgE-vermittelter → Überempfindlichkeit Typ I mitwirken.

toxischer Schock-Syndrom (TSS) (engl. *toxic shock syndrome*). Es wird durch ein bakterielles Toxin, das hauptsächlich durch *Staphylococcus aureus* produziert wird und zu den → Superantigenen gehört, verursacht (TSST-1 – *Toxic Shock Syndrome Toxin-1*). Risikofaktoren für das Auftreten sind Haut- und Unterhautläsionen, fokale Staphylokokkeninfektionen, Pneumonien, Zustand nach Geburt oder Abort. 1978 wurde zum ersten Mal in den USA bei jungen Frauen ein Zusammenhang mit dem Gebrauch von Vaginaltampons beobachtet. TSS äußert sich durch hohes Fieber, Benommenheit, Gelenkschmerzen und Scharlach-ähnlichen Hautausschlag, Ödeme an den Händen und im Gesicht sowie Bindehautent-zündung. In der zweiten Phase entstehen Schleimhautschäden, u.a. bilden sich Ulzera im Mund, und es kommt zu Hautabschuppungen besonders an Händen und Füßen. TSST-1 wirkt an vielen Organe und ruft mannigfaltige Symptome hervor, einschließlich Blutdruckabfall bis zur Ohnmacht, Übelkeit und Erbrechen, Diarrhoe, Leber- und Niereninsuffizienz, neurologische Symptome bis zu akutem Atemnotsyndrom (*respiratory distress syndrome*) bei Erwachsenen. Die Therapie mit Staphylokokken-Antibiotika und Volumensubstitution hat sofort zu erfolgen. Manchmal sind die Äußerungen nur mild, grippeähnlich.

Toxoid. Ein mikrobielles Toxin (Giftstoff) mit inaktivierter Toxizität, aber erhaltener Immunogenität. Aus diesem Grund wird es als Antigen verwendet, um schützende Immunität gegen mikrobielle → Exotoxine auszulösen. Für die Tetanus-Impfung verwendet man Tetanus-Toxoid, für Diphterie das Diphterie-Toxoid etc.

TRAK → TSH-Rezeptor-Antikörper.

Transduktion. Die Übertragung von genetischer Information (eines bestimmten Abschnitts der DNS) von einem Individuum auf ein anderes durch einen → Vektor, z.B. mittels eines → Bakteriophagen oder → Plasmides. Die Empfängerzelle produziert das Proteinprodukt dieses Gens und ändert ihren Phänotyp. Z.B. werden manche Virulenzfaktoren von Bakterien durch Transduktion übertragen. Therapeutisch verwendet man neben Transfektions-Methoden virale Vektoren (DNS-, RNS-, Retroviren) für die Transduktion von therapeutischen Genen in einen kranken Organismus. Dies wird als Gentherapie bezeichnet.

Transfektion. Die Übertragung von DNS (Gene, Genfragmente) in eine eukaryotische Wirtszelle. Ursprünglich wurde nackte Virus-DNS oder RNS anstelle von Viruspartikeln verwendet, um Infektionen zu setzen (daher der Begriff Transfektion). Das Resultat waren neue, intakte Viruspartikel, produziert in der Wirtsszelle. Auch rekombinante oder gereinigte DNS kann für Transfektionen von Zellen herangezogen werden, die dann neue Eigenschaften erhalten, z.B. malignen transformiert werden (→ Transformation). Transfektion ist ein wichtiger Mechanismus in der → Gentherapie: die therapeutischen Gene zu Reparatur, Ersatz, oder Ausschaltung eines Gens, welches eine Erkrankung verursacht, können mittels *elektrisch geladener Verbindungen, Mikroinjektion, Elektroporation* (durch Stromstöße), *Gene gun* (Gen-Gewehr, schießt DNS an Goldpartikeln in die Zielzellen ein) in Empfängerzellen eingebracht werden. Ziel dieser Methoden ist es, die Membranintegrität der Zielzellen stören, um Fremd-DNS eindringen zu lassen. Auch → DNS-Vakzinen werden mit diesen Methoden in den Empfänger-Organismus gebracht.

Transfer-Faktor. Zwei Bedeutungen: (1) Dialysierter Lymphozytenextrakt, der Substanzen mit einem Molekulargewicht von bis zu 10.000 enthält (am häufigsten 4.000–6.000). Mit ihm kann man zellulär vermittelte Immunität, vor allem Spätüberempfindlichkeit von einem sensibilisierten auf ein nichtsensibilisiertes Individuum übertragen. Er wird subkutan bei zellulären Immundefizienzen eingesetzt, wenn rekurrente Infekte auftreten. (2) Transfer-Faktoren: Peptide aus humanem → Kolostrum, die als immunstärkende Nahrungsergänzung für Babies vermarktet werden.

Transformation. Der Begriff kann mehrere Bedeutungen haben. Ursprünglich wurde die Übertragung der DNS oder eines ihrer Fragmente aus einer Bakterienzelle in eine andere Bakterienzelle, in der sich die genetische Information phänotypisch äußern konnte, als *prokaryotische Transformation* bezeichnet. Dies wurde von *Griffith* schon 1928 dokumentiert. Heute versteht man unter diesem Begriff chemische oder elektrische Prozesse, durch die man eine Wirtszelle dazu zwingt, fremde DNS zu akzeptieren, diese stabil in ihr Genom aufzunehmen und auf ihre Tochterzellen zu übertragen. *Neoplastische Transformation* bedeutet die Umwandlung einer somatischen Zelle zu Tumorzelle, z.B. durch Transfektion mit onkogenen Viren (z.B. → Epsten-Barr-Virus, EBV). Diese Methode wird im Labor verwendet, um Zellen zur unlimitierten Proliferation zu bringen (EBV-transformierte Zelllinien). *Lymphozyten-Transformation* bedeutet Stimulierung der Lymphozyten im Ruhezustand durch Antigene, Zytokine, Lektine oder andere Mitogene, wodurch diese *blastische Transformation* erfahren, mit Zellteilung, Proliferation und Differenzierung zu Antikörper- (→ B-Lymphozyten) oder Zytokin- und Zytotoxin-produzierenden Zellen (→ T-Lymphozyten).

transformierende Wachstumsfaktoren (transforming growth factor) → TGF.

Transfusion. Der Transfer von Vollblut (Blutkonserven), Blutbestandteilen (Erythrozyten-, Thrombozyten-, Leukozytenkonzentrate) oder Plasma an einen Empfänger therapeutisch als Blutersatz bei Blutverlusten oder bei Anämie, Hämoblastosen, Agranulozytose etc., oder als Austauschtransfusionen. Dabei ist die Kompatibilität der → Blutgruppenantigene und → Rh-Antigen zu überprüfen. Dies geschieht in der Kreuzprobe (→ Crossmatch). Bei nicht-Übereinstimmung der Blutgruppenantigene kann es zu → Transfusionszwischenfällen kommen.

Transfusionszwischenfälle. Da die Blutgruppen A und B sowie 0 sogenannte komplette Antikörper der Klasse IgM (→ Agglutinine) gegen die entgegengesetzte Blutgruppe im Blut vorliegen haben (→ AB0(H)-System), kann es schon bei einer ersten Bluttransfusion (Erythrozytenkonzentrate, Blutkonserven) zu Antikörper-vermittelten Agglutination der Spendererythrozyten kommen. Abhängig von der Stärke der Agglutinations-Reaktion kommt es auch zur intravasalen Hämolyse. Lebenswichtig ist daher die vorangehende → Crossmatch-(Kreuzprobe) Untersuchung. Bei Transfusion von RhesusFaktor-positiven Erythrozyten in einem Rh-negativen Empfänger (→ Rhesus-System) kommt es nach einer ersten Transfusion innerhalb von etwa drei Monaten zur Bildung von inkompletten (IgG) Antikörpern, die nicht agglutinieren oder Komplement aktivieren, aber Erythrozyten opsonisieren können. Die Haupt-Subklassen sind IgG1 und IgG3. Makrophagen erkennen solchermaßen opsonisierte Erythrozyten über ihren IgG-Rezeptor FcγRI (→ FcγR) und phagozytieren sie. Opsonisierende Anti-Rh IgG werden weiters von FcγRIII Rezeptoren an → NK-Zellen erkannt und führen zur Lyse der Erythrozyten über den Mechanismus der → ADCC. In jedem Fall kommt es etwa zwei Stunden nach der ersten bzw. zweiten Transfusion zur extravasalen Hämolyse. Die Symptome treten oft noch während der Transfusion auf und sind Atemnot, Herzanfälle, Hautrötung, Brust und Rückenschmerzen sowie Schockzeichen. Durch freiwerdendes Hämoglobin kommt es zu akutem Ikterus und Gefahr des Nierenversagens. Die Prognose ist, besonders bei AB0-Inkompatibilität, sehr schlecht (5–10% Letalität). Die Transfusion muss sofort unterbrochen werden und es ist Schocktherapie erforderlich sowie Verabreichung von → Glukokortikoiden (Prednisolon), bei Anurie Hämodialyse. Falls die Erythrozytenkonzentrate ungewaschen sind, enthalten sie geringe Mengen an Spender-Thrombozyten und Leukozyten. Dies kann Antikörperbildung gegen Thrombozyten sowie Leukozyten bei wiederholten Transfusionen zur Folge haben und zu fieberhaften Reaktionen mit Schüttelfrost führen. Auch → Chimärismus kann sich entwickeln. Neben diesen immunologischen Mechanismen für Transfusionszwischenfällen können auch z.B. Pyrogen-Verunreinigungen der Konserven Fieber bewirken. Bakterienverunreinigungen in Bluttransfusionen können zum → Endotoxinschock mit disseminierter intravasaler Gerinnung (DIC-Syndrom) führen. Gefürchtet ist die Anaphylaxie des Empfängers gegen Proteine im Spenderplasma, z.B. Patienten mit → selektiver IgA-Defizienz können → anaphylaktischen Schock entwickeln, wenn sie mehrmals Plasmen beinhaltend IgA bekommen haben.

transgene Tiere. Tiere, die ein fremdes Gen in ihr Genom inkorporiert haben. Von den anderen, Wild-Typ-Individuen der jeweiligen Tierart (engl. *wild type* – wt) unterscheiden sie sich durch die Eigenschaft, die durch das Trans-Gen kodiert wird. Am häufigsten werden transgene Mäuse konstruiert, um die Funktion der Gen-Produkte in Immunantworten, Tumorentstehung, bei der Pathogenese verschiedener Krankheiten usw. zu erforschen. Man benötigt dazu das Strukturgen von Interesse, begleitet von einem → Promotor und → Enhancer sowie einen → Vektor. Transgene Tiere werden so konstruiert, indem frisch befruchtete Eier geerntet werden. Dann wird die Fremd-DNS in den Pronukleus der Spermien injiziert (*Pronukleus-Methode*). Die Pronuklei fusionieren dann und bilden die diploide Keimzelle. Nach einigen Teilungen werden diese Zellen dann in → pseudoträchtige Weibchen übertragen. Alternativ können embryonale Stammzellen aus Maus-Blastozysten geerntet und transformiert werden (*Embryonen-Stammzell-Methode*), anschließend durch Mikroinjektion in die Blastozyte zurückgebracht und diese in den Uterus (die Gebärmutter) implantiert werden. Alternativ wurden schon erfolgreich männliche Spermien transformiert und zur Fertilisation verwendet (*Spermien-mediierter Gentransfer*). Erfolgreich wurden schon transgene Mäuse, Schafe, Hühner, und Schweine hergestellt, die das Transgen in ihre Keimbahn, also in allen Körperzellen aufweisen. Man hofft, diese Tiere zur Produktion humaner Proteine verwenden zu können (z.B. Insulin).

Transgenose. Der Transfer von Genen in einen nicht-verwandten Organismus und die nachfolgende Expression der entsprechenden Genprodukte. Damit gemeint ist die Aufnahme von Phagen-DNS durch Injektion, oder Aufnahme von nackter Bakterien-DNS in eukaryotische Zellen.

Transkobalamin-II-Defizienz. Mangel an spezifischem Transporterprotein für Vitamin B_{12} (Kobalamin). In der Folge entsteht eine megaloblastäre Anämie und ein Mangel an Immunglobulinen (Hypogammaglobulinämie), weil B-Lymphozyten sich nicht zu Plasmazellen differenzieren können, wenngleich ihre Zahl normal ist. Es handelt sich um eine autosomal-rezessive Erkrankung, bei der die Patienten nicht einmal auf intensive Antigenstimulation durch Antikörperbildung antworten. Außerdem kann auch die Funktion ihrer Phagozyten gestört sein, vor allem deren Fähigkeit, Staphylokokken zu töten. Die meisten Symptome können durch eine regelmäßige Zufuhr von Vitamin B_{12} beseitigt werden, obwohl akute Atemwegsinfektionen auch bei behandelten Patienten vorkommen.

Transkription. Überschreibung der genetischen Information von → DNS in die → mRNS (Boten-RNS).

Transkriptionsfaktoren → Nuklearfaktoren.

Transkriptomik. Der Komplex aller mRNA-Spezies einer Zelle wird als *Transkriptom* (→ Genomik) bezeichnet. Die Transkriptomik befasst sich mit der Untersuchung von Prozessen, die sich bei der → Transkription von Genen abspielen, besonders mit der Boten-RNS (→ mRNS) unter bestimmten physiologischen und pathologischen Situationen.

Translation. Die Übersetzung der genetischen Information einer → mRNS in die Aminosäurensequenz (primäre Struktur) der Polypeptidkette der Proteine, was an den Ribosomen geschieht.

Transplantation. Ersatz von Organen (besonders Nieren, Herz, Leber, Lungen, Bauchspeicheldrüse, Haut) oder Geweben (Knochenmark) durch funktionstüchtige Organe oder Gewebe. Es kann sich dabei um *autologe Transplantation* (Übertragung eines Organs oder Gewebes, z.B. der Haut, von einer Stelle an eine andere Stelle bei demselben Individuum), um *allogene Transplantation* (Übertragung zwischen genetisch nichtidentischen Individuen im Rahmen derselben Art), um *syngene Transplantation* (Übertragung zwischen genetisch identischen Individuen derselben Art, beim Menschen zwischen identischen homozygoten Zwillingen) oder um *xenogene Transplantation* (Übertragung zwischen Individuen unterschiedlicher biologischer Arten) handeln. Bei *orthotopischer Transplantation* wird das Transplantat an dieselbe Stelle übertragen, wo sie sich das ursprüngliche Organ befand (z.B. Herz), bei *heterotopischer Transplantation* wird (z.B. die Niere) an eine andere Stelle übertragen. Das transplantierte Organ kann von einem Spender oder einer frisch verstorbenen Person stammen. Der Erfolg der Transplantation ist von dem Grad der Übereinstimmung der Transplantationsantigene (beim Menschen → HLA) des Spenders und des Empfängers abhängig. Auch die → Blutgruppenantigene müssen aufeinander abgestimmt sein. Je größer die HLA-

Übereinstimmung, desto höher die Wahrscheinlichkeit, dass das Transplantat funktionsfähig überleben wird. Auf Grund des zunehmenden Mangels an Spenderorganen gewinnt zunehmends das Konzept des *Tissue Engineering* an Bedeutung, wobei embryonale oder Stammzellen durch Wachstumsfaktoren und Zytokine in Kultur zu Geweben differenziert und dann transplantiert werden, ermutigende Resultate gibt es bei Leberzell- und Inselzelltransplantationen bei Leberversagen bzw. → Diabetes mellitus. Die immunologischen Reaktionen, die nach der Transplantation eines genetisch nichtidentischen Transplantats entstehen, münden in → Transplantatabstoßung und werden durch die Transplantationsimmunologie untersucht.

Transplantationsantigene. Histokompatibilitätsantigene (beim Menschen → HLA-Antigene), welche die Kompatibilität (Verträglichkeit) des körperfremden Transplantates mit dem Immunsystem des Empfängers bestimmen. Die Antigene des AB0(H)-Systems werden hier *nicht* hinzugezählt, obwohl sie auch große Bedeutung bei Transplantationen haben.

Transplantatabstoßung. Host versus Graft- (Empfänger gegen Transplantat-) Reaktion. Sind die HLA-Antigene des Spenders und Empfängers eines Transplantates nicht aufeinander abgestimmt (z.B. durch vorhergegangene → HLA-Typisierung), kommt es zur *akuten* Transplantatabstoßung. Diese erfolgt erst, wenn T-Helferzellen sowie zytotoxische T-Zellen des Empfängers die HLA-Antigene der fremden Zellen (durch Kreuzreaktivität mit den eigenen HLA-Antigenen) erkannt haben. Wenn sie aktiviert und vermehrt sind, können sie das Transplantat dann attackieren. Bei HLA-Inkompatibilität kommt es daher innerhalb von Tagen bis Wochen zur akuten Transplantatabstoßung. Wird ein weiteres Organ desselben Spenders in den Empfänger transplantiert, so kann es durch bereits gebildete Antikörper und → ADCC-Mechanismen zur *hyperakuten* Transplantatabstoßung kommen. Ebenso können bei vorhandenen Blutgruppenunterschieden, besonders im → AB0-System, Antikörper gegen die Spender/Empfänger Erythrozyten vorliegen und Agglutination und Hämolyse verursachen (→ Transfusionszwischenfälle). Chronische Transplantatabstoßung erfolgt nach mehr als 60 Tagen nach der Transplantation, auch nach guter HLA-Übereinstimmung. Die Ursache sind sogenannte Neben-Histokompatibilitätsantigene des Spenders, das sind in den HLA-Molekülen des Transplantates gebundene Peptide (→ NHC-Antigene). Die chronische Abstoßung führt letztlich zum kontinuierlichen Organversagen. Daher müssen in jedem Fall → Immunsuppressiva verabreicht werden, anti-CD3 Antikörper vermindern die T-zelluläre Abstoßung, → C1-Inh Gabe blockiert die Aktivierung des → Komplements. Auch eine → Graft versus host-Reaktion kann unter bestimmten Umständen stattfinden.

Transposon. Auch *jumping gene* (springendes Gen) genannt. Ein verlagerbares Element, eine kleine bewegliche DNS-Sequenz, die sich replizieren und ihre Kopien an zufälligen Stellen der Chromosomen einschieben kann. Dieser Prozess geschieht mit Hilfe der *Transposase*, ein Enzym das das Ziel-Gen wählt und das jumping gene mittels → Palindrom-Sequenzen einschiebt. Dies kann → Mutationen zur Folge haben. Menschliche Erkrankungen durch Transposone sind Hämophilie A und B, Duchenne'sche Muskeldystrophie, Porphyrie, → SCID, Tumoren.

Transskription. Umschreibung eines DNS-Abschnittes in RNS, dies geschieht im Zellkern durch Hilfe der → mRNS.

Transkriptomik → Genomik.

Trastuzumab. → Humanisierter (monoklonaler) Antikörper zur → passiven Immunisierung bei Tumoren, welche den → epidermalen Wachstumsfaktor-Rezeptor-2 (EGFR-2, HER-2/neu) überexprimieren.

Trigger. Reiz, der eine Zelle zur Mediatorausschüttung spezifisch aktiviert. Beispiel: Wenn zwei IgE-Moleküle durch Allergene kreuzvernetzt werden, kommt es zur Aktivierung der Zelle und Ca^{2+}-abhängigen Degranulation (Freisetzung Histamin-hältiger Granula), der Synthese von Arachidonsäure-Metaboliten und einiger Zytokine *(Abb. 5c und Film auf CD-Rom)*.

Trisomie. Eine weitere (überschüssige) Kopie eines Chromosoms, so dass in einem diploiden Organismus sich drei statt zwei Kopien befinden. Das bekannteste Beispiel ist die Trisomie 21, welche das → Down-Syndrom verursacht.

TSE (Transmissible Spongiform Encephalopathy). Übertragbare → spongiforme Enzephalopathie, ein gemeinsames Merkmal bei einer Gruppe von durch → Prione ausgelösten Krankheiten, z.B. → Scrapie, → BSE, → Creutzfeldt-Jakob-Krankheit und andere.

TSI (Thyreoidea-stimulierende Immunglobuline) → TSH-Rezeptor-Antikörper.

TSH-Rezeptor-Antikörper (TRAK). Auch Thyreoidea-stimulierende Immunglobuline (TSI); Wo ansonsten Thyreoidea stimulierendes Hormon (TSH) aus der Hypophyse an seinen Rezeptor (TSH-Rezeptor) der Schilddrüsenzellen bindet, greifen nun TRAK an und stimulieren, wie das Hormon, die Produktion der Schilddrüsenhormone Trijodthyronin (T_3) und Thyroxin (T_4). Sie sind die Ursache der klinischen Symptome im → Morbus Basedow.

TSS → toxisches Schock-Syndrom.

T_S-Zellen. Suppressorische T-Lymphozyten; → regulatorische T-Lymphozyten.

T_{reg}-Zellen. Regulatorische T-Lymphozyten; → regulatorische T-Lymphozyten.

tTG (tissue transglutaminase) → Gewebstransglutaminase.

Tuberkel-Bazillen (*Mycobacterium tuberculosis*), → Bazillus Calmette Guerin (BCG). Am 24. März 1882 (heute alljährlich Welt-Tuberkulose-Tag) präsentierte der deutsche Mediziner, Mikrobiologe und Nobelpreisträger *Robert Koch* den Tuberkel-Bazillus *Mycobacterium tuberculosis* als den Auslöser der „Schwindsucht" (Tuberkulose), an der seinerzeit in Europa jeder fünfte Erwachsene starb. Mycobacterium tuberculosis hat eine lipidreiche Membran und ist daher säureresistent und äußerst resistent gegen Umwelteinflüsse. Es sind strikt aerob wachsende Keime. Sie haben eine Reihe von → Virulenz- und Resistenz-Faktoren an ihrer Membran: Das *Lipoarabinomannan* ihrer Zellmembran supprimiert Makrophagen und T-Zellen, *Mykolsäuren* bieten Schutz vor Säuren und Laugen, *Mykoside* (auch Cord-Faktor) verhindern die Verschmelzung von Phagosom und Lysosom, die Leukozytenmigration, Freisetzung von → IL-6 aus Monozyten sowie die zelluläre Immunantwort. *Sulfatide* verstärken die Effekte des Cord-Faktors, und die Adenylatzyklase verhindert Degranulation von Makrophagen. Die Tuberkuloproteine sind verantwortlich für die Invasion in Zellen, gegen sie richtet sich aber auch die zelluläre Immunantwort. Die Behandlung von Tuberkulose mit Tuberkulostatika wird durch das Auftauchen multiresistenter Stämme immer schwieriger. Prophylaxe kann mittels → BCG-Vakzine durchgeführt werden.

Tuberkulin. Die sterile Lösung von Proteinen aus dem Medium, in dem man die

Bakterien *Mycobacterium tuberculosis* kultiviert hat. Diese Lösung wird beim → Tuberkulin-Test verwendet.

Tuberkulin-Test. Die Antwort auf intradermale Injektion von → Tuberkulin, die nach 48 bis 72 Stunden abgelesen wird. Im positiven Fall erscheint eine Rötung und Induration an der Stelle der Injektion, bedingt durch eine zellulär vermittelte Spätreaktion (→ Überempfindlichkeit Typ IV) und Zeichen für bestehende Immunität gegen *M. tuberculosis*. Es handelt sich nicht um einen diagnostischen Test zur Bestimmung aktiver Tuberkulose.

Tuberkulose. TBC, früher Schwindsucht. Chronische Infektionskrankheit mit *Mycobacterium tuberculosis*, wird durch Tröpfcheninfektion, Staubinhalation, Nahrung (Milch), diaplazentar, hämatogen übertragen. Man rechnet damit, dass etwa 30% der Weltbevölkerung mit TBC infiziert sind, besonders malnutrierte und immungeschwächte Personen haben ein Risiko. Es können Lungen, Nieren, Darm, Haut, Knochen etc. betroffen sein. Histologisch typisch ist das Tuberkulose-Granulom mit zentraler Verkäsung (Nekrose): Die Makrophagen phagozytieren die → Tuberkelbazillen. Durch ihre lipidreiche, säurefeste Membran überleben die Bakterien in Phagolysosomen und widerstehen der Makrophagen-Abwehr (→ Escape Mechanismus). Aktivierte Makrophagen, Langhans'sche → Riesenzellen und → Epitheloidzellen werden von CD4$^+$ und CD8$^+$ T-Lymphozyten umgeben, es entsteht ein Granulom als Zeichen einer chronischen Entzündung. T-Lymphozyten produzieren Interferon-γ, welches Makrophagen zur Abwehr aktiviert. Die zentrale Nekrose entsteht vermutlich durch Minderversorgung mit Sauerstoff. Diese Granulome können sich abkapseln und für lange Zeit ein Erregerreservoir darstellen. Nach Abheilung bleibt zelluläre Immunität bestehen und kann durch den → Tuberkulin-Test nachgewiesen werden.

Tuftsin. Ein Tetrapeptid, Thr-Lys-Pro-Arg. Es wird in der Milz produziert, indem die schwere Kette von IgG zwischen Positionen 289 und 292 proteolytisch gespalten wird. Seine Sequenz ist daher in der schweren Kette von IgG zu finden. Es ist als Mediator verantwortlich für Chemotaxis, Phagozytose und → respiratorischen Burst der → neutrophilen Granulozyten und Makrophagen, und wird daher als endogenes → Adjuvans bezeichnet. Nach Splenektomie kommt es zu Tuftsin-Defizienz.

Tuftsin-Defizienz. Sie äußert sich besonders bei neutrophilen Granulozyten duch eine Verringerung ihrer chemotaktischen und phagozytären Aktivität. → Tuftsin ist ein Gewebshormon der Phagozytose.

Tumor assoziiertes Antigen (TAA) → Neoantigen.

Tumorabwehr. Immunologische Mechanismen zur natürlichen und therapeutischen Bekämpfung von Tumoren. Da im Körper andauernd Zellen durch Mutationen betroffen sind und maligen transformieren können (spontan oder durch → Mutagene), muss Tumorabwehr andauernd stattfinden. Dazu tragen Effektoren der → natürlichen Abwehr, wie → Komplement, aktivierte → Makrophagen, → NK-Zellen sowie Effektoren der → spezifischen Abwehr wie Antikörper gegen → Tumorantigene und → zytotoxische T-Zellen bei. Die Erkennung der Tumorzelle erfolgt über veränderte Antigenmuster an ihrer Zelloberfläche, betreffend die Glykokalix oder Proteinantigene, die als Neoantigene neu oder vermehrt exprimiert werden. Dies können die Produkte von Onkogenen sein wie z.B. Rezeptoren für Wachstumsfaktoren, z.B. den humanen epidermal growth factor receptor (EGFR oder HER) oder andere Tumor-assoziierte Antigene (TAAs), welche für die Metastasierung Bedeutung haben. *Therapeutisch* werden einige dieser Antigene als Ziele immunologischer Strategien ausgenützt, z.B. indem passive Antikörpertherapien durch Herceptin (anti-EGFR2), Cetuximab (anti-EGFR), Rituximab (anti-CD20 bei B-Zell-Lymphomen), 14.18. gegen Digangliosidantigene des Neuroblastoms, durchgeführt werden. Aktive Immuntherapien sind mit T-Zellepitop-Peptiden und B-Zellepitop-Peptiden, sowie → Mimotopen dieser Tumorantigene in experimenteller Testung.

Tumormarker. Bei Tumorerkrankungen vermehrt auftretende Stoffe, welche zur Diagnostik beitragen. Dazu gehören: lösliche Tumorantigene (→ Neoantigene), die durch → Antigen-Shedding im Serum zu finden sind, → onkofetale Antigene, Enzyme, wie beim Prostata-Karzinom das → Prostataspezifische Antigen (PSA) oder die saure prostataspezifische Phosphatase (PAP), Hormone und Derivate (Neuroblastom: Katecholamine, Vanillinmandelsäure; Phäochromozytom: Metanephrine; Karzinoid: 5-Hydroxyindolessigsäure; medulläres Schilddrüsenkarzinom: Calzitonin), pathologische Immunglobuline (→ multiples Myelom: → Bence-Jones-Protein), → Akute-Phase-Proteine, → Blutsenkungsgeschwindigkeit etc.

Tumor-Nekrose-Faktoren (TNF). Wurde ursprünglich im Mausserum nach Injektion mit bakteriellen Endotoxinen aus Bacillus Calmette Guerin (→ BCG) gefunden. TNF wirkt zytotoxisch und zytostatisch auf einige Tumorzellen, und induziert Nekrose transplantierbarer Tumoren in der Maus (daher der Name), indem er eine starke pro-apoptotische Wirkung ausübt (→ Apoptose). Man unterscheidet **TNF-α** und **TNF-β**, die sehr ähnliche Wirkungen haben, obwohl nur etwa 30% Sequenzhomologie besteht. Viele Autoren, die TNF erwähnen, meinen TNF-α. Die größten TNF-α Produzenten sind Makrophagen und Monozyten, er wird aber auch von Lymphozyten (besonders CD4+), NK-Zellen, neutrophilen Granulozyten und anderen Zellen wie z.B. Mastzellen produziert. In niedrigen örtlichen Konzentrationen stimuliert TNF-α die Abwehraktivität der Makrophagen und Monozyten, Lymphozyten und neutrophilen Granulozyten, in hohen systemischen Konzentrationen hingegen hat er unerwünschte Wirkungen, z.B. → Akute-Phase-Reaktionen und Kachexie (krankhafte Abmagerung, daher auch sein Name *Kachektin*). Auch die Endotoxine Gram-negativer Bakterien (→ Lipopolysaccharide) bewirken über → CD14 eine TNF-α-Freisetzung aus Makrophagen, in großen Mengen kann dies einen → Endotoxinschock bewirken. Er wirkt als ein endogenes → Pyrogen und fördert auch die Expression von IL-1 und IL-6. Zusammen mit IL-1 fördert er Thrombose, Arteriosklerose, Vaskulitis und Disseminierte Intravasale Koagulation (DIC-Syndrom bei Endotoxinschock). Der menschliche TNF-α wird als inaktiver 26 kDa-Präkursor produziert. Er kann durch ein spezifisches Enzym (TNF-α Konvertase-Aktivität – TACA) proteolytisch gespalten werden, wodurch ein lösliches nichtglykosyliertes 17 kDa-TNF-α-Molekül entsteht, das leicht zum *aktiven Di-* oder *Trimer* umgewandelt wird. Erhöhte TNF-α-Werte findet man in Erkrankungen, die mit chronischen Entzündungen einhergehen, z.B. → rheumatoide Arthritis, andere rheumatische Erkrankungen, → Morbus Crohn. Hier wird die Entzündung durch passive Immuntherapie mit → Infliximab, einem synthetischen anti-TNF-α-Antikörper, bekämpft. Tumor-Nekrose-Faktor-β (TNF-β) wird auch *Lymphotoxin* genannt. Er wird hauptsächlich durch T_H1-Lymphozyten, aber auch von Leukozyten, Fibroblasten, Astrozyten, Myelomazellen, Endothelzellen und Epithelzellen produziert. Seine Synthese wird durch → Interferone und → IL-2 stimuliert. Er hat ein ähnliches Wirkungsspektrum wie TNF-α, ist jedoch ein Anti-Angiogenese-Faktor und nicht in der Entstehung des Endotoxinschocks involviert. Man unterscheidet zwischen zwei verschiedenen Rezeptoren für TNF: der nichtinduktive 55 kDa-TNF-Rezeptor 1 (p55; CD120a) und der induktive 75 kDa-TNF-Rezeptor 2 (p75; CD120b) aus der TNF-R Superfamilie, die mit dem Nervenwachstumsfaktor und mit → CD40 verwandt sind.

Tumorsuppressor-Gene. Hemmen den Zellzyklus und regulieren daher das zelluläre Wachstum. Sie werden auch als Antionkogene bezeichnet (→ Onkogene). Beispiele sind das *Retinoblastomgen*, identifiziert im Augentumor Retinoblastom oder → p53.

T-unabhängige Antigene → Thymus-unabhängige Antigene.

Turbidimetrie. Eine spektrophotometrische Methode zur Messung der Intensität der Trübung z.B. durch die Bildung von Immunkomplexen nach Vermischen einer Antikörperlösung mit der Lösung eines spezifischen Antigens. Dabei misst man die Reduktion der Lichtintensität, die in direkter Richtung durch die getrübte Lösung durchgeht.

T-Zellen. Eine Population der Lymphozyten (→ T-Lymphozyten), die Immunkompetenz (immunologische Reife) im Thymus erworben haben. Sie unterscheiden sich in zwei Hauptgruppen: Helfer T-Lymphozyten (→ T-Lymphozyten, Helfer) und zytotoxische T-Lymphozyten (T-Lymphozyten, zytotoxische). In der Funktion → regulatorischer T-Zellen wirken sie immunmodulierend.

Tyrosinkinasen. → Proteinkinasen, die Tyrosineinheiten in Polypeptidketten phosphorylieren. Man unterscheidet zwei Typen: *Rezeptor*-Tyrosinkinasen und *nicht-Rezeptor*-Tyrosinkinasen (lösliche). Sie wirken in der Einleitung der Signaltransduktion wesentlich mit, z.B. in der Rezeptor-mediierten Zellaktivierung (→ B-Zell-Rezeptor, → T-Zell-Rezeptor).

T-Zelldefizienz. Sie äußert sich vor allem durch Störungen der T-zellulären Immunität, aber durch Ausfall der Helfer-Funktion kommt es meist auch zu Beeinträchtigung der Antikörperbildung. Zu den typischen Defizienzen dieser Art gehören folgende → Immundefizienzen: → DiGeorge-Syndrom, → Nezelof-Syndrom, → Purinnukleotidphosphorylase-Defizienz, CD3-Defizienz.

T-Zell-Rezeptor (TCR). Der Rezeptor der T-Zellen (Helfer- sowie zytotoxische Lymphozyten), zur Immunglobulin-Superfamilie gehörig; Es handelt sich um ein Dimer, das aus Polypeptidketten α und β oder γ und δ zusammengesetzt ist, und kommt aus diesem Grund in zwei Formen vor. TCRα/β (TCR2) kommt an etwa 95% der peripheren T-Lymphozyten vor, während dessen TCRγ/δ (TCR1) nur an 5% zu finden ist. Die Erkennung immunogener Peptidfragmente durch TCR im Kontext mit → HLA-Antigenen durch den zuständigen Lymphozyten ist der erste Schritt zu seiner Aktivierung und Teilnahme an der Immunantwort. Keine der α-, β-, γ- oder δ-Ketten hat nennenswerte zytoplasmatische Domänen. Es ist daher notwendig, dass TCRs zusammen mit dem Differenzierungsantigen → CD3, das sich aus den Polypeptidketten CD3ε, CD3δ und CD3γ zusammensetzt und mit einem Dimer aus ζ-Ketten, einen Komplex bilden *(Abb. 77)*. Die zytoplasmatischen CD3-Domänen haben Immunrezeptor-Tyrosin-Aktivatorsequenzen (ITAMs), welche CD3 ermöglichen, mit Proteinkinasen zu interagieren. Wenn ein Peptid in HLA an den TCR/CD3 Komplex bindet, kommt es zur Rezeptoraggregation unter Beteiligung von CD4 (CD8) und → CD45, die intrazytoplasmatische Tyrosinkinasen- (→ Proteinkinasen-)

Aktivität besitzen, und zur Phosphorylierung der ζ- und CD3ε-Ketten durch die → Proteinkinasen Lck und Fyn aus der → Src-Familie. Die Signaltransduktion wird eingeleitet, der T-Lymphozyt wird aktiviert und beginnt zu proliferieren und synthetisieren (z.B. Interleukin → IL-2).

T-Zell-Rezeptor kodierende Gene. Sie gehören zu Komplexgenen. Sie kodieren vier Kettentypen – alpha, beta, gamma und delta. Der resultierende Rezeptor ist ein Heterodimer der alpha/beta-Ketten (TCR2) oder gamma/delta-Ketten (TCR1). Das Gen für die beta-Kette ist dem Gen für die schweren Ketten der Immunglobuline ähnlich: Es entsteht durch Umgruppierung von drei Subgenen $V_β$, $D_β$ und $J_β$ und durch ihre Verbindung mit den Genen für eine konstante Domäne $C_β$, wobei D ein Diversitätssegment darstellt. In der T-Zell-Entwicklung werden zuerst die Gene für die β-Kette umgeordnet und als ein Prä-T-Rezeptor exprimiert. Die T-Zellen sind zu diesem Zeitpunkt CD4 und CD8 negativ. Die T-Zellen exprimieren dann CD4 und CD8 an ihrer Oberfläche und durch laufen die → Thymus-Selektionen. In dieser Zeit werden die Gene für die α-Kette des TCR2 so lange umgeordnet, bis positive Selektion stattgefunden hat, und die T-Zelle sicher MHC-restringiert erkennt (→ MHC-Restriktion). Das die alpha-Kette kodierende Gen entsteht durch Umgruppierung zweier Gensegmente, ein variables $V_α$ und junktionales $J_α$ und durch ihre Verbindung mit dem konstanten $C_α$ Gen. Seine Organisation ist ähnlich der einer leichten Immunglobulin-Kette. Das Gen für die γ-Kette des TCR1 ist dem Gen für die α-Kette ähnlich, und das Gen für die TCR1 δ-Kette ist dem Gen für die β-Kette des TCR2 ähnlich. Die Vielfalt der T-Zell-Rezeptor-Spezifitäten entsteht durch → somatische Rekombinationen der einzelnen Genabschnitte. Für die α-Kette des TCR2 gibt es ~70 V-, 61 J-Segmente und ein konstantes C-Gen. Für die β-Kette gibt es 52 V-, 2 D-, 13 J-Segmente und zwei mögliche konstante C-Gene. Die gesamte Diversität wird auf etwa 10^{13} bis 10^{16} T-Zell-Rezeptor-Spezifitäten geschätzt (vergleiche auch → Immunglobulin kodierende Gene in *Abb. 47*).

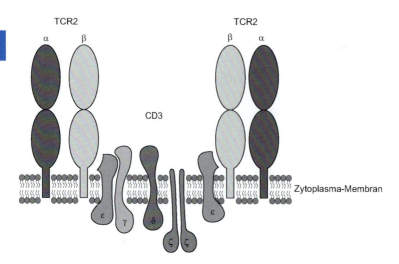

Abb. 77. Das CD3-Antigen im Komplex mit zwei T-Zell-Rezeptoren Typ 2 (TCR2).

U

Überempfindlichkeit. Verstärkte Reaktivität oder größere Empfindlichkeit eines Individuums auf Antigen, mit dem sich sein Körper bereits bei künstlicher Verabreichung (Arzneimittel, diagnostische Präparate) oder natürlich in der Umwelt (Staub, Pflanzenpollen, Bestandteile von Tierkörpern, einige Lebensmittelkomponenten) in Berührung gekommen war. Der Begriff verwendet man oft als ein Synonym für → Allergie. Überempfindlichkeitsreaktionen (→ allergische Reaktionen) werden in Abhängigkeit von ihrem Auslösemechanismus in mehrere Gruppen klassifiziert.

Überempfindlichkeitsreaktionen. Eine erste Klassifikation erfolgte 1923 von *Coca* und *Cooke*, die heute gültigen vier Typen der Überempfindlichkeit wurden von *R. Coombs* und *P. Gell* 1963 definiert. Sie sind die Folge einer verstärkten Reaktivität (Hypersensitivität, Überempfindlichkeit) des Immunsystems gegenüber harmlosen Antigenen organischen Ursprunges und führen in der Regel zu Entzündung und Schäden körpereigener Zellen und Gewebe. *Coombs* und *Gell* haben vier Typen von unterschiedlicher Dynamik und Pathophysiologie unterschieden: Die ersten drei sind Antikörper-vermittelte Reaktionen, der Typ IV wird zellulär vermittelt (→ Überempfindlichkeit Typ I, II, III, IV).

Überempfindlichkeit Typ I. Hat die Dynamik einer Sofort-Reaktion (auch Sofort-Typ-Allergie); sie tritt innerhalb von Minuten bis etwa 2 Stunden nach dem Kontakt mit einem Antigen auf, welches in diesem Fall als → Allergen bezeichnet wird. Diese Reaktion Typ I wird landläufig als die → Allergie bezeichnet und verstanden. In der *Sensibilisierungsphase* wird im Menschen Immunglobulin → IgE gegen das Allergen gebildet, in Nagern auch IgG1 und es mehren sich Befunde, dass IgG-Isotypen auch bei Typ I-Überempfindlichkeit im Menschen beteiligt sind. Der Isotyp-Switch zu beiden Antikörperklassen wird durch die Th2-Zytokine → IL-4 und → IL-13 aus T-Helferzellen (T-Lymphozyten, Helfer) ausgelöst. Dieses IgE sensibilisiert Zellen mit dem hochaffinen IgE-Rezeptor (→ FcεRI), bzw. IgG1 die IgG-Rezeptor exprimierende Zellen (→ FcγR). In der *Effektorphase* triggert (→ Trigger) ein Allergen bei einem zweiten Kontakt die Freisetzung von → Anaphylaxismediatoren aus → Mastzellen und → basophilen Granulozyten. Die akute allergische Symptomatik verläuft in zwei Phasen (→ Allergie), die durch → Histamin oder Leukotriene und Prostaglandine bestimmt werden, und betrifft je nach dem Ort des Allergenkontaktes unterschiedliche Organsysteme (→ Asthma bronchiale, → Heuschnupfen, → Nahrungsmittelallergie, → Urtikaria), kann aber auch zu lebensgefährlich systemischen Reaktionen führen (→ anaphylaktischer Schock). Atopiker haben ein höheres Risiko Sofort-Typ Allergien zu bekommen (→ Atopie). Die kausative Behandlung erfolgt mittels → Allergen-Immuntherapie (Hyposensibilisierung).

Überempfindlichkeit Typ II. Wird auch zytotoxische Reaktion genannt. Dabei spielt die Bildung von IgG- und IgM-Antikörpern gegen Antigene eine Rolle, die an Zelloberflächen gebunden sind. Beispielsweise können einige Medikamente (Penicillin, Chinidin etc.) sich an Erythrozyten-, Thrombozyten- oder Granulozytenoberflächen binden. Zusammen mit körpereigenem Protein bilden sie → komplette Antigene und führen zur Sensibilisierung und IgG Produktion. Die spezifischen IgGs binden an die Erythrozyten und es kommt zur Komplement-Aktivierung über den klassischen Weg. Dies führt einerseits zur direkten Schädigung der Zielzellen über Ausbildung eines MAC Komplexes (→ Komplement). Andererseits werden Komplement- und Antikörper-opsonisierte Blutkörperchen bei ihrer Passage durch die Milz von Milz-Phagozyten abgefangen und vermehrt phagozytiert. Es kann zur hämolytischen → Anämie, → Thrombozytopenie oder → Granulozytopenie bis → Agranulozytose kommen. Auch Autoantigene können Reaktionen nach dem Muster einer Überempfindlichkeit Typ II auslösen, die zu → autoimmun hämolytischer Anämie, → autoimmun thrombozytopenischer Purpura, autoimmuner Neutropenie etc. führen. Über Autoantikörper gegen Gewebebestandteile kommt es über Komplementaktivierung zu Entzündung wie bei der → Hashimoto-Thyreoiditis, → Myasthenia gravis, → Morbus Basedow, → Goodpasture Syndrom. Manche der Erkrankungen werden auch durch Antikörper-Wirkung an Rezeptoren geprägt.

Überempfindlichkeit Typ III. Die Immunkomplexreaktion. Bildung von Immunkomplexen (ICs) findet an sich andauernd im Körper statt und die Erythrozyten mit ihren Komplementrezeptoren (CR1) sind ein effektives Transportsystem und räumen ICs in die Milz ab, wo sie durch die Zellen des → mononukleären Phagozytensystems abgeräumt werden. Nur bei übermäßigem Anfall bzw. veränderter Löslichkeit können ICs in Geweben ausfallen, verursachen → Komplement-Aktivierung über den klassischen Weg und starke Entzündung. Es kommt auf das Verhältnis von Antigen zu Antikörper an, welche Krankheitsbilder entstehen. Bei *Antikörperüberschuss* (z.B. Immunisierung eines Patienten mit hohen spezifischen Immunglobulintitern) kommt es zur Präzipitation der ICs an der Stelle der Antigeninjektion in der Haut. Es entsteht das klassische Bild einer → Arthusreaktion mit Fieber. So wird die Tetanus Toxoid-Selbstinjektion hin und wieder zur Täuschung des Arztes für Krankschreibungen ausgenützt. Ein Pendant dazu in der Lunge ist die → exogen allergische Alveolitis. Eine Situation mit *Antigenüberschuss* entsteht, wenn fremdes Protein injiziert wird. Innerhalb einer Woche kommt es Antikörperbildung und es entstehen zirkulierende ICs. Sie lagern sich bevorzugt in bradytrophen Geweben (mit niedrigem Umsatz), wie in den Gelenken, aber auch in Organen mit Filterfunktion, besonders die Nierenglomerula ab. Es entsteht das Bild der → Serumkrankheit mit Fieber und Gelenkschmerzen. Auch Autoantigene können Krankheitsbilder nach dem Muster einer Typ III-Überempfindlichkeit auslösen, wie beim → systemischem Lupus erythematosus mit Vaskulitis und Lupus- → Glomerulonephritis.

Überempfindlichkeit Typ IV. Die zellulär vermittelte Reaktion. An ihr beteiligen sich T-Lymphozyten vom Helfer und zytotoxischen Typ, die zwischen 24 bis 72 Stunden brauchen, um die Reaktion (z.B. an der Haut) auszubilden. Daher wird diese Reaktion auch als Überempfindlichkeit vom *verzögerten* Typ bezeichnet (engl. *delayed type of hypersensitivity*, DTH). Die Übertragbarkeit dieser Reaktion auf ein anderes Individuum durch Transfer von Lymphozyten wurde durch *K. Landsteiner* und *M. Chase* bewiesen. Das bekannteste Beispiel ist das allergische → Kontaktekzem der Haut. Die Sensibilisierung erfolgt über kleine, chemisch aktive Substanzen, die Haptene sind und nur dann zu → kompletten Antigenen werden, wenn sie Bindungen mit körpereigenen Proteinen eingehen. Diese können über → antigenpräsentierende Zellen aufgenommen, prozessiert und mit dem Präsentationsantigen → HLA II exprimiert werden, was zur Aktivierung von CD4$^+$ T$_H$1-Lymphozyten und deren Freisetzung proinflammatorischer Zytokine führt (IFN-γ, TNF, IL-3, → Chemokine wie IL-8). Handelt es sich um lipophile Antigene, gehen sie einen anderen Weg der → Antigenpräsentation: Sie penetrieren die Zellmembran und gelangen in den HLA I-Weg der Peptidpräsentation. Dies führt zur Erkennung durch, und Aktivierung von CD8$^+$ zytotoxischen T-Lymphozyten. Sie können durch → Zytotoxizität direkt gewebeschädigend wirken, oder IFN-γ freisetzen. Bemerkenswert ist noch, dass die Lymphozytenaktivierung nicht in der Haut, sondern in Lymphknoten geschieht, denn die APCs der Haut (→ Langerhans-Zellen) verschleppen die Antigene dorthin. Ob eine Kontaktsensibilisierung besteht, kann mittels intrakutaner oder epidermaler Hauttestung (DTH-Test) festgestellt werden, die nach 24 bis 72 Stunden abgelesen wird. Die Therapie ist Antigenkarenz und antientzündliche topische (Salben, Cremes, Pasten) Therapie der Haut mit → Glukokortikoiden oder → FK-506. Manche Infektionen oder → Impfungen hinterlassen zelluläre Typ IV-Immunität wie z.B. bei der → Tuberkulose bzw. der BCG-Impfung dagegen. Ob diese Immunität besteht, kann mittels → Tuberkulin-Test nachgewiesen werden.

Übertragungsfaktor → Transfer-Faktor.

Ubiquitin. Ein aus 76 Aminosäureeinheiten zusammengesetztes Polypeptid, das in allen Kernzellen der → Eukaryoten vorkommt. Es gehört zu den → Stressproteinen mit Chaperonfunktion. Wird es an ein anderes endogenes Protein der Zelle gebunden, ergibt das ein Signal für dessen proteolytische Degradation, die in → Proteasomen des lysosomalen Apparates zustande kommt. Es entstehen immunogene Peptide, die dann an neusynthetisierte Moleküle der HLA-Antigene der I. Klasse gebunden werden (endogener Weg der → Antigenpräsentation).

ulzeröse Kolitis → Colitis ulcerosa.

Urogastrin → Epidermaler Wachstumsfaktor.

Urtika. Die Quaddel. Typische Hautreaktion durch den Mediator Histamin, eine lokal begrenzte, mit Juckreiz verbundene, gerötete Erhebung z.B. nach einem Insektenstich. Pathologische Form: → Urtikaria.

Urtikaria. Nesselsucht. Sie äußert sich durch stark juckenden rosaroten Ausschlag mit bleicherem Zentrum und unscharfen Rändern, die von mm bis cm Durchmesser haben können. Dauern sie unter 6 Wochen und verschwinden dann, werden sie als *akute Urtikaria* bezeichnet, wenn länger, immer wiederkehrend, bis zu jahrelang, als *chronische Urtikaria*. Die Freisetzung von Histamin aus Mastzellen ist das Schlüsselgeschehen. Die Trigger können unterschiedlich sein: → Allergene (→ Überempfindlichkeit Typ I) die aus der Nahrung stammen können (→ Nahrungsmittelallergien), Medikamente (→ nicht-steroidale Antiphlogistika, β-Laktam-Antibiotika, Sulfonamide, Opiate etc.), Insektenstiche, Autoantikörper gegen die α-Kette des hochaffinen IgE-Rezeptors (→ FcεRI), Infektionen mit Hepatitis C Virus, Candida albicans, → Helicobacter pylori, → Salmonellen, Campylobacter etc., die über → molekulare Mimikry (→ Kreuzreaktivität) die Reaktionen auslösen können. Chronische Besiedelung kann zu immer wiederkehrenden Schüben führen. Die Haut sensibilisierende Photoallergene verwandeln sich unter UV-Licht in aktive Allergene und können seltene Formen von

Solar-Urtikaria hervorrufen. Weiters können physikalische Trigger auslösend sein wie Kälte, Wärme, Vibrationen oder der Druck von Wasser, was man an der Haut des Patienten testen kann. Durch Druck hervorgerufen beobachtet man hier den sog. → Dermographismus ruber. Urtikaria kann zusammen mit → Angioödemen auftreten, welche die tieferen Hautschichten betreffen, und dann schwerere Erscheinungsbilder haben. Defizienzen in der → Komplementregulation begründen ebenfalls Urtikaria und Angioödeme. Vermehrtes Auftreten von chronischer Urtikaria wurde bei → Hashimoto-Thyreoiditis beschrieben. Trotzdem bleiben die Ursachen für über 50% der Fälle von chronischer Urtikaria ungelöst, sie werden *chronische idiopathische Urtikaria* genannt. Die Therapie erfolgt mit lokal kühlenden Cremen sowie Antihistaminika, in schweren Fällen mit Glukokortikoiden.

Ussing Kammer (engl. *Ussing chamber*). Ein experimentelles System zur Messung des TEER (TransEpithelialen Elektrischen Resistance – Widerstand). Adhärente Zellen werden auf einer semipermeablen Membran bis zur Konfluenz (geschlossener Zellrasen) kultiviert. Dieser Filter wird in die Ussing-Kammer eingesetzt und trennt nun das basolaterale vom apikalen Kompartiments. Zwei Elektroden erlauben dann die Messung des TEER in Ω/cm^2. Zu untersuchende Substanzen können in eines der Kompartimente eingebracht werden und die Änderung des TEER beobachtet und aufgezeichnet werden. Effektiv sind Kalzium-Entzug durch Ca-Chelatbildner, die gerne als „Positivkontrolle" verwendet werden und die → Tight junctions sehr rasch öffnen, man sieht einen Abfall des TEER.

Uveitis. Entzündung der mehrschichtigen, gut vaskularisierten Uvea des Auges, die sich aus Iris – Regenbogenhaut, Corpus ciliare – Strahlenkörper und Choroidea – Aderhaut zusammensetzt. Man unterscheidet zwischen vorderen (Iritis, Iridozyklitis), intermediären (Zyklitis und periphere Uveitis) und hinteren (Chorioiditis und Chorioretinitis) Uveitiden, und Panuveitis. Uveitis kann eine Erkrankung primär der Augen sein, bei etwa 40% der Patienten ist aber eine allgemeine Erkrankung die Ursache wie → ankylosierende Spondylitis, → Reiter-Syndrom, → juvenile idiopathische Arthritis, → Behçet-Syndrom, → Sarkoidose usw.

V

Vakzination. Verabreichung (parenteral: intradermal, subkutan, intramuskulär durch Spritzen, mukosal: sublingual, oral oder durch Inhalation) eines Impfstoffes (→ Vakzine) zum Zweck der Einleitung der *aktiven* (protektiven, schützenden) *Immunität* beim Menschen oder bei Tieren gegen eine bestimmte Infektions- oder Tumorkrankheit (→ Impfung).

Vakzine. Antigene zur Induktion einer protektiven Immunität gegen Infektionen, Allergien (Überempfindlichkeit Typ I), oder Tumoren. Die erste Impfung wurde durch den Arzt *Edward Jenner* (1749–1832) am 14. Mai 1796 an einem Kind durchgeführt. Er verwendete Paravaccinia-Viren-hältiges Pustelsekret aus der Hautläsion (Melkerknoten) der Hand einer Melkerin, die an Kuhpocken erkrankt war. Daher hat die Vakzine ihren Namen (lat. *vacca* – die Kuh). Über Kreuzreaktivität entwickelte das Kind → Immunität gegen menschliche Pocken. Es gibt folgende Typen von Impfstoffen: (1) Lebendvakzine: *lebende*, abgeschwächte (*attenuierte*) oder kreuzreagierende *avirulente* Erreger erzielen Immunantwort durch Infektion. (2) Totvakzine: abgetötete Erreger. (3) Subunit-Vakzine: molekularer Bestandteil von Erregern, z.B. Subunit B des Cholera-Toxins. (4) Ihre Teile (z.B. VLP, *Virus-like particles* aus Viruskapsid ohne Nukleinsäuren), *bacterial ghosts* (bakterielle „Geister" – Hüllen ohne Inhalt) oder antigenen Produkte (→ Toxoide). (5) Rekombinante Antigene oder Allergene (→ Allergen-Immuntherapie). (6) Deren Epitope (→ Mimotope, Peptidepitope für → Epitop-spezifische Vakzinen). (7) Deren DNS (→ DNS-Vakzine). (8) → anti-Idiotypische Antikörper-Vakzine. Das Ziel ist in jedem Fall, *aktive Immunität* gegen die Antigene oder Allergene zu induzieren. Die erwünschten Effektorfunktionen sollen entweder spezifische Antikörper- oder T-Zellenantwort sein oder beides. Durch die Route der Applikation (Vakzination) kann systemische oder mukosale Immunität erzielt werden. Auch beigemischte → Adjuvantien und das Vehikel entscheidet über den Typ der Immunantwort gegen die Vakzine. Künstliche Nano- oder Mikropartikel (aus Poly-Lakto-Glykolsäure – PLGA, Chitosan-, Lipid- etc.), mit Antigen gepulste → dendritische Zellen (→ Pulsing), transfizierte Mikroorganismen (→ Transfektion) oder Pflanzen (*edible vaccines* – essbare Vakzinen) können als Vehikel für Protein-Antigene oder DNS dienen. Da → Toleranz-Induktion gegenüber Antigenen nur durch aktive Immunmechanismen erzielt werden kann, gehören auch Toleranz-erzielende Antigen-Applikationen zu den (tolerogenen) Vakzinen.

Valenz. Die Wertigkeit des Antikörpers, gegeben durch die Zahl der möglichen Antigen-Bindungsstellen (→ Paratopen) am Antikörpermolekül. Umgekehrt hat auch das Antigen Valenzen anzubierten, die durch die Zahl der → Epitope gegeben sind, über die es ein Antikörper erkennen kann. Antikörper besitzen zwei Antigenbindungsstellen, mit der Ausnahme von IgM (10 Valenzen) und sekretorischem IgA (4 Valenzen); Antigene haben zumeist mehrere Epitope.

VALT (vascular-associated lymphoid tissue). Lymphatisches Gewebe assoziiert an Blutgefäße. Teil der sekundären → lymphatischen Organe.

variabler Immundefekt (engl. *common variable immunodeficiency*). → Immundefizienz. Bei diesem relativ häufigen Immundefekt besteht ein Mangel an IgG und IgA und der Gendefekt liegt in der → MHC-Region.

van der Waals-Kräfte. Schwache Anziehung zwischen Elektronenwolken zweier Atomengruppen, vermittelt durch temporär entgegengesetze elektrische Ladungen. Sie wirken auf sehr kurze Entfernungen und sind wesentlich an Interaktionen zwischen Antigenen und Antikörpern beteiligt. Sie sind nach ihren Beschreiber, dem Physiker *Johannes Diderik van der Waals*, geboren 1837 in Leyden, Niederlande, benannt.

Variola. Echte Pocken. Eine durch *Poxvirus variolae* verursachte Infektionskrankheit. Sie äußert sich durch die Bildung von Exanthem (Hautausschläge), hämorrhagischen Hautblasen, Fieber und Schüttelfrost sowie Leber- und Milzvergrößerung. Die Letalität liegt zwischen 10 und 40%. Nach dem klinischen Verlauf unterscheidet man klassische Form (*Variola major*) und mildere Form (*Variola minor*). In der Vergangenheit verursachte diese Krankheit große Epidemien in weiten Gebieten. Heute sind dank der erfolgreichen Impfprogramme der Weltgesundheitsorganisation die Pocken ausgerottet. Der letzte Fall in Deutschland trat 1975 auf, im selben Jahr wurde die Impfpflicht aufgehoben, nicht zuletzt auch wegen der zahlreichen und schweren Nebenwirkungen. Daher ist heute nur mehr der ältere Teil der Bevölkerung durch Pockenimpfung geschützt, zur Zeit gibt es auch keinen zugelassenen Impfstoff in Deutschland und eine flächendeckende Impfung wäre unmöglich. Allerdings fürchtet man den terroristischen Einsatz der Pocken als → biologische Waffe. Diese Idee ist nicht neu, denn schon Mitte des 18. Jahrhunderts wurden in den Indianerkriegen von den Engländern Pocken-verseuchte Wolldecken an die Indianer verteilt. Es wird an neuen Generationen von Pockenviren-Impfstoffen aus Zellkulturen gearbeitet, und weiters an der Entwicklung anti-viraler Therapien. Hexadecyloxypropyl-Cidofovir (HDP-CDV), ein Abkömmling von Cidofovir, ist ein Kandidat für ein Therapeutikum.

Variolisation. Intrakutane Inokulation von Eiter aus Hautläsionen von an echten Pocken (→ Variola) leidenden Patienten in gesunden Personen, um bei ihnen eine Immunantwort einzuleiten und Immunität zu erzielen. Sie wurde in der Vergangenheit angewendet, führte aber bei vielen Personen zu schweren Infektionen mit häufig fatalem Ausgang.

Vaskulitis. Eine heterogene Gruppe von Krankheiten unbekannter Ätiologie, die durch → Entzündung und Nekrose der Gefäßwände charakterisiert sind. Einige Vaskulitiden betreffen neben dem arteriellen auch das venöse Blutgefäßsystem. Abhängig vom der Ätiologie unterscheidet man primäre und sekundäre Vaskulitiden. Bei den *primären Vaskulitiden* liegt die Grunderkrankung bei den Blutgefäßen, *sekundäre Vaskulitiden* treten begleitend bei anderen Primärkrankheiten auf. Zu den primären, die großen Gefäße betreffenden Vaskulitiden zählen die → Takayasu-Vaskulitis und die temporale → Riesenzellenarteritis; überwiegend mittelgroße und kleine Gefäße werden bei → Thrombangiitis obliterans (Morbus Winiwarter-Buerger), → Polyarteritis nodosa, → → Kawasaki-Syndrom, Wegener-Granulomatose und Churg-Strauss-Syndrom befallen. Sekundäre Vaskulitiden können sich bei Infektionen, Systemerkrankungen des Bindegewebes, malignen Erkrankungen, oder durch bestimmte Arzneimittel entwickeln. Zu den immunpathologischen Mechanismen, die an der Pathogenese von Vaskulitiden beteiligt sind, zählen: (1) Bildung und Ablagerung von pathologischen Immunkomplexen (Überempfindlichkeit Typ III); (2) Autoimmunantwort auf lysosomale Enzyme der neutrophilen Granulozyten (→ ANCA); (3) zelluläre Immunantwort mit Granulombildung; (4) Gefäßschäden, vor allem durch die Wirkung von → reaktiven Sauerstoffintermediaten bei → oxidativem Stress.

V-Domänen der Immunglobuline → Immunglobulin-Domänen.

VCAM-1 (vascular cell adhesion molecule-1). Ein Zelladhäsionsmolekül der Gefäße, welches das Differenzierungsmerkmal CD106 trägt. Es ist ein Mitglied der Immunglobulin-Superfamilie und befindet sich an der Oberfläche von Endothelzellen. Es reagiert spezifisch mit dem → Adhäsionsmolekül VLA4 (→ CD49d/ → CD29) an der Oberfläche von Leukozyten. Diese Interaktion erlaubt den Leukozyten, an das Gefäßendothel zu adhärieren und infolgedessen in das umliegende Gewebe zu migrieren (→ Diapedese), ein Schlüsselprinzip der → Entzündung.

V(D)J-Rekombinase. Ein Enzymkomplex, der prinzipiell in allen Zellen zur DNS-Reparatur vorhanden sind. In den *T*- und *B-Lymphozyten* hat er die Aufgabe, bei der Gestaltung der variablen → Immunglobulin-Domänen durch → somatische Rekombination der Gensegmente V, (D), und J mitzuwirken. Voraussetzung ist eine Endonuklease, die durch *Rekombinations-aktivierenden Gene* (*RAG-1* und *RAG-2*) nur in Lymphozyten exprimiert wird. Mäuse mit RAG-1/RAG-2 Gendefekten produzieren keine funktionsfähigen Lymphozyten. Durch weitere Enzyme des Rekombinasekomplexes werden die V_H-, D_H- und J_H-Subsegmente (Subgene) nach ihrer Umgruppierung zum funktionsfähigen Gen für die variable Domäne der schweren Immunglobulinkette H, bzw. die V_L- und J_L-Segmente zum Gen für die variable Domäne der leichten Immunglobulinkette L (→ Immunglobulin-kodierende Gene). Ähnlich regeln die Enzyme der V(D)J-Rekombinase auch die Umgruppierung der V-, D- und J-Subgene, welche die variablen Domänen des → T-Zell-Rezeptors kodieren.

VEGF. Wachstumsfaktor für vaskuläres Endothel (engl. *vascular endothelial growth factor*). Bewirkt Vaskularisierung von Geweben. Physiologisch ist dies wichtig in der Wundheilung und bei dem monatlichen Aufbau des Endometriums vor der Menstruation, pathologisch ist → Neovaskularisierung für Tumorwachstum notwendig, um genügend Nährstoffe aus dem Blut für den konsumierenden Tumor bereitzustellen. Antikörpern gegen VEGF sind als passive anti-Tumor-Immuntherapien im Versuchsstadium.

Vektor. In der Gentechnologie verwendet man Vektoren zur zielgerichteten Einbringung von genetischer Information (DNS, RNS) in Zielzellen. Zumeist verwendet man → Plasmide, → Bakteriophagen, oder → Retroviren (→ Transfektion, → Transduktion).

Vinblastin. Ein Vinca-Alkaloid. Es stammt aus der immergrünen tropischen *Vinca Rosea*. Es ist ein Mitosehemmer und wird in der Chemotherapie von Hodentumoren und malignen Lymphomen eingesetzt.

Vinkristin. Ein Alkaloid mit ähnlichen Eigenschaften wie → Vinblastin. Indikationen: akute lymphoblastische Leukämie, maligne Lymphome und andere Malignitäten.

Viroid. Ein Pflanzenvirus, viel kleiner als normale → Viren, befällt z.B. Tomaten, Gurken, Kartoffeln. Es enthält ein kurzes

Virulenz

ringförmiges RNS-Molekül, hat aber keine Proteinhülle. Seine RNS bildet viele Basenpaare mit sich selbst, ein Schutzmechanismus gegen → RNAsen der Wirtspflanze.

Virulenz. Das Ausmaß, in dem ein Erreger in einem Wirt *erfolgreich eine Infektion setzen* und in der Folge eine Erkrankung hervorrufen, also *pathogen* sein kann. Dies wird durch Virulenzfaktoren festgelegt, wie Adhäsine (z.B. Fibronektin-bindende Proteine), Invasine, die das Eindringen in den Wirt fördern (→ Hämolysine, Kollagenase, → Streptolysine, → Streptokinase), Faktoren, die die Abwehr des Wirts ausschalten (IgA-degradierende Proteasen, → Am; Kapselbildung und schlecht-immunogene Oberflächengestaltung mittels Lipiden, Sacchariden), Faktoren welche die Kolonisierung unterstützen (→ Colizine), den Wirt schwächen (→ Toxine), Eisen- und Vitamin B$_{12}$-Bindung zur Sicherung der Vermehrung. Einige Virulenzfaktoren werden durch → Bakteriophagen oder → Plasmide kodiert, die einen zwar pathogenen, aber nicht virulenten Stamm in einen virulenten Stamm verwandeln können. Die Virulenz bestimmt also die realisierbare Pathogenität.

Virus. Ein infektiöses Partikel, das einsträngige oder doppelsträngige DNS oder RNS enthält, die durch eine Proteinhülle (*Kapsid*) umhüllt ist. Sie können sich nur im Inneren von Pflanzen- oder Tierzellen replizieren (vermehren). Ihr Genom wird auch zur Klassifikation in DNS-Viren (z.B. Hepatitis B Virus, → Hepatitis, → Epstein-Barr-Virus), RNS-Viren (Hepatitis A- und C-Viren) und → Retroviren (z.B. → HIV-Virusinfektion, → HTLV) verwendet, was durch den Nobelpreisträger *David Baltimore* zurückzuführen ist. Heute sind etwa 80 Familien mit mehreren tausend Spezies bekannt. Viren besitzen keinen eigenen Apparat zur Proteinsynthese und sind daher von der Proteinsynthesemaschinerie ihrer Wirtszelle abhängig. In die Wirtszelle gelangen sie, indem sie spezifische Rezeptoren der Zellmembran ausnützen (z.B. CD4 durch HIV-Viren, CR2 durch das → Epstein-Barr-Virus). DNS-Viren können als *Provirus* in die Wirts-DNS integrieren und als virale → Onkogene bei Tumorentstehung mitwirken. → Retroviren haben meist doppelsträngige RNS und bringen das Enzym *Reverse Transkriptase* mit, welches ihnen ermöglicht, ihre Erbinformation in DNS umzuschreiben. Als solche können sie sich dann auch in die DNS der Wirtszelle integrieren, in einem Latenzstadium verharren und onkogen sein. Durch Expression der viralen Genomabschnitte durch die Wirtszelle können Virusproteine produziert werden, die zum Zusammenbau intakter, vermehrter Viruspartikel benötigt werden. Diese verlassen die Zelle, indem sie durch die Membran knospen, ein Vorgang, der als *budding* bezeichnet wird und auch zur Lyse der Zelle führen kann. Dieses Phänomen kann zum Virusnachweis im → Plaque Assay benutzt werden. Viren verursachen viele Krankheiten beim Menschen, bei Tieren und Pflanzen. Viren, die Bakterien befallen bezeichnet man als → Bakteriophagen, Pflanzenviren können auch → Viroide sein.

Virus-Diagnostik. Analysen können aus unterschiedlichsten Patientenproben (Abstriche, Lavagen wie Rachenspülwasser, Blut, Plasma, Knochenmark, Stuhl, Urin, Fruchtwasser etc.) gemacht werden. Einige Methoden dienen zum serologischen Nachweis anti-viraler Antikörper (→ Enzym-Immunanalyse EIA, → ELISA, → Immunoblot, indirekte → Immunfluoreszenz, → Komplement-Bindungs-Reaktion – KBR, Latex-Agglutinationstest, → Hämagglutinations-Hemmtest (HAH) sowie im → Neutralisationstest bzw. im → Plaque-Inhibitionstest. Der direkte Virusnachweis wird mittels Virusisolierung aus in der Zellkultur oder im Brutei angezüchteten Viren, Elektronenmikroskopie, → PCR, durchgeführt, der zytopathische Effekt auf die Zielzellen wird im → Plaque Assay etc. gesehen, nicht-lytische Viren können in Zellkulturen erhöhte Mitoserate und Metabolismus induzieren, Virus-transformierte Zellen formen *in vitro* Haufen (foci), da sie die Kontaktinhibition verlieren und sie können *in vivo* in der → SCID-Maus Tumoren bilden. Der Virus-Nachweis kann auch in einem experimentellen, immunkompetenten Wirt (Versuchstier) erfolgen.

Vitamin B12 → perniziöse Anämie.

Vitiligo. Eine Krankheit, die sich durch Pigmentverlust der Haut manifestiert; der Verlust ist durch die Wirkung von Antikörpern oder T-Lymphozyten gegen Melanozyten verursacht. Die weißen Flecken sind oft von einem stärker pigmentierten Rand umgeben. Sie tritt häufiger in der dunklen Bevölkerung auf, mit etwa 1% Inzidenz. Es gibt eine familiäre Belastung und Assoziationen zu Autoimmunerkrankungen wie → perniziöser Anämie, Autoimmun-Thyreoiditis, Alopezia areata (kreisrunder Haarverlust) und → Morbus Addison.

Vitronektin → S-Protein.

VLA-Antigene. Sie erhielten ihren Namen danach, dass sie an der Lymphozytenoberfläche nur in der späten Phase ihrer Aktivierung erscheinen (very late). Sie zählen zu den → Integrinen und haben eine gemeinsame β_1-Kette (→ CD29). Sie nehmen an Interaktionen der Lymphozyten und weiteren Leukozyten mit Proteoglykanen der → extrazellulären Matrix teil.

Vogelgrippe → Hühnergrippe.

V-Segmente. Genabschnitte, welche gemeinsam mit → J-Segmenten sowie, bei der schweren Immunglobulinkette und der β-Kette des T-Zell-Rezeptors auch mit D-Segmenten, die variablen Domänen der Immunglobuline oder des Antigenrezeptors der T-Lymphozyten kodieren (→ B-Zell-Rezeptor, → T-Zell-Rezeptor).

W

Wachstumsfaktoren (engl. *growth factors*). Sie gehören zu den → Zytokinen. Sie regulieren Wachstum und Stoffwechselaktivität verschiedener Zellpopulationen, nach denen sie auch benannt werden. Wenn sie die Proliferation von Kolonien bildenden blutbildenden Zellen beeinflussen, bezeichnet man sie als → Kolonien-stimulierende Faktoren; wenn sie auf Leukozyten wirken, werden sie als → Interleukine bezeichnet; wenn sie auf andere Zellen wirken, tragen sie verschiedene Namen, z.B. Nervenwachstumsfaktor (NGF), → epidermaler Wachstumsfaktor (EGF), → Fibroblasten-Wachstumsfaktor (FGF). Auch wenn sie von bestimmten Zellen stammen, kann dies die Namensgebung beeinflussen, z.B. aus Thrombozyten-stammender Wachstumsfaktor (engl. *platelet-derived growth factor*, → PDGF).

Waldenström-Makroglobulinämie. Auch lymphoplasmozytäres Immunozytom. Eine ähnliche, aber weniger schwerwiegende Erkrankung als das multiple Myelom (→ Gammopathien). Es kommt bei älteren Personen vor und ist durch erhöhte Konzentrationen von monoklonalem IgM im Serum und durch die Anwesenheit von IgM-bildenden Plasmazell-artigen Lymphozyten im Knochenmark charakterisiert. Die erhöhten IgM-Spiegel steigern die Blutviskosität, wodurch die Blutzirkulation verlangsamt wird (Sludge-Phänomene). Die Waldenströmsche Makroglobulinämie ist die häufigste Ursache für *Hyperviskosität*. Die Patienten klagen häufig über Blutergüsse der Haut, sie leiden an Anämien, Retinopathie und neurologischen Problemen, wie Verwirrung. Benannt nach dem schwedischen Hämatologen *Jan Gosta Waldenström* (1906–1996).

Wassermann-Reaktion. → Komplement-Bindungs-Reaktion zur Diagnostik der Lues (Syphillis). Benannt nach dem deutschen Bakteriologen *August Paul von Wassermann* (1866–1925).

WAO. World Allergy Organization (Welt Allergie Organisation) (*www.worldallergy.org*).

Wegener-Granulomatose. Trias aus nekrotisierender → Vaskulitis der oberen und unteren Atemwege mit Granulombildung, nekrotisierender Vaskulitis der kleinen Gefäße und nekrotisierender → Glomerulonephritis, die unbehandelt innerhalb von 2 Jahren zum Tod führt. Studien geben Hinweise auf möglichen Einfluss von Gen-Polymorphismen für Proteinaseinhibitoren (z.B. α1-Antitrypsin), Zytokine (z.B. Interleukin-10) sowie Fcγ-Rezeptoren. Bei der Wegener-Granulomatose findet man hochspezifische antineutrophile zytoplasmatische Autoantikörper c-ANCA (→ ANCA) gegen Proteinase 3. In Tierversuchen konnte gezeigt werden, dass TNF-α die Expression von Proteinase 3 (PR3) an Neutrophilen erhöht, und verstärkte Bindung von PR3-ANCAs mit Granulombildung und nekrotisierender Vaskulitis zur Folge hat. Die nasale Besiedelung mit → Staphylococcus aureus ist in diesen Patienten erhöht und könnte an der Pathogenes über Superantigene mitwirken. Als Therapie wird → Cyclophosphamid mit →

Glukokortikoiden kombiniert. Die Krankheit wurde 1936 vom deutschen Pathologen *Friedrich Wegener* beschrieben.

weiße Blutkörperchen → Leukozyten.

Western blot → Immunoblot.

Whipple Erkrankung → Morbus Whipple.

Wirt. Organismus, auf oder in dem ein → Parasit schmarotzt. In *Endwirten* findet die geschlechtliche Vermehrung statt, *Zwischenwirte* werden für andere, nicht-geschlechtliche Stadien benötigt. In *Fehlwirten* kann es zu keiner weiteren Entwicklung kommen.

Wiskott-Aldrich-Syndrom (WAS). Eine X-chromosomal rezessiv vererbte → Immundefizienz, bei der die Immunantwort gegen → Thymus-unabhängige Antigene (Polysaccharidantigene) gestört ist. Es wurde nach den beiden Erstbeschreibern, dem deutschen Arzt *A. Wiskott* (1937) und dem Amerikaner *R. A. Aldrich* (etwa 20 Jahre später) benannt. Das Syndrom äußert sich im Laufe des ersten Lebensjahres durch eine schwere → Thrombozytopenie, die zu Blutungen führt, weiters zu rekurrenten (wiederkehrenden) Infektionen und Ekzemen. Die Krankheit mündet häufig in Malignomen, v.a. des lymphatischen Systems, und führt auch zu Karzinomen. T- und B-Lymphozyten, als auch Thrombozyten sind durch folgende Defekte betroffen: Es fehlen Sialophorin (→ CD43) sowie ein an Aktivierungs- und Regulatorprozessen teilnehmendes zytoplasmatisches, unter der Zellmembran lokalisiertes Protein, das WAS-Protein (WASP). WASP bindet an das kleine GTP-bindende Protein Cdc42, und wirkt somit regulierend auf das Aktin-Zytoskeleton, und beeinflusst weiters über Bindung an SH3-Domänen die Signaltransduktion. Betroffene Zellen sind daher vermindert fähig, ihre Funktionen auszuüben, z.B. miteinander zu kooperieren. Die betroffenen Buben weisen geschwächte T-Zellimmunität, und verminderte oder fehlende verzögerte → Überempfindlichkeitsreaktionen Typ IV auf. Die Zahl der → B-Lymphozyten im peripheren Blut ist normal, im Serum beobachtet man verringerte Spiegel von IgM (die Antworten auf Polysaccharidantigene ist verringert), während IgA- und IgE-Spiegel erhöht und IgG in der Regel normal sind (die Antwort auf Proteinantigene ist fast normal). Der Zustand der Patienten kann durch Knochenmarkstransplantation verbessert werden. Die Allgemeinprognose bleibt aber ungünstig.

X

xenogen. Bezeichnet die genetische Beziehung zwischen Individuen zweier unterschiedlicher Tierarten. Es wird v.a. in der Transplantationsterminologie verwendet. Ein Hauttransplantat oder ein Organtransplantat, dessen Spender zu einer anderen Tierart gehört, wird als Xenotransplantat bezeichnet. Es enthält Xenoantigene, gegen die Xenoantikörper gebildet werden. Wegen des Mangels an Spenderorganen ist das Interesse an Transplantation von xenogenen Zellen und Organen, besonders Leber-, Niere-, Herz-Lungentransplantate, sehr aktuell. Dabei ist das Schwein der interessanteste Spender. Allerdings haben die Organfunktionen sich in Tieren durch Millionen von Jahren anders entwickelt. Ein Beispiel ist Erythropoetin aus der Schweineniere, das nicht mit humanen Rezeptoren reagiert. Daher wäre lebenslange Erytropoetin-Substitution notwendig, um eine Anämie im Empfänger zu verhindern. Zudem gibt es im Erbgut des Schweines eine Reihe von → Retroviren verankert (*pig endogenous retroviruses* – PERV), die bei Transplantation in den Empfänger transfiziert werden können. Das Risiko, dass sie wie andere Retroviren Immunschwächen oder Tumoren auslösen, ist heute nicht abschätzbar.

xenogene Antigene. Antigene von Individuen phylogenetisch unterschiedlicher Arten.

xid → X-linked immunodeficiency.

X-linked immunodeficiency (xid). X-chromosomal vererbte Immundefizienz, führt in Mäusen zu Defekten der → Brutonschen Tyrosinkinase btk, und daher B-Lymphozyten-Defekten. Die Erkrankung ist weniger schwer als die X-gekoppelte → Agammaglobulinämie beim Menschen.

Y

Y-Chromosom. Eine Gruppe von polymorphen Peptiden, die als → NHC-Antigene eine Rolle spielen, wird hier kodiert, wie das *H-Y-Antigen*. Es verursacht die Abstoßung der Tranplantate von männlichen Spendern durch weibliche Empfänger.

Z

zeitweilige Kinderhypogammaglobulinämie. Physiologische Verringerung von IgG-Konzentrationen im Blutserum von Kindern, die zwischen dem 3. und 6. Lebensmonat auftritt, wenn die mütterlichen IgG-Leihantikörper verbraucht sind, und die eigene Ig-Produktionsmaschinerie noch nicht angelaufen ist. Es wird als eine physiologische Phase der Immundefizienz interpretiert. Für das Kind ergibt sich eine Phase erhöhter Infektanfälligkeit.

Zelldifferenzierung. Ein Prozess, während dessen eine Stammzelle oder (unreife) Präkursorzelle sich in eine reife Zelle, die die Entwicklungsendstufe der jeweiligen Zelllinie darstellt, umwandelt. Sie wird damit zu einer funktionell höherstehenden Zelle mit einem bestimmten → Phänotyp. Ändern sich die Umweltbedingungen, kann die Zelle ihren Phänotyp durch → Metaplasie ändern. Im differenzierten Stadium werden nur die für die Funktion notwendigen zellulären Proteine exprimiert, während andere Teile des Genoms stillgelegt sind. Wahrscheinlich sind diese Abschnitte durch Methylierung gekennzeichnet. Dass die Stilllegung reversibel ist, weiß man aus Klonierungsversuchen, in denen das Erbgut einer reifen Zelle in eine leere Eihülle verpackt wurde und ein genetisch identes, vollständiges Individuum entstand (Gen-Schaf Dolly 1997). Die Bildung von Organen durch Zellteilung und -differenzierung wird *Morphogenese* genannt.

Zellfusion. Verschmelzung zweier Zellen in eine, wodurch eine Hybridzelle mit den Eigenschaften beider Mutterzellen entsteht. Sie wird v.a. in der → Hybridomtechnologie eingesetzt, wo man Myelom- (Tumor-) Zellen mit Lymphozyten verschmelzen lässt. Es entstehen → Hybridome, die → monoklonale Antikörper erzeugen.

Zellklon. Eine Zellpopulation, die alle einen identischen Genotyp und Phänotyp aufweisen und durch die Vermehrung einer einzigen Ausgangszelle entstanden sind. Zellklone der B-Lymphozyten produzieren → monoklonale Antikörper *in vitro* oder *in vivo* bei monoklonalen → Gammopathien.

Zellzyklus. Nachdem sich eine eukaryotische Zelle durch *Mitose* geteilt hat, durchläuft sie mehrere Stadien, die *G1-, G0-, S-* und *G2-Phase*. In G1 vergrößert sie ihr Volumen, in S verdoppelt sich die genetische Information (den Chromosomen-Satz) und in der G2-Phase bereitet sie sich auf eine neuerliche Teilung vor. Wenn die Zelle nach G1 in G0 eintritt, bedeutet das, sie teilt sich vorläufig nicht mehr.

Zidovudin. 3´Azido-3´-desoxythymidin, ein Inhibitor der reversen Transkriptase. Dieses Enzym besitzen alle → Retroviren (z.B. HIV) zur Umschreibung der viralen RNS in DNS. Es wird in der Therapie von → AIDS eingesetzt.

Zielzellen (target cells). Zellen, gegen die Immunmechanismen wirken.

Zink. Ein Element, das von einer großen Bedeutung für die Funktion des Immunsystems ist. Es gehört zu den am meisten verbreiteten Spurelementen des menschlichen Körpers und ist ein Bestandteil von mehr als 300 Enzymen. In ionisierter Form (Zn^{2+}) ist es ein Stabilisator der biologisch aktiven Konformation regulatorischer Proteine, Enzyme und Immunhormone (→ Thymulin). Bei einer unzureichenden Zufuhr entsteht eine reversible Dysfunktion der → T-Lymphozyten, Thymusatrophie, verringerte Antikörperbildung, sowie Störungen der Makrophagen- und Granulozytenfunktion. Zink spielt eine Schlüsselrolle bei der Erhaltung des Gleichgewichts zwischen T_H1- und T_H2-Zellen (→ T-Lymphozyten-Helfer). Es schützt Zellmembranen vor Folgen des → oxidativen Stress wie Aktivierung des Transkriptionsfaktors → NF-κB. Zink-Defizienz äußert sich daher durch eine gesteigerte Neigung zu Infektionen. Besonders ältere Personen leiden meistens auch an einer Zink-Defizienz, die präventive Verabreichung zinkhältiger Präparate an sie wird empfohlen, wobei eine tägliche Verabreichung über ein bis zwei Monate protektive Wirkung gegen grippeähnliche und andere Infektionen der Atemwege hat. Die günstige Wirkung von Zink hängt aber von Dosis, Dauer der Verabreichung und von Kompetition mit Zink-, Kupfer- und Eisenionen ab. Zu hohe Dosen oder zu lange Verabreichung können toxische Effekte zur Folge haben, wie eine Verschlechterung bestehender neurodegenerativer Zustände (einschließlich → Alzheimer Krankheit). Auch unter physiologischen Bedingungen ist das menschliche Gehirn von allen Geweben und Organen am reichsten an Zink.

Zöliakie. Auch Gluten-sensitive Enteropathie. Eine lebenslange Unverträglichkeit gegenüber dem Getreideprotein *Gluten* (dessen löslicher Fraktion *Gliadin*) bei gleichzeitiger genetischer Prädisposition, also Kombination eines exogenen mit einem endogenen Faktor. Es kommt zur chronischen lymphoplasmozytären Entzündung mit Zottenatrophie im Dünndarm (Duodenum/Jejunum), verbunden mit verfrühter Ablösung unreifer Epithelzellen, Verlust der Bürstensaumenzyme, Maldigestion und Malabsorption mit osmotisch-massigen Diarrhoen. Klassisch sind Kleinkinder durch Zöliakie betroffen (Prävalenz 1:2000), mit Gedeihstörungen, Wachstumsretardation und Malabsorptionssymptomen (Proteinmangel und Infektanfälligkeit, Ödeme, Vitaminmangel, geistiger Rückstand etc.). Neuere Befunde zeigen, dass etwa 1 von 400 Adoleszenten deutliche zöliakische Veränderungen der Dünndarmschleimhaut haben, wenngleich die Symptome auch mild und untypisch sein können (Amenorrhoe, Nachtblindheit, Zahnschmelzdefekte, Übergewicht, psychische Labilität etc.). Es gibt zu 95% Assoziationen zu den Zöliakie-Markern *HLA-DQ2*, einem Heterodimer aus DQ A1*0501 and DQB1*0201, und zu *HLA-DQ8* (DQA1*0301, DQB1*0302). Dass öfter auch die Marker DR3, DR5/DR7 oder B8 bei Zöliakie positiv sind, liegt daran, dass sie in denselben konservierten HLA-Genblöcken wie die Markergene liegen und mit ihnen gemeinsam gehandhabt werden. Abwesenheit von DQ2 und DQ8 schließt Zöliakie mit größter Wahrscheinlichkeit aus. Genetische → HLA-Typisierung ist wichtig bei nahen Verwandten, die ein 30%iges Risiko zu erkranken haben, um diese sofort auf Glutenfreie Diät umzustellen. Autoimmunerkrankungen, die häufiger HLA-gekoppelt auftreten, sind z.B. → Diabetes mellitus Typ I und → rheumatoide Arthritis. Diagnostisch wichtig sind IgG- und IgA-Antikörper gegen Gliadin, die zusammen mit dem Antigen zirkulierende Immunkomplexe bilden, welche an der Entstehung der Dermatitis herpetiformis bei etwa 30% der Zöliakie-Patienten beteiligt sind. Dies ist ein Hautentzündung durch IgA-Immunkomplexe, die an der dermo-epidermalen Grenze ausgefallen und dort durch → Komplement-Aktivierung →

Entzündung und Bläschenbildung auslösen. Diagnostisch wichtig sind Autoantikörper gegen Endomysium-Antigene, v.a. gegen die → Gewebs-Transglutaminase (*tissue transglutaminase* – tTG). tTG hat wichtige Funktion bei der Reifung der Epithelzellen, da sie die Vorstufe des Wachstumsfaktors zu reifem, die Epithelzell-Differenzierung fördernden TGF-β transformiert. Außerdem verändert tTG die Eigenschaften der α-Gliadinpeptide QLQPFPQPQLPYPQ, indem sie Glutamin (Q) zu Glutaminsäure deamidieren. Solchermaßen transformierte Peptide passen besonders gut in die oben genannte HLA-DQ2 Allele und erklären den aktivierten Zustand der Lymphozyten im Gewebe mit autoreaktivem Potential. In jedem Fall ist lebenslängliche Gluten-freie Diät die Therapie der Wahl.

Zölomozyt (engl. *coelomocyte*). Sind die Korrelate der wirbellosen Tiere zu Leukozyten und Makrophagen. Sie sind die Hauptquelle des IL-1-artigen Zytokins bei Echinodermen (Seesternen) und sind von Interesse bei der Erforschung der Evolution des Immunsystems.

Zölopterizin. Antibakterielles Peptid, das sich in der Hämolymphe einiger Arthropoden (Gliedertiere) nach Injektion von hitzeinaktivierten Bakterien befindet.

Zonen-Elektrophorese. Erfolgt in einem pH-stabilen, homogenen Puffersystem. Gemische aus Proteinen oder andere Stoffen werden nach der Größe, Gestalt, sowie elektrischen Ladung ihrer Moleküle getrennt. Die aufgetrennten Stoffe bilden nach Detektion charakteristische Zonen. Die zurückgelegte Strecke ist das Maß für die elektrophoretische Beweglichkeit.

Zonula occludens → Tight junction.

zyklisches AMP (cAMP). Adenosin-3´,5´-Monophosphat. Es beteiligt sich an der Übertragung von Signalen (z.B. Hormonsignalen) in das Zellinnere. Wenn ein Hormon als erster Bote (*first messenger*) mit einem zellulären Rezeptor interagiert, wird ein G-Protein angeschaltet, das u.a. die Adenylatzyklase aktiviert. Diese setzt aus Adenosintriphosphat (ATP) den zweiten Boten (*second messenger*) cAMP frei. Der Physiker *Earl W. Sutherland* entdeckte, dass ein Hormon (in seinem Beispiel Epinephrin) als erster Bote die Bildung eines zweiten Boten – cAMP – in den Zellen induziert. Er erhielt für seine Arbeiten 1971 den Nobelpreis für Medizin.

zyklisches GMP (cGMP). Guanosin-3´,5´-Monophosphat. Wenn Signalstoffe wie Hormone mit zellulären Rezeptoren interagieren, werden G-Proteine angeschaltet, die u.a. die Guanilylzyklase aktivieren, welche aus Guanosin-Triphosphat (GTP) den zweiten Boten (*second messenger*) cGMP freisetzen. cGMP vermittelt daher Signale über die Zellmembran und hat daher eine ähnliche Funktion wie → zyklisches AMP. Die Amerikaner *Alfred G. Gilman* und *Martin Rodbell* erhielten für die Entdeckung der G-Proteine 1994 den Nobelpreis.

Zymosan. Ein komplexes Polysaccharid, das aus der Zellwand der Hefen *Saccharomyces cerevisiae* isoliert wurde. Es enthält vor allem β-D-Glukane und Mannose. Es aktiviert das → Komplement über den alternativen Weg und bindet an Rezeptoren für das C3b Komplement-Fragment.

Zytochalasine. Auch Zytochalasane. Stoffwechselprodukte einiger Schimmelpilzarten und anderer Mikroorganismen (griech. *zytos* – die Zellen, *chalasis* – Freisetzung), die eine zytostatische Wirksamkeit besitzen. In kleineren Konzentrationen inhibieren sie Zellteilung bei Säugetieren; es enstehen mehrkernige Zellen, höhere Konzentrationen verursachen Freisetzung der Zellkerne. Zytochalasine sind *Inhibitoren der Mikrofila-*

mente, indem sie z.B. Aktin-Polymerisierung verhindern. Sie inhibieren daher auch Zellbewegung, Phagozytose, Aggregation der Thrombozyten, und Herzkontraktionen. In der Zellbiologie werden sie dazu verwendet, zwischen dem Mikrofilament und Mikrotubulus-System zu unterscheiden.

Zytochrom B$_{558}$. Die Membrankomponente der NADPH-Oxidase, des Enzyms des → respiratorischen Burst der professionellen Phagozyten. Sein Mangel ist die Ursache für die schwerwiegendsten Formen der → chronischen Granulomatose, einer Erkrankung mit Phagozytosedefizienz.

Zytokine. Eine große Gruppe von Substanzen, v.a. Glykoproteine oder Proteine, welche die Funktion lokaler Hormone erfüllen. Sie beeinflussen in parakriner oder autokriner Weise die Richtung, Intensität und die Dauer der Immun- und Entzündungsantworten. Wenn sie vorzugsweise im Rahmen der Immunantwort wirken, werden sie als → Immunokine bezeichnet, falls der Primärort ihrer Wirkung das zentrale Nervensystem ist, bezeichnet man sie auch als → Neurokine. Die Zytokine sind in ein Netzwerk eingebunden, das für die Kommunikation zwischen Zellen im Rahmen des Immunsystems, aber auch für den Informationswechsel zwischen dem Immunsystem und den anderen Systeme des Körpers verantwortlich ist. Zu den Hauptgruppen der Zytokine gehören → Lymphokine, → Interleukine, → Interferone, → Tumor-Nekrose-Faktoren, → Kolonien-stimulierende Faktoren, transformierende Wachstumsfaktoren (→ TGF), → Polypeptid-Wachstumsfaktoren, → Chemokine (Interkrine) und → Stressproteine (Tabelle 21).

Zytokinine. Eine der Hauptklassen der Phytohormone, Purinabkömmlinge, welche Zytokinese, Teilung und Wachstum von Pflanzenzellen regeln.

Zytolyse. Pathologischer Untergang einer Zelle infolge Freisetzung ihres, ursprünglich durch die Zytoplasmamembran abgegrenzten, Inhaltes.

Zytomegalievirus. Ein verbreiteter Vertreter der Gruppe der Herpes- (DNS-) Viren; verursachen eine Infektionserkrankung die meist inapparent verläuft (50% der Bevölkerung in Industrieländern haben positive Antikörper-Titer, in Entwicklungsländern 100%), und die sich nur bei Personen mit geschwächter Immunität, wie z.B. transplantierten Patienten, während und nach immunsuppressiver Therapie, bei Patienten mit → Immundefizienzen oder → AIDS äußert. Die Infektion betrifft hauptsächlich die Augen (z.B. Retinitis), Verdauungsorgane und das Nervensystem, bei schwereren Fällen treten Milz- und Lebervergrößerung auf, sowie Ikterus, petechialen Blutungen infolge hämolytischer Anämie und → Thrombozytopenie. Sie wird durch Blut, Speichel und Tröpfcheninfektion übertragen und ist die häufigste pränatale Infektion mit dem Risiko der geistigen Retardation des Kindes.

zytophile Antikörper. Antikörper, die sich an die Fc Rezeptoren an Zelloberflächen über ihre Fc-Domänen binden. So binden sich z.B. die IgE-Antikörper über hochaffine Rezeptoren für das IgE-Fc-Fragment (→ FcεRI) an die Oberfläche von Mastzellen und basophilen Granulozyten.

Zytotaxigene → Zytotaxin-Präkursoren.

Zytotaxine. Allgemeiner Begriff für → chemotaktische Faktoren, die konzentrationsabhängig gerichtete Zellbewegung (Chemotaxis) auslösen.

Zytotoxine. Eine Gruppe von *endogenen* Stoffen mit zytotoxischen (zelltötenden) Aktivitäten gegen verschiedene Zellen (v.a. Tumorzellen oder virusinfizierte Zellen). Sie schließen → Lymphotoxin, ein Produkt von zytotoxischen und T_H1-Lymphozyten, → Perforine und → Granzyme, die von zytotoxischen T- und NK-Zellen sezerniert werden, ein. Im weiteren Sinne können zytotoxische Stoffe auch aus exogenen Quellen stammen, wie Mikroben, Pflanzen oder Tieren, und sind in immunologischen und toxischen Vorgängen (→ Toxine) beteiligt.

zytotoxische Antikörper. Antikörper, die mit Oberflächenepitopen der Zielzellen spezifisch reagieren, und auch → Komplement aktivieren können. Die Zielzelle wird durch Komplement-abhängige Zytotoxizität (→ CDC) beschädigt oder sogar aufgelöst (→ Komplement, MAC).

zytotoxische T-Zellen (CTL, T_c-Zellen). Eine Subpopulation der T-Lymphozyten, die ihre Abwehrfunktion durch → Zytotoxizität vollbringen (→ T-Lymphozyten, zytotoxische).

Tabelle 21. Hauptgruppen der Zytokine

Gruppe	Zytokine
Lymphokine	MAF (Makrophagen-stimulierender Faktor), MMIF (Makrophagen-Migrations-inhibiertender Faktor), MCF (Makrophagen-Chemotaxisfaktor), LMIF (Leukozyten-Migrations-inhibierender Faktor), HRFs (Histamin-freisetzende Faktoren), TF (Transferfaktoren)
Interleukine	IL-1, IL-2 bis IL-21
Tumor-Nekrose-Faktoren	TNF-α (Kachektin), TNF-β (Lymphotoxin)
Interferone	IFN-α, IFN-β, IFN-γ, IFN-ω, IFN-τ
Kolonienstimulierende Faktoren	G-CSF (Granulozyten-Kolonien-stimulierender Faktor), GM-CSF (Granulozyten-Makrophagen-Kolonien-stimulierender Faktor), M-CSF (Makrophagen-Kolonien-stimulierender Faktor), IL-3 (multi-CSF)
Polypeptidische Wachstumsfaktoren	aFGF (saurer Fibroblasten-Wachstumsfaktor), bFGF (basischer FGF), EGF (epidermaler Wachstumsfaktor), NGF (neuraler Wachstumsfaktor), PDGF (aus Thrombozyten stammender Wachstumsfaktor), VEGF (Gefäßendothel-Wachstumsfaktor)
Transformierende Wachstumsfaktoren	TGF-α, TGF-β
Stressproteine	HSPs (Hitzeschockproteine), GRPs (Glukose-regulierte Proteine), Ubiquitin, Superoxid-Dismutase (Mn)
Chemokine	
CXC[1]	IL-8, NAP-2 (βTG), PF4 (Onkostatin A), NAP-3
CC[2]	MCP-1, MCP-3, MIP-1α, MIP-1β, MIP-1, MIP-2, MIP-3, MIP-4, Eotaxin, RANTES
C	Lymphotaktin
CX_3C	Neurotaktin (Fraktalkin)

[1] NAP – neutrophile Leukozyten aktivierendes Protein, βTG – β-Thromboglobulin, PF4 – Thrombozytenfaktor 4
[2] MCP – Makrophagen-Chemotaxisprotein, MIP-Makrophagen-Entzündungsprotein, RANTES

zytotoxische Zellen. Zellen, die durch ihre Wirkung andere Zellen (Zielzellen) (z.B. Parasiten, durch Viren infizierte körpereigene Zellen, Tumorzellen, transplantierte Zellen/ Gewebe eines genetisch nicht-identen Spenders) schädigen oder abtöten können. Dazu gehören zytotoxische T-Lymphozyten als Effektorzellen der → spezifischen Abwehr sowie NK-Zellen als Vertreter der → natürlichen Abwehr. Sie benutzen den Mechanismus der → Zytotoxizität.

zytotoxische T-Lymphozyten → T-Lymphozyten, zytotoxische.

Zytotoxizität. Die Fähigkeit, eine lebende Zelle zu töten, indem sie gleichzeitig gemordet und in den Selbstmord (→ Apoptose) getrieben wird. Zellen der spezifischen Abwehr (→ T-Lymphozyten, zytotoxische) und → NK-Zellen der natürlichen Abwehr wirken zytotoxisch. Nach Erkennung einer Zielzelle über ihren → T-Zell-Rezeptor bzw. NK-Rezeptoren und ihre Aktivierung durch IL-2 aus T-Helferzellen kommt es zur Freisetzung von vorgeformten Effektormolekülen, den *Zytotoxinen,* aus den zytotoxischen Granula in den Spalt: → Perforine induzieren sofort Poren in die Membran der Zielzelle, dann können → Granzyme eingeschleust werden, die → Serinproteasen sind und beginnen, eine Kaskade in Gang zu setzen, die letztendlich → Apoptose auslöst. Als früher Effekt wird über Aktivierung von Nukleasen (Nukleinsäure-abbauenden Enzymen) DNS fragmentiert, was im Agarosegel als leiterartige Auftrennung der DNS Fragmente zu sehen ist (engl. *DNA ladder*). Ebenso ist DNS eines eventuell sich in der Zelle befindlichen Virus empfindlich betroffen. Die Zelle beginnt, Teile des Zytoplasmas abzuschnüren, die entstehenden *apoptotic bodies* (apoptischen Körperchen) können von Makrophagen restlos aufgeräumt werden. Eine zytotoxische Zelle kann mehrere Zielzellen innerhalb von Minuten töten.

zytotrop. Mit einer Affinität für Zellen, ähnlich wie zytophil. Zytotrope Antikörper (IgE, → Reagine) liegen vorwiegend über Fc-Rezeptoren (FcεRI) an Zellen gebunden vor.

SpringerMedizin

Albrecht Falkenbach (Hrsg.)

Morbus Bechterew

Beratung – Betreuung – Behandlung

2004. Etwa 800 Seiten. Etwa 100 zum Teil farbige Abbildungen.
Gebunden **EUR 129,80**, sFr 205,50
Subskriptionspreis, gültig bis 3 Monate nach Erscheinen: EUR 99,80, sFr 158,–
ISBN 3-211-00808-X
Erscheint November 2004

Unter den rheumatischen Erkrankungen nimmt der Morbus Bechterew eine zentrale Rolle ein. Allein in deutschsprachigen Ländern leiden rund eine Million Menschen an dieser chronischen Erkrankung oder an der verwandten Spondylarthropathie.

Die Standardlehrbücher beschränkten sich bisher lediglich auf Ätiologie, Pathogenese und Diagnostik. Die Therapie wurde in der Regel nur kurz dargestellt, wobei die medikamentöse Behandlung im Vordergrund stand. Das Werk füllt dieses Informationsdefizit, da der Herausgeber den Schwerpunkt auf unterschiedliche therapeutische Möglichkeiten legt.

Neben der medikamentösen Therapie werden unter anderem auch Strahlentherapie, Physikalische Therapie, chirurgische Möglichkeiten, Bewegungstherapie und Kurortbehandlung ausführlich und praxisbezogen beleuchtet. Ärzte, Kliniker, Physiotherapeuten und Betroffene erhalten einen wissenschaftlich fundierten Überblick zur Behandlung von Patienten mit diagnostiziertem Morbus Bechterew.

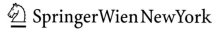

P.O.Box 89, Sachsenplatz 4–6, 1201 Wien, Österreich, Fax +43.1.330 24 26, books@springer.at, **springer.at**
Haberstraße 7, 69126 Heidelberg, Deutschland, Fax +49.6221.345-4229, orders@springer.de, springer.de
P.O. Box 2485, Secaucus, NJ 07096-2485, USA, Fax +1.201.348-4505, orders@springer-ny.com, springeronline.com
EBS, 3–13, Hongo 3-chome, Bunkyo-ku, Tokyo 113, Japan, Fax +81.3.38 18 08 64, orders@svt-ebs.co.jp
Preisänderungen und Irrtümer vorbehalten.

SpringerMedizin

Gabriele Halwachs-Baumann,
Bernd Genser

Die konnatale Zytomegalievirusinfektion

Epidemiologie – Diagnose – Therapie

2003. VII, 136 Seiten. 15 Abbildungen und Grafiken.
Broschiert **EUR 40,–**, sFr 68,–
ISBN 3-211-00801-2

Die konnatale Zytomegalievirusinfektion (CMV) ist die häufigste intrauterin übertragene Virusinfektion, mit teilweise schwerwiegenden Folgen für das noch ungeborene Kind.

Dieses Buch ist die bisher einzige Zusammenfassung der bis ins Jahr 2001 erschienenen Literatur zur Inzidenz und Prävalenz der CMV-Infektion in der Schwangerschaft, der Übertragungsrate, den Auswirkungen auf das Kind, möglicher diagnostischer und therapeutischer Strategien, sowie einer auf den publizierten Daten beruhenden Kosten-Nutzen-Rechnung. Ein allgemeiner Teil, sowie die Darstellung möglicher pathophysiologische Mechanismen der transplazentaren Übertragung vervollständigen das Thema. Als konkretes Beispiel wurde die in der Steiermark aufgetretene konnatale CMV Infektion herangezogen.

Das Buch liefert Basisinformationen zum Thema der konnatalen CMV und einen Überblick vom derzeitigen Stand des Wissens und den therapeutischen Möglichkeiten.

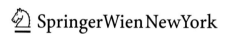

P.O.Box 89, Sachsenplatz 4–6, 1201 Wien, Österreich, Fax +43.1.330 24 26, books@springer.at, **springer.at**
Haberstraße 7, 69126 Heidelberg, Deutschland, Fax +49.6221.345-4229, orders@springer.de, springer.de
P.O. Box 2485, Secaucus, NJ 07096-2485, USA, Fax +1.201.348-4505, orders@springer-ny.com, springeronline.com
EBS, 3–13, Hongo 3-chome, Bunkyo-ku, Tokyo 113, Japan, Fax +81.3.38 18 08 64, orders@svt-ebs.co.jp
Preisänderungen und Irrtümer vorbehalten.

SpringerMedizin

Frank-M. Köhn, Johannes Ring (Hrsg.)

Fallstricke und Fehlerquellen in der Dermatologie

2004. XI, 339 Seiten. 117 Abbildungen.
Gebunden **EUR 150,–**, sFr 237,–
ISBN 3-211-83817-1

Der Grundgedanke dieses Buches ist der pragmatische Umgang mit Komplikationen, also wertfreies Aufzeigen des Abweichens vom „idealen" Verlauf in der Dermatologie. Die dermatologische Diagnostik und Therapie umfassen eine Vielzahl verschiedener Verfahren, die von konservativen bis zu invasiven Techniken reichen.

Eine Zusammenfassung klinisch relevanter Komplikationen getrennt nach verschiedenen diagnostischen Schwierigkeiten, ist in dieser Form neu. Eindrucksvolle Beispiele sind die Abnahmetechniken von Schuppenmaterial bei mykologischen Untersuchungen oder von Hautbiopsien zur histologischen Diagnostik. Viele Fallbeispiele und eindrucksvolle Illustrationen bieten dem Leser wertvolle Hilfestellung für die tägliche Praxis sowie im Umgang mit Abweichungen von der Norm.

Das Buch richtet sich sowohl an Fachärzte der Dermatologie und Kollegen in der Facharztausbildung als auch an Vertreter anderer Fachgruppen (wie z.B. Allgemeinmediziner), die mit dermatologischen Untersuchungsverfahren konfrontiert sind.

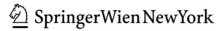

P.O. Box 89, Sachsenplatz 4–6, 1201 Wien, Österreich, Fax +43.1.330 24 26, books@springer.at, **springer.at**
Haberstraße 7, 69126 Heidelberg, Deutschland, Fax +49.6221.345-4229, orders@springer.de, springer.de
P.O. Box 2485, Secaucus, NJ 07096-2485, USA, Fax +1.201.348-4505, orders@springer-ny.com, springeronline.com
EBS, 3–13, Hongo 3-chome, Bunkyo-ku, Tokyo 113, Japan, Fax +81.3.38 18 08 64, orders@svt-ebs.co.jp
Preisänderungen und Irrtümer vorbehalten.

Springer und Umwelt

ALS INTERNATIONALER WISSENSCHAFTLICHER VERLAG sind wir uns unserer besonderen Verpflichtung der Umwelt gegenüber bewusst und beziehen umweltorientierte Grundsätze in Unternehmensentscheidungen mit ein.

VON UNSEREN GESCHÄFTSPARTNERN (DRUCKEREIEN, Papierfabriken, Verpackungsherstellern usw.) verlangen wir, dass sie sowohl beim Herstellungsprozess selbst als auch beim Einsatz der zur Verwendung kommenden Materialien ökologische Gesichtspunkte berücksichtigen.

DAS FÜR DIESES BUCH VERWENDETE PAPIER IST AUS chlorfrei hergestelltem Zellstoff gefertigt und im pH-Wert neutral.

Systemvoraussetzungen für die CD-ROM

Microsoft Windows®

WIN 95/98/ME/NT4/2000/XP/Server 2003

Die Companion CD läuft auf allen Windows® 32 bit (Win32)-Systemen (s. o.) mit OLE2.20.

OLE2.20 ist auf älteren Windows® 95/98- Systemen verfügbar, wenn (u. a.) mindestens eine der folgenden Software-Komponenten installiert ist:

- die von Microsoft empfohlenen Service-Packs
- MS Internet Explorer ab Version 4.01
- das MS Office Paket

OLE2.20 ist auf allen anderen angeführten Windows®- Systemen standardmäßig vorhanden.

Apple Macintosh®

Diese CD-ROM ist nicht Apple Macintosh®-kompatibel!